U0317510

常见细菌性食源性疾病处置

张璟
兰光 主编

甘肃科学技术出版社

甘肃·兰州

图书在版编目（CIP）数据

常见细菌性食源性疾病处置 / 张璟，兰光主编.
兰州：甘肃科学技术出版社，2024. 12. -- ISBN 978-7-5424-3224-7

Ⅰ．R595.7

中国国家版本馆CIP数据核字第202407677Q号

常见细菌性食源性疾病处置

CHANGJIAN XIJUNXING SHIYUANXING JIBING CHUZHI

张　璟　兰　光　主编

责任编辑　杜雨璇
封面设计　苟春媛

出　　版　甘肃科学技术出版社
社　　址　兰州市城关区曹家巷1号　730030
电　　话　0931-2131575　（编辑部）　0931-8773237　（发行部）

发　　行　甘肃科学技术出版社　　印　　刷　兰州万易印务有限责任公司
开　　本　787mm×1092mm　1/16　　印　　张　26.5　字　数　629千
版　　次　2024年12月第1版
印　　次　2024年12月第1次印刷
印　　数　1~1600
书　　号　ISBN 978-7-5424-3224-7　　　　定　价　128.00元

编 委 会

前言

细菌性食源性疾病是全球性的公共卫生问题，对其科学处置直接关系到细菌性食源性疾病患者得到迅速治疗、及时康复和社会稳定的问题。因此为了保障公众身体健康和生命安全，对细菌性食源性疾病进行有效预防、及时控制进而消除其危害是至关重要的，2009年6月1日国家开始施行《中华人民共和国食品安全法》，明确规定了疾病预防控制机构在食品安全事件处理中的重要职责，这就要求疾病预防控制机构的人员必须具备食品安全事件快速处置的基本能力，掌握食品安全事件的流行病学调查、现场处理、实验室诊断及预防控制的专业知识，从而及时正确处理突发食品安全事件。为了认真贯彻落实《中华人民共和国食品安全法》赋予疾病预防控制机构的法律职责，积极做好突发细菌性食源性疾病快速处置工作，甘肃省疾病预防控制中心张璟组织编写了《常见细菌性食源性疾病处置》一书。本书共分为七章，分别是总论、食源性疾病暴发事件的调查与控制、细菌性食源性疾病实验室检测要求及快速检测、细菌性食源性疾病概述、细菌性食源性疾病各论、食源性致病菌分子溯源及抗生素敏感性监测、食品安全风险评估。书中对引起细菌性食源性疾病常见的致病菌，从病原生物学、流行病学、临床表现、实验室检验及诊断、治疗和预防控制等六个方面做了详细描述，同时也适当介绍了比较成熟的新技术新方法的应用，内容新颖；既强调技术方案的先进性，又注意技术措施的可行性，突出实用性和可操作性。适用于医疗机构医护人员治疗疾病、疾病预防控制专业人员预防疾病，同时也可作为预防医学专业师生、食药监执法人员、公共场所从业人员、食品类专业以及餐饮业从业人员和广大人民群众的工具书、培训教材、参考用书以及生活用书。

参加本书编写的均为甘肃省疾病预防控制中心多年从事细菌性食源性疾病监测工作的老师：张璟负责撰写第一章至第五章第四节的内容（共计18.3万字）、申艳琴负责撰写第五章第五节至第十七节及第七章的内容（共计20.5万字）、张阳负责撰写第五章第十八节至第二十四节及第六章的内容（共计16.4万字）。在此对各位老师的辛勤付出表示衷心的感谢。由于编者水平有限，书中不妥之处在所难免，敬请读者批评指正。

编者

2024年3月

CONTENTS 目 录

附　录

第一节　食源性疾病概述

《中华人民共和国食品安全法》（以下简称《食品安全法》）第一百五十条规定：食品安全事故，指食源性疾病、食品污染等源于食品，对人体健康有危害或者可能有危害的事故。

所以，从《食品安全法》的角度来看，食品安全事故可以分为三类：食品污染、食源性疾病、食物中毒。

食品污染（food contamination）是指有毒有害物质在各种条件下，进入食物，引起食品安全、营养和（或）感官性状变化的过程。随着各种新的化学物质的不断产生和广泛应用，有毒有害物质的种类数量及来源也会随之越复杂。食品从种养殖、生产、加工、储存、运输、销售、烹饪最后到餐桌的每个环节都可能被某些有毒有害物质污染，造成食品卫生质量下降或不同程度地危害人体健康。

世界卫生组织于1984年将食源性疾病（foodborne disease）定义规定为："凡是通过摄食而进入人体的各种致病因子（病原体）引起的，人体具有感染性质或中毒性质的一类疾病。"《食品安全法》对食源性疾病的定义是"食源性疾病指人体通过摄食食品中致病因素引起的感染性、中毒性等疾病"。根据该定义，食源性疾病包含了三个基本要素，即以食品为疾病传播的载体；以食物中的有毒有害物质为食源性疾病的致病因子；以中毒或感染性为临床特征。既包括传统意义上的食源性疾病，也包括食源性肠道传染病、食源性寄生虫病、人畜共患传染病和食物过敏等。有专家认为，食品中营养失衡引起的某些慢性非传染性疾病（如糖尿病、心血管疾病、肿瘤等），以及食品中某些有毒有害物质的慢性损害（包括致畸、致癌、致突变）引起的疾病，也应纳入这一范畴。目前，医学界普遍采用世界卫生组织对食源性疾病的定义，这也是本书所指的食源性疾病的范围。

有专家认为，因食物营养不平衡所造成的某些慢性非传染性疾病（如心血管疾病、肿瘤、糖尿病等）、食物中某些有毒有害物质引起的以慢性损害为主的疾病（包括致癌、致突变、致畸）等也应归此范畴。目前，医学上一般采用WHO定义的食源性疾病范畴，也是本书所指的食源性疾病的范畴。

食物中毒（food poisoning）是指摄入含有生物或化学性有毒有害物质的食品或被有毒有害物质污染的食品后所出现的非传染性的急性、亚急性疾病。但是食源性肠道传染病以及由于暴饮暴食引起的急性胃肠炎和食源性寄生虫病不包含在食物中毒，同时因长期少量或一次大量摄入某些有毒有害物质而引起的以慢性损害为主要特征的疾病也不包括在内。近30多年来，世界范围内已经很少使用食物中毒的概念，而更多地被"食源性疾病"的概念所取代。应当说，食品污染、食源性疾病、食物中毒三者是同中有异、异中有同的关系，三者有相同的特点，也有各自的特性，它们的关系可见图1-1。

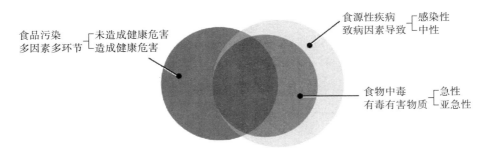

图1-1　食品污染、食源性疾病与食物中毒关系示意图

第二节　食源性疾病的特点

　　根据食源性疾病的定义和概念，总结出食源性疾病的最主要的特征：食源性疾病的是以食物为载体；食物中的致病因子是导致食源性疾病的原因；急性中毒或感染性表现是食源性疾病的典型临床表现。多数食源性疾病的发病呈暴发性，发展迅速，潜伏期较短，往往很快出现大量病例数，发病曲线表现出的趋势是突然上升，食源性疾病患者的临床症状大多都相似。其症状主要是消化道症状：呕吐、恶心、腹泻、腹痛等，患者在相应的时间内都有过相同的进食史，病例发病范围也仅为食用了相关问题食品的人群，一旦停止食用相关问题食品发病便会很快停止，从发病曲线看又表现出急速下降。此外，食源性疾病具有很强的复杂性，主要表现在以下三个方面：

　　1.致病因子复杂：食源性疾病是一大类疾病，其致病因素多种多样，包括生物性和非生物性因素。食源性致病因素可以是微生物及其毒素、真菌及毒素、生物毒素、寄生虫和化学污染物等。目前，我国处于经济转型期，食品中非法添加化学物质的问题比较突出，已经报道的食源性疾病致病因子超250种，从现有的监测数据和各种文献报道来看，大部分是细菌、病毒和寄生虫引起的感染性疾病，因此，微生物性，尤其是细菌性食源性疾病一直以来都是中国乃至全球的头号食品安全问题。

　　2.食物载体复杂：在过去的20多年里，通常引起食源性疾病暴发的食物有牛奶（空肠弯曲菌）、生肉和未煮熟的鸡蛋（沙门氏菌）、即食肉类（李斯特氏菌）、鱼（雪卡毒素）、贝类（诺如病毒）、未经灭菌的苹果酒（大肠杆菌O157:H7）和草莓（甲肝病毒）等。随着食品生产和加工模式以及饮食结构的不断调整，食品致病因素的新组合仍在不断被发现。

　　3.临床表现复杂：胃肠道症状（腹泻、腹痛、呕吐）是食源性疾病患者的典型症状，但也有部分表现为非特异性症状。大部分的食源性疾病患者由于病情比较轻，所以仅有小部分选择就医，在选择就医并进行了粪便或肛拭子标本检测的患者中，被检测确认为细菌的比例更大。在美国，主要的食源性疾病的病原体是弯曲杆菌、沙门氏菌和志贺氏菌，并且表现出明显的区域和季节特征。

第三节　食源性疾病分类

食源性疾病分类依据有：引起发病的食物种类、致病因子和临床表现等，但是通常多以引起发病的致病因子进行分类。按照中国2020年1月1日起实施的《食源性疾病监测报告工作规范》报告分类，共分为细菌性、病毒性、寄生虫性、化学性、有毒动植物性、真菌性、其他等7大类。

一、细菌性食源性疾病

细菌性食源性疾病主要分为感染性和毒素型，最常见的生物致病因素是肠道致病菌，包括霍乱、非伤寒沙门菌病、伤寒和副伤寒、致泻大肠埃希菌病、志贺菌病、细菌性和阿米巴痢疾、葡萄球菌肠毒素中毒、副溶血性弧菌病、布鲁菌病、蜡样芽孢杆菌病、空肠弯曲菌病、肉毒杆菌病、椰毒假单胞菌酵米面亚种病、阪崎肠杆菌病、单增李斯特菌病等。

根据中国近十多年的食源性疾病统计资料表明，食源性疾病中约50%为细菌性食源性疾病，而动物性的食品是引起细菌性食源性疾病的主要食品，其中肉制品长期排在第一位，接下来是变质或病死禽畜肉、乳与乳制品及剩饭剩菜等。

细菌主要从以下几个环节污染食物：

1.禽畜在屠宰加工之前就已经患病。

2.用于食品生产加工的用品被致病菌污染从而导致食品被交叉污染。

3.食品生产加工的环境设施配套不完善导致食品被污染或蚊蝇滋生。

4.从事食品生产、加工、销售的从业人员感染或携带致病菌从而导致食物污染。

食源性疾病发生并不是人们食用了污染食品便会发病，而是致病菌污染了食品之后经过一定时间增殖使得致病菌达到一定数量或产生了大量的毒素之后被人们食用，致病菌进入人体后进一步增殖才会发生食源性疾病。另一导致食源性疾病主要原因的是贮存方式不合理，如未及时低温贮存。如果食品（高风险食品有未充分煮熟的食物、剩菜剩饭、即食食品、预包装食品）在生产加工储运的过程中被致病菌污染，又有了适宜的温度、水分、营养条件便会大量增殖，因此在食用时应进行彻底的加热处理将致病菌杀灭，这样可以有效地避免食源性疾病的发生。此外，不同地域人们的饮食习惯也是影响食源性疾病发病情况的重要因素。如在美国，人们食用肉蛋类及糕点较多，所以食源性疾病大多由金黄色葡萄球菌引起；在日本，人们常喜食生鱼片，因此副溶血性弧菌引起的食源性疾病排第一位；而在中国人们较多地食用畜禽肉和禽蛋类，所以一直以来以沙门氏菌食源性疾病居多。纵观世界各国，引起细菌性食源性疾病的最多的病原菌有大肠埃希氏菌（又称大肠杆菌）、葡萄球菌、沙门氏菌、肉毒杆菌等。大多数的食源性致病菌都是嗜中温菌，最适的生长温度为37℃。因此气温较高的夏天，各种细菌的生长繁殖都很旺盛，如果食品被致病菌污染便会大量繁殖，导致食品腐败变质，再加上天气炎热人们大多贪凉，被污染的食物不被加热处理或加热不彻底而被食用引发食源性疾病，这也解释了为什么夏天是食源性疾病高发季节的原因。

二、病毒性食源性疾病

即通过胃肠道传播的病毒感染引起的食源性疾病，常见的病毒有甲肝病毒、轮状病毒、诺如病毒、札如病毒、戊肝病毒等；主要是指含有病毒的粪便污染了水、食物、食品从业人员的手、餐具、食品加工用品工具等再经口进入人体消化道从而被感染后发病所致。可引起病毒性肠胃炎等疾病，病毒性肠胃炎临床症状主要表现为起病急、腹痛、腹泻、恶心、呕吐、排水样便或稀便，部分还可有发热及全身不适等症状，治疗的周期一般是两周左右。预后尚可，经过治疗大部分病人可以痊愈。

三、寄生虫性食源性疾病

寄生虫感染指寄生虫通过水或食物经口感染侵入人体并建立寄生的过程。寄生虫虫种、感染数量、虫株毒力及人体的免疫状态、营养和遗传背景决定其潜伏期（从寄生虫感染到临床症状发生的阶段）长短以及对人体的致病程度，其中直接相关的是人体内寄生虫的密度。当虫体密度小时，人体的临床症状并不明显，当虫体密度大于等于"界限"时，症状才会明显。寄生虫感染的临床表现因寄生虫的种类及侵入部位的不同而区别较大，典型症状可表现为发热、腹泻、腹痛、咳嗽、咳血、脾大等，部分患者可伴贫血。本病以药物治疗及对症治疗为主，早期治疗，预后良好，晚期治疗效果较差，易合并感染以及并发症而危及生命。包括管圆线虫病、包虫病、华支睾吸虫病（肝吸虫病）、旋毛虫病、并殖吸虫病（肺吸虫病）、绦虫病等。

四、有毒动植物所致食源性疾病

（一）有毒动物所致食源性疾病

动物性食源性疾病是食入动物性食品引起的食源性疾病。动物性食源性疾病主要有两种途径：

1.动物或动物的某一部含有天然有毒成分，因为误食而引起的食源性疾病，如近年来中国常有报道发生河豚毒素中毒，其次还有麻痹性贝类毒素中毒、鱼胆中毒和组胺中毒等动物性食源性疾病。

2.在某些动物性食品中在特定条件下产生大量有毒成分，如食用鲐鱼等也会引起动物性食源性疾病。

（二）有毒植物所致食源性疾病

引起植物性食源性疾病的三种方式：

1.某些植物或其加工制品中含有天然有毒成分，因误食而引起的食源性疾病，如桐油、大麻油等引起的食源性疾病。

2.在食品加工中使用的植物原料含有有毒成分未能被破坏或除去，如木薯、苦杏仁等引起的食源性疾病。

3.某些植物性食品在特定条件下，会含有大量有毒成分，由于误食或不当加工，而导致食源性疾病，如扁豆未完全烧熟、食用发芽的马铃薯、鲜食黄花菜、未腌制好的咸菜等。

一般情况下，植物性食源性疾病是由误食有毒的植物种子或有毒植物，或不正确的加工或烹饪方法，植物中的有毒物质没有被完全去除而引起。最常见的引起食源性疾病的植物包含毒蘑菇、曼陀罗、苦杏仁、桐油、银杏、马铃薯、菜豆、龙葵素、乌头碱、木薯等，其中毒蘑菇、曼陀罗、马铃薯、苦杏仁、桐油、银杏等可引起死亡。有毒植物所致食源性疾病多数没有特别有效的治疗方法，因此对于发病情况较为严重的病例，尤其是食用了可导致死亡的植物的情况，能否尽快排除中毒物质对于其后期疾病发展是至关重要的。

五、化学性食源性疾病

化学性食源性疾病即为食用了含有有毒有害化学物质的食品引起的食源性疾病。化学性食源性疾病是否发病以及发病的严重程度取决于食用量及进食时间。有毒有害化学物质通常在食入后很短时间便会发病，病人具有相同的临床症状，对剩余食物及临床标本（血液、尿液、呕吐物等）检测时可检出相关的化学性有毒有害物质。化学性食源性发病急，很多会导致严重的临床症状甚至死亡，对化学性食源性疾病的处置一定要快，因此尽快查明化学性有毒有害物质的种类采取相应的救治对于挽救病人生命控制事态发展均是至关重要的。常见的化学性食源性疾病包括甲醇中毒、亚硝酸盐中毒、有机磷农药中毒、克伦特罗中毒、氨基甲酸酯农药中毒、钡盐中毒、毒鼠强中毒等。

常见的化学性食源性疾病类型：

1.食品被有毒有害的化学物质污染又因误食而导致的食源性疾病。

2.食品中添加了的食品添加剂、营养强化剂是非食品级的或伪造的或禁止使用的或超量使用，食用后导致的食源性疾病。

3.食品中的营养素因不正确地贮藏或运输等原因发生化学变化而引发的食源性疾病，如油脂发生酸败。

六、真菌性食源性疾病

真菌性食源性疾病为食入含有被大量真菌毒素污染的食物引起的食源性疾病。真菌属于真核细胞，常见的真菌有霉菌和酵母菌，部分真菌会在生长繁殖过程中产生有毒有害的真菌毒素，如谷物或其他食品因储存不当发生霉变从而产生真菌毒素，真菌毒素具有耐高温的特点，因此用一般的烹饪方法采用的加热处理的方式是不能将其彻底破坏的。一般在28℃左右，湿度较大的情况下真菌可以生长繁殖及并产生毒素，所以在中国，真菌性食源性疾病的发病南方多于北方，夏季多于冬季，呈现明显的地域性和季节性。真菌性食源性疾病主要包括霉变甘蔗中毒、毒蘑菇中毒、脱氧雪腐镰刀菌烯醇中毒等。

七、其他类别

如食品放射性污染后引起的放射病等其他感染性腹泻、异常病例、急性溶血性尿毒综合征、不明原因食源性疾病等。

第四节　食源性疾病的诊断

一、食源性疾病的诊断机构

由开展食源性疾病诊疗的医疗机构根据《常见食源性疾病的临床表现、标本采样要求及判定标准》识别食源性疾病病例，食源性聚集性病例应具有可疑共同食品暴露史（同一种食品、同一个餐饮服务单位提供的食品或同一家食品企业生产的食品等），在时间、地点（同一个村庄、工地、学校、单位等）分布上具有关联，有类似临床表现的食源性疾病疑似病例或食源性疾病确诊病例。当接诊医生发现病人符合监测对象中食源性疾病确诊病例特征时，可根据需要结合临床表现采集生物标本并及时进行相应致病因子的检验，并根据检测结果指导临床救治。发现食源性聚集性病例时，应根据突发公共卫生事件应急预案处理并根据《食源性疾病监测报告工作规范（试行）》立即报告本医疗机构或指定医疗机构的相关部门。

二、食源性疾病的诊断依据

食源性疾病诊断基础是食源性疾病资料，如进食的关系、流行病学调查资料、实验室检测资料等，通过流行病学的分析方法综合分析这些资料，结合食源性疾病的临床表现进行判断。各种食源性疾病的判定依据在附录《常见食源性疾病的临床表现、标本采样要求及判定标准》有明确规定。经过总结主要为以下几点：

1. 食源性疾病的发生与进食的关系：在一起食源性疾病事件中，发病人群均在相似的时间内食用过相同的问题食品，发病的人均为食用了该问题食品的人，而没有发病的人均没有食用问题食品，如果停止食用该问题食品，则食源性疾病会很快停止。

2. 食源性疾病临床表现的特征：发病急，潜伏期短，病程短是多数食源性疾病临床表现特征。一起食源性疾病事件往往会在短时间内产生大量的病例，从而使发病曲线呈现一个峰值，并且这些患者具有相同或相似的临床症状，潜伏期长短也基本相同。通常不存在人与人之间的传播，从发病曲线看也不会再有尾峰出现。

3. 实验室检验资料对于食源性疾病确定的必要性：从不同的患者和中毒食物中检测到相同的病原体，但由于报告延迟，进而样品采集不及时或者直接已经无法采集到引起食源性疾病的剩余食物，或者患者在就医前已经自行服用过抗生素，或者由于其他原因导致实验室的检测结果为阴性。这种情况下，经过流行病学的综合分析可以判定该起食源性疾病事件为不明原因引起的食源性疾病。

流行病学分析报告对于不明原因的食源性疾病至关重要，报告必须要符合食源性疾病流行病学特征的基本要求。可根据具体情况必要时由三名副主任医师以上的食品安全风险评估专家进行评估后综合判定。

不同类型食源性疾病的诊断标准不尽相同。为了做出明确的诊断和区分，食品卫生医生应该具有一定水平的专业技能。

第五节　食源性疾病的应急措施

食源性疾病一般具有较短的潜伏期、发病时间集中、暴发突然、来势凶猛等特点。统计数据显示，大多数食源性疾病发生在 7 月、8 月和 9 月。临床上，多为急性胃肠炎，其症状主要包括呕吐、腹泻和腹痛。如果食源性疾病较为严重的情况，可能会出现脱水、休克和脏器衰竭甚至死亡。因此，如果发生食源性疾病，不要恐慌，应该冷静地分析疾病的原因，并根据引发食源性疾病所食用的食品种类及进食时间及时采取以下紧急措施：

1. 催吐：食用被污染的食品后 1~2h 内可立即采取催吐措施。取 20g 食盐，加入

200mL开水中溶解，冷却后一次性全部喝下，如果不呕吐，可以喝几次，以促进快速呕吐。也可以将100g新鲜的生姜将其捣碎后榨取姜汁，然后再用200mL的温水冲下。如果是肉类制品引起食源性疾病，则可以服用"十滴水"催吐。或用手、筷子、鸡毛等刺激咽部引发呕吐。

2.导泻：如果进食时间大于2~3h，并且患者精神状态尚佳，则可以采取促使其排泄的方式，将体内食物残留及毒素尽快排出，一般泻药可选大黄30g，煎煮后一次服下；对于身体素质低下的老年患者，可选用元明粉，用一次开水冲服20g，则可以较缓慢腹泻；如果身体素质较好的老年人，可选用番泻叶15g，煎煮后一次服下。

3.解毒：如果是因为被污染或变质的水产及其制品而引起的食源性疾病，如鱼虾蟹等，可将食醋进行两倍稀释后一次性全部服下。此外，还可以取30g紫苏和10g生甘草进行煎煮后一次服下。如果食用的是发生了变质的饮料，或食用了过量的防腐剂，则可大量饮用或灌服牛奶、豆浆等高蛋白的饮品。

如果已经采用过以上的应急措施，但患者由于发病较为严重仍然没有明显的效果，则应当及时送医救治。在对病人进行救治期间应当对病人进行心理疏导，避免过度紧张，积极配合治疗，并且精心护理，避免感冒，根据食源性疾病的具体情况开展相应的救治。

综上，食源性疾病控制的关键在于预防、保持良好的食品卫生，严格把握"病从口入"。

第六节　食源性疾病的家庭急救和预防

一、食源性疾病的家庭急救

大多数常见的食源性疾病是由细菌引起的，其次是由含化学性有毒有害物质（有机磷、砷、氯化汞）的食物以及食物本身的天然毒素（如毒蘑菇、毒鱼）等引起的，此外还有真菌性、病毒性、寄生虫性食源性疾病。发病时间根据致病因子类型、进食量及进食时间的差异，通常在进食后数小时，主要症状为高频的呕吐和腹泻。如果食源性疾病发生在家中，应根据发病症状结合家庭现有的救治条件及时开展家庭自救。

主要家庭急救方法有：

1.补充因呕吐和腹泻而丢失的电解质，如钾、钠和葡萄糖。

2.补充液体，特别是凉开水或其他透明的液体。

3.避免制酸剂。

4.无须催吐。

5.不要急于止泻，应采取催吐、导泻的方式尽快排除身体内的毒素，之后再止泻，必要时向医生咨询。

6.发生食源性疾病期间消化功能较弱，因此饮食应清淡，易消化，避免刺激胃肠道或增加消化负担。

需要强调的是在发生食源性疾病初期，千万不能急于服用止吐和止泻药物，因为呕吐和腹泻是正常的生理应激防御反应，目的在于将致病因子或其毒素尽快排出体外。尤其是发生了高烧、毒血症、脓血便的病人更不能急于止泻，以免影响毒素排出并加重症状。

另一方面呕吐和腹泻可能会导致脱水造成大量的电解质流失，而电解质失衡又会产生很多相关并发症，严重者甚至会威胁生命。所以发生这种情况时应大量饮水，并补充一定量的电解质，促进致病因子及其毒素尽快排出体外，减轻症状。

对于发生较为严重的腹痛患者，可以服用适量的解痉挛剂来缓解腹痛，如颠茄合剂或颠茄片。

如果经过上述的家庭救治措施后患者的症状没有缓解反而更为严重，甚至出现明显的失水、四肢冰冷、腹痛或腹泻加重、极度疲惫、脸色苍白、意识模糊、胡言乱语或抽搐、休克等症状，应立即送医，否则可能会危及生命。

二、细菌性食源性疾病的预防

1.为了保持食品的良好质量和新鲜度，需要冷藏或冷冻的食品应尽快存放于适宜的环境，动物性食品应在食用前彻底加热和煮沸，剩菜也应在食用之前充分加热。

2.禁止食用有毒动植物，如河豚、毒蘑菇等。

3.食用前将腌制的罐头食品煮6~10min。

4.防止食物被细菌污染：食品从业人员包括食品原料种养殖、屠宰、生产加工、贮存、运输、销售、烹饪、服务人员均应以食品安全法为准绳、严格按照各类食品安全生产卫生加工规范进行操作，做到生熟分开，避免交叉污染。最重要的是加强食品企业的卫生管理，特别是屠宰场屠宰前后的检查和管理。绝不允许病死禽畜肉或变质腐败的肉类供应上市，人们在消费时也应尽量避免食用高危食品如醉虾、腌螃蟹等。从业人员应保证身体健康，定期做好健康检查，持健康证后上岗。如果发现肠道传染病或病原体的携带者时，应当及时调离工作岗位。例如感染沙门氏菌者或带菌者的厨师、保育员应立即调离工作岗位，并在3次粪便培养阴性后才能恢复工作。

5.高温杀菌：致病菌的生长繁殖依赖于适宜的温度，因此食品在食用前应进行充分的加热处理，这样可以有效控制食源性疾病的发生，但是对食品进行加热灭菌的效果与加热的温度高低、致病菌的类型、污染的菌量以及食品含水量等因素密切相关，要视具体情况而定。

6.冷藏和冷冻储存控制细菌繁殖：根据食品类别进行相应的低温（冷藏或冷冻）储存也能有效控制致病菌的生长繁殖。在低温状态下大多数的致病菌的生长繁殖都会变缓慢甚至停止进入休眠状态。熟食在冷藏过程中应避免光照、氧气和反复污染，才能达到更好的冷藏效果。

第七节　中国的食源性疾病监测体系

一、食源性疾病监测的目的和分类

食源性疾病监测的最终目的在于有效防控食源性疾病，降低食源性疾病发病率和死亡率，而实现涉疫目标的重要手段就是开展食源性疾病监测。食源性疾病监测是一项系统的工作，每年从监测计划的制订、方案下发，到各监测点按照方案要求记录、采样、检测、数据报送，是有计划、连续的、科学地，系统地收集、整理、分析和解释食品污染状况及食源性疾病事件发生的相关因素，将监测情况及时反馈给相关部门或机构，为食品安全事故及食源性疾病事件的处置提供理论依据，同时为中国食品安全标准体系的建立完善提供基础数据，此外还可以评估中国居民因食源性疾病造成的疾病负担，对发现的风险点能够及时发出预警，防止事态的进一步发展而导致暴发或流行，从而确定防控重点，有针对性地提出防控措施。简而言之，疾病监测本身也是一种行动，是为公共卫生行动提供支持的行为。食源性疾病监测系统和系统之间存在差异，成功的模式通常是在综合监控系统下覆盖多个监控系统。

世界卫生组织（WHO）在2002年将食源性疾病监测体系分为四类：非正式监测、症状监测、实验室监测和综合食物链监测。在一定程度上，这四类监测体系都可以发现食源性疾病的暴发，但其灵敏度不尽相同，监测的效力也不同。四类体系对能力、资源以及部门和行业之间的合作要求都是逐步提高的。各个国家和地区的食源性疾病监测体系需结合实情有计划地开展和实施。

食源性疾病监测系统类型的分类依据可以是两个方面。第一，根据工作能动性，可以将其分为主动监测和被动监测两个系统。主动监测是由公共卫生人员根据监测工作的需要，定期前往负责报告的单位收集疾病报告，主动采集样品、检测、溯源、查找病例、督促检查报告的质量的监测方法或监测系统。被动监测是指责任报告人（如医务人员）按照既定的报告规范和程序向公共卫生机构（如县、区级疾病预防控制机构）报告疾病数据和信息，报告接收单位被动接受报告的监测方法或监测系统。这两个系统相互补充，能涵盖更广的食源性疾病范围和类型，不同食源性疾病对人体系统和器官损害也不同，有的可能涉及多个系统器官。而且由于食源性疾病和临床上其他因素引起的疾病一样，往往也会影响到多个人体系统和器官，症状上也有很多相同，所以区分起来具有一定难度。因此，一定要找出疾病特征与其所食用食物之间的因果关系非常明确的情况（如食用野生毒蘑菇引起的中毒、食用河豚导致的河豚毒素中毒等）外，在临床阶段通常无法识别和判断疾病原因是否为食品导致的，特别是在病因和发病机制尚不明确的情况下，需要结合临床表现、流行病学调查和实验室结果进行最终判断。进行有效监测，特别是主动监测，可以获得与疾病相关的主要信息，具有重要的公共卫生意义，这可为综合判断疾病暴发是否为食源性疾病提供重要的基础数据。第二，食源性疾病监测系统类型的另一种分类方法是根据监测对象的不同，从医疗机构中做食源性疾病病例监测和人群中食源性疾病暴发事件监测。病例监测和食源性疾病暴发事件监测的报告系统有食源性疾病报告系统及法定疾病报告系统、突发公共卫生事件报告系统等。

二、中国的食源性疾病监测体系和策略分析

中国的食源性疾病监测工作于2010年全面启动，后逐步构建了主动监测与被动监测相辅相成的食源性疾病监测、预警、控制体系。包括了由食源性疾病监测和报告系统、食源性疾病分子溯源网络和人群调查构成的主动监测体系和由突发公共卫生事件报告系统以及食源性疾病暴发报告系统构成的被动监测体系。

（一）食源性疾病主动监测

1.食源性疾病监测报告系统：该系统以31个省（自治区、直辖市）及新疆生产建设兵团的哨点医院和中国疾病预防控制中心（Chinese Center for Disease Control and Prevention，CDC）为依托，通过主动收集、汇总和分析食源性疾病的个案病例信息，及早发现食源性疾病的聚集性病例，从而提高对食源性疾病暴发和食品安全隐患的早期识别、预警和防控能力。食源性疾病监测报告分为三个主要工作模块：收集个案病例信息、识别聚集性病例、信息核查和报告。哨点医院接诊医生通过对所有患者进行识别，发现疑似食源性疾病病例，及时收集包括症状体征、饮食暴露史、临床检查结果和临床诊断等病例信息，汇总后通过病例信息报告系统上报辖区CDC。CDC综合全部病例信息并进行相关性分析，如果发现可疑聚集性病例，并经过确认为同源暴发事件后及时向卫生行政部门报告，并协助组织开展流行病学调查工作。

2.食源性疾病分子溯源网络：该系统以31个省（自治区、直辖市）及新疆生产建设兵团的CDC建立的国家食源性疾病分子溯源网络（TraNet）为依托，通过对食源性疾病中分离出的致病菌株进行分子分型（PFGE方法或全基因组测序）、聚类分析，通过同源性比对发现聚集性病例。接诊医生识别可疑食源性疾病病例后，采样并及时送检医院检验科，进行致病菌的分离，常见致病菌有沙门菌、志贺菌、副溶血性弧菌等食源性致病菌，并及时将分离出的菌株或粪便或肛拭子样本送至省级或指定的地（市）级CDC的实验室，并进行后续的分子分型实验，对辖区内分子分型图谱进行聚类分析，发现图谱分析结果具有同源性，这些可被认为是可疑聚集性病例，同时还要核实调查个案病例信息，最终确认为同源的聚集性暴发事件后，在食源性疾病报告要求的时限内及时报告卫生行政部门，并协助组织开展流行病学调查工作。

3.人群调查：从中国不同行政区域中选出多个具有区域代表性的省、自治区或直辖市（依据人口密度、经济水平和地理位置），作为国家级居民急性胃肠炎社区调查的监测点，在一定时间内对其人群进行横断面调查。通过调查急性胃肠炎患者的发病率、就诊率和粪便送检率等，从而了解居民急性胃肠炎的患病、流行特征和发病趋势，以及中国居民因此产生的经济负担并分析其影响因素，为估计人群中食源性疾病的患病情况和疾病负担提供基础数据，为制订食源性疾病防治政策和合理配置卫生资源提供依据。

（二）食源性疾病被动监测

1.突发公共卫生事件管理信息系统：中国自2003年"非典"疫情后，不断加强突发公共卫生事件和传染病疫情监测信息报告信息系统的建设，以便为防控决策及时提供科学的信息，从而有效且及时地对突发公共卫生事件及传染病进行预防控制，最终消除危害，保障人民的健康及生命安全。中国疾控中心在31个省（自治区、直辖市）的疾控中心建立了"中国疾病预防控制信息系统"，包括公共卫生应急管理信息系统、疾病监测信息报告管理系统、疾病预防控制系统、艾滋病综合防治信息系统、疾病监测信息管理系统。食源性疾病信息报告涵盖在公共卫生应急管理信息系统内。通过公共卫生应急管理信息系统报告的主要包括中毒人数超过30人或发生死亡病例的食源性疾病事件；食源性疾病发生在地区性或全国性重要活动期间，一次中毒5人以上或有死亡病例；食源性疾病发生在学校、幼儿园、建筑工地等集体单位，一次中毒人数超过5人或有死亡病例。

2.食源性疾病暴发（食源性疾病）报告系统：中国于2010年建立了食源性疾病暴发（包括食源性疾病）报告系统，旨在为全面掌握中国食源性疾病的发病情况、高风险食品和食源性疾病暴发的风险因素，为政府制订和调整食源性疾病防控策略提供依据。

该系统覆盖31个省（自治区、直辖市），并延伸至市（州）和县（区）。各级疾控中心对所有级别的暴发事件（包括异常健康事件）进行调查处理完毕后，按照既定格式要求填报报告表，实现国家、省（自治区、直辖市）、市（州）、县（区）级的网络报告模式。

（三）中国食源性疾病监测策略的分析

中国食源性疾病的监测尚处于起步阶段，这是机遇也是挑战。中国应结合国情和国外先进经验，遵循属地管理、分级负责、依法有序、多方协作的原则，充分考虑中国社会经济发展、食品安全现状、医疗制度等，逐步完善中国的食源性疾病监测、预警和控制体系。对于中国食源性疾病的监测，众多权威专家已经达成共识：基于中国现有的监测系统，提高疾病的法定报告要求，提高实验室在监测中的支持作用，提高暴发监测和调查的质量，建立基于人口和实验室的主动监测系统。要实现这些战略，一方面要切实贯彻落实"医防合作"机制，比如建立医生培训制度，提高医生的公共卫生意识和规范诊疗行为；公共卫生实验室和临床实验室保持良好的联系和交流，同时应加强对其的支持力度，从而促进临床实验室在公共卫生事件中病原体识别的能力及积极上报的责任意识。同时还应加强不同部门及同一部门内部的信息共享及合作交流，以促进食源性疾病综合监测系统的建设和不断完善成熟。

在食源性疾病监测过程中医院可谓"前沿哨所"，而医生是首先面对病人并做出判断的第一人。在数次重大的食品安全事故中，如"三聚氰胺污染婴幼儿奶粉事件""阜阳劣质奶粉事件"等，均是由临床医生首次发现并报告。这些事件能被识别取决于医生的专业知识和经验。一直以来，如何提高食源性疾病监测一线临床医生的警觉性是一个值得探索的问题。广东省疾控中心在这方面做了很多尝试，并取得了一定的成效。具体措施包括：一是选择哨点医院，由省卫生健康委员会授予"食源性疾病监测示范医院"称号，并邀请媒体向公众推广报道，以促进食源性疾病患者的聚集就诊，同时增加监测医院诊断和识别食源性疾病的积极性和主动性。二是疾控中心专业人员驻扎在医院，培训关键科室的所有医生。鉴于临床医生在筛查和识别食源性疾病方面的薄弱环节，组织并编写了培训材料。入院培训医生掌握常见食源性疾病的症状，并通过重点分析典型病例，强调了一线临床医生认真负责的态度和主动报告意识对于及早发现食源性疾病暴发的重要性和意义。三是建立通过日常网络、传真、电话、食源性疾病监测微信群、QQ群和定期数据更新加强的"双线"联系模式，使疾病防控人员、临床医生和预防保健医生之间保持长期联系和沟通，加强临床医生对食源性疾病的关注度并提高认识，确保医疗机构与疾病预防控制机构在食源性疾病报告和暴发控制方面的实时顺畅。四是要表彰和鼓励监测工作中的优秀医务人员和疾病预防控制人员，总结和推广好的工作经验，加强监测单位之间的沟通，促进食源性疾病监测工作机制顺利推进。

第二章
食源性疾病暴发事件的调查与控制

第一节 概 述

食品在生产（包括种植和养殖）、加工、储存、运输、陈列、供应和销售过程中经常受到各种致病物质的污染，如果致病物质达到人体食源性疾病的发病数量时，则会使食用者感染或中毒。如果食用同一种受污染食品的人数众多，或分发和供应范围广泛，则会在特定地点或场所引发食源性疾病暴发或者大范围流行。有时食源性疾病的暴发可能会在全国范围内传播，甚至在国际造成大规模暴发。

食源性疾病的种类和程度不同使得临床表现各异。轻症患者通常只有轻微的不适，而重症患者可能有各种严重的临床症状，甚至导致死亡。由于食源性疾病的高发病率波及广泛，被世界卫生组织认为是当今世界最突出的公共卫生问题之一。许多国家将食物传播引起疾病的暴发或流行与传播性疾病的流行一起列为公共卫生紧急事态，并设立了专门负责食源性疾病应急工作的机构或部门。一旦食源性疾病暴发，应立即采取相应的应急措施，及时控制事态的扩大和蔓延，或控制可能再次发生的情况。

食源性疾病暴发事件的调查和控制是公共卫生机构疾病预防和控制工作的基本任务之一。调查的主要目有以下几个方面：

1.辨别与暴发事件有关的病例。

2.找出导致食源性疾病发生的问题食物。

3.确定食源性疾病的致病因子。

4.查明引起食源性疾病的问题食品中致病因子从何而来，以及分析致病因子传播途径、增殖情况或残留的影响因素。

通过对食源性疾病暴发事件的调查，如果确定引起该起食源性疾病暴发事件的问题食品，可以采取以下措施阻止新发病例的发生：

1.停止引起食源性疾病的问题食品的分发和销售。

2.回收已经销售或分发的同一批次问题食品。

3.应保留可疑的受污染食品，对其进行留样检测、再加工或其他处理，以防止受污染食品流入市场走上人们的餐桌。一旦明确了致病因子，便可对患者采取针对性和特异性治疗，以救治患者，降低死亡率。如果已经明确了污染食品的致病因子的污染途径、增殖情况或残留的情况，则可以对食源性疾病事件场所进行终末消毒，切断或消除传染源。同时对患病单位或个人进行宣传教育，说明食源性疾病暴发的原因，并提出预防措施，避免今后类似事件再次发生。

第二节　食源性疾病调查控制的应急准备工作

当食源性疾病发生时，有时会引起公众的恐慌，公共卫生机构也将面临巨大压力，需要其采取措施迅速控制事态发展，通常没有足够的时间来考虑采取哪些必要措施控制局势。因此，当食源性疾病暴发时能否做到及时有效地处置和控制，在很大程度上取决于公共卫生机构预先做好的应急准备工作，这主要包括两个方面：首先，应确定一名负责协调与食源性疾病应急响应相关工作的主管人员，并提前制订食源性疾病的应急工作预案；其次，应建立食源性疾病的早期预警系统，以便尽早察觉或发现食源性疾病暴发和流行的迹象。

一、组建食源性疾病应急工作机构

公共卫生机构应当设立或者确定负责食源性疾病应急工作的机构或者部门，如负责暴发事件调查、食源性病流行病学监测、致病因子病原体检测和食品卫生监督管理、食品市场管理等各项工作的机构或者部门。如有必要，在食源性疾病暴发事件发生时可临时组织由流行病学、分析化学、病原微生物、卫生毒理学、食品卫生监督等不同专业技术领域人员共同组成的现场工作组，一同负责食源性疾病暴发的现场流行病学调查和处置。为了更好地协调食源性疾病的应急处置工作，也为了避免出现多头指挥或无人负责的混乱局面，公共卫生机构应任命一名具有相应专业能力并担任一定行政职务的人员作为这项工作的负责人。食源性疾病应急工作的负责人应具有食品卫生和流行病学专业素养和较强的组织协调能力，有权决定并采取必要的应急措施或行动。

负责协调食源性疾病应急工作的人员其职责主要是：

1.负责组织协调与食源性疾病应急工作有关的单位、个人及现场调查控制工作。

2.负责食源性疾病的早期预警系统的建立。

3.负责食源性疾病应急工作预案的制订。

4.组织对食源性疾病应急工作相关人员进行业务培训。

二、编制食源性疾病应急工作预案

食源性疾病应急工作的负责人应当组织编制食源性疾病暴发事件应急工作预案，可作为公共卫生机构处置食源性疾病暴发事件的工作指南。拟定的食源性疾病应急工作预案一般应包括三部分内容：组织分工和协调、所需的设备和条件以及专业技术。

（一）应急工作所需设备条件

食源性疾病应急工作需要人员、设备和资金这三类基本资源。各类资源的具体配置情况是由各地的实际情况以及疾病暴发的性质和范围决定的。通常应急工作预案的内容应包含负责或参与食源性疾病应急工作的各个单位、主要人员和后备人员的名单、地址和联系方式等，同时应该明确各单位或各成员在食源性疾病应急工作中的职责和专业分工。为了开展食源性疾病的现场流行病学调查并采取措施控制疾病，通常应该组织一个临时的现场调查小组。现场调查小组的成员应该根据疾病的性质和具体情况选择派遣不同专业的技术人员参与。现场调查所需的各种物资和设备应由专人保管备用，并定期检查和更换。所需的常用物资和设备如表2-1所示。

表2-1　食源性疾病现场调查所需物资清单

类　别	物　品
防护服	隔离衣或白色工作服、口罩、白帽、靴子、医用或塑料手套等
采样工具	压舌板、调匙、勺子、镊子、夹子、剪刀、规格板、吸液管等（包裹消毒备用）肛拭子、注射器、消毒纱布、消毒药械、酒精灯等
样品容器	200~1000mL广口瓶、塑料袋、转移培养基试管、粪便盆、水样瓶（如盛集含氯水样、预先应加入硫代硫酸钠100mg/mL）等
采样或现场检测设备	空气采样器、采样机器人、现场检测设备等
调查分析用表	采样检测报告、病例调查表、统计分析用表等
专业参考资料	各种专业资料、应急工作预案

（二）应急工作预案

应急工作预案不仅应明确食源性疾病暴发事件调查控制工作的组织协调、工作内容、方法步骤以及所需的各种物资器材等，还应包括当地常见食源性疾病、新的食源性疾病种类名录以及针对各类食源性疾病的预防和控制措施。应急工作预案制订完成后，应定期培训和考核有关单位及人员，以便随时有效启动应急工作预案。

三、建立食源性疾病监测与早期预报系统

在疾病暴发的调查和控制中建立早期食源性预警系统，对于发现和察觉食源性疾病暴发具有重要的公共卫生意义。食源性疾病早期预报系统可以通过监测及时发现、干预和控制食源性疾病的暴发事件。通过不断积累食源性疾病流行病学资料和数据，分析和揭示食源性疾病的流行分布特征和规律，明确影响食品中致病物质污染源、传播途径或残留量的因素，从而为食源性疾病预防提供科学依据。食源性疾病的监测和早期预报系统，可根据食源性疾病监测方法的不同分为常规疾病报告系统和主动监测系统。

中国食物中毒调查和报告制度自1981年起就已实行。在2015年颁布实施的《食品安全法》里也明确规定，发生食品安全事故时，事故单位和接收病人进行治疗的单位应当及时向事故发生地县级人民政府食品安全监督管理、卫生行政部门报告。进一步完善食源性疾病监测报告工作机制，有助于食源性疾病监测尽早发现食品安全隐患，保护公众健康，了解食源性疾病发病情况，估算食源性疾病负担，为食品安全监管提供科学支持，明确卫生行政部门、疾控以及医疗机构的职责。中国专门建立了食源性疾病报告系统，依据《食品安全法》《食品安全法实施条例》《中共中央 国务院关于深化改革加强食品安全工作的意见》出台了《食源性疾病监测报告工作规范》，该规范的出台背景主要是由于食源性疾病致病因素多，临床表现和健康危害程度差别大，病因鉴定技术要求高等原因，系统掌握食源性疾病危害并进行针对性防控仍然是世界性难题。同时还存在食源性疾病监测报告不规范、不准确，垃圾数据多、职责不清、定位模糊等问题。目前，食源性疾病监测已十余年，积累了一定的方法和经验，逐步理清了食源性疾病监测的工作思路，同时也是顺应目前信息化建设的新形势新思路。

除了食源性疾病报告系统之外，公共卫生机构还应建立多种公众报告投诉可疑食源性疾病的渠道，如指导医疗机构（包括医院、社区卫生服务站、诊所等）了解掌握食源性疾病的诊断标准和报告要求，向社会公布接收报告食源性疾病或疑似食源性疾病暴发事件的公共卫生机构的电话号码、网站网址等，鼓励食品生产经营者报告疑似食源性疾病的暴发事件等。

近年来，各个国家和一些国际组织不断加强对食源性疾病暴发的早期预报和监测工作。例如，世界卫生组织将国际卫生公约进行修订，将国际报告疾病的范围扩大到所有暴发疾病，要求各成员国承诺履行报告所有具有国际公共卫生意义的暴发疾病的义务。美国最早于1923年开始仅对牛奶引起的胃肠道疾病进行监测和分析，后来又于1938年不断将监测的食品范围扩大到全部食品引起的食源性疾病。自1996年以来，美国疾病控制中心与美国农业部以及联邦食品药物管理局在七个州开展了一个名为"FoodNet"的合作项目，以积极监测九种食源性传染病，目的是更好地揭示新出现的细菌、寄生虫和病毒性食源性疾病的流行病学特征，找出因食用各种食物导致的食源性疾病比例，以及更准确地确定食源性疾病发生的频率及其危害程度等。为了监测和干预食源性沙门氏菌感染和大肠杆菌O157:H7感染的国际暴发，欧盟15个国家建立了一个由各国国家实验室参与的监测合作网络，称为Enter-net（简称Salm-net）。

第三节　食源性疾病调查程序与方法

当可疑食源性疾病暴发事件发生时，公共卫生组织应及时开展流行病学调查。食源性疾病暴发事件的完整流行病学调查内容包括对诊断结果的核实、确定食源性疾病暴发事件是否已发生或仍在发生、用流行病学方法对病例进行关联性分析、提出病因假设、组织进一步调查以证实或否定病因假设，并确定致病因子的来源及影响致病因子在食物中的污染状况、繁殖情况或残留量的因素。食源性疾病的整个调查过程大致可分为四个基本阶段，即登记发病报告、核实病情、初步分析和调查确证等。

一、发病报告登记

负责接收公共卫生机构食源性疾病发病报告的人员在接到疑似食源性疾病报告或投诉时，需做好以下三个方面工作：

1.使用统一的记录表格对报告或投诉的食源性疾病状况进行登记。

2.及时通知报告人或投诉人按要求保存食源性疾病患者的临床标本（如粪便、呕吐物等），以及疑似引起食源性疾病的食品。

3.初步分析判断报告投诉的食源性疾病的发病情况或性质，并根据该事件的规模和性质按照相关报告程序及时向相关单位或部门报告。

二、核实发病情况

在接到疑似食源性疾病的最初报告后，负责食源性疾病协调工作的人员应通过各种途径和方法核对、判断发病信息是否确切、可靠，同时可以采用电话联系方式或指派公共卫生调查人员赴现场迅速核实食源性疾病的发病情况，内容主要包括收集和了解临床病史、流行病学的发病暴露资料和采集实验室检验样品等。

（一）询问临床发病情况

公共卫生调查人员应采用询问调查方式与食源性疾病患者进行现场的沟通，从患者或其亲属处详细了解病情，包括发病时间、各种临床表现、诊疗情况等，并在病例调查表中进行详细的信息登记。对收集的病例信息进行及时准确的分析，对于判定是否为一起食源性疾病暴发事件是至关重要的。用于调查食源性疾病暴发发生率的病例调查表应提前设计，调查表的内容通常也应包含进食史或暴露史的调查内容。

（二）询问进食史或其他暴露史

为了判定疾病的暴发是否为食源性疾病，在调查患者临床症状的同时，有必要进一步对患者最近的饮食史和相关活动进行逐一询问，以了解患者的旅行史，参加聚会或集体活动等来判定是否有共同的进食史或其他共同的暴露史。对进食史调查通常应询问在发病前72h内患者的所有进食情况，包括食物种类、数量、加工情况等。同时也可以根据疾病早期出现的主要临床症状和体征，针对性重点询问患者是否在某一时间段内有可疑的高风险病因食品的进食史。如果主要症状为发烧、发冷和腹泻，应询问患者在发病前12~72h吃的食物；如果患者的症状以腹痛和腹泻为主，则应询问在发病前6~20h所吃的食物；如果患者的最初症状和体征是恶心和呕吐，应关注他们在发病前几个小时内吃过的食物。在调查进食史时，由于某些食源性疾病（如伤寒、甲型肝炎等）的潜伏期在72h以上，因此可以针对性选择已确认可引起相应调查疾病的食物媒介进行问询和调查。在进行饮食史调查的同时，还应注意了解可能与会与所调查食源性疾病有关的其他常见可能影响因素，以确定或排除该起食源性疾病的致病因子及其传播方式。

（三）采集检验样品

一般认为对食源性疾病最明确的诊断是从流行病学调查确定的引起食源性疾病可疑食品和患者的临床样品和中分离检出致病因子，因此在最初进行食源性疾病事件调查时就应尽可能采集各种相关的检验样品。临床样品一般应依据患者临床症状的情况进行确定，如患者主要临床症状为腹泻宜采集患者的粪便样品或用肛拭采样，尤其注意脓血便的采集，患者如有呕吐症状可采集患者的呕吐物送检，如有发热症状则可采集血液样品，如果怀疑是化学物质引起的食源性疾病可采集病人的尿液送检等。如果是发病人数较多的食源性疾病暴发事件，一般应采集至少10~20名患者的样本，且这些患者临床表现均应典型，此外还需要采集部分阴性对照样本要求是经历相同风险暴露但未导致食源性疾病的人群的样本。并且勘查发病现场，是否尚有剩余的与发病有关的可疑食物或食品加工用具、容器等，应分别采集，并先行送检。样品采集应严格遵循无菌操作的原则，采集过程做好相应的记录，采集完成1h内送检，如送检过程超过4h应采用冷藏运输（4℃左右）。根据流行病学调查线索、疾病是否属于食源性疾病、该食品大概率污染的致病因子、临床表现症状和根据临床诊断等方面综合考虑选择出最大概率污染的致病因子，进行实验室检验。食源性疾病常见样品种类及其采样方法如表2-2。

三、初步分析与判断

通过及时初步分析在现场核实调查和诊断过程中收集的各种数据资料确定病例的定义并对发生食源性疾病事件提出初步的病因假设，在此基础上采取预防性控制措施，也可为进一步调查和确定病因提供依据。初步分析的内容包括以下几方面。

表2-2 食源性疾病样品种类及其采样方法

样品类别	采样数量	采样方法
呕吐物	50~200mg	置无菌瓶内
粪便	2mL（g）	置样品容器内（取双份样本）
血液	10~20mL	静脉无菌采样
尿液	30~50mL	取洁净中断尿
尸检材料	根据需要	按需要取胃、胃内容物、肝、肾、脂肪等
液体食品	200~500mL	摇匀后置无菌瓶内
固体或混合食品	200~450g	无菌刀剪取样置无菌瓶内
水样	1000~5000mL	视不同水源情况采样
其他样品	根据需要	采集含有或疑有毒物的样品

（一）病例定义

病例定义是对个体是否患有某种疾病、综合征或其他健康问题进行归类的标准。病例定义应当简洁、操作性强，可随调查进展进行调整。通常会考虑以下几个方面。

1.疾病诊断标准：确定疾病或疫情的诊断标准，包括主要临床症状、辅助检查结果、病原体鉴定等。这些标准可以帮助相关工作者对病例进行准确地分类和确认。

2.时间和空间范围：明确病例发生的时间和地点，以便追踪和监测疾病的传播和变化趋势。时间范围可以涵盖某一特定时期，或是根据病例的时间序列进行定义，空间范围可以是特定的城市、地区、国家，或是更广泛的全球范围。

3.人群特征：考虑病例发生的人群特征，如年龄、性别、职业等，以便识别易感人群和推测疾病的传播机制。这些特征可以帮助流行病学家更好地了解疾病的流行规律和风险因素。

4.关联因素：确定与病例发生相关的风险因素和暴露史，以便识别和研究疾病的病因和传播途径。这些因素可以包括接触史、旅行史、聚集性病例等。

流行病学病例定义的制定对于疾病监测和防控工作至关重要。通过对病例的准确识别和归类，流行病学家可以及时获取信息、分析数据，从而制定相应的预防和控制策略。同时，这也有助于各国的疾病数据比对，加强全球卫生安全合作。

（二）病例三间分布情况

确定病例定义后，即可结合三间分布情况对现已发现的所有可疑病例逐一进行甄别，发现病例之间存在的某种联系，进一步辨别该起食源性疾病事件及引起发病的原因。病例的三间分布是指时间分布、地区分布、人群分布。所谓病例的时间关联是指病人在不同时间段出现相似临床症状与体征，在时间上呈爆发性、短期波动、长期趋势、周期性和季节性的一种联系；疾病分布与其地域特征之间的联系，就被我们概括为其地区分布的特点。疾病频率在不同国家间、国家内以及不同城市间都存在明显差异，甚至某些疾病还存在地区聚集性的特点。日常研究中，关于疾病的地区分布也是我们要重点关注的。地点关联是指疾病分布与其地域特征之间的联系，如所有病人在同一住所居住或参加了同一活动，或在同一场所就餐或购买食物等情况；人群关联常是指疾病频率在不同群体之间的差异，可反映病人的某种共同经历，病人的人群特征通常以病人的性别、年龄、职业、种族、宗教信仰或社会团体等进行分组分析。

（三）提出发病事件的初步病因假设

根据病例的初步定义以及病例在人群、时间和地点之间的分布特征，就可以对疾病的性质或类型、病媒（即疑似引起食源性疾病的食品）以及事件的污染地点或方式做出初步假设，以期解释目前了解到的发病现象，从而指导进一步的调查工作。随着调查工作的逐步深入和对发病情况的进一步调查和了解，可能会对之前提出的病因假说进行一些修改，甚至完全推翻，并根据新发现的线索提出另一种病因假说。

（四）采取预防性控制措施

在对食源性疾病进行核实诊断时，如果有充足的调查证据指向事件是由某种食物引起的，为了防止疾病进一步传播和扩大，则应及时谨慎采取适当的控制措施。所采取的控制措施类型由疾病的性质和中毒食物的具体情况决定。通常，如果疾病涉及加工食品，应及时采取措施追回和控制已出售的食品。如果食品涉及餐饮服务企业，其管控措施应根据具体情况采取以下方式：①停止生产和配送可疑的引起食源性疾病的食品；②暂停营业；③调查分析食品生产加工各个环节和加工的方式方法，进行整改。

如果采取适当措施对原来不正确的食品加工方式进行了纠正，或者经调查后证实可疑企业或食品与该事件无关，则应终止或取消所采取的控制措施。对于已经采取了封存措施的食品，应根据实验室检测结果进行销毁或者是取消封存的处置。

四、病因确证调查

通过初步调查和分析形成病因假设，应是有进一步的且充足的流行病学证据来支撑或否定其成立的结果。该阶段的调查工作应以病因假说为指导，重点关注以下几个方面：

（一）查询登记新发病例

在病例定义确定后做出病因假设，组织人员查询食源性疾病事件相关的发病场所或地点经历风险暴露的人群，追访和登记漏报或未就医的且又符合病例定义的人员，进而更多地发现与此次食源性疾病事件相关的所有病例，并及时接受治疗。查询和登记工作可以通过询问所获取的暴露人员的名单、家庭地址、联系电话和其他信息来进行，也可以通过面对面或电话查询的方式来确定他们是否有与定义病例相同的症状和其他信息。可以使用用于验证诊断的病例调查表进行查询和登记，也可以根据具体情况重新设计专门的调查和登记表进行登记。

（二）进食与发病关系的调查

要证实或否定该事件为食源性疾病暴发事件（即发病确系由某种食物传播引起），应对进食与发病关系进行流行病学调查。调查方法通常会用到两种流行病学的快速评价方法，即队列调查和病例对照调查。队列调查方法用于事件中暴露人群已经被确定时采用，即只需要调查食用和未食用相关问题食品的发病率，如果食用的比未食用的发病率之间有显著性差异说明该事件为食源性的。通常，食源性疾病事件涉及人数小于百人，则对全部的暴露人员均进行调查，如果实数大于百人，则按比例进行随机抽取的方式调查。对照调查一般用于无法确定暴露人群的数量又或者是暴露人数多而发病人数又少的情况采用，对照者的选择要求是与发病人群有相同的暴露经历但是不发病。我们通常会把人群分为病例组和对照组，进行成组病例对照的方式调查，这种请求要求两组的人员数量应该尽量按比例保持一致，如病例组：对照组为 1：1 或 1：2。可采用核实诊断时所用的病例调查与进食史调查表进行发病与进食关系的调查，也可根据具体情况设计专门的调查用表。

（三）可疑食物加工制作情况调查

食源性疾病事件中致病因子的来源、污染食品的方式途径与食品生产加工工艺（是否加热、加热程度、是否灭菌、包装形式等）对微生物生长繁殖及生物毒素产生的影响因素是进行可疑食物加工制作场所调查时应该关注的重点。通过科学的调查，确定引起该起食源性疾病暴发事件的真正原因，发现致病因子污染、增殖或残存的关键环节并提出相应的控制措施，从而杜绝类似食源性疾病事件的再次发生。调查可疑食品加工和生产的方法和内容是：

1.向生产加工可疑食品的相关人员了解并索要菜单、配方、食品加工生产流程或方法方式以及参与可疑食品生产加工工作人员名单，并对食品生产加工各环节进行检查，并对可疑食品、加工用品用具容器等样品进行检查必要的样品采集。

2.绘制可疑食品加工步骤的操作流程图，在各操作环节标出潜在的某种危害，并注明相应的食品加工操作人员的姓名。

3.通过现场观察可疑食品生产加工过程，询问食品加工生产人员食品加热曲线的实际检测值，分析可疑食品是如何被致病因子污染及污染的种类，从而进一步证实之前在危害分析阶段所形成的病因假设，找出食品加工过程中可能导致被污染的关键环节，并针对性消除污染控制事件。

4.根据可疑食品的原料来源和加工环节的特点制订采样计划，样品采集主要关注食品原料情况、养殖场动物饲料及饲养环境卫生状况、屠宰过程场所用具、预包装材料、其他食品加工用的设备、工具、容器等，通过采样进行实验室检测后查明导致食品污染的病原微生物。

为了确认食源性疾病事件中导致病人发病、污染食品以及食品原料中污染的致病菌是否为同一来源，通常需要对各个来源的致病菌进行溯源研究，目前常用的有表型分型，分子分型等方法。随着分子生物学技术的快速发展，分子分型技术已广泛应用于食源性疾病的流行病学调查，如目前常用的 PFGE 及基因测序的方法为已经成为解决病原体鉴定、病原体污染源、问题食品的确定等关键问题更为精准的新检测手段。

五、疾病经济损失情况调查

经济损失情况的调查也是食源性疾病事件调查的重要内容之一，该经济损失分为事件造成的直接经济损失和间接经济损失。

直接经济损失包括患者抢救和治疗期间支付的医疗费用、疾病调查和控制支出费用、食品供应商的损失，以及患者及其陪同人员的缺工费、误工费以及生活费。直接经济损失在调查过程中可以根据实际理解和计算，通常相对容易确定。间接经济损失一般是指难以准确计算和确定的经济损失，如疾病引起的身心疾病、学习或休闲时间的损失、原有工作能力的丧失、死亡等。患者所遭受的身心痛苦一般不直接作为损失费用计算。休闲时间可以根据工作时间收入计算，工作能力的损失可比较发病前后工作收入之差计算，死亡损失的费用可以参照人寿保险的死亡给付标准计算。

第四节　调查资料分析

应及时组织和分析流行病学调查期间收集的临床、流行病学、可疑食品加工情况的调查和实验室检测等方面的相关资料，分析的目的是区分和诊断疑似食源性疾病的暴发，识别高危人群，验证发病与进食之间的关系，确定导致暴发的有毒食物，同时确定是否有必要进行进一步的现场调查和实验室检测。调查资料可以使用传统的统计分析方法进行分析，也可以使用世界卫生组织和疾病控制预防中心联合开发的用于流行病学调查数据分析和处理的计算机应用软件。

一、临床资料分析

临床资料包括病人自诉的症状及医院临床治疗中产生的体格检查、实验室检查、影像学检查、药物治疗记录、治疗计划和随访记录等资料，通过分析，结合流行病学调查的有关资料确定病例定义，并进行病因鉴别和临床诊断。

（一）症状与体征频率分析

例：将一起食源性疾病事件中病人的各种症状与体征调查整理为列表，即为症状与体征频率表，见表2-3。

表2-3　症状与体征频率表

症状与体征	病例数	频率（%）	症状与体征	病例数	频率（%）
腹泻	13	93	头痛	8	57
腹痛	8	57	发热	7	50
恶心	7	50	呕吐	1	7
畏寒	1	7			

通过分析食源性疾病事件中发病人群的症状与体征以及各症状与体征发生的频率，分析出疾病最突出的症状与体征，从而判断该食源性疾病事件为感染性疾病还是为中毒性疾病，并确定为何种与食源性疾病有关的临床综合征。本例分析结果表明，该起发病的突出症状与体征为腹泻，并伴有发热、畏寒等感染性症状，因此推测该事件发病为一起临床表现以下消化道综合征为特征的肠道感染性疾病。

（二）计算发病潜伏期

发病潜伏期是根据流行病学调查资料获得发病人群进食可疑食物与发病的时间进行计算的。潜伏期，是致病刺激物侵入机体或对机体发生作用时开始，到机体出现反应或开始表现出症状时为止的一个时间阶段。食源性疾病发病潜伏期一般采用中位数法计算，鉴别食源性疾病临床综合征和病种主要依据中位数潜伏期及其范围，同时结合疾病的典型临床症状与体征。

（三）临床综合征判断与疾病鉴别诊断

通过对临床发病症状与体征频率的分析，可以得出暴发疾病的突出症状与体征，结合其他临床特征与流行病学调查所见，可做出临床的大致诊断，并可与有关病种相鉴别。各种食源性疾病临床综合征见表2-4。

表2-4 各种食源性疾病临床综合征发病特点

临床综合征	发病特点
上消化道综合征	发病较急，主要症状为呕吐、恶心，常伴有头晕、头痛、全身乏力等全身症状或其他特有症状，也可伴有腹泻、腹痛等下消化道症状，多见于重金属和某些细菌毒素引起的中毒性疾病
下消化道综合征	主要症状为腹泻、腹痛，可伴有呕吐、恶心、食欲下降、头晕、头痛、乏力、全身不适、口渴等全身症状和畏寒发热、肌肉酸痛等感染性症状等，发病较急，多见于某些病毒、细菌、寄生虫引起的肠道感染或毒素介导性肠道感染
全身感染性综合征	呈突发性或进行性发病，以畏寒、发热、肌肉关节酸痛、全身不适等为主要症状，常伴有头晕、头痛、乏力、食欲下降等全身症状和胃肠道症状等，多为某些病毒、细菌、寄生虫引起的感染性疾病
神经性综合征	呈突发性或进行性发病，以视力模糊、肢体麻刺或麻痹感为主要症状，有时可伴有其他神经性症状和胃肠道症状，多为某些农药、真菌、少数细菌毒素和有毒动植物引起的中毒性疾病
过敏性综合征	发病较急，以脸颊潮红和皮肤瘙痒为主要症状，全身症状可有可无，可伴有胃肠道症状，有时可出现面部水肿等症状
咽喉与呼吸道综合征	呈突发性或进行性发病，以嘴唇、口腔与咽喉部烧灼感和咽喉痛为主要症状，可伴有发热、皮疹和胃肠道症状，常见于细菌感染和某些化学物中毒

二、流行病学资料分析

流行病学资料包括在进行食源性疾病流行病学调查时获得的人群、时间、地点三间分布特点和发病与进食之间关系的全部调查资料。在流行病学上，三间分布称为描述性流行病学资料，发病与进食之间关系称为分析性流行病学资料。疾病暴发的性质、特点，形成病因假设需通过对流行病学调查资料进行分析得出，进而最终对疾病暴发的原因进行验证和确定。

（一）描述性流行病学资料分析

描述性流行病学资料是在进行食源性疾病流行病学调查时获得的描述病例在人群、时间、地点三间分布特点的资料。通过分析病例三间分布特点形成疾病的病因假设。

1.人群分布：根据病例的性别、年龄、职业等特点对其进行分组，计算并比较各组的罹患率或发病率，有助于识别高危人群（如表2-5、6所示）。从表2-5可以看出，男性痢疾的罹患率明显高于女性，中青年男性的罹患率高于年轻群体，因此，痢疾暴发的高危人群是中青年男性。表2-6显示了按职业分组的中青年男性痢疾罹患率，结果表明，渔民的痢疾罹患率最高，提示需进一步调查渔民痢疾罹患率高的原因。

表2-5　按年龄与性别分组计算的痢疾罹患率

年龄组（岁）	女			男		
	人口数	病例数	罹患率（‰）	人口数	病例数	罹患率（‰）
~10	1400	4	2.9	1500	5	3.3
~19	1200	5	4.2	1200	20	16.7
~39	800	8	10.0	1000	30	30.0
40~	800	2	2.5	1000	10	10.0
合计	4200	19	4.5	4700	65	13.8

表2-6　10岁以上男性按职业分组的痢疾罹患率

职　业	人口数	病例数	罹患率（‰）
渔民	900	40	44.4
学生	100	1	10.0
农民	1800	15	8.3
工人	200	1	5.0
其他	200	3	15.0
合计	3200	60	18.8

2.时间分布：根据不同发病时间的病例数量绘制出疾病的时间分布图2-1。制图时，时间单位是由具体病种和发病持续时间的长短决定的，如金黄色葡萄球菌引起的食源性疾病时间单位可采用"小时"，而甲肝则可以采用"天"或"周"等。疾病的时间分布图的绘制有助于确定食源性疾病事件是源自同一传播媒介还是通过人与人之间的接触传播。由图可知，痢疾病例数量在9月1日突然增加，并在9月11日结束。渔民发病率峰值出现在9月3日，曲线呈现典型的同源暴发流行形态，渔民家属病例和其他病例在渔民发病后的1~2个潜伏期内相继发病，推测是接触了患病的渔民后产生的继发病例。因为痢疾的发病潜伏期一般是2~4d，所以提示渔民病例暴露同一感染源的时间可能为8月30日至9月1日之间。

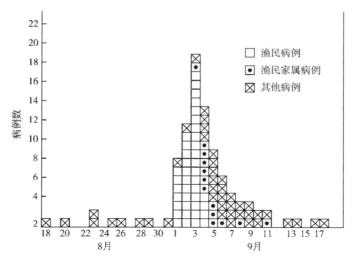

图2-1　一起痢疾食源性疾病暴发事件的病例时间分布

3.地区分布：通过将病人按居住地或生活、工作、学习地点等性质分组，可以确定病人与发病地区或地点之间的联系，从而提示发病的暴露地点场所以及引起致病因子传播的链条（如某一事件或某一食物）。有时利用将病例数直接标注在行政区划图上的方式，这样可以直观地了解病例的区域分布特征。图2-2是一起痢疾食源性疾病暴发事件的地区分布图。由图2-2可知，病例主要分布在河流沿岸，距离河流较远的地区病例较少或没有病例，表明疫情可能与河流有关。

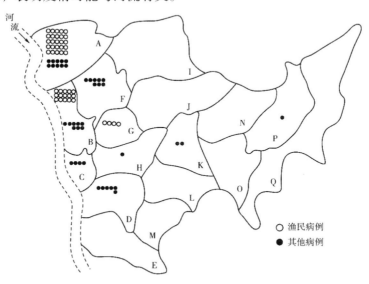

图2-2　一起痢疾食源性疾病暴发事件的病例地区分布

（二）分析性流行病学资料分析

分析性流行病学资料是通过使用基于病因假设的快速流行病学研究方法获得的病因调查资料。为了验证病因假设是否成立，根据调查研究方法不同，通常可选择食物罹患率分析或病例对照分析方法。

1.食物罹患率分析：分别计算摄入某食物者和未摄入该食物者的罹患率，并比较其差异。在摄入可疑事故食物中，罹患率应该较高，未摄入该食物者不发病；因其他因素导致其中个别人或少数人发病，罹患率也较低。表2-7是某食源性疾病的食物罹患率分析表。由表2-7可知，食用烤鸡者罹患率为72.9%，未食用者仅为8.0%，两者相差64.9%，与所列其他食物相比其罹患率差值最大。经统计学分析，食用与未食用烤鸡的罹患率的差异性极著性（χ^2值为35.2，P值小于0.01，RR值为9.12），因此可以确定引起发病的中毒食品是烤鸡。同时在表中，对于调味料其食用与未食用者的罹患率也存在较大差值，但采用交叉分析方法比较烤鸡与调味料的罹患率，结果显示未食用烤鸡者无论是否食用调味料，其罹患率均低于食用烤鸡者的罹患率，进而进一步证明该起食源性疾病的是烤鸡而非调味料。

表2-7 某食源性疾病的食物罹患率

食物	未食用		食用		差值
	发病人数	罹患率（‰）	发病人数	罹患率（‰）	
烤鸡	2	8.0	97	72.9	64.9
调味品	11	29.7	88	72.7	43.0
炒豆角	22	41.5	77	73.3	31.8
面包	49	53.3	50	75.8	22.5
甜点心	77	63.1	22	61.1	-2.0
牛奶	87	62.1	12	66.7	4.6
咖啡	40	66.7	59	60.2	-6.5

2.病例对照分析：以上述渔民痢疾暴发事件为例，病例组为罹患痢疾的40名渔民，对照组选择55名健康渔民，分别对8月28日至9月1日饮食史进行调查，结果如表2-8。

表2-8 痢疾传播因素的病例对照表

食物因素	病例组		对照组		差值
	人数	比例（%）	人数	比例（%）	
饮用B处池塘水	35	87.5	17	30.9	56.6
自带饭菜	32	80.0	39	79.9	9.1
捕食河鱼	31	77.5	41	74.5	3.0
A处购买食物	36	90.0	50	90.9	-0.9
B处购买食物	30	75.0	45	81.8	-6.8
饮用河水	39	97.5	55	100.0	-2.5
饮用A处井水	33	82.5	48	87.2	-4.7

分析表2-8结果可知，饮用池塘水的病例组的比例明显高于对照组，因此可以初步推断痢疾暴发与饮用池塘水有关。再经进一步的统计学分析，在饮用池塘水的比例，病例组与对照组存在极显著差异（χ^2值为27.7，P值小于0.01，OR值为15.7），从而可以认定该起渔民痢疾暴发事件与池塘水的饮用相关。

三、实验室检验资料分析

实验室检验是食源性疾病流行病学调查工作的重要组成部分之一，实验室检验结果可以为疾病临床诊断提供确诊依据、同时可以为明确中毒食品及调查病原物质污染来源提供检验依据。

实验室检验工作具有很强的专业性和技术性，科学准确的检验结果取决于规范的样品采集、贮运以及具备能力的实验室采用适当的检验方法等因素。因此在对检验结果进行解释时除了要考虑检验结果是否符合相关实验室判定标准外，同时还应考虑可能影响检验结果的其他各种因素。中国现已颁布了18种食源性疾病的诊断标准及实验室确诊依据见表2-9。

表2-9　中国颁布的食源性疾病实验室确诊依据

病　种	实验室确诊依据
葡萄球菌食源性疾病	从引起食源性疾病的食品中直接检出某一型别肠毒素，从病人呕吐物、排泄物中分离出金黄色葡萄球菌，其肠毒素型别与引起食源性疾病的食品一致
沙门菌食源性疾病	从引起食源性疾病的食品和病人吐泻物中检出同一血清型的沙门菌或不同病人吐泻物的检出菌株是同一型别
蜡样芽孢杆菌食源性疾病	引起食源性疾病的食品中蜡样芽孢杆菌计数≥10^6CFU/（g·mL），病人呕吐物排泄物检出蜡样芽孢杆菌，与食品中检出菌株为同一型别
产气荚膜梭菌食源性疾病	引起食源性疾病的食品中产气荚膜梭菌计数≥10^6CFU/（g·mL），病人排泄物检出产气荚膜梭菌，与食品中检出菌株为同一型别
副溶血性弧菌食源性疾病	从引起食源性疾病的食品和病人吐泻物中检出同一型别的副溶血性弧菌，我妻反应阳性
变形杆菌食源性疾病	从引起食源性疾病的食品和病人吐泻物中检出同一类型变形杆菌，引起食源性疾病的食品中变形杆菌计数≥10^6CFU/（g·mL）
肠致泻性大肠埃希菌食源性疾病	从引起食源性疾病的食品和病人吐泻物中检出同一类型且具毒力的致泻性大肠埃希菌
肉毒梭菌食源性疾病	从引起食源性疾病的食品和病人吐泻物中检出同一型别肉毒毒素

第五节　食源性疾病的控制与预防

食源性疾病调查的主要目的是调查清楚被污染的食品、致病因子增殖或残留、污染途径等因素，采取相应的控制措施以防止食源性疾病暴发事件的扩散蔓延及类似事件的再度发生。

一、食源性疾病暴发事件的控制

食源性疾病暴发事件所采取的控制措施是由病因调查结果决定的，一般对于病因不明的食源性疾病暴发事件宜采取综合性控制措施，对于病因明确的暴发事件除采取综合性控制措施外，还应对患者可采取针对性治疗措施。

（一）综合性控制措施

1.防止疾病扩散的措施

对于已经查明或有充足的证据怀疑引起食源性疾病可采取以下控制措施：

（1）对于涉嫌引起发病的食物可采取追回或就地封存等措施加以控制（包括饮食服务企业烹饪制作的食物和食品加工企业加工生产的食品），并根据是已确认引起还是可疑引起食源性疾病食品的具体情况采取适当方式处理。

（2）如果病原体可以通过人传人的方式传播时，注意监控其密切接触者，必要时可采取预防性隔离观察措施。

（3）应加强鉴别食源性疾病事件中的感染病例，确诊为已感染者应立即脱离食品加工岗位。

（4）若食源性疾病暴发事件是由餐饮环节或食品生产加工环节的不当操作引起的，则应立即采取纠正措施。

（5）为了避免类似食源性疾病事件的再次发生应通过媒体向公众通报事件相关情况。

2.针对患者的措施

对食源性疾病事件有症状但又不明病因的患者应根据患者的具体情况采取综合性治疗措施，如怀疑疾病可能为接触感染，则应采取措施进行适当的防护。

（1）应立即采取催吐、灌胃等措施使患者清除已经吃下的食物。

（2）应根据患者具体发病症状采取补充液体、补充电解质、纠正酸中毒、心肺功能支持等对症治疗措施。

3.个人防护措施

如果调查发现该食源性疾病事件存在人与人接触传播的方式，会引起继发感染，则参加本事件处置的所有人员应采取相应风险级别的个人防护。因为食源性疾病主要通过粪口途径引起继发感染，所以保持良好的个人卫生习惯是个人防护的重点。

（二）特异性治疗措施

如已经调查明确了食源性疾病暴发事件的致病因子，便可对患者进行针对性的治疗，如果是某种细菌性感染，则可采用抗生素治疗，肉毒中毒时可使用肉毒抗毒素治疗，如为某种农药中毒，需要根据中毒农药的种类进行治疗，通常有机磷农药中毒采用阿托品（或者盐酸戊乙奎醚注射液）和碘解磷定（或者氯解磷定、双复磷）以解除胆碱酯酶活性的抑制等。

二、食源性疾病的预防

食源性疾病是由于摄入食品中某种病原因子而引发的一类疾病，对食源性疾病进行预防目的在于通过改善食品卫生，减少食品中因致病因子的污染、增殖或残存对健康带来的危害或潜在危害，从而保障人民群众的食品安全。为此，应加强调查监测、充分掌握食源性疾病基本情况和分析其存在主要问题，确定需要进行干预的目标人群后实施有效的干预措施。食源性疾病的主要预防措施有：

1.通过系统收集食源性疾病流行病学监测和食品污染状况监测的资料，分析了解食品中各种致病因子污染状况、增殖或残存的情况及其影响因素。

2.调查分析食品引起食源性疾病的各个环节，通过风险分析，确定关键控制点并制定控制方法。

3.根据食品安全相关法律法规的要求，制订对食品生产加工人员及管理人员的培训方案，并按食品行业性质进行分类培训。

4.对食品企业及餐饮业中各环节食品加工人员的加工生产方法进行卫生监督，特别是要重点检查企业食品加工生产的关键控制点是否得到有效监控。如果发现问题，应及时纠正。

5.定期向有关单位和个人反馈食源性疾病情况，或出版食品安全卫生类的出版物，提高人民群众的食品卫生知识水平和预防食源性疾病的意识。

第六节　食源性疾病消毒处置

食源性疾病是当前社会面临的重要公共卫生问题之一，其对公众的健康和生活质量造成了严重威胁。食源性疾病指的是通过摄入受污染的食物或饮用水而引起的疾病，包括细菌、病毒、寄生虫等病原体引起的感染。食源性疾病的传播非常广泛，可以通过各种途径发生，如受污染的食物、不洁的水源、交叉污染、不卫生的食品加工环境等。病原体的存在和传播不仅会引发食物变质，也可能导致致命的健康问题。

在防止食源性疾病的传播过程中，消毒处置起到了至关重要的作用。消毒作为一种有效的防控措施，可以杀灭或抑制病原体的生长，从而降低食源性疾病的发生风险。消毒的目的是消灭病原体，保障食品的安全性和卫生性，同时减少疾病传播的可能性。在食品处理和餐饮业中，正确的消毒措施能够起到防止交叉污染、食物变质和疾病传播的关键作用。食源性疾病的传播途径多种多样，常见的有食物受污染、不洁的食品加工设备、不卫生的环境以及病菌感染食材接触表面等。因此，消毒不仅限于食品本身的处理，也包括食品处理区域、餐具、餐具清洁等方面的卫生消毒措施。

在食品处理过程中，适当的消毒步骤能有效减少细菌、病毒等病原体的数量，从而保证食品的安全性和质量。选用适当的消毒方法和消毒剂，根据不同食品的特性，正确进行食品处理和加工，能够最大限度地杀灭病原体，消除隐患。在餐饮业中，食品安全管理离不开对食品接触表面的消毒和清洁。同时，通过规范餐厅和食堂的卫生标准，定期对食品处理设施和设备进行清洁和消毒，能够有效控制食源性疾病的风险。

然而，我们也需要认识到，消毒并不是万能的。食源性疾病的防控需要综合多种手段，包括原材料的选择、食品加工环节的卫生管理、食品储存和运输的控制等。消毒只是其中的一环，但它是防止食源性疾病传播不可或缺的环节。

一、食源性疾病的传播途径

食源性疾病可以通过多种途径传播，了解这些传播途径对于制订有效的预防和消毒策略、减少食源性疾病的发生和传播风险至关重要。以下是一些常见的食源性疾病传播途径：

1.食物污染：食物本身可以通过各个环节受到污染，包括种植、养殖、加工、运输和储存等。污染的食物可以是生鲜食材，也可以是已经加工过的食品。食物污染的原因包括使用受污染的水源、不卫生的加工设备、病原体携带者的接触以及食品工作者的不良卫生习惯等。

2.水源污染：饮用水和用于食品加工的水源如果受到污染，会成为传播食源性疾病的载体。水源污染通常是由与水源接触的废水、化学物质或病原体引起的，如细菌、寄生虫和病毒等。饮用污染的水或使用污染的水进行食品加工都可能导致病原体进入人体。

3.接触传播：接触传播是指人与受污染表面或物体的直接接触导致的食源性疾病传播。这可以包括接触不洁净的表面、使用污染的餐具、分享受污染食物的用具，或者通过接触携带病原体的动物等。触摸污染物后，如果没有正确的卫生操作，病原体可以通过手部传播到口腔或食物上。

4.空气传播：某些食源性疾病可以通过空气气溶胶传播。当感染者咳嗽、打喷嚏或说话时，释放到空气中的微小飞沫可以携带病原体。这些微小飞沫可以被其他人吸入，进而使其感染。这种传播方式尤其在密闭的空间和人员密集的环境中更容易发生。

5.土壤和环境传播：某些食源性疾病的病原体可以存活在土壤、水或污染的环境中，并通过这些途径传播给食物或水源。这种传播方式通常涉及到接触受污染的土壤或环境，进而将病原体带入口腔。

6.虫媒传播：一些食源性疾病可以通过昆虫等媒介传播。例如，蚊虫可以携带寄生虫，传播疟疾和丝虫病等。有些病原体可以通过害虫或家蝇等传播给食物表面，进而使人体感染。

二、消毒剂的分类及原理

消毒剂是用于杀灭或抑制病原体的化学物质或物理措施。根据其化学成分和作用原理的不同，消毒剂可以分为以下几类：

1.氯化物类消毒剂：氯化物类消毒剂包括氯气、次氯酸钠、氯化钠等。这类消毒剂以生成活性氯化物离子为主要机制，可破坏病原体的细胞膜和核酸等，从而达到杀灭病原体的效果。氯化物类消毒剂广泛用于水处理、餐饮业中的餐具消毒和表面清洁。

2.过氧化物类消毒剂：过氧化物类消毒剂主要以过氧化氢为代表，也包括过氧化乙酸等。这类消毒剂能够释放氧气分子，氧气的高氧化能力可破坏细胞壁和代谢过程，从而实现对病原体的杀灭。过氧化物类消毒剂广泛应用于医疗卫生领域、食品消毒以及水处理等。

3.醛类消毒剂：醛类消毒剂主要包括福尔马林、戊二醛等。这类消毒剂具有较强的杀菌和消毒能力，能与细菌和病毒等生物分子中的蛋白质反应，导致其失去生物活性。醛类消毒剂常用于医院、实验室等特殊场所的消毒。

4.酮类消毒剂：酮类消毒剂以酮过氧化物为代表，具有优异的消毒效果。酮类消毒剂以其杀菌、消毒的作用机制，对多种病原体具有广谱的杀灭效果。它们可破坏病原体的细胞壁和蛋白质结构，从而实现对病原体的灭活。

5.酸类消毒剂：酸类消毒剂如酒石酸、柠檬酸等，具有一定的杀菌和消毒作用。酸性环境可以改变病原体细胞内环境的酸碱度，从而干扰其正常的代谢活动，并抑制其繁殖。

6.离子类消毒剂：离子类消毒剂包括银离子、铜离子等。这些离子类消毒剂具有抗菌、抗病毒和抗真菌的特性。离子类消毒剂通常通过与细菌细胞壁或病毒核酸发生作用，造成其结构的损坏和功能的丧失，从而实现对病原体的杀灭。

需要注意的是，尽管消毒剂可以有效地杀灭或抑制病原体，但每种消毒剂都有其特定的适用范围和杀菌机制，选择合适的消毒剂取决于所需要消毒的对象、病原体类型以及消毒的环境条件等。消毒剂的正确使用是确保消毒效果的关键，包括正确的浓度、作用时间和作用温度等，过度使用或滥用消毒剂可能会对环境和生物造成负面影响。因此，在使用消毒剂时，需要根据实际情况选择合适的消毒剂，并遵循正确的使用方法和安全操作规程，确保食品和环境的安全性。

三、食品及环境消毒技术

（一）食物消毒技术

食物消毒的意义和重要性在于保障食品的安全性和健康性，预防食源性疾病的发生。通过消除或控制食物中的病原微生物，食物消毒可以降低食物中毒的风险，保护公众的健康和生命安全。食源性疾病会给人们的身体健康带来严重影响，甚至可能导致严重疾病和死亡。因此，采取适当的食物消毒措施，如热处理、化学消毒和物理消毒等方法，可以有效地杀灭或抑制食物中的病原微生物，减少食源性疾病的发生风险。这对于食品生产、加工、销售和消费环节都是至关重要的，需要政府、企业和个人的共同努力，形成良好的食品安全意识和行为习惯，确保食品的安全和健康，保障公众的身体健康。以下是常见的食物消毒技术，包括热处理方法、化学消毒方法和物理消毒方法：

1.热处理方法

（1）高温烹饪：高温烹饪是一种常见的热处理方法，通过将食物加热至高温可以有效地杀灭病原微生物。不同食物对应的安全烹饪温度各不相同，例如肉类的内部温度应在70℃以上，鸡蛋要煮至蛋黄和蛋白完全凝固，确保病原微生物被彻底杀灭。

（2）煮沸：煮沸是将食物置于沸水中煮沸一定时间的热处理方法。通过煮沸，可以确保食物内部温度达到安全水平，有效杀灭病原微生物。煮沸适用于一些水果、蔬菜和食物罐头等，可以消除潜在的食源性病原体。

（3）蒸煮：蒸煮是利用蒸汽加热食物的一种热处理方法。通过蒸煮，可以均匀地将热量传递到食物中，适用于蔬菜、鱼类和肉类等食材。蒸煮的时间和温度应足够，确保食物中的病原微生物被彻底杀灭，同时保持食物的营养和口感。

（4）炒烹炸：炒、烹和炸等高温烹饪方法也能达到食物消毒的效果。在炒烹炸的过程中，食物经过高温快速加热，病原微生物受到破坏和杀灭。但需要注意的是确保食物内部温度均匀达到安全范围，避免出现表面煮熟而内部未熟的内生病原体。

2. 化学消毒方法

（1）漂白：漂白是一种常见的化学消毒方法，使用稀释的次氯酸钠溶液（漂白粉水溶液）对食物进行消毒。漂白剂中的次氯酸可以有效杀灭许多病原微生物。漂白剂的浓度和处理时间应根据不同食材和目标病原微生物确定，务必遵循正确的使用方法和安全规范，以确保消毒效果同时不导致食材损伤或污染。

（2）消毒液使用：使用消毒剂进行食物消毒是另一种常见的化学消毒方法。常用的消毒剂包括氯化物、过氧化氢、酒精、季铵盐等。消毒液应根据食物特点和病原微生物的敏感性来选择。在使用消毒液时，需要严格按照相关准则和说明的浓度以及接触时间进行操作，以确保消毒效果。

需要注意的是，化学消毒方法虽然可以有效杀灭病原微生物，但也要注意消毒剂的正确使用和处理。过高浓度的化学消毒剂可能对食材造成伤害或残留有害物质，也可能影响食物的风味和质量。因此，在使用化学消毒方法时，需要遵循相关的消毒剂使用指南和安全规定，确保合适的浓度和处理时间，同时定期对消毒剂进行检测和更换，以保证食物的安全和质量。

3. 物理消毒方法

（1）紫外线辐射：紫外线具有一定的杀菌和消毒作用。使用特定波长的紫外线灯对食物进行辐射，可以杀死其中的细菌、病毒和寄生虫。紫外线辐射可以应用于食品加工设备、储存环境和空气消毒等场合。在使用紫外线辐射时，需要注意避光保护和对紫外线辐射强度的控制，确保安全使用。

（2）辐照：辐照是指利用电子束、X射线或γ射线对食物进行辐射处理的物理消毒方法。辐射能量可以杀灭或抑制微生物的繁殖，延长食物的保质期。辐照可以应用于水果、蔬菜、肉类、调味品等不同类型的食品。辐照处理应根据食物的特性和目标病原微生物确定合适的辐照剂量，并确保辐照剂量在安全范围内。此外，辐照后的食品可能会在感官特性、营养成分和质地等方面发生一些变化，因此需要进行严格的控制和监测，确保食物的质量和安全。

物理消毒方法对食物进行杀菌和消毒具有一定的效果，但使用时需要注意科学合理地操作和安全控制。对于不同的食品和特定的消毒需求，可以选择适合的物理消毒方法，并严格按照相关的操作规范和标准进行处理，以确保食物的安全性和质量。

（二）食品处理过程中的消毒措施

食品处理过程中的消毒措施是确保食品安全的重要环节。通过适当的消毒措施，可以有效地杀灭病原微生物，减少食源性疾病的传播风险。以下是食品处理过程中常见的消毒措施：

1. 表面消毒

（1）清洁表面：在进行表面消毒之前，务必先彻底清洁食品接触表面或加工设备，去除可见的污垢和残留物。可以使用合适的清洁剂进行清洗，注意清洗后进行充分的漂洗。

（2）选择合适的消毒剂：根据食品种类、表面材质和病原体类型选择合适的消毒剂。可以选择次氯酸钠、过氧化氢、乙醇等消毒剂。确保消毒剂符合食品安全标准，并正确配制消毒液。

（3）进行适当的消毒操作：将消毒液均匀喷洒在表面，或用湿润的消毒布擦拭表面。使用消毒剂的浓度和接触时间要符合相关要求，一般需要保持一定时间（如10~15min）才能达到杀菌的效果。

（4）注意交叉污染：在进行食品处理过程中，避免交叉污染，即不同食材、切割板、刀具等之间的交叉污染。定期更换消毒溶液以防止交叉污染。

2.水源消毒

（1）选择合适的水处理方法：对于用于食品加工的水源，如自来水或井水，应进行适当的消毒处理。可以采用氯消毒、紫外线消毒或饮水机消毒等方法对水源进行处理。

（2）控制水源质量：定期检测水源的质量指标，确保水源符合卫生标准。注意保持储存和使用水的卫生状况，以防止二次污染。

（3）准确配制消毒剂：根据水源的特点和所选消毒剂准确配制并按照要求的浓度进行投加，确保消毒剂能够有效杀灭潜在的病原体。

（4）确保饮用水质量：如果饮用水直接供应给员工或消费者，要确保其水质符合卫生要求。可以采用适当的净水设备，如过滤器或反渗透系统等来提高水质。

3.设备和工具的消毒

（1）餐具、切菜板和刀具消毒：在食品加工过程中，确保餐具、切菜板、刀具等工具的卫生状况，定期进行高温水烫洗或使用合适的消毒剂进行消毒。

（2）设备的清洁和消毒：定期进行食品加工设备的清洁和消毒，避免残留物和微生物的滋生。根据设备的特点和要求，选择适当的清洁剂和消毒剂，并按照说明书进行操作。

4.适当烹调

（1）确保食品彻底加热：在烹调过程中，尤其是对肉类、鸡蛋和海鲜等高风险食材，确保食物内部温度达到安全的热度，杀灭潜在的病原体。

（2）避免生食交叉污染：对于需要生食的食材，如生鱼片或生蔬菜色拉，确保切菜板、刀具等设备已进行彻底的清洗和消毒，防止交叉污染。

5.食品储存的消毒

（1）注意储存环境卫生：保持食品储存环境的干净和卫生，避免食品与污染物接触。有机食品和非有机食品要分开存储，避免互相污染。

（2）采用适当的包装材料：适当的食品包装材料不仅可以延长食品的保质期，还可以减少细菌和病毒的污染。

（三）餐饮业食品安全管理

餐饮业在食品安全管理中需要严格遵循卫生标准和规章制度。这包括保持厨房和设施的整洁与卫生，定期进行清洁和消毒，尤其食品接触表面的消毒要采取适当的措施。

员工健康和卫生也是关键，要确保员工健康，并遵守个人卫生要求。在原料采购和储存方面，选择合格供应商，并确保原料符合卫生标准。食品加工和烹饪过程要进行严格的控制，确保彻底加热和避免生熟食品交叉污染。同时，要注重食品的储存和保鲜，控制冷藏和冷冻食品的温度，并合理使用保鲜膜等。温度监测和记录也很重要，定期监测设备的温度，并记录相关数据。最后，提供准确的营养标识和食品安全宣传，确保食品满足营养需求并符合食品安全标准。综上所述，这些措施将有助于保障餐饮业中食品的安全和质量。

四、消毒效果评估和监测

消毒是预防疾病和保障食品安全的重要环节，通过对消毒效果进行评估和监测，可以确保食品、医疗设施、公共场所等环境得到有效的消毒，降低病原微生物的传播风险，从而保护公众免受感染和疾病的侵害。评估和监测消毒效果可以验证消毒程序和措施的有效性，通过检测和监控消毒剂浓度、消毒时间、温度等关键参数，以及监测病原微生物的存活率，可以确保消毒措施能够彻底杀灭病原体，从而有效降低感染风险。通过消毒效果评估和监测，可以及时发现消毒过程中存在的问题和缺陷及时采取纠正措施，如消毒剂浓度不足、操作不当等，确保消毒程序的及时性和有效性；同时可以获取数据并进行分析，进而优化消毒计划和操作流程。根据监测结果，可以调整消毒剂的使用量和浓度，改进消毒设备和工具的选用，提高操作质量和效果，进一步降低微生物污染风险。综上所述，消毒效果评估和监测的重要性在于保障公众健康和食品安全，确保消毒措施的有效性，及时发现问题并采取措施，优化消毒计划和提高操作质量，建立信任和声誉。这些措施对于控制疾病传播和保护消费者健康具有重要意义，以下是消毒效果评估和监测的常见方法和措施：

1.验证消毒程序：消毒程序验证是评估消毒过程的有效性和可靠性的重要步骤。可通过实验室测试和监测来验证消毒程序的效果。例如，通过在特定条件下模拟实际操作过程，验证不同消毒剂和浓度的效果，测试病原体的灭活率。

2.感官检查：感官检查是一种直观评估消毒效果的方法。通过视觉、嗅觉和触觉等感觉，检查食品和设备的卫生状况。例如，观察食品表面是否有明显的残留物，嗅闻是否有异味或污染的气味，触摸表面是否干燥等。

3.生物指示物检测：生物指示物检测是使用特定的微生物作为指示物来评估消毒过程的有效性。常用的生物指示物包括孢子和细菌。通过将生物指示物置于消毒过程的关键点，如接触表面、设备内部等，然后进行培养和检测，判断病原体存活率和杀灭效果。

4.物理化学指标检测：物理化学指标检测是根据消毒剂的特性和目标病原体的要求，测量关键指标来评估消毒效果。例如，可以通过测量消毒液的pH值、浓度、溶解度或氧化还原电位等指标来判断其有效性，也可以使用浊度计、色谱仪、电导仪等设备来监测消毒液的清洁度和浓度。

5.数据记录和分析：进行消毒效果评估和监测时，应及时记录和整理相关数据。包括消毒剂使用记录、消毒时间、温度、浓度、监测结果等。通过数据分析，可以评估消毒措施的有效性和稳定性，及时发现问题和改进措施。

6.环境微生物监测：环境微生物监测是对生产环境中微生物污染情况的持续监测。通过定期采集环境空气、表面和水样等，进行微生物培养和检测，以评估环境清洁度和消毒效果。根据监测结果，及时采取措施清除污染源，并优化消毒计划。

7.培训和质量管理：对工作人员进行食品安全和消毒操作的培训至关重要。培训内容包括正确使用消毒剂、操作流程、卫生要求等方面。同时，建立严格的质量管理体系，制订标准操作程序（SOP），明确消毒工作的责任和要求。

五、食源性疾病消毒处置的重要性和影响

食源性疾病消毒处置的重要性和影响是多方面的，涉及到公众健康、食品安全、经济和社会影响等方面。

（一）保障公众健康

食源性疾病是由于食物中存在的病原微生物、毒素或有害物质引起的。消毒处置能有效去除或杀灭这些病原体，减少疾病的传播。通过适当的消毒处置，可以降低公众感染食源性疾病的风险，保障公众健康。

（二）减少食源性疾病的发生和传播

食源性疾病的发生和传播与食品的微生物污染相关。食品在生产、加工、储存、运输等环节中容易受到微生物污染。通过适当的消毒处置，可以有效杀灭或去除食品中的微生物，减少食源性疾病的发生和传播。

（三）提高食品和供应链的安全性

消毒处置是确保食品和供应链的安全性的关键措施之一。食品安全是公众关注的焦点，而消毒处置可以有效清除食品中的有害物质、病原体和污染物。通过适当的消毒处置，可以保障食品的安全性，减少食品中的微生物污染和有害物质残留，提高食品和供应链的安全性。

（四）质量标准的保证

消毒处置是食品行业质量管理的重要环节。食品生产和经营者需要遵守相关的卫生法规和标准，确保食品中的微生物和污染物符合卫生安全要求。通过适当的消毒处置，可以达到质量标准要求，提高食品的质量和安全等级。

（五）经济影响

食源性疾病对经济造成重大影响。食品安全事件常常导致产品召回、消费者失去信心和制度约束增加，给企业带来巨大损失。消毒处置可以降低食源性疾病的发生率和食品安全风险，减少召回和损失，保护企业的声誉和利益。

（六）社会和法律影响

食源性疾病会引起公众的关注和社会恐慌。政府和监管机构需要加大监督和执法力度，确保食品安全。相关的法律法规和标准也会不断加强，对食品产业和相关企业提出更高的要求。消毒处置是食品安全管理的重要组成部分，对企业的生产和经营有着直接的法律和社会影响。

（七）提高食品供应链的可追溯性

消毒处置有助于建立食品供应链的可追溯性。通过消毒处置，可以记录和跟踪食品生产、加工、存储、运输等环节的消毒情况，确保食品的安全性和溯源可信度。在食品安全事件发生时，可以快速追溯到问题的源头，并采取相应的措施，减少受影响的范围和损失。食源性疾病消毒处置的重要性和影响是多方面的，涉及到公众健康、食品安全、经济和社会影响等方面。通过适当的消毒处置，可以保障公众健康、减少食源性疾病的发生和传播、提高食品和供应链的安全性、保证产品质量和满足法律标准、减少经济损失、维护社会和法律秩序等。加强监管、科技创新和公众教育，提高消毒处置的执行力度和效果，是保障食品安全和公众健康的重要手段和策略。

（八）食源性疾病消毒处置面临的未来挑战和应对措施

1.新的食源性病原体的出现和变异：随着科学技术的发展，新的食源性病原体可能会不断出现，并且现有的病原体可能会发生变异。新的病原体需要新的消毒方法和技术，这对消毒处置是新的挑战，因此，研发和更新消毒剂，探索新的消毒技术，并建立实时监测和预警系统，可以及早应对新的食源性病原体。

2.抗生素耐药性的增加：抗生素耐药性是另一个严重的挑战，因为耐药性菌株在食品中的存在可能导致食源性疾病的传播和治疗困难。为了应对这个问题，需要采取综合策略，包括减少抗生素在养殖业和农业中的使用，加强耐药性监测，推广合理使用抗生素的原则，并探索其他有效的消毒方法，以减少耐药性菌株的传播和存在。

3.多元化的食品供应链和全球化的贸易：随着食品供应链的多元化和全球化，食品安全的管理和消毒处置变得更加复杂。不同国家和地区的食品安全标准、消毒规定和监管体系可能存在差异，这增加了食源性疾病的风险。应对这个挑战需要加强国际合作，加强信息分享、经验交流和技术合作，推动国际食品安全标准的制定和实施，确保全球食品贸易的安全性和公平性。

4.大规模食品事件和召回：当发生大规模食源性疾病暴发或食品安全问题时，快速、有效地进行消毒处置变得至关重要。在这种情况下，应建立应急响应机制，并加强监测、追溯和召回能力，及时停止有问题的食品流通，并进行彻底的消毒处置，以防止疾病扩散和进一步危害公众健康。

5.提高公众食品安全意识：公众的食品安全意识对于预防和控制食源性疾病至关重要。加强公众教育、宣传和培训，提高消费者对食品安全的认知，并传播正确的食品处理、储存和烹饪方法，可以降低食源性疾病的风险。

总之，未来食源性疾病消毒处置面临着新的挑战，但也提供了进一步加强食品安全管理的空间。加强科学研究、技术创新和国际合作，加强监管和监测体系，推广可持续的消毒措施，提高公众食品安全意识，都是应对这些挑战的关键策略。只有通过不断地努力和合作，我们才能更好地保护公众健康，减少食源性疾病的发生和传播。

第三章

细菌性食源性疾病实验室检测要求及快速检测

第一节　食源性疾病实验室样本采集及检测要求

对于食源性疾病的监测与防控，实验室检测要求起着至关重要的作用。首先，科学、精确的实验室检测可以迅速识别和确认疾病暴发的风险和原因，从而启动及时的公共卫生应急响应。其次，对病原体的监测数据可以帮助科学家、研究者和公共卫生决策者不断了解病原体的流行趋势、传播方式和毒力变化，以期对食源性疾病防控策略的制订提供决策依据。再次，从食品安全产业链的角度来看，对食品生产、加工和分销环节的食源性疾病实验室检测，也是促进行业自我调整、提升公众对食品安全信心的有效方式。

食源性疾病的实验室检测既是全球公共卫生安全的重要支撑，也是食品安全与生产者责任的体现。因此，了解食源性疾病实验室检测的要求，不仅对公共卫生从业者、食品生产和加工企业，甚至对广大消费者都具有重要的实践意义。

一、食源性疾病样本采集要求

（一）样品种类

当发生食源性疾病时，正确的样本采集是后续检验是否成功的关键所在。样本的采集是否规范，直接影响检测结果的准确性及临床诊断。因此，食源性致病菌的检验首先从规范样本采集开始，科学合理地采集样本才能得到可靠的检验结果。食源性疾病涉及的致病菌检验样本，可根据不同来源分为以下几类。

1.环境样本：包括食品加工场所、厨房、餐厅等处的环境表面、空气和水、用品接触表面（如刀具、砧板、容器、手等表面）。

2.临床样本：患者粪便、肛拭子、呕吐物等生物样本可用于检测食源性致病菌。

3.食品和水样本：包括可疑食品、原料、半成品，以及食品接触用水等。

这些样本种类都是食源性疾病监测和调查中常用的样本来源，通过对这些样本进行检测和分析，可以发现和了解食源性疾病的来源和传播途径，为预防和控制食源性疾病提供科学依据。

（二）防护、采样及运输原则

1.防护原则：在进行食源性致病菌样本采样时，为了确保安全与健康，必须遵循一定的防护原则。以下是关于微生物样本采样的防护原则的文档。

（1）风险评估与准备：在进行食源性致病菌样本采样前，应对采样过程中可能存在的风险进行评估，如感染、皮肤划伤等。同时，应准备充足的防护用品，如手套、口罩、实验室服装等，以及必要的急救药品和器材。

（2）个人防护装备：在进行食源性致病菌样本采样时，必须穿戴适当的个人防护装备，包括但不限于：实验室服装、手套、口罩、护目镜等。这些装备应正确穿戴，并注意使用方法和注意事项，以确保安全。

（3）采样程序与技术：在进行食源性致病菌样本采样时，应遵循一定的程序和技术规范。采样前应进行必要的消毒工作，确保表面无菌，并使用适当的采样技术进行样本采集，如棉拭子法、液体培养基法等。采样过程中应注意防止交叉感染和样本污染。

（4）样本处理与运输：采样后的样本需要进行适当的处理和运输。处理过程中应遵循无菌操作原则，避免交叉感染。同时，应根据样本特性选择合适的存储容器和运输方式，如冷藏、干燥等。运输过程中应确保样本标识清晰、运输安全及时。

（5）培训与记录：为了确保食源性致病菌样本采样的安全与规范，需要对采样人员进行专业培训，提高其采样技能和防护意识。培训内容包括但不限于：微生物学基础知识、采样技术、个人防护装备的使用、生物安全与感染控制等。同时，应记录培训内容和培训对象，以便追踪和管理。

总之，在进行微生物样本采样时，必须严格遵守防护原则，确保采样过程中的安全与健康。通过风险评估与准备、实验室设施和设备、个人防护装备、采样程序与技术、样本处理与运输、生物安全与感染控制以及培训与记录等方面的全面防护措施，可以最大限度地降低采样过程中可能面临的风险，保障相关人员的健康安全。

2.采样原则：在微生物学研究中，样本采集是至关重要的一步，其直接影响着研究结果的真实性和可靠性。为了规范食源性致病菌样本的采集过程，本文将详细介绍以下五个原则：典型性原则、多样性原则、合法性原则、安全性原则和记录完整性原则。

（1）典型性原则：在进行食源性致病菌样本采集时，必须确保采集的样本具有典型性，即样本应能够代表所需研究的微生物群体。在采集过程中，需要考虑样品的时空特性、样本含量和采样技术等多方面因素。同时，应采用规范的采样方法，以确保样本的可靠性和准确性。

（2）多样性原则：多样性原则要求在采集过程中尽可能多地收集不同的样本，以反映微生物群的多样性。这包括样本类型、采样地点、采样时间、记录格式等多方面内容。此外，为了更好地分析微生物多样性，应采用多种不同的采样技术和分析方法。

（3）合法性原则：采集食源性致病菌样本必须符合法律法规，确保样本的来源、处理和保存过程均合法。在进行样本采集前，应了解相关法律法规和伦理要求，并获得必要的授权或批准。同时，应遵守实验室安全标准和质量控制要求，确保样本采集和处理过程的安全性和可靠性。

（4）安全性原则：安全性原则要求在采集过程中确保样本的安全性，遵守实验室安全标准和质量控制要求。在采集和处理样本时，应采取适当的防护措施，避免样本对采集人员和环境造成潜在危害。例如，在采集具有传染性的微生物样本时，应穿戴适当的个人防护装备，并采用符合实验室安全标准的操作规程。此外，还需要考虑样本的包装、运输和保存等因素，确保样本在运输和保存过程中不会对环境和人类造成危害。

（5）记录完整性原则：记录完整性原则要求在采集过程中做好实验记录，确保实验信息准确完整。记录中需要包括样本信息、采集时间、采样地点、操作过程等信息。这些信息不仅有助于评估样本的质量和可靠性，还可以帮助研究人员更好地理解样本之间的差异和关系。此外，完整的记录还有助于避免样本混淆、保证可追溯性以及为将来的研究提供参考。

总之，微生物样本采集的典型性、多样性、合法性、安全性和记录完整性原则是确保研究结果真实可靠的重要基础。在实际操作过程中，这些原则应相互协调、共同作用，以保证微生物学研究的科学性和准确性。同时，研究人员还需要根据具体的研究目标和实际情况灵活运用这些原则，不断优化和完善采样方法和技术，以适应微生物学领域的发展需求。

3. 运输原则：在微生物样本的运输过程中，必须遵循一系列原则以确保样本的有效性和安全性。严格按照《可感染人类的高致病性病原微生物菌（毒）种或样本的运输管理规定》等生物安全要求执行样本运输。遵循以下重要的原则：

（1）及时性原则：及时性原则是指在尽可能短的时间内将微生物样本安全、准确地送达目的地。这是因为微生物样本的稳定性随着时间的推移而降低。为了确保及时性，在运输过程中，保持样本处于稳定的温度和湿度条件下，以延长其寿命。

（2）安全性原则：安全性原则是指在整个运输过程中，必须确保微生物样本不受任何损害，同时防止潜在的生物安全风险。使用专业的生物安全包装材料，以确保样本在运输过程中不受损害。在运输过程中，防止样本接触到有害物质或受到物理损伤。

（3）完整性原则：完整性原则是指在运输过程中，必须确保微生物样本的完整性和稳定性。由经过培训的专业技术人员运输，以确保样本在运输过程中不受损坏。

（4）生物安全性原则：生物安全性原则是指在运输微生物样本时，必须确保其不会对人类、动物及环境构成威胁。对样本进行全面的生物安全评估，以确定其潜在的风险。在运输过程中，采取必要的防护措施，如使用密封容器、生物安全包装等。遵守国家和国际的生物安全法规，确保样本的合法运输。

（5）恒温原则：恒温原则是指在运输微生物样本时，必须保持其处于适宜的温度条件下。恒温对于维持微生物样本的稳定性和有效性至关重要。使用保温箱或保温袋等设备，为样本提供稳定的温度环境。在运输过程中，避免样本暴露在极端温度下，如阳光直射或冷冻环境等。提前了解目的地的温度条件，以便调整运输过程中的温度控制策略。在微生物样本的运输过程中，必须严格遵循一系列原则以确保样本的有效性和安全性。本文介绍的及时性、安全性、完整性、生物安全性、代表性、恒温性原则为运输过程提供了全面的指导。然而，在实际操作中，应根据具体的情况和需求来选择合适的策略。通过遵循这些原则，可以确保微生物样本在运输过程中保持稳定和有效，为后续的检测和分析提供可靠的保障。

（三）各类样本的采集

食源性致病菌样本主要包括三类：环境样本、食品和水、生物样本。采样时，首先根据患者的临床症状以及现场的情况，确定采样范围。必须确保采样工作无菌并注意消毒措施的实施，注意样品的代表性及数量是否符合要求；对不同类型食品应采用不同的采样方法；及时记录样品相关信息并保证可追溯性；对易腐烂变质的样品应尽快送检并采取冷藏措施；对具有危险性的样品应采取安全措施进行运输和处理；在整个过程中要严格遵守相关法律法规和标准要求；最后需要针对采样结果进行分析和处理得出准确的检测结果并做好记录。

1.可疑食物和水样采集：对于不同种类的可疑食物或水，需要选择不同的采集部位。例如，对于肉类、蔬菜、水果等食品，需要分别选择不同的部位进行采集。对于水样，可能需要选择不同的水源或水体进行采集，并采用正确的方法进行采集，可能包括使用适当的工具进行挖掘、切割、采集等。在采集过程中，需要注意避免交叉污染，确保采集的样品具有代表性。同时需要确定适当的采集量，这需要考虑样品的种类、可能的污染程度以及实验室检测的需求等因素。在保证样品代表性的同时，也要注意避免浪费和过度采集。

2.环境样本采集：食品储存和运输过程中，需要采集仓库、货架、运输工具等环境样本。采样前需了解仓库、货架的清洁卫生状况，运输工具的消毒情况等。采样时应注意选取有代表性的样品，如货架不同位置的食品包装等。在食品销售和消费场所，需要采集食品摊点、商店、餐厅等环境样本。采样前需了解销售和消费场所的卫生条件和食品来源。采样时应注意选取有代表性的样品，如食品柜台不同位置的食品等。在食品处理和加工场所，需要采集厨房、加工车间等环境样本。采样前需了解食品处理和加工流程，选取有代表性的样品，如厨房中不同位置的砧板等。采样时应注意无菌操作，避免样品受到污染。在食品制备和消费过程中，需要采集炊具、餐具、刀具等工具样本。采样前需了解工具的清洁卫生状况和使用频率。采样时应注意选取有代表性的样品，如刀具的不同位置、餐具的边缘等。在食品生产和消费过程中，需要采集与食品直接接触的表面样本。采样前需了解表面材质和清洁卫生状况。采样时应注意选取有代表性的样品，如不锈钢容器内壁、玻璃容器外表面等。

3.从业人员样本采集：采样前需了解从业人员的个人信息和工作环境。采样时应注意选取有代表性的样品，如从业人员的手部、口腔、面部等。

4.生物样本采集

（1）呕吐物样本采集：采样前，工作人员应佩戴手套、口罩等个人防护装备，准备好采样容器和采样工具。采样时，工作人员应先对呕吐物进行拍照或录像，记录下呕吐物的性状、颜色、量等信息。用无菌棉签或拭子采集呕吐物样本，注意不要混入其他物质，如食物残渣、血液等。将采集到的样本放入无菌容器中，密闭保存。

（2）粪便样本采集：在病人发病的急性期采集，采集新鲜粪便。蘸取少许粪便转印到培养基中：使用无菌棉签或棉拭子蘸取少许粪便，然后转印到培养基中，确保培养基得到足够的营养物质。若无法获得粪便，将棉拭子插入肛门内至直肠黏膜表面，轻轻旋转，取样时避免用力过猛，以免刺激肠道。

（3）血液样本采集：采集静脉血液样本，以血清或血浆为佳。样本数量根据检测项目和实际需要，一般需要采集至少5mL血液。确保样本无污染、无溶血、无凝血等异常情况。

（4）尿液样本采集：准备好尿液采集容器、试纸、计时器等器材，确保无菌、无污染。采集人员必须用洗手液清洁双手，并穿戴一次性手套和防护服，以避免污染样本。采集环境应保持清洁、干燥，避免阳光直射和灰尘污染。将试纸插入尿液中，浸泡一定时间后取出，用计时器记录浸泡时间。将试纸取出后放入无菌容器中，加入适量的尿液，密封容器。

二、食源性疾病实验室检测的标准化流程

（一）样本的收集与运输

1.样本的收集与运输是食源性疾病实验室检测流程中至关重要的第一环。这一环节对于后续检测结果的准确性具有重大影响。样本的收集必须严格按照规定进行，旨在保障样品的完整性和代表性，并尽可能减少误差和偏见。

2.样本的收集首先要求收集人员接受过专业的实验技术训练，了解基本的采样原则和操作步骤，能够正确、快速地完成样本的收集。特别需要注意的是，采样人员需要具备良好的无菌操作能力，确保在采集、处理和封装样本的过程中，防止进一步的污染，确保样品的原始性。

3.对于食物样品的收集，技术人员应在无菌条件下对样品进行层层取样。这个过程中，应尽可能均匀采样，包括样品外观显著的部分或广泛涵盖各个角落，这有助于得到一个更具全面的代表性样本，提高病原体的检出概率。

4.在样本收集完成后，将样品合理地储存和封装，并及时、正确地标记样本信息（如样本来源、类型、收集时间、负责人等），这对后续的样品处理、检测和数据解读都具有基础性的重要意义。

5.样品的运输环境对于病原体的存活和活性有着重要影响。运输过程必须严格控制环境条件，以防止病原体的活性丧失或者滋生。例如，一些对环境敏感或者容易灭活的病原体，可能需要在规定的低温条件下运输。

6.对于需要冷链运输的样品，应严格控制冷链温度，并采取措施防止在运输过程中因温度波动或突变导致样品性质的改变。同时，无论在运输的整个过程中，还是运输的起始和结束阶段，相关人员都应遵循无菌操作原则，避免样品被新的病原体或者环境因素污染，确保样品在运输过程中的安全性和稳定性。

（二）样本的处理与保存

样本在到达实验室后，需要经过一系列的处理步骤，以准备样品进行后续的检测与分析。这些处理步骤旨在提取和净化待测物，并确保病原体在处理过程中的活性和有效性。

1.登录与分类：收到样品后，需要记录样品的相关信息，如样品名称、收样时间、样品来源等，并对样品进行分类，便于后续的处理与保存。

2.样本的预处理：根据实验的需要，对样品进行预处理。比如，在食物样品检测中，可能需要对样品进行磨碎、离心、均质、稀释等操作以获得更好的样品均匀性和稀释度。对于液体样品，如血液或尿液，可能需要进行离心、过滤等步骤，以去除杂质和固体颗粒。

3.病原体的提取与富集：针对目标病原体的特性，采取合适的提取与富集方法，以使病原体能够更好地被检测，提高检测的灵敏度。常见的提取方法包括细菌的裂解、病毒的离心沉淀、真菌的培养等。

4.样本的保存：对于环境敏感、易灭活的病原体，需要在无菌条件下进行更细致的处理和保存。样本的保存条件应根据病原体的特性进行选择，常见的保存方法包括低温冷冻保存、液氮冻存等。同时，相应的标签信息也要进行记录，确保样品的可追溯性。

在样品处理过程中，必须遵守一系列的操作标准和质管要求，如严格的无菌操作以防止污染，合理的样品处理时间，减少对病原体的影响，及时记录操作细节，以保证后续的结果准确性和可靠性。有效的样品处理与保存步骤能够确保样品中的目标病原体得到充分的释放和集中，为接下来的检测与分析提供科学可靠的基础。

（三）样本的检测与分析

样本的检测分析是实验室检测流程的核心步骤。选择的检测分析方法依据待测病原体的性质和存在形态、样本类型和实验室条件而定。如PCR、ELISA、微生物培养、质谱分析、芯片技术等都被广泛运用于食源性疾病病原体的检测。

1.PCR（聚合酶链反应）：PCR是一种广泛应用于食源性疾病检测的技术，可以通过扩增病原体的特定DNA或RNA序列来检测其存在。PCR具有高度敏感性和特异性，能够快速检测到极低浓度的病原体。实时PCR更进一步可以实时监测扩增的过程，提供更精确的定量结果。

2.ELISA（酶联免疫吸附试验）：ELISA基于特异性抗体与病原体抗原之间的结合，通过酶标记和底物反应产生可见颜色变化来检测病原体或其产生的毒素。ELISA具有高度特异性和灵敏性，能够快速筛查和定量病原体或毒素。

3.微生物培养：微生物培养是一种传统的方法，通过将样本中的病原体培养在特定的培养基上，促使其生长和增殖。这种方法可以提供病原体的纯培养物，便于进一步地鉴定和进行药敏试验。但培养方法常需要较长时间，且对于某些病原体无法培养出来。

4.质谱分析：质谱分析是一种基于样品中化学成分的分子量和结构信息进行鉴定和分析的方法。质谱可用于快速、准确地检测样品中的病原体，包括细菌、病毒或毒素，可以应对复杂样品中的多种病原体。

5.芯片技术：芯片技术基于生物芯片的原理，能够同时检测多种不同病原体的DNA/RNA序列，实现高通量的检测。芯片技术可以提供快速、准确的结果，并节省时间和资源。

在样本的检测与分析过程中，需要严格遵守实验操作规范，确保方法的准确性和结果的可靠性。对于不同样本类型和病原体的存在形态，需选择合适的技术，并根据实验室条件和设备进行相应的优化和改进，以提高检测的灵敏度和特异性。

（四）数据的解读与报告

数据的解读与报告是食源性疾病实验室检测流程中的关键步骤，通过这一步骤将检测结果转化为实际可用的信息。通常情况下，这一步骤由经验丰富的科研人员或检测专家来完成，他们凭借自身的科学知识和实践经验，对检测结果进行合理的解读，并在报告中提供明确、准确的科学结论。

1. 在数据解读过程中，人们需要综合考虑各种可能的干扰因素和误差来源。例如，可能存在样品本身的变异性、实验方法的限制、器械设备的误差等。认真分析和评估这些因素的影响有助于对结果进行更准确的解读。

2. 在解读结果时，科研人员或检测专家会充分利用已有的科学知识和经验，将实验结果与已知的参考值、文献数据进行比对，以确保解读的科学性和准确性。在必要的情况下，还可以使用统计分析方法对数据进行处理，以验证结果的可靠性。

3. 报告的内容通常包括检测结果与结论。除此之外，报告还应当包括检测过程的详细描述，即所使用的方法、技术和仪器设备，以便其他科研人员和相关专家能够了解检测流程的可重复性和可比性。此外，报告还应当准确描述可能存在的不确定性和限制，例如样品数量的限制、方法的灵敏度和特异性等。这些信息的提供对于结果的完整性和可理解性至关重要。

科学严谨的标准化流程对于保证食源性疾病实验室检测的质量至关重要。通过严格遵循每个步骤，从样本的收集与运输、处理与保存、检测与分析，到数据的解读与报告，才能确保得出的结果具有可信度和有效性，为相关食品安全监管和公众健康提供可靠的科学依据。

三、食源性疾病实验室检测要求

（一）人员要求

实验室检测的执行、结果解析和报告编写应由具有相应资质的专业人员完成。

1. 技术人员的培训与证明

（1）所有参与实验室检测工作的技术人员都应接受专业的、系统的培训和考核，以确保他们具备必要的技术能力和专业知识。培训内容应涵盖检测方法、实验操作技巧、质量控制要求、安全操作规程等。

①培训内容涵盖检测方法和技术：技术人员需要对食源性疾病的常见病原体、病原体的生物学特性和传播途径有所了解。此外，他们还需要掌握多种检测方法和技术，如PCR、ELISA、质谱分析等。培训过程中，应详细介绍不同检测方法的原理、操作步骤以及数据分析和解读方法。

②实验操作技巧：技术人员需要具备正确的实验操作技巧，以确保操作的准确性和结果的可靠性。培训内容应包括样品的采集、处理和保存方法、试剂的配置和标定方法、仪器设备的使用和校准等。此外，实验室中的各项操作规程和实验室安全措施也应是培训的重点。

③质量控制要求：在实验室检测中，质量控制是确保结果准确和可靠的重要环节。技术人员需要了解质量控制的原理和方法，包括阳性对照和阴性对照的使用、试剂和仪器的质量控制、实验操作中的质量控制步骤等。此外，他们还需要学习如何解读和处理质量控制数据，以确保实验结果的可信度。

④安全操作规程：实验室中的安全操作非常重要，确保工作人员和环境免受潜在的

危险。技术人员应接受安全操作规程的培训，包括如何正确使用个人防护装备、处理危险化学品和生物材料、正确处置废弃物等。

培训与考核形式可以包括理论课程、实验操作练习、考试和评估。此外，技术人员还应定期参与相关领域的培训课程和学术会议，以不断更新和提升他们的专业知识和技能。

（2）技术人员的培训可以通过内部培训、外部培训课程、研讨会等形式进行。同时，他们还需参与实际操作和实验室实践，以获得实操经验并提升操作熟练度。

①内部培训：实验室可以组织内部培训课程，由有丰富经验和专业知识的资深技术人员或领导人员进行培训。这种培训方式可根据实验室的具体需求和工作内容，有针对性地进行技术和操作的传授。内部培训通常可以提供更加定制化和贴近实际的培训内容，有利于技术人员直接学习实验室的工作流程和标准操作规程。

②外部培训课程：实验室技术人员还可以参加外部培训课程，这些课程由专业的培训机构、学术机构或相关行业组织提供。这些培训课程通常包含广泛的主题，涵盖从基础技术到最新科研进展的各个方面。技术人员可以选择适合自身需求和职业发展的培训课程，以充实自己的知识储备和提升专业技能。

③研讨会和学术会议：参与研讨会和学术会议是技术人员保持学术活跃和获取最新领域进展的重要途径。这些会议通常涵盖广泛的主题，有专家和学者分享相关的研究成果和经验。技术人员通过参与会议，可以了解最新的检测方法、技术和实验室管理的趋势，与同行进行交流和合作，提高自身的专业水平。

（3）除了理论培训，技术人员还需要参与实际操作和实验室实践。通过实际操作和实验室实践，技术人员可以获得实操经验，提升操作熟练度和技术能力。他们还可以参与各种实验项目，学习并掌握不同的检测方法和仪器设备的操作技巧，了解实验样品的处理和质量控制要求，以及如何处理和解读实验结果。

①实验项目参与：技术人员可以参与各种实验项目，尤其是涉及到食源性疾病检测的实验项目。通过参与项目的设计、执行和结果分析，他们能够全面了解实验的整个过程，学习并掌握各种检测方法和仪器设备的操作技巧。

②样品处理和质量控制：技术人员应该学习如何处理不同类型的样品，包括食物样品、生物样品等，以及样品的预处理方法和保质期管理。此外，他们还应了解和掌握实验过程中的质量控制要求，确保实验过程的准确性和结果的可靠性。

③仪器设备操作：技术人员需要学习并掌握实验室中常见的仪器设备的操作技巧，例如PCR仪、离心机、显微镜等。他们应了解设备的基本原理和工作原理，学会正确使用仪器设备，并了解仪器设备的日常维护和校准方法。

④数据分析和结果解读：技术人员需要学习如何有效地分析实验数据，并对结果进行解读。他们应了解如何使用统计学方法和软件工具来处理数据，评估数据的有效性，并准确地解读实验结果。

⑤质量管理系统：技术人员应该了解实验室质量管理体系的要求，包括实验室标准操作程序（SOP）的编制和遵守、质量控制记录的维护和管理、实验室内部和外部质量

评估的参与等，确保实验室工作符合质量管理的要求。

2.设备操作与维护资质

（1）设备的正确操作和定期维护是确保实验室检测准确性和可靠性的关键要求。技术人员需要具备设备操作和维护的能力，这可以通过培训和考核来证明。对于常用设备如显微镜、离心机、PCR仪等，技术人员应了解其正确操作的步骤、注意事项和安全操作规程。他们还需要知道如何进行设备的清洁、消毒和校准，以确保设备的正常运行。

（2）对于高级技术设备如质谱仪、高通量测序仪等，技术人员需要进行更深入的培训与考核，以掌握其复杂的操作和维护知识。定期的设备维护计划和记录是标准化实验室操作流程的一部分，以确保设备长期稳定地工作并获得准确可靠的结果。

（3）技术人员需要定期检查设备状态，及时发现和解决设备问题，并按照规定进行维护和保养。技术人员的良好培训和设备操作与维护能力的确保，有助于提高实验室检测的准确性和可靠性，为食源性疾病的预防和控制提供有效的科学依据。

（二）环境要求

实验室环境对于保证检测结果的准确性和可靠性至关重要。实验室应保持干净、整洁和有序。室内温湿度应适宜，并能持续地进行监控和记录。

1.干净、整洁和有序：防止交叉污染和样品的混乱。工作台面和操作区域应经常进行清洁和消毒，并定期清除垃圾和废弃物。

2.温湿度控制：室内温湿度应适宜，并能够持续地进行监控和记录。温度的控制对于一些检测方法和实验操作非常重要，因为温度变化可能会影响酶的活性、反应速率和病原体的生长。湿度的控制可以减少实验设备的腐蚀和样品的蒸发，保证实验环境的稳定性。

3.通风系统：实验室应配备适当的通风系统，以确保空气质量和实验室内的气流畅通。通风系统可有效消除实验室中的有害气体、异味和污染物，保持空气清新和无菌。此外，在进行敏感性检测时，要避免空气中的粉尘和微生物污染。

4.辅助设备：实验室应配备适当的辅助设备，如洗手间、实验室室内洗眼器和洗测液等，以提供安全和便利的工作环境。洗手间和洗眼器的设置可以方便工作人员进行个人卫生清洁，洗涤仪器设备和实验用具可以减少交叉污染的风险。

5.安全措施：实验室应设立安全注意事项和应急预案，并提供必要的个人防护设备，如实验手套、防护眼镜和实验服等，以确保工作人员的个人安全和实验工作的顺利进行。

6.监控和记录：实验室环境的温湿度、通风状况和安全措施应进行定期的监控和记录。这些记录对于追溯和问题分析非常重要，可用于确保实验室符合相关的标准和法规要求。

（三）设施设备要求

实验室应配备适合进行食源性疾病检测的设施和设备。包括但不限于PCR仪、酶标仪、显微镜、高速离心机、生物安全柜、恒温恒湿冰箱以及严密的储样库等。

实验室进行食源性疾病检测需要配备适合的设施和设备，以确保实验工作的准确性和可靠性。下面是对设施和设备要求进行完善和扩充的内容：

1.PCR仪：PCR仪是进行核酸检测的关键设备，用于扩增和分析目标序列。实验室应配备高质量的PCR仪，具备稳定的温控系统、准确的温度控制和快速的运行能力，以满足不同检测需求。

2.酶标仪：酶标仪用于检测和分析酶标法测定的结果。它应具备高灵敏度、准确性和稳定性，并能进行多参数的测定。

3.显微镜：显微镜是观察和分析微生物、细胞学和组织学样品的重要设备。实验室应配置高质量的显微镜，包括倒置显微镜和直立显微镜，以适应不同实验需求。

4.高速离心机：高速离心机用于离心和分离样品，以获得纯净的生物标本或分离细胞和颗粒物。实验室应配置具备快速、稳定和安全离心功能的高速离心机。

5.生物安全柜：生物安全柜是进行生物样品处理和实验操作的必备设备，确保实验操作中的生物安全。实验室应配置符合国际标准的生物安全柜，能够提供恒定的负压环境，以防止污染和交叉感染。

6.恒温恒湿冰箱：恒温恒湿冰箱用于储存实验室的试剂和样品，并提供恒定的温度和湿度条件。实验室应配置高精度的恒温恒湿冰箱，以确保样品的长期保存质量。

7.严密的储样库：实验室还应配备严密的储样库，用于安全地储存样品和原始数据。储样库应具备稳定的温度和湿度控制，并采取安全措施，如备份和存档样品等。

在进行食源性疾病检测的实验室设施设备需求方面，具备高性能的PCR仪、酶标仪、显微镜和高速离心机是至关重要的，它们分别用于进行核酸检测、酶标法测定结果的分析以及样品的观察和分离。同时，生物安全柜、恒温恒湿冰箱和严密的储样库也是必不可少的，分别用于维护实验操作的安全、试剂和样品的储存以及样品和数据的安全存放。另外，一些通用实验室设备如离心机、pH计、电泳系统等也是必要的，可满足常规实验操作的需求。总的来说，配备适当的设施和先进的设备可以显著提高实验室在食源性疾病检测中的精确性、可靠性和效率，进一步推动食源性疾病的有效预防和控制水平提高。

（四）检测方法的选择和要求

在选择食源性疾病的检测方法时，无论是选用标准方法还是非标准方法，都需要小心权衡其优点和限制，来满足特定的需求。

1.标准方法

（1）可靠性与准确性：标准方法已经过了充分的验证和实践测试，且这些方法颇受全球认可，因此在得到结果的可靠性与准确性方面有很大的信心。

（2）法规的要求：在多数情况下，由于法规的要求，对许多食源性病原体的检测必须采用标准方法。例如，国际食品安全标准（ISO）和各国的相关法规规定了食品中病原体如沙门氏菌、大肠杆菌等的标准检测方法。

（3）比较性与一致性：由于标准方法是全球广泛接受的，因此用其获取的数据易于比较，且在不同实验室之间具有良好的一致性。

但标准方法的限制就在于其往往更耗时间且更昂贵，对于需要快速响应的情况（比如食品召回），它就不够理想。

2.非标准方法

（1）灵活性与创新性：非标准方法往往提供了更多的灵活性与创新性。面对一些新型的、传统方法难以检测的病原体（比如新型毒素或病毒），非标准方法可能提供更好的解决方案。

（2）快速响应：如果在食源性疾病暴发或食品召回等紧急情况下需要快速结果，那么更快的非标准方法（如PCR）就显得尤为重要。

（3）范围广：非标准方法可能适用于一种更大范围的样本和病原体。

非标准方法也有其局限性，其中之一就是其结果需要进一步验证以确认其准确性。当非标准方法被用于食品安全检测时，必须确保其准确、可靠，同时还需交叉验证以配合法规要求。

3.以沙门氏菌（一种常见的食源性致病菌）检测为例，来理解一下如何选择和使用标准方法和非标准方法。

标准方法通常包括分离、培养、菌落鉴定和血清学检验等多个步骤。例如使用XLD培养基进行分离培养，之后观察菌落产生的特征（比如颜色、形状等），再然后通过生物化学试验进行确认。这种方法虽然操作复杂、费时费力，但它能在卫生实验室里精确地鉴定出沙门氏菌。然而，面对食品召回或疾病暴发等紧急情况，这种方法就可能因为所需时间过长而无法满足需求。

所以在这种情况下，人们可能会转向非标准方法：例如利用PCR技术，该技术可以在数小时内通过扩增对沙门氏菌特异的基因片段来检测到沙门氏菌。这种方法快速、敏感，尤其适合应对紧急情况。但是，PCR技术也存在一定的局限性。如可能识别为阳性的样本并不一定导致人类疾病，在非标准方法检测阳性后，通常还需要进一步地确认以防止误诊。

因此，在实际操作中，两种方法经常被结合使用：非标准方法用于快速筛查，并通过标准方法来进行最终的确认。这种策略能保证既能快速响应，又能得到精确的检测结果。

（五）数据分析和报告要求

1.数据记录和管理的规范要求：数据记录和管理是数据分析和报告的初级阶段，也是保证后期分析质量的关键环节。规范的数据记录需要把每一项原始数据都如实、完整、准确地记录下来，并做好分类和管理。

（1）数据准确性：原始数据应当是真实并且可信的，不能有任何的篡改、曲解和虚构。

（2）数据完整性：对于任意一项测试或实验，所有参与和影响结果的因素都应完整记录，包括使用的方法、参与的人员、发生的时间、条件变化等。

（3）数据可追溯性：所有数据应当有清晰的来源，便于后续查证和追溯。数据的来源可能包括记录人员、数据的生成时间和地点、使用的设备等。

（4）数据保密性：对于敏感的数据，应适当进行加密和访问控制，保护数据的安全。

2.数据分析和统计的要求：数据分析和统计是从数据中提取信息和知识的过程，需要严谨的逻辑和准确的方法。

（1）分析和统计方法的正确性：应当选择适当的分析和统计方法，根据数据的特性和分析目标进行操作。

（2）数据处理的透明性：数据的预处理、清洗、转化和分析过程应当让人可以理解和重视。

（3）分析结果的解读和评估：根据统计指标和分析结果，合理地解读并且正确地评估其意义。

3.报告结果的准确性和可靠性要求：报告结果的准确性和可靠性是决定报告价值的关键因素。

（1）报告准确性：报告的内容应当真实反映数据分析的结果，不能有虚假、误导和歪曲的表述和结论。

（2）报告充实性：报告应当包含足够的分析结果和证据，来支持报告的结论。

（3）结论可靠性：在得出结论时，应当基于足够的数据和严格的分析过程，避免基于偶然和偏见的推测和结论。

（4）逻辑一致性：报告的各个部分应当有一致的逻辑，使读者能够理解和接受报告的内容。

（六）文档记录要求

每一项检测都应留有完整且准确的记录，详细记载了检测的每一个步骤。这不仅是对实验室工作的一个追踪和记录，更是一个证明实验室质量管理体系运行有效的证据。

1.样品记录：在样品记录中，除了样品编号、收样时间、检测样品的类型和来源、样品存储的条件和期限等基本信息外，还应包括样品的接收和处理过程的记录，如标本接收确认、样品处理方法、样品的分配和保存情况等。此外，也可以记录样品的特殊要求和标签，以确保对样品的追溯和管理。

2.实验记录：实验记录应详细描述实验的处理方法、实验步骤、实验条件和检测时间。记录中还应包括使用的仪器和设备的名称、型号和设置参数，以及实验过程中出现的异常情况和操作问题的记录。此外，实验记录还应准确而细致地记录实验结果，包括原始数据、实验数据的计算和计量单位等。

3.数据分析和结果解读：在数据分析和结果解读中，记录应涵盖对检测数据的分析过程和方法，包括数据处理、统计分析等。此外，还应对检测结果进行明确的解读，解释检测结果与相关参考值或标准的符合度，并提供可能影响结果的因素及其评估和说明。

4.报告编制：报告编制是实验室工作的最终结果。在报告的编制过程中，应记录报告的编写日期、编写人和审核人，并进行报告内容和结论的详细描述。报告还应包括对检验结果的符合性评价，以及对进一步操作或处理的建议。最后，报告应经过审批并记录审批人和发放日期，确保报告的准确性和可靠性。

四、食源性疾病实验室检测质量管理要求

（一）内部质量控制系统

实验室应建立内部质量控制系统，包括制订标准操作程序、质量控制样品的选择和使用、质量控制的频率和方法等。内部质量控制的目的是确保实验室在检测过程中的准确性和可靠性。实验室应根据质量控制计划实施质量控制，分析并评估质量控制结果。通过分析检测结果与质量控制标准或参考值，可以检测到实验室的系统误差和随机误差，并采取相应的纠正和改进措施。

1.标准操作程序：实验室应制订并实施一系列标准操作程序（SOP），涵盖实验室的各项工作和活动，如样品接收、样品处理、仪器校准和维护、数据处理等。SOP应明确步骤、条件、要求和记录，并遵循相关的质量管理标准和法规。所有员工都应接受相关的SOP培训和遵守执行。

2.质量控制样品的选择和使用：根据实验室分析的特点和要求，选择适当的质量控制样品并确定其使用方式。质量控制样品可以是已知浓度的标准物质或经过认可的参考材料。实验室应确保质量控制样品与实际待测样品类似，并参照认定的参考方法或规范进行分析，以评估分析方法的准确性和可靠性。

3.质量控制的频率和方法：实验室应设定质量控制的频率和方法，以确保质量控制的持续性和有效性。质量控制可以包括日常的内部质控、质程控和定期的参比实验等。内部质控可以通过同位素标记物、对照品、重复测量等方法进行，以评估仪器的稳定性和分析的一致性。对于常见的检测项目，实验室还可以参与外部质量评估计划，开展实验室间的交流比对。

4.分析和评估结果：实验室应定期对质量控制样品进行测量和分析，并通过比对分析结果与质量控制标准或参考值，评估实验室分析方法的准确性和可靠性。实验室应建立相应的数据分析和结果评估方法，查明系统误差和随机误差，并采取纠正措施或改进措施，以提高实验室的分析准确性。

通过建立和持续改进内部质量控制系统，实验室能够确保在检测过程中的可靠准确。定期对质量控制样品进行检测，评估所采用检测方法的可靠性和准确性，并及时采取纠正措施，可以有效地提高实验室的质量管理水平，确保食源性疾病检测结果的可信度和可靠性。

（二）参与外部质量评估

实验室应积极参与外部质量评估，例如由专业机构组织的质量评估方案。外部质量评估可提供与其他实验室的比较和交流，有助于发现存在的问题和改进的空间。参与外部质量评估还可以提高实验室的声誉和专业能力，并为实验室提供持续改进的方向。

1.选择适合的外部质量评估方案：实验室应根据自身需求和实验项目的特点，选择适合的外部质量评估方案。这些方案通常由专业机构或认可的评估组织来组织和管理，如国家质量控制中心、行业协会等。实验室可以参与行业内的质量评估计划，如食品检测行业的质量评估计划便于与同行实验室进行比对和交流。

2.比较与交流：参与外部质量评估可以与其他实验室进行比较和交流，了解行业内

其他实验室的工作水平和质量管理实践。通过与其他实验室的对比，实验室可以认识到自身存在的问题、改进的空间和潜在的风险，从中学习和借鉴经验，提升实验室的质量管理水平。

3.发现问题和改进：外部质量评估过程中，评估人员会对实验室进行全面的审核和评估，从设备、标准操作程序、实验记录、数据处理等多个方面进行检查。评估人员能够发现实验室存在的问题和潜在风险，提供改进建议和指导，帮助实验室不断改进和提升实验室的质量管理体系。

4.提高声誉和专业能力：参与外部质量评估可以提高实验室的声誉和认可度。评估结果的合格认证和评估报告的发布可以增加实验室在行业内的信誉，并为实验室在市场上树立良好的形象。此外，参与外部质量评估还可以提高实验室人员的专业能力，增强实验室和员工的质量意识和质量文化。

通过积极参与外部质量评估，实验室可以获得第三方对其质量管理水平的客观评估，发现问题并改进，通过比较与交流，提高实验室的专业能力和质量保障水平。实验室应重视外部质量评估的结果和反馈，将其作为持续改进的方向和驱动力，努力提升实验室的整体质量管理水平。

（三）持续改进与反馈

实验室应建立持续改进的机制和流程，鼓励员工积极参与改进和创新。实验室可以通过定期召开质量管理会议、设立改进提案系统、收集员工意见和建议等方式，提供一个反馈和沟通的平台。实验室领导和管理者应积极倾听员工的反馈和建议，并根据需要采取相应的改进措施。持续改进的目标是不断提高实验室的质量和效率，以更好地满足食源性疾病检测的需求。

1.建立改进机制和流程：实验室应建立一套完善的改进机制和流程，以促进持续改进。这包括设立改进提案系统或意见反馈渠道，鼓励员工积极参与改进和创新。此外，还应制订相关的改进计划、目标和指标，确保改进措施的有效性和可追溯性。

2.定期召开质量管理会议：实验室可以定期召开质量管理会议，讨论实验室的质量问题和改进方案。会议可以包括实验室领导、主管人员和相关人员，分享实验室的运作情况、问题和改进措施，并对改进计划进行评估和监控。通过会议的讨论和交流，可以促进团队合作和质量意识的提高。

3.收集员工意见和建议：实验室应鼓励员工积极提供意见和建议，形成一个良好的反馈和沟通机制。可以设立建议箱、匿名调查或定期面谈等方式，收集员工对实验室运作和改进的意见和建议。实验室领导和管理者应积极倾听员工的反馈，认真评估并采取适当的改进措施，以促进员工参与和贡献。

4.持续改进的目标和措施：实验室的持续改进应以提高质量和效率为目标。根据收集到的反馈和建议，制订具体的改进措施，并设定相应的目标和时间表。改进措施可以包括修订SOP、优化流程、加强培训和教育等。实验室领导和管理者应主导和监督改进工作，确保改进措施的有效实施和持续改进的推进。

通过建立持续改进机制和流程，鼓励员工参与改进和创新，实验室就能够不断优化质量管理体系和操作流程，提高实验室的质量和效率。持续改进的成果应及时进行评估和跟踪，以确保改进的效果。实验室应将持续改进作为一项长期任务，并根据实际情况和发展需求不断进步。

五、检测方法的优劣性对比和实际应用

（一）主流检测方法的优劣性

不同的食源性疾病检测方法具有各自的优劣性，主要取决于以下几个方面：

1.灵敏度和特异性：灵敏度是指检测方法对目标病原体的检测能力，特异性是指方法对非目标病原体的识别能力。一种好的检测方法应具备高灵敏度和高特异性，以准确地检测出病原体并排除假阳性结果。

（1）灵敏度：灵敏度是指检测方法正确识别出真正存在的目标病原体的能力。灵敏度高表示方法能够可靠地检测到较低浓度的病原体。对于食源性疾病的检测，灵敏度的重要性在于能够及早发现潜在的病原体污染，防止食品安全问题的发生和传播。

（2）特异性：特异性是指检测方法能够正确识别出目标病原体，并排除与之无关的干扰物质。特异性高表示方法能够准确地识别出目标病原体，避免假阳性结果的产生。对于食源性疾病的检测，特异性的重要性在于能够确认食品样品中是否真正存在目标病原体，以便及时采取相应的控制和预防措施。

为了评估检测方法的灵敏度和特异性，常常使用一系列的相关实验来验证和确定方法的性能。这包括使用已知浓度的纯净目标病原体进行浓度梯度测试，以确定方法的检测限和线性范围；同时进行与目标病原体有关的其他物质或常见非目标病原体的测试，以评估方法的特异性。对于食源性疾病的检测方法，综合考虑灵敏度和特异性是至关重要的。高灵敏度能够确保检测到低浓度病原体，最大程度地减少假阴性结果，而高特异性能够排除误诊和假阳性的可能性，确保结果的准确性和可靠性。因此，优化和改进检测方法的灵敏度和特异性是不断提高食品安全监测水平的关键。

2.快速性和简便性：快速且简便的检测方法能够在较短的时间内获得结果，并且操作过程简单，不需要复杂的设备和实验操作。这样的方法在食品生产和检测领域具有重要的实际应用价值。

（1）快速性：快速性是指检测方法能够在较短的时间内获得结果。对于食源性疾病的检测，快速得出结果可以帮助食品生产商和监管机构及早发现和控制食品安全问题。快速性的检测方法能在食品生产过程中进行实时监测，以确保产品质量和安全。

（2）简便性：简便性是指检测方法操作过程简单，不需要复杂的设备和实验操作。这样的方法适用于各种场景，特别是在没有实验室设备和专业技术人员的情况下。简便性的检测方法可以被广泛应用于食品生产现场、餐饮行业和偏远地区等环境，提供即时的检测结果。

为了提高检测方法的快速性和简便性，许多新技术和方法得到了开发和应用。这些方法通常基于快速免疫层析试验、液相色谱和质谱分析等原理。这些方法的操作程序简单明了，结果显示直观易读，且不需要复杂的实验设备和训练有素的技术人员。一些便携式设备和试剂盒也被开发出来，方便在现场快速进行食品安全检测。对于食品生产和检测领域来说，快速性和简便性的检测方法具有重要的实际应用价值。它们可以在食品生产过程中及时进行检测，确保产品的及时放行和出货，同时降低食品安全风险和经济损失。因此，不断追求快速而简便的检测方法有助于提高食品安全水平和监测效率。

3. 可扩展性和适用范围：可扩展性是指方法能否适应不同的样品类型和疾病病原体。一种优秀的检测方法应具备广泛的适应性，能够在不同的食品样品中检测出多种病原体。

（1）可扩展性：可扩展性是指检测方法能否适应不同的样品类型和疾病病原体。针对食源性疾病的检测方法，样品类型包括肉类、水产品、乳制品、新鲜农产品等，疾病病原体包括细菌、病毒、真菌等。优秀的检测方法应能够在不同样品类型中检测出多种病原体，实现广泛适用性。

（2）适用范围：适用范围是指检测方法适用于不同的食品及食品相关领域的需求。除了食品生产环境，食品检测方法也应适用于餐饮行业、进出口贸易等环境中。广泛适用的检测方法能够满足不同行业和环境的需求，提供准确可靠的结果。

为了扩展方法的适用范围和可扩展性，许多新技术和方法得到了开发和应用。例如，多重 PCR 或实时 PCR 技术可以同时检测多种病原体，从而提高了检测方法的适用范围。新一代测序技术的出现使得对复杂样品中的细菌、病毒和真菌的检测变得更加便捷和全面。

同时，需要注意的是，在选择检测方法时，要综合考虑样品的特性和检测目标。不同样品的处理过程和矩阵效应可能会对检测结果产生影响，因此需要选择适合样品类型和目标病原体的方法，并在实际应用中进行验证。可扩展性和适用范围是评估检测方法的重要因素，展示了方法灵活性和实用性的特点。不断发展和改进具有较高的可扩展性和广泛适用范围的检测方法，有助于应对食品安全领域的新挑战和不断变化的需求。

4. 成本效益：方法的成本效益是指在检测过程中所需的设备、耗材和人力成本与结果的准确性和可靠性之间的平衡。经济实用的检测方法在实际应用中更具竞争力。

（1）设备成本：成本效益考虑了检测方法所需的设备成本。一些高端的仪器设备和实验室设施可能会导致较高的固定成本。因此，对于许多食品企业和检测机构来说，经济实用的方法更具吸引力，可以降低设备投资和维护成本。

（2）耗材成本：成本效益还包括了检测所需的耗材成本。耗材成本是指检测过程中所需的试剂盒、标准品、试管等消耗品的费用。低成本、易获取的耗材能够降低检测方法的总体成本，提高其经济性。

（3）人力成本：成本效益还考虑了实施检测方法所需的人力成本。一些方法可能需要经验丰富的技术人员进行操作和分析，这可能会导致较高的人力成本。因此，高效、简便的方法能够减少对人力资源的依赖，降低人力成本。

（4）结果准确性和可靠性：成本效益中最重要的是平衡成本和结果的准确性和可靠性。虽然一些方法可能较廉价，但如果其结果不够准确和可靠，可能会导致食品安全问题的漏检或误诊。因此，成本效益考虑了在经济实用的前提下，能够提供准确、稳定和可靠结果的方法。

在选择食源性疾病的检测方法时，需要评估其成本效益。经济实用的方法能够降低检测成本，提高检测效率，并确保结果的可靠性。此外，随着技术的不断进步和市场的竞争，新的低成本、高效能的检测方法正在不断涌现，为食品安全监测提供更多的选择。总之，成本效益是评估检测方法可行性和竞争力的关键因素。在实际应用中，应综合考虑设备、耗材和人力成本，权衡成本和结果的准确性和可靠性，以选择经济实用的检测方法。

（二）检测方法的应用及其效果

1.聚合酶链反应（Polymerase Chain Reaction，PCR）：PCR是一种基于特定DNA序列扩增的方法，具有高度灵敏度和特异性。它广泛应用于食品安全领域，例如检测肉类中的细菌和食品中的病毒。PCR方法能够快速而准确地检测出病原体的存在，为食品企业提供及时的风险评估和控制措施。

（1）高灵敏度和特异性：PCR方法具有高度灵敏度和特异性，能够检测出极低浓度的目标DNA。通过特定的引物和酶，PCR可以放大目标DNA的特定序列，实现对目标病原体的快速检测。其高特异性能够区分目标病原体与其他非目标DNA序列之间的差异，避免假阳性结果的产生。

（2）快速和准确：PCR通常在几小时内完成，比传统的培养方法更快速。这种快速性使得PCR适用于食品生产流程中的实时监测，可以迅速发现潜在的病原体污染，采取相应的风险评估和控制措施。此外，PCR结果的准确性也非常高，使得食品企业能够及时做出正确的决策和调整。

（3）多样性和可扩展性：PCR方法可用于检测不同类型的食品中的各类病原体，包括细菌、病毒、真菌等。对于不同的病原体，可以设计特定的引物和探针，实现对其特定DNA序列的扩增和检测。这种多样性和可扩展性使得PCR方法能够适应不同的食品样品和病原体类型，从而提供广泛的应用范围。

（4）自动化和高通量：随着技术的进步，PCR方法已经实现了自动化和高通量的发展。通过使用高通量扩增装置和自动化平台，可以同时处理多个样品和大批量的样品，提高检测效率和吞吐量。这对于大规模食品生产和监测实验室来说非常有益。

总而言之，PCR作为一种高灵敏度、特异性的分子生物学技术，为食品安全领域提供了快速准确的检测工具。它的多样性、可扩展性、自动化和高通量特点使得PCR方法在食品安全检测中具有广泛的应用前景。随着技术的不断发展，PCR方法将继续在食品安全领域发挥重要作用，并为食品企业提供更可靠和有效的食品安全保障。

2.酶联免疫吸附试验（Enzyme-Linked Immunosorbent Assay，ELISA）：ELISA是一种常用的免疫学方法，通过检测抗体与抗原之间的特异性反应来定量和定性目标物质。ELISA方法广泛应用于检测食品样品中的过敏原和致病菌，如花生过敏原、大肠杆菌等。ELISA方法具有灵敏度高、样品处理简便和结果可视化等优势，被广泛应用于食品安全领域。

（1）高灵敏度和特异性：ELISA方法能够识别并定量目标物质，具有高灵敏度和特异性。通过特定的抗体与目标物质之间的特异性反应，ELISA能够检测出极低浓度的目标物质，从而实现高灵敏度的检测。其特异性反应避免了与其他非目标物质的交叉反应，提高了结果的准确性和可靠性。

（2）简便的样品处理：ELISA方法的样品处理相对简单，一般包括样品提取、稀释等步骤。对于食品样品，常规的样品处理方法通常通过简单的萃取和净化步骤来提取目标物质，然后进行ELISA分析。这种简便的样品处理方案使ELISA方法适用于大规模样品的快速检测。

（3）结果可视化：ELISA方法通过信号产生来显示结果，通常使用酶标记的反应体、底物和底物转化后的产物。这使得ELISA结果可以通过肉眼观察或仪器读取来直观显示，结果易于解释和分析。因此，ELISA方法在实验室环境和现场应用中都非常便利。

（4）广泛的应用范围：ELISA方法在食品安全领域具有广泛的应用范围。它可用于检测各种食品样品中的过敏原、致病菌、残留农药、食品添加剂等。例如，ELISA可以检测花生过敏原、大肠杆菌、沙门氏菌等食品中的常见问题物质。这种广泛的应用范围使ELISA方法成为食品安全监测的重要工具。

尽管ELISA方法在食品安全领域具有许多优势，但也需要注意其一些限制。例如，ELISA方法对目标物质的特异性需要有特异的抗体，因此不同的目标物质需要特定的ELISA试剂盒。此外，ELISA方法的结果是间接的，需要依赖于标准曲线来定量分析，因此准确性可能会受到标准制备和分析的影响。总之，ELISA作为一种常用的免疫学方法，具有高灵敏度、简便的样品处理和结果可视化等优势，广泛应用于食品安全领域。

3.快速免疫层析试验：快速免疫层析试验是一种基于免疫原理的快速检测方法。该方法通过检测样品中特定抗体与抗原的结合产生可视化的结果。快速免疫层析试验具有操作简单、时间快速、便携性好的特点，适用于现场和快速检测。例如，可用于检测海产品中的有害生物毒素、肉类中的抗生素残留等。

（1）操作简单：快速免疫层析试验的操作相对简单，通常包括样品提取、滴加样品到试纸或载体上等步骤。不需要专业技能的操作人员也可以进行快速检测，进一步降低了实验要求和培训成本。

（2）时间快速：与传统的实验室方法相比，快速免疫层析试验通常可以在几分钟到几十分钟内得出结果。这种快速性使其特别适用于现场或快速检测的需求，例如在食品生产现场、餐饮场所或海关口岸等地点进行快速检测。

（3）可视化结果：快速免疫层析试验的结果往往是通过可视化方式呈现，例如颜色变化、线条出现等。这简化了结果的解读和分析。

（4）运用广泛：快速免疫层析试验不仅可以应用于海产品、肉类等食品中的有害生物毒素和抗生素残留的检测，还被广泛用于食物过敏原、重金属和农药残留等食品安全问题的检测。这种广泛的应用范围，可大大提升食品的安全性，保护消费者健康。

（5）准确性高：尽管这是一种快速检测方法，但具有相当高的准确性。凭借抗原和抗体之间的具有高度特异性的反应，使它能准确识别目标物质，大大减少了误读风险。

（6）实用性强：多数快速免疫层析试验都设计为便携式设备，体积轻巧、操作简单，使得在偏僻地区或是缺乏高级实验设施的情况下也能进行有效的检测。此外，许多种类的快速免疫层析试验还可进行定量或者半定量的分析，便于量化评估风险。

（7）自动化：当前许多快速免疫层析试验已经与条码阅读器、移动通讯设备等自动设备相结合，可以对结果进行自动记录和传输，便于数据分析和追溯。

六、食源性疾病实验室检测未来趋势和发展

食源性疾病检测市场预计会继续稳步增长。根据市场研究报告，全球食源性疾病检测市场规模在近年来已经呈现出稳定增长的态势。市场的增长主要受到食品安全的日益重视和对检测技术的需求增加所推动。特别是在新兴市场和发展中国家，食源性疾病检测市场呈现出更快速的增长趋势。

（一）检测技术的发展趋势

1.快速检测技术：快速检测技术将会成为主流，以满足迅速检测和及时响应的需求。例如，PCR技术的改进使其更加快速和敏感，可以在短时间内提供准确结果。

2.智能化和自动化：人工智能、机器学习和自动化技术的应用将提高检测的效率和准确性。智能传感器、远程监测和云计算等技术也将得到广泛应用，便于更好地追踪和预防食源性疾病。

3.新型检测方法：纳米技术、生物芯片和基因编辑等新型技术有望进一步促进食源性疾病检测的发展。这些新技术具有更高的灵敏度和选择性，可以用于检测更多种类的病原体。

（二）法规和政策的预期变化

1.更严格的监管和法规要求：政府将继续加强对食品安全的监管，制订更严格的法规要求，以确保食品供应链的安全。食品企业将面临更高的合规压力和责任。

2.国际标准的统一和协调：全球各国将更加密切合作，统一食源性疾病检测的标准和方法。国际组织将在标准制订和合作方面发挥更重要的作用。

3.新兴技术的审查和适用性认可：政府对新型检测技术的审查和适用性认可将变得更为重要。政策制订者需要评估这些新技术的可行性和效益，确保其在实际应用中的准确性和可靠性。

总体而言，未来食源性疾病检测将趋向更准确、快速、智能化的方向发展。标准化和合规性将成为必不可少的要素，确保食品安全和公众健康。同时，政府和企业需要密切关注新兴技术的发展，以便及时采纳和运用新的检测方法来提高食品安全水平。

（三）食源性疾病实验室检测应对策略和方向

食源性疾病检测是确保食品安全和保护公众健康的关键环节。选择适当的检测方法对于准确、快速地检测食品中的病原体至关重要。标准方法是食源性疾病检测的基准，具有可靠性、准确性和比较性的优势，符合法规要求。然而，对于紧急情况和快速响应需求，非标准方法如PCR可以提供更快速的结果。未来食源性疾病检测的趋势包括市场的持续增长，检测技术的发展和创新，以及检测法规和政策的改变。快速检测技术、智能化和自动化以及新型检测方法等将推动食源性疾病检测的进步。同时，政府将加强监管和制订更严格的法规要求，国际标准的统一和协调将成为趋势。

对于实验室，应对策略和方向包括不断更新和采用新的检测技术，加强合规性和质量管理体系，提高检测效率和准确性。与国际组织合作，参与标准制订和合作研究，以确保检测结果的一致性和可比性。

1.建立紧密的监测和溯源网络：与食品监管部门、农业部门和公共卫生机构等建立合作关系，共享信息和数据，形成紧密的监测和溯源网络。这样可以更早地发现食品中的可能病原体，也能更迅速地进行调查和风险评估。

2.强化人员培训和技术更新：培训实验室人员，使其熟悉最新的检测技术和方法。持续关注科学研究和技术进步，定期更新实验室设备和仪器，以适应不断变化的检测需求。

3.确保质量管理和质控体系：建立严格的质量管理体系，包括标准操作规程、质量控制程序和认证要求。进行常规的内部和外部质量评估，确保检测结果的准确性和可靠性。

4.积极参与疫情应对和预警系统：与公共卫生机构和流行病学部门紧密合作，参与疫情应对和预警系统。通过快速响应和信息共享，提供及时、可靠的检测结果，有助于控制和预防食源性疾病的扩散。

5.推动标准制定和技术创新：积极参与制定食源性疾病检测的标准和指南，通过提供实验数据和专业意见来推动标准的制定和修订。同时，与科研机构和行业合作，推动新技术的研发和应用，提高检测的准确性、敏感性和效率。

通过这些策略和方向的实施，实验室将能应对食源性疾病的检测挑战，始终保持对技术和方法的最新认识，并确保检测质量与准确性的稳定提升。未来的目标是进一步提高食源性疾病检测的效率和准确度，优化检测程序，减少风险，使我们能早日预防和控制食源性疾病的发生。同样，建立更广泛的合作网络，分享信息与知识，共享资源，能更好地满足这个目标。最终，通过质量管理的重视、技术的更新和发展，以及各方的合作与努力，将为保护公众健康和维护食品安全做出更大贡献，可以更好地保障公众健康和食品安全。总之，实验室检测在食源性疾病的预防和控制中发挥着不可或缺的作用。

第二节　显色培养基和测试片快速检测方法

随着人们居住和卫生条件的不断改善，以及抗生素的滥用愈发普遍，使得人类对病菌的抵抗能力在不断下降，无论是发达国家还是发展中国家，食源性疾病的暴发率持续上升，引起了世界各国的广泛关注。因此，对食品中致病菌的监测和检验也就越来越重要。本章旨在介绍近些年来国际、国内常见的用于食源性致病菌的微生物快速检验方法，重点放在各类致病菌的初筛检测上，介绍的方法以效率高和易于使用为原则，以在用的标准方法和成熟的检测技术为重点。在此需要指出的是快速方法并不专指在检测时间上能够提前，还有一些快速方法是用在简化操作上，比如，样品制备、实验准备（培养基、实验器具的改进等）、操作过程的简化或自动化、培养条件的改善等等。

一、显色培养基培养方法

（一）显色培养基原理

一是利用细菌某个菌属胞浆中含有的特异性的酶。该酶越是含有这种菌，利用该酶来进行鉴定的准确度就越高，特异性就越强。在显色培养基中加入该酶的特异性显色底物，这种菌大量生长时，显色底物渗入到细胞体内，被酶裂解，就会产生颜色，从而使菌落也带上颜色。二是在显色培养基中加入抗生素或胆盐混合物，抑制其他无关菌的生长，即提高了选择性或是调整了培养基中的营养，使一些无关菌因为缺少营养而不能生长，而目标菌的营养在该显色培养基中能被满足，因此能够生长。

（二）显色酶底物的类型

根据是否在荧光下观察，其显色底物也分为荧光和可见光两类显色底物，其中荧光的显色底物，细菌释放特异性酶和荧光底物发生结合，采用紫外光源可观察到细菌呈现出荧光。可见光显色底物，细菌释放特异性酶与相应的可见光观察培养物的显色情况。

（三）常见食源性致病菌的显色培养基

1.革兰氏阳性菌显色培养基：克罗诺杆菌显色培养基、沙门氏菌显色培养基、志贺氏菌显色培养基、弧菌显色培养基大肠杆菌显色培养基、O157:H7 显色培养基等。

2.革兰氏阴性菌显色培养基：金黄色葡萄球菌显色培养基、蜡样芽孢杆菌显色培养基、单核细胞增生李斯特菌显色培养基等。

3.真菌显色培养基：白色念珠菌显色培养基等。

二、测试片快速检测法

（一）测试片快速检测的特点

1.对比传统的测试方法，快速测试片缩短检测时间，可在更短的时间内获得样品的测试结果，能更加迅速地采取有效措施解决发现的问题，可以提高实验室工作效率。

2.快速测试的方法得到包括美国分析化学家协会（Association of Official Analytical Chemists，AOAC）、法国标准化协会（Association Francaise de Normalisation，AFNOR）在内的机构认证，在许多国家也已获得机构的正式批准，从而可以确保检测结果的可靠性和在各地的广泛认可，品质稳定的快速测试片克服了传统的测试方法存在的由于使用不同批次的培养基，不同的配制条件，不同配制人员而导致的差异性。

（二）测试片的功能介绍

Pertrifilm 测试片是由美国 3M 公司生产的一种进行细菌计数的干膜。目前应用于肠杆菌科、李斯特菌以及金黄色葡萄球菌的鉴定及计数。

第三节 食源性细菌的快速鉴定

一、细菌编码鉴定系统

细菌编码鉴定系统是在双歧索引分类鉴定的基础上，在了解大量已知菌生化特性的基础上，将相关的生化指标集合成系列（套试剂），使未知菌的鉴定更加简易、敏感和快速，在处理公共卫生突发事件中，有利于快速鉴定病原菌。

（一）细菌编码分类鉴定的原理

根据各菌不同的生化反应所表现出来的频率对菌进行定性，如肠道菌，选用15种、16种或20种生化反应，通过适当的组合分成几个反应组，根据不同种的细菌生化反应出现的阴性或阳性结果，以及通过对数以万计的已知菌进行实验，归纳出不同的反应类型。对这些反应类型经数字化处理后再进行数字编码。不同种的细菌产生不同的编码类型，将其整理成数码册。在鉴定细菌时，通过对生化反应出现的阳性或阴性反应结果整理出数码，于编码册中找出此数码相对应的相关菌种，找出可鉴定为相关菌可能性的大小（百分率表示），从而提高分析速度。

（二）细菌编码分类鉴定的常见程序

应用的生物化学试验的项目数量，各鉴定系统可有不同（如图3-1），但鉴定程序大致相同。

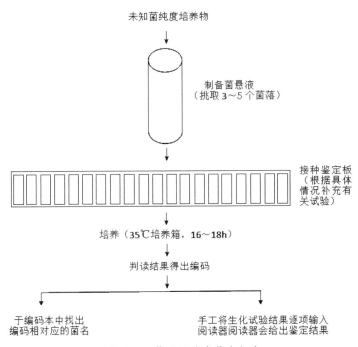

图3-1 细菌编码分类鉴定程序

（三）常见的细菌编码分类鉴定系统

1.Micro-ID（肠杆菌科细菌微量鉴定系统）：该系统包括15种生化反应，即VP试验、硝酸盐还原试验、苯丙氨酸脱氨酶试验、硫化氢试验、吲哚试验、鸟氨酸脱羧酶试验、赖氨酸脱羧酶试验、丙二酸盐利用试验、尿素酶试验、七叶苷试验、ONPG试验、阿拉伯糖试验、侧金盏花醇试验、肌醇试验、山梨醇试验。上述15种生化试验按依次序每三项分成一组，共分成五组，每组的第三项试验阳性者计1分，阴性计0分，以每组分数之和按次序排列为5位数字，在编码册中查找得出相应菌名。对有疑问者并提示增加必要的补充试验，得出相应的病原学鉴定结果。

2.Minitek鉴定系统：该系统包括32种生化试验，鉴定板有12个凹孔，根据具体情况选择 12 种生化反应试剂，分别加入凹槽中并放入指示剂纸片，判读结果时与标准板进行对照，得出鉴定菌名。

3.Minibact 鉴定系统：用于肠杆菌科系菌的鉴定，包括 16 种生化反应，依次为 VP 试验、硝酸盐还原试验、硫化氢试验、吲哚试验、鸟氨酸脱羧酶试验、赖氨酸脱羧酶试验、丙二酸盐利用试验、尿素酶试验、七叶苷试验、ONPG 试验、侧金盏花醇试验、肌醇试验、苯丙氨酸、甘氨酸、柠檬酸盐、山梨醇试验。生化试验在微孔板上进行，16 种生化反应依次每三项分做一组，最后一组只包括山梨醇试验一项，每组每项计分方法与 Micro-ID 相同，第六组山梨醇一项试验阳性反应结果按 4 分计，最后产生 6 位数字的编码，在编码本中查出相应的菌名。有疑问者根据提示增加必要的补充试验，以帮助最终得出确切的病原学鉴定结果。

4.Bio-Test 鉴定系统：此鉴定系统包括 24 种生化反应，可以对肠杆菌科细菌及非发酵菌进行鉴定。此系统亦在微孔板上进行，鉴定未知菌时，需将各项反应结果与鉴定表中的各项生化试验逐一进行比较，从而找出相应的菌，鉴定表中将常见的肠杆菌科细菌及非发酵菌的菌种列出。

5.API 鉴定系统：该系统始于 1970 年，目前 API 鉴定系统已有 15 个系列，可鉴定 600 种以上的细菌。API 系商品名，是 analytic products incorporated 的缩写。常用的 API 鉴定系统见表 3-1。API 试剂贮存温度为 2~8℃。

表 3-1　API 主要鉴定系统

名　称	鉴定细菌种类	试验项目数	鉴定菌种数	培养时间（h）
API 20E	肠杆菌科	20	108	18~24
API 20NE	非肠道革兰阴性菌	20	64	24~48
API 10E	肠杆菌科	10	50⁺	18~24
快速 API 20E	肠杆菌科	20	61	4
API Staphy	葡萄球菌	20	22	4~24
API Strep	链球菌	20	47	24~48
API 20A	厌氧菌	20	67	24~48
API 20Caux	酵母样菌	20	43	24~48
API listeria	李斯特菌	10	6	24
API NH	奈瑟菌、嗜血杆菌	10	10	24
API Campy	弯曲菌	20	18	24
API coryne	棒状杆菌	20	33	24

二、细菌全自动鉴定系统

长期以来，微生物检验均是以手工操作为主，自行配制各种培养基和试剂，其结果的可行性很差，操作人员的个人经验和责任心对结果的影响很大。如何快速、准确地鉴定微生物，一直是临床微生物工作者努力目标。20 世纪 60 年代细菌的鉴定方法根据生化反应手工配制单个的培养基进行菌种鉴定。到了20世纪70年代随着研究的深入和科技的发展研制出具有简易化、微量化、系统化、商品化和标准化等优点的微量快速培养基和微量生化反应系统加之计算机的广泛应用，大大促进了微生物检验的自动化过程。能够为食品安全风险评估提供科学依据。本节主要介绍微生物检测系统中生化鉴定的自动化鉴定系统。

（一）常见的全自动生化鉴定系统

在食源性致病菌传统的生化鉴定中主要依据是化学反应、血清学反应等。在鉴定时，我们把这些依据作为鉴定项目进行一系列的观察和鉴定工作。细菌全自动生化鉴定系统具有操作简便、鉴定快速、准确可靠、高度自动化等特点，是一种鉴定致病菌的较好方法。

1.VITKE 2 Compact全自动微生物鉴定及药敏分析系统

VITEK 2系统目前拥有7种鉴定卡片：革兰氏阳性菌鉴定卡（GPI）、革兰氏阴性菌卡（GNI）、非发酵菌卡（NFC）、酵母菌卡（YBC）、厌氧菌卡（ANI）、芽孢杆菌卡（BAC）、奈瑟氏菌嗜血杆菌卡（NHI），涵盖厌氧菌、苛养菌、真菌及棒状杆菌等，覆盖的细菌种类全，可鉴定的细菌数量多。

细菌鉴定ID值标准：源于国际细菌鉴定的参考标准API鉴定系统。鉴定准确度达96%~99%拥有快速药敏报告功能，仪器每15min自动扫描一次，可在试验开始后约3h陆续自动报告部分已完成的抗生素结果。总共鉴定/药敏报告结果平均为5~7h。

VITEK 2 Compact全自动微生物鉴定及药敏分析系统具有样本制备、孵育和光学检测功能，用于细菌和真菌的鉴定和重要临床细菌抗生素药敏试验。该系统作为全自动细菌鉴定和药敏分析的检测系统，能用较少的实验人员及较短的准备和处理时间，提供准确的测定结果。30型最多可同时容纳30个测试（60型可容纳60个测试）。

2.ATB Expression微生物鉴定/药敏分析仪

New ATB系统的数据库源自于API细菌鉴定系统，并将其20项生化反应增加到32项。鉴定的菌种在600以上。其中，肠杆菌科细菌、能快速生长的链球菌和肠球菌及厌氧菌有4h就能出结果的快速鉴定试剂条。特别是厌氧菌鉴定试剂条，试剂条不用在厌氧环境中，而在普通的孵箱中4h就能出结果。

常用的鉴定试条：rapid ID 32 E：肠杆菌科细菌（4h）；rapid ID 32 A：厌氧菌（4h）；rapid ID 32 Strep：链球菌（4h）；ID 32 E：肠杆菌/其他革兰氏阴性杆菌；ID 32 STAPH：葡萄球菌；ID 32 GN：非发酵菌/非肠道发酵革兰氏阴性菌；ID 32 C：酵母菌；所有API鉴定试条。

常用的药敏试条：ATB G 5：肠杆菌科细菌；ATB PSE 5：非发酵菌；ATB STAPH5：葡萄球菌；ATB STREP 5：链球菌（包括肺炎链球菌）；ATB FUNGUS 3：念珠菌属/新型隐球菌；ATB ENTEROC5：肠球菌；Rapid ATB E 4：快生长肠杆菌科细菌（4h）；ATB UR 5：尿液中的肠杆菌；ATB HAEMO：嗜血杆菌/卡它菌；ATB ANA：厌氧菌。

第四节 免疫学方法快速鉴定

一、免疫学检测技术

抗原–抗体反应：指抗原与相应抗体在体内、外发生高度特异性结合反应。由于实验所用的抗体存在于血清中，故又称血清学反应（serological reaction）应用模式有：用已知抗原检测未知抗体、用已知抗体检测未知抗原、定性或定量检测体内各种分子、用已知抗体检测半抗原物质。

（一）酶联免疫吸附检测（ELISA）

ELISA方法既可用于病原的检测、抗体检测，还可用于细菌代谢产物的检测，几乎所有可溶性抗原–抗体反应系统均可检测，最小可测值达ng甚至pg水平，具有高度的特异性和敏感性。ELISA具有选择性好、结果判断客观准确、实用性强、样品处理量大等优点，弥补了经典化学分析方法和其他仪器测试手段的不足。试剂的商品化以及自动化操作仪器的广泛应用，使之成为临床细菌检验中应用最为广泛的免疫学检测技术。方法有双抗体夹心法、间接法和竞争法，其中双抗体夹心法和竞争法常用于检测抗原。

1.双抗体夹心法：将已知抗体包被在聚苯乙烯反应板上，制成固相抗体；加入待检标本，若标本中含有相应细菌抗原时，则二者结合形成抗原–抗体复合物固定在板上，洗涤除去未结合物；再加入该抗原特异的酶标抗体与之结合，洗涤后再加入显色剂，最后测定吸光度值定性或定量。借此检测某种细菌抗原及鉴定菌型，如伤寒患者尿中菌体多糖抗原的测定。

2.竞争法：将已知的抗体包被在聚苯乙烯反应板上，同时加入被检细菌抗原标本和一定酶标已知抗原（与已知抗体相对应），若标本中含有已知抗体的相应抗原，则两种抗原与固相抗体竞争结合，使酶标抗原与固相载体的结合量减少。加入底物后，颜色越淡，标本中抗原含量越多。该方法既可用于测定细菌抗原，也可用于血清中抗体的检测。

目前，临床上普遍采用成套的ELISA试剂盒进行检测，具体操作方法可按说明书进行，不再赘述。

（二）免疫荧光技术

1.直接法：细菌与携带了荧光色素的抗体血清结合，在荧光显微镜下观察是否荧光来鉴定细菌。

将待检标本涂布于玻片上，自然干燥，用甲醇或丙酮固定，加荧光抗体于标本片上，37℃反应30min，然后用洗涤液冲洗未结合在细菌抗原上的荧光抗体。自然干燥后封片，置荧光显微镜下观察。同时作阳性对照以证明荧光抗体的质量，并作阴性对照证明操作的准确性。当阳性对照荧光强度"++~++++"，阴性对照为阴性时，待检细菌荧光"++"以上且细菌形态典型，即为阳性。

该方法简便、快速、特异性强，已广泛应用于临床细菌标本的快速鉴定。如链球菌、脑膜炎奈瑟菌、致病性大肠埃希菌、志贺氏菌、霍乱弧菌、鼠疫耶尔森菌及炭疽芽孢杆菌等细菌的检测。

2.间接法：荧光抗体与待检细菌不直接结合，而是通过无荧光标记的抗体再与待检细菌结合来鉴定细菌。

将待检细菌标本涂片，自然干燥，固定。在涂片上加已知的抗血清，置37℃反应30min，用洗涤液冲洗玻片，干燥后于标本片上滴加荧光标记的抗Ig抗体，置37℃反应30min，倾去荧光抗体，洗涤，干燥后封片，置荧光显微镜下检查。试验同时设阳性和阴性对照。标本中细菌荧光"++"以上，即为阳性。

间接法敏感性高于直接法，常用于链球菌、脑膜炎奈瑟菌、致病性大肠埃希菌、志贺氏菌、沙门氏菌等细菌的检测。

3.免疫荧光菌球法：将已知抗血清用荧光标记制成荧光抗体，取一定量加入液体培养基中。再从中取一大滴于一凹载玻片上，然后加待检标本及其培养物于玻片上与之混匀，置玻片于37℃温箱，9~18h后取出，加盖玻片，荧光显微镜检查。菌球呈多形态且有黄绿色明亮荧光，即为阳性；无呈黄绿色荧光的菌球，则为阴性。常用以检测肠道中的致病菌，如标本中志贺氏菌的检测。

二、常用的免疫学快检设备

（一）mini VIDAS全自动荧光免疫分析仪

1.产品特点：mini VIDAS简便、易用、灵活、可靠，它能够处理单个样品和批量检测，覆盖各种分析类型：急诊检测、感染性疾病检测、常规免疫检测。可同时检测12种不同的分析物。酶联免疫反应的各个阶段（加样、孵育、清洗、读数）均可在小的空间内自动完成，并且可将检测结果发送至集成打印机。

2.用途：仪器使用ELFA（酶联荧光技术），待检抗原（细菌、蛋白）与包被针上（固相）的抗体结合，继而与第二个标记了酶的抗体反应产生免疫夹心，酶跟底物产生的荧光与标本中抗原的含量成正比，得出定性/定量结果。仪器使用免液浓缩技术，待检致病菌于食物/环境样本中由固相上的抗体捕获，经清洗后由特异性强的酶切割连接目标致病菌的抗体，集中释放于试剂条的小孔内。用于血清病毒抗体、李斯特菌检测、沙门氏菌检测、大肠杆菌O157型检测、葡萄球菌肠毒素检测、弯曲菌检测。

3.工作原理：VIDAS检测系统使用酶联荧光检测（ELFA）技术读取每项测试的结果。固相接受器（SPR）既可作为固相载体，也可作为移液装置。分析试剂预配于密封试剂条中，可直接使用。

所有分析步骤均由仪器自动执行。反应介质多次循环进出SPR。在清洗步骤期间未结合的组分将被清除。在最终检测步骤期间，底物（4-甲基-伞形酮磷酸盐）将循环进出SPR。结合酶会催化此底物水解为荧光产物（4-甲基-伞形酮），可以在450nm处测定其荧光值。该荧光强度取决于SPR上转化底物的碱性磷酸酶的浓度。检测结束时，仪器将自动计算结果。对于一些测试，会连续执行两个检测步骤。对于抗原检测，通常以捕获抗体或分析物的衍生物包被SPR内侧。对于抗体检测，以捕获抗原或该抗原的抗体包被SPR。根据测试原理不同，该结合物可以是分析物的衍生物或碱性磷酸酶标记的抗体。

（二）Pathatrix微生物富集纯化系统

1.产品特点：包被有致病菌抗体的磁珠，可在复杂的样品基质中与目标致病菌相结合，并将致病菌浓缩出来。磁珠可将极微量的致病菌从样品中浓缩、纯化出来，提高了致病菌的检出率，节省了检测时间；浓缩出的致病菌，可与各种下游检测技术完全兼容，包括选择性培养基、ELISA、胶体金检测、PCR或者荧光定量PCR反应；可处理的样品量大，最多可达60mL，可以处理微生物的增菌液，短时间增菌后，将增菌液进行纯化浓缩，可以有效减少检测时间；浓缩过程完全自动化，速度快，仅需15min即可浓缩出致病菌；支持混样操作，最多支持10个样品混合，进一步提高了筛选工作的效率。

2.用途：Pathatrix微生物富集纯化系统是从各种复杂的样品基质中快速捕获各种病原体的有效方法。利用抗体包被或带正电荷的超顺性磁珠，Pathatrix系统选择性地将各种复杂基质中的目标微生物捕获结合并浓缩出来。该系统可用于食品、环境和生物安全等各种不同类型样品。

3.工作原理：Pathatrix系统利用独有的抗体包被技术，整个液体样品在封闭的系统内多次反复循环，在固定有包被抗体磁珠的"捕获相"，致病菌与磁珠相结合，经过多次清洗和纯化，被捕获的致病菌被浓缩和纯化出来，实现一次性对多达10~60mL样品中目标细菌或病毒的捕获和纯化，以便用于下游的检测中，包括选择性平板、ELISA、胶体金、PCR或者荧光定量PCR反应。

（三）Luminex 200流式荧光点阵分析仪

用不同比例的两种红色荧光染料将直径为5.6μm（或6.5μm）的聚苯乙烯微球染成不同的荧光色，从而获得多达100种荧光编码的微球。把针对不同待测物的抗体分子或者基因探针以共价交联的方式结合到特定的编码微球上，每个编码微球都对应相应的检测项目。先把针对不同待测物的荧光编码微球混合，然后加入待测物质或者待测的扩增片段，所形成的复合物再与报告荧光素发生结合反应。微球在流动鞘液的带动下单列依次通过红绿激光，红激光用来判定微球的荧光编码，绿激光用来测定微球上报告分子的荧光强度，从而达到快速准确的检测目的。

第五节　分子生物学技术在快速检测病原微生物中的应用

随着人们生活水平的不断提高，食品安全问题越来越受到人们的重视，微生物对食品的污染问题也相应地备受关注。微生物包括细菌、真菌等，有些微生物还是致病菌，对人体的危害很大，因此食品中微生物的检测非常重要。分子生物学及分子遗传学的发展，使人们对微生物的认识逐渐从外部结构特征转向内部基因结构特征，微生物的检测也相应的从生化、免疫方法转向基因水平的检测。近年来，随着分子生物学和微电子技术的飞速发展，快速、准确、特异检验微生物的新技术、新方法不断涌现，微生物检验技术由培养水平向分子水平迈进，并向仪器化、自动化、标准化方向发展，提高了食品微生物检验工作的高效性、准确性和可靠性。

一、聚合酶链反应（PCR）检测技术

聚合酶链式反应技术（Polymerase Chain Reaction，PCR）是一种用于扩增特定的DNA片段的技术，在1985年由美国Cetus公司的Kary Mullis首创，可以将微量目的DNA片段扩增100万倍以上。Kary Mullis本人因此获1993年诺贝尔化学奖。PCR技术能够实现短时间内微量DNA分子的大量扩增。PCR技术是现代分子克隆技术的基石，更是一种必不可少的技术。自从聚合酶链式反应技术（PCR）被发明以来，由于其简单、廉价、可靠、快速、灵敏的优点，PCR可能是分子生物学中使用最广泛的技术。qPCR是由PCR技术发展出来的一种技术，通过在DNA扩增过程中，以荧光染料侦测每次PCR循环后产物总量的方法，不单有PCR的快速、灵敏，更有专一性更高、可实时监控、可重复精确定量等优势。

（一）PCR的原理

在DNA聚合酶催化下，以母链DNA为模板，以特定引物为延伸起点，通过变性、退火、延伸等步骤，体外复制出与母链模板DNA互补的子链DNA的过程。聚合酶链式反应用于扩增一小段已知的DNA片段，可能是单个基因，或者仅仅是某个基因的一部分。与活体生物不同的是，PCR只能复制很短的DNA片段，通常不超过10kbp。DNA是双链分子，因此用互补DNA双链的构造单位（核苷酸）来度量其大小，单位为碱基对（base pair，bp）。

（二）PCR反应成分

1.template：过多：非特异性条带增加。过少：PCR产量降低。

2.primer：预扩增核酸片段两端的已知序列，决定特异性。偏高：非特异产物扩增及错配，增加引物之间形成引物二聚体，产量降低。偏低：产量降低。

3.polymerase：耐高热偏高：引物非特异产物的扩增。偏低：产物量降低。

4.dNTP：dATP、dGTP、dCTP、dTTP过高可加快反应速度，还可增加碱基的错误掺入率和实验成本。过低：反应速度下降，可提高实验的精确性。

5.buffer：Mg^{2+} Taq酶具有Mg^{2+}依赖性，显著影响反应的特异性和扩增片段的产量。过量：能增加非特异扩增并影响产率。过低：则酶活性显著下降。10~50mmol/L Tris-Cl（pH 8.4）维持Taq酶作用环境的偏碱性25~50mmol/L KCl促进引物退火，>50mmol/L会抑制Taq酶的活性。100μg/mL牛血清白蛋白（BSA）对酶有一定的保护性，如质量不好将起相反的作用，建议使用乙酰化的BSA。明胶、Tween-20、二硫苏糖醇（DTT）也有类似作用。

（三）PCR反应基本步骤

一般的聚合酶链式反应由20~35个循环组成，每个循环包括以下3个步骤：

1.变性（Denaturation）：利用高温（93~98℃）使双链DNA分离。高温将连接两条DNA链的氢键打断。在第一个循环之前，通常加热长一些时间以确保模板和引物完全分离，仅以单链形式存在。该步骤时间1~2min，接下来PCR仪就控制温度进入循环阶段。

2.退火或称接合，复性（Annealling）：在DNA双链分离后，降低温度使得引物可以

结合于单链DNA上。此阶段的温度通常低于引物熔点5℃。错误的退火温度可能导致引物不与模板结合或者错误地结合。该步骤时间1~2min。

3.延伸（Extension）：DNA聚合酶由降温时结合上的引物开始沿着DNA链合成互补链。此阶段的温度依赖于DNA聚合酶。该步骤时间依赖于聚合酶以及需要合成的DNA片段长度。传统的Taq估计合成1000bp/min、较新的Tbr（来自于嗜热菌Thermus brockianus）约40s、商业公司生产的融合型聚合酶仅需约10~15s。

（四）PCR反应条件优化

1.变性温度和时间：保证模板DNA解链完全是保证整个PCR扩增成功的关键。加热90~95℃，30~60s，再复杂的DNA分子也可变性为单链。温度过高或高温持续时间过长，可对Taq酶活性和dNTP分子造成损害。

2.复性温度和时间：PCR扩增特异性取决于复性过程中引物与模板的结合。复性温度越高，产物特异性越高。复性温度越低，产物特异性越低。需根据引物的Tm值具体设定。

3.延伸温度和时间：一般位于Taq酶最适作用温度70~75℃。引物小于16个核苷酸时，过高的延伸温度不利于引物与模板的结合，可以缓慢升温到70~75℃。延伸反应时间，可根据待扩增片段的长度而定，小于1kb，1min足够；大于1kb需加长延伸时间。Taq酶可根据1kb/min增加时间。这里需要注意，延伸时间过长可能出现非特异扩增。因此需要设置恰到好处的延伸时间。

4.循环数：其他参数选定后，PCR循环次数主要取决于模板DNA的浓度。理论上说20~25次循环后，PCR产物的积累即可达到最大值，实际操作中由于每步反应的产率不可能达到100%，因此不管模板浓度是多少，20~30次是比较合理的循环次数。循环次数越多，非特异扩增增加。

（五）PCR延伸技术

由PCR延伸而来的技术很多，这里只介绍日常实验中常用到的几种。

1.touchdown PCR：降落PCR，主要用于PCR的条件的优化。在许多情况下引物的设计使得PCR难以进行，例如特异性不够易错配等。退火温度过高会使PCR效率过低，但退火温度过低则会使非特异扩增过多。因此，前面几个循环的起始退火温度设定为比引物的最高熔解温度（Tm）再高几度。前几循环温度逐渐下降至设定的最终Tm。通过较高温度获得特异性匹配较高的模板后，再以较低温度高效率扩增。

2.RT-PCR：逆转录-聚合酶链反应（Reverse Transcription-Polymerase Chain Reaction，RT-PCR）的原理是提取组织或细胞中的总RNA，以其中的mRNA作为模板，采用Oligo（dT）或随机引物利用逆转录酶反转录成cDNA。再以cDNA为模板进行PCR扩增，而获得目的基因或检测基因表达。

3.real-time PCR/quantitative PCR：实时荧光定量PCR技术是指在PCR反应体系中加入荧光基团，利用荧光信号积累实时监测整个PCR进程，最后通过标准曲线对未知模板进行定量分析的方法。

4.nested PCR：先用低特异性引物扩增几个循环以增加模板数量，再用高特异性引物扩增。

5.SOE PCR：重叠延伸 PCR 分为 2 种。用重叠延伸 PCR 做定点突变和用重叠延伸 PCR 做序列缺失突变，即重叠延伸 PCR 技术（gene splicingby overlap extension PCR，简称 SOE PCR）用重叠延伸 PCR 做定点突变该步一定要用 pfu 酶，不能用 Taq 酶，因为 Taq 酶容易在 PCR 产物末端加 A，会造成产物移码突变。

6.高 GC 含量 PCR：具有高 GC 含量（>65%）的 DNA 模板由于 G 和 C 碱基间的强氢键影响，比较难以扩增。富含 GC 的序列同时也涉及二级结构。因此，富含 GC 的序列可导致 DNA 聚合酶沿模板扩增时"卡顿"并干扰 DNA 合成。为了扩增高 GC 含量的片段，双链模板必须解离，以便引物与模板结合，并使 DNA 聚合酶能够读取到序列。为了克服强 GC 相互作用，最常用的方法是使用 DMSO 等 PCR 添加剂或辅助溶剂来帮助 DNA 变性。然而，这些试剂通常会降低引物的 Tm，所以退火温度也需进行相应的调整。高合成能力的 DNA 聚合酶由于与模板的结合能力更强，有利于完成高 GC 含量 PCR。超高热稳定性 DNA 聚合酶也有利于高 GC 含量 PCR，因为较高的变性温度（如使用 98℃ 代替 95℃）可能会促进双链解离和 PCR 扩增。

7.AS-PCR 等位基因特异性 PCR（allele specific PCR，AS-PCR）：指利用引物与模板之间的碱基错配可以有效地抑制 PCR 反应，进而达到模板区分（等位基因区分）的目的。由于 PCR 过程中引物延伸是 3′端开始的，所以 3′末端的碱基对引物的延伸来说处于至关重要的位置。如果这个碱基与模板互补，则引物能不间断延伸，PCR 可以正常进行，得到特定长度扩增带，反之，则不能延伸。所以只要将与正常等位基因所不同的那个突变碱基安排在引物 3′最末端，当用某一含突变序列的引物进行 PCR 时，如果得到特异条带，表明被测基因含有该种突变。没有特异扩增带出现，则表示没有这种突变。注意：这里由于仅仅利用了引物 3′末尾碱基的错配，因此需要摸索一个合适的 Tm，才能达到检测目的。

（六）以下为常用 PCR 仪介绍

1.普通 PCR 仪

（1）产品特点：以伯乐公司 C1000 型基因扩增仪为例，温控系统采用膜加热及半导体热泵制冷技术保证了升降温的快速稳定、仪器采用 PCR 无矿物油操作，避免了人为原因造成的污染；软件系统为中文微软（Windows）传统界面，多个标准参数填空式输入，参数输入提示保证了参数输入的有效性；多样化的运行方式，每个程序段数有 9 个，每个程序的步骤有 9 个，每个程序的循环数有 99 个，温度、循环等多个参数的多种修正、调节方式，可满足临床及科研上试验的要求；良好的线性范围、灵敏度、重复性，线性范围广、可检测的样品浓度线性范围 $10^1 \sim 10^{10}$，灵敏度最小分辨率为 1copy，重复性 CV≤2.1%。

（2）用途：用于体外核酸片段扩增，具有动态温度梯度功能。

（3）主要性能：可以升级为六通道荧光定量 PCR 仪。配备高分辨率彩色液晶显示屏，可实现实验过程中实时显示温控及运行状态。具有动态温度梯度功能，以验证最佳实验方案。半导体加热制冷方式。具有可更换反应模块功能，其可供选择的模块包括

96×0.2mL 梯度单槽模块、96×0.2mL/48×0.5mL 梯度深槽模块、48/48×0.2mL 双槽梯度模块、384孔单槽梯度模块、定量 PCR 梯度模块等。当安装梯度双槽模块时，可同时独立运行两个不同的程序，供两人同时使用梯度程序。带有程序自动编写功能，输入退火温度和扩增片段长度等信息可自动生成扩增程序。

2.实时荧光定量 PCR 仪

（1）产品特点：以 QIAGEN 公司的 Rotor-Gene Q 型实时荧光定量 PCR 仪为例，其离心转子式设计，该系列仪器温度均一性为±0.02℃，提高了检测结果的准确性和重复性；并且无需在反应体系中加入其他校准荧光素，也无需采用特殊的 PCR 管，降低了后续的运行成本；具备温度自动校正功能，可保证仪器的长期稳定运行；搬动时无需校正，可作为车载仪器，方便突发事件的临场检测。

（2）用途：利用相对定量，绝对定量或高分辨率熔解分析（HRM）实验用于转基因动植物的检测，食品中病原微生物的检测，基因的表达调控分析，细菌和病毒的快速分型和鉴定等。

（3）工作原理：Rotor-Gene 系列荧光定量 PCR 仪采用荧光标记的方法，检测目标基因在扩增过程中的荧光信号，通过检测荧光信号的变化来分析目标基因的最终浓度，从而计算扩增前的原始样品的浓度，而 HRM 功能是在温度不断升高过程中，检测结合到 DNA 双链中的荧光染料信号的变化过程，并绘制变化曲线，通过样本之间变化曲线的差别来分析其 DNA 序列的差异。

二、电泳检测技术

目前，电泳技术已广泛用于蛋白质、多肽、氨基酸、核苷酸、无机离子等成分的分离和鉴定，甚至用于细胞与病毒的研究。

（一）电泳原理

许多分子具有可电离基团，在溶液中能形成正、负离子。缓冲液 A、B 中各放一电极接直流电源，则两电极间形成一恒定电场。A、B 间用预先被缓冲液浸泡至饱和的支持介质连接，形成一个"桥"。将电泳的样品液滴在支持介质上，在电场作用下，样品中带正（负）电的颗粒移向负（正）极。在样品的各种离子到达电极之前关闭电源，样品的各种成分便按照它们的电泳迁移率相分离。

（二）常见电泳方法

1.琼脂糖凝胶电泳：琼脂糖凝胶电泳是用琼脂糖作支持介质的一种电泳方法。其分析原理与其他支持物电泳的最主要区别是：它兼有"分子筛"和"电泳"的双重作用。琼脂糖凝胶具有网络结构，物质分子通过时会受到阻力，大分子物质在涌动时受到的阻力大。因此在凝胶电泳中，带电颗粒的分离不仅取决于净电荷的数量和性质，还取决于分子大小，这就大大提高了分辨能力。但由于其孔径相当大，对大多数蛋白质来说其分子筛效应微不足道，现广泛应用于核酸的研究中。目前，一般实验室多用琼脂糖水平平板凝胶电泳装置进行 DNA 电泳。琼脂糖凝胶电泳技术以其操作简单、耗时短而被广泛使用，但琼脂糖凝胶电泳却无法分辨差异小的 DNA 片段。

2.聚丙烯酰胺凝胶电泳：聚丙烯酰胺凝胶电泳用于分离蛋白质和寡核苷酸。其原理是聚丙烯酰胺凝胶为网状结构，具有分子筛效应。它有两种形式，分别是非变性聚丙烯酰胺凝胶和SDS-聚丙烯酰胺凝胶（SDS-PAGE）。非变性聚丙烯酰胺凝胶在电泳的过程中，蛋白质能够保持完整状态，并依据蛋白质的分子量大小、蛋白质的形状及其所附带的电荷量而逐渐呈梯度分开。而SDS-PAGE仅根据蛋白质亚基分子量的不同就可以分开蛋白质。该技术最初由Shapiro于1967年建立，他们发现在样品介质和丙烯酰胺凝胶中加入离子去污剂和强还原剂后，蛋白质亚基的电泳迁移率主要取决于亚基分子量的大小（可以忽略电荷因素）。

聚丙烯酰胺水凝胶是常用的电泳支持物，具有分辨率高、样品在其中不易扩散、几乎无电渗作用等优点，但是聚丙烯酰胺的单体丙烯酰胺是强致癌物质，期望未来有一种无毒材料能代替聚丙烯酰胺用于凝胶电泳。

3.毛细管凝胶电泳：毛细管电泳技术（Capillary Electrophoresis，CE）又称高效毛细管电泳（HPCE）或毛细管分离法（CESM），是一类以毛细管为分离通道、以高压直流电场为驱动力，根据样品中各组分之间迁移速度和分配行为上的差异而实现分离的一类液相分离技术，迅速发展于20世纪80年代中后期，它实际上包含电泳技术和色谱技术及其交叉内容，是分析科学中继高效液相色谱之后的又一重大进展。1987年，Cohen发表了毛细管凝胶电泳的工作。当电泳从凝胶板上移到毛细管中以后，发生了奇迹般的变化：分析灵敏度提高到能检测一个碱基的变化，分离效率达百万理论塔板数；分析片段能大能小，小到分辨单个核苷酸的序列，大到分离Mb的DNA；分析时间由原来的以小时计算缩减到以分、秒计算。CE可以说是经典电泳技术与现代微柱分离技术完美结合的产物。

毛细管凝胶电泳的特点：所需样品量少、仪器简单、操作简便。分析速度快，分离效率高，分辨率高，灵敏度高。无需核酸染料，安全无毒。无需制胶，省时省力。无需照胶，杜绝人工分析结果误差。自动出结果，包括片段大小和样品浓度，软件可输出电泳峰图、凝胶电泳图、DNA片段碱基差异分析、相对定量分析。

4.脉冲场凝胶电泳：通常的琼脂糖凝胶电泳利用双链DNA分子在电场作用下，在凝胶中的迁移率不同而达到分离的目的。当双链DNA分子超过一定的大小以后，DNA双螺旋的半径超过了凝胶的孔径，在琼脂糖中的电泳速度会达到极限，此时凝胶不能按照分子大小来筛分DNA。此时的DNA在凝胶中的运动，是像通过弯管一样，以其一端指向电场的一极而通过凝胶。这样的迁移模式被形象地称为"爬行"。

琼脂糖凝胶能分辨的DNA分子的大小和凝胶孔径相关。低浓度的（<0.2%）的凝胶可以分辨不大于750kb的DNA分子，但相对而言，这样的凝胶本身很脆弱，而且需要的电泳时间极长。对于超过750kb的样品，常用的电泳方法就无能为力了。1984年，Schwartz和Cantor报道了脉冲场电泳的设计思想，解决了分离大片段DNA的方法。该方法在凝胶上加了正交的可变脉冲电场，使得DNA分子在"爬行"过程中因电场方向的变化，DNA分子以一种扭曲的状态运动从而达到分离的目的。

脉冲场电泳经过数年的发展，已经成为一个非常成熟的分离大片段DNA分子的技术。现在最常用的手段是CHEF技术和DR技术。通过微生物分型可以鉴定菌株是否一致，比较亲缘关系，对于细菌性传染病的监测、传染源追踪、传播途径的调查和识别非常重要。传统的生化分型、血清学分型等方法由于微生物容易受环境影响使得分类准确性受限制。PFGE分型技术基于限制性酶切的方法，重复性好、分辨力强，被誉为细菌分子分型技术的"金标准"。通过对不同样品菌株的PFGE产生的电泳条带之间以及同已知菌株的条带间的比较或者软件分析，可以很快判定是哪种菌株、是否为同一菌型，以及菌株间的亲缘关系远近。如今国际国内贸易频繁，人口及物品的流动性非常大，食品安全问题日益凸显，基于此，PFGE病原菌分子分型技术已经广泛在疾控系统、检验检疫、食品卫生和风险评估、军队疾控系统、畜牧兽医、医疗系统、院内感染等相关领域发挥了重要的作用。

（三）电泳仪技术的应用

1.水平电泳仪：用琼脂糖凝胶作支持物的电泳法，借助琼脂糖凝胶的分子筛作用，核酸片段因其分子量或分子形状不同，电泳移动速度有差异而分离。是基因操作常用的重要方法。

2.垂直电泳仪：聚丙烯酰胺凝胶为网状结构，具有分子筛效应。在电泳的过程中，蛋白质能够保持完整状态，并依据蛋白质的分子量大小、蛋白质的形状及其所附带的电荷量而逐渐呈梯度分开。

3.毛细管电泳仪：毛细管电泳仪（CE），又称高效毛细管电泳仪，以弹性石英毛细管为分离通道，以高压直流电场为驱动力，依据样品中各组分的淌度和分配行为的差异而实现各组分分离。

4.脉冲场凝胶电泳仪：脉冲场凝胶电泳（PFGE）是一种分离大分子DNA或者染色体的方法，采用了两个交变电场，即两个电场交替地开启和关闭，使DNA分子的电泳方向随着电场的变化而改变，电场方向的交替改变使大分子DNA得以分离。

（四）常用电泳仪介绍

1.毛细管电泳仪

（1）产品特点：以QIAGEN公司的QIAxcel Advanced系统毛细管电泳仪为例，其取代了传统、劳动密集的DNA和RNA凝胶分析，完全自动化，采用即用型预置胶卡夹，12个DNA样品最快3min即可分析完成，每次运行可自动分析多达96个样品，减少了人为操作误差。分辨率达3~5bp，即便浓度低至0.1ng/μL的核酸样品也可标准化且准确地分析，其QIAxcel Screen Gel软件确保了方便的数据分析和记录。

（2）用途：QIAxcel Advanced仪器包含激发光二极管和光学检测器。核酸片段沿着毛细管内的凝胶介质迁移，通过激发端使核酸样本被激发，产生荧光信号，信号被光学检测器收集并转换，随后传输给QIAxcel Screen Gel软件，由软件进行数据分析。利用单重或多重PCR实验用于转基因动植物的检测，食品中病原微生物的检测，基因的表达调控分析，细菌和病毒的快速分型和鉴定等。

（3）主要功能：一次PCR反应筛检沙门氏菌、志贺氏菌、副溶血性弧菌、蜡样芽孢杆菌、小肠结肠炎耶尔森氏菌、阪崎肠杆菌、霍乱弧菌、结肠弯曲菌、空肠弯曲菌、嗜水气单胞菌等14种常见食源性致病菌，满足应急检测的需求。以及5种致泻性大肠埃希氏菌、4种志贺氏菌、5种致病弯曲菌、副溶血性弧菌毒力基因及大肠埃希氏菌O157:H7毒力基因的多重PCR检测。

2.脉冲场凝胶电泳仪

（1）用途

脉冲场凝胶电泳系统的应用范围涵盖物种与微生物的分型鉴定、流行病的检测跟踪溯源、致病菌的鉴定排查、院内感染、测序文库构建、RFLP指纹图谱分析、DNA损伤修复细胞凋亡等研究中，广泛应用于疾病控制系统、检验检疫、食品卫生和风险评估、军队疾控系统、畜牧兽医、测序公司和医疗系统等。

（2）产品特点

①准确稳定的实验数据：以Bio-Rad公司的CHEF Mapper XA脉冲场凝胶电泳仪为例，CHEF（钳式均衡电场）技术，产生均衡电场；PACE（程序自主控制电极）技术，根据片段大小的需要优化设定脉冲角度；FIGE（电场倒置）技术，为250kb以下小片段DNA提供快速分离；AFIGE（非对称场倒置）技术，精细分离小片段DNA，提高分辨率；以上技术的应用保证了科研人员在所有分子量范围内均能得到最佳的线性分离。

②自动演算功能：程序优化实验参数，只要输入待分离DNA片段的最小、最大长度，结合10个主要变量的确定，获得实验条件。

③大范围的脉冲角度：可以在0°~360°间自由选择脉冲角度，可以在同一系统上实现大至染色体级、小至质粒DNA的有效分离。

④涵盖了所有时间转换梯度方式：有线性、非线性（凸形和凹形）两种脉冲时间梯度，非线性梯度可以提供更广泛的分离动态范围，可以精确地确定分离片段的大小。

⑤宽广的分离范围：小至100bp，大至10mol/L的片段均能够得到良好的分离，可满足不同实验的使用需求。

⑥电极设计：电极呈六边形排列，每边4根，通过主机单独实时控制每根电极电势，确保脉冲角度1°增量变化。由24根电极共同作用，可以产生更准确更稳定的脉冲角度，有利于实验结果的可靠性和重复性。在某一根电极损坏的时候，只需更换这一根即可，无需所有24根电极均更换。

⑦方便灵活的设计特点：仪器具有延时启动功能，可到达设定的延迟时间之后自动启动程序；停电或电源故障后仪器停止运行，但在恢复供电时仪器可以自动重启继续程序。

⑧多种配套试剂、耗材可供选择不同规格的模具、制胶架、梳子可满足不同大小的plug制备、多种凝胶面积、多个样品孔的实验要求；低熔点胶、脉冲场级别琼脂糖胶、小至5k大至5mol/L的多种marker可供选择。

三、核酸测序技术

快速和准确地获取生物体的遗传信息对于生命科学研究一直具有十分重要的意义。对于每个生物体来说，基因组包含了整个生物体的遗传信息。测序技术能够真实地反映基因组DNA上的遗传信息，进而比较全面地揭示基因组的复杂性和多样性，因而在生命科学研究中扮演了十分重要的角色。

（一）核酸测序的原理

其基本原理是DNA的复制反应体系中需要存在DNA聚合酶、DNA模板、寡核苷酸引物和dNTP，引物和模板退火形成双链后，DNA聚合酶在引物的引导下在模板链上沿 $3'\rightarrow5'$ 的方向移动，dNTP按照碱基配对原则，逐个连接在引物的 $3'-OH$ 末端。

（二）核酸测序的方法

1. 双脱氧链终止法测序：通过合成与单链DNA互补的多核苷酸链，由于合成的互补链可在不同位置随机终止反应，产生只差一个核苷酸的DNA分子，从而来读取待测DNA分子的顺序。

2. Maxam-Gilbert化学降解法测序：将一个DNA片段的 $5'$ 端磷酸基作放射性标记，再分别采用不同的化学方法修饰和裂解特定碱基，从而产生一系列长度不一而 $5'$ 端被标记的DNA片段，这些以特定碱基结尾的片段群通过凝胶电泳分离，再经放射线自显影，确定各片段末端碱基，从而得出目的DNA的碱基序列。

3. 自动化测序：与链终止法测序原理相同，只是用不同的荧光色彩标记ddNTP，如ddATP标记红色荧光，ddTTP标记绿色荧光，ddCTP标记蓝色荧光，ddGTP标记黄色荧光。由于每种ddNTP带有各自特定的荧光颜色，而简化为由1个泳道同时判读4种碱基。

（三）核酸测序的发展

目前核酸测序技术已经发展到四代测序技术。

第一代测序技术指的是以Gilbert法和Sanger法为代表，帮助人们完成了从噬菌体基因组及单细胞模式生物如啤酒酵母，再到一些小型基因组生物如水稻、玉米、秀丽新小杆线虫，再到人类基因组草图等大量的测序工作。为第二代、第三代测序技术的产生和发展奠定了基础。

第二代测序技术与第一代Sanger测序法的原理相同，但是第二代测序技术不仅保持了高准确度的特性，而且大大降低了测序成本并极大地提高了测序速度，降低了测序成本。第二代测序技术最显著的特点是先将待测序列打断成小分子序列，再用PCR技术对小分子序列进行扩增，其中克隆的扩增通过以下几种方式之一进行，如桥PCR、微乳滴PCR或原位成簇。然后用相应载体吸附小分子序列，利用Sanger法的边合成边测序思想完成测序工作。

高通量是第三代测序技术的特点。这些测序技术可得到大量测序信息，因此可以在短时间内对某个组织在一段时间内合成的大量mRNA进行测序，故又被称为深度测序。这种特性对于医学研究尤为重要，尤其是对于临床医学生物标志物的检测方面。相信在不久的将来，第三代测序技术将会越来越成熟并得到更加广泛的应用。

第四代测序技术是最新研发的纳米孔基因测序技术，其原理可以简单地描述为电泳技术，借助电泳驱动单个分子逐一通过纳米孔。尽管离纳米测序完全投入商业化还有一段距离，但是我们可以预见，一旦其技术条件完全成熟，为人类的基因测序带来的改变是巨大的。纳米孔测序技术在成本、速度等方面有着十分巨大的优势。不需要借助PCR扩增、多聚酶、连接酶等就能进行测序，而且测序的长度可以达到10 000~50 000nt。

（四）常见核酸测序设备

1. 产品特点

（1）以 ABI 3500 型核酸测序仪为例，可以运行测序和片段分析两种模式，测序可用于进行微生物鉴定，片段分析可用于微生物分型，一台设备可以实现微生物鉴定和分型的双重功能。

（2）含经过验证的 MicroSEQ 微生物数据库，可鉴定 2000 多种细菌（基于 16S 序列）和 1000 多种真菌（基于 D2 序列），测序方法是最新版伯杰氏细菌学手册的金标准方法，鉴定无需进行革兰氏染色，结果不受培养基的影响，数据库定期更新，也可在第三方数据库中进行鉴定。

（3）可选择的分型方法多样，其中 MLVA（多位点可变重复序列分析法）是 PulseNet 推荐的分型方法之一，同 PFGE 方法并列，但自动化程度高，无需复杂的操作步骤；除此之外，还可使用 AFLP、MLST（MLST 方法已经成为 SN 标准收录方法）等方法进行微生物的分型。

（4）自动化平台、无需复杂的手工操作、菌库大、分型手段多样，是微生物鉴定的金标准。

2. 用途

可用于食源性致病菌的鉴定和分型工作，也可用于病毒的分型、结核分枝杆菌的耐药性检测等。

3. 工作原理

以 Sanger 测序法为基础，利用荧光标记和高分辨率的毛细管电泳平台，实现基因测序和片段分析功能。

四、基因芯片技术

基因芯片（genechip）是生物芯片的一种，目前已开始应用于食品安全的检测。基因芯片技术在食源性致病菌基因芯片发展和应用方面，国内外已有很多家公司有相关仪器设备、试剂耗材、软件数据库的产品，并日趋自动化、智能化。标准化方面我国转基因产品中已得到应用［《转基因产品检测 基因芯片检测方法》（GB/T 19495.6—2004）、《玉米中转基因成分的测定基因芯片法》（GB/T 33807—2017）），此外在出入境检验检疫方面也率先得到应用《肉及肉制品中常见致病菌检测方法 基因芯片法》（SN/T 2651—2010）、《出口食品中致泻大肠埃希氏菌检测方法 基因芯片法》（SN/T 3152—2012）、《贝类食品中食源性病毒检测方法 纳米磁珠-基因芯片法》（SN/T 2518—2010）等］。随着基因芯片技术的不断发展，其高通量、快速、灵敏的特点将使基因芯片技术用于疾病相关的基因的检测，目前主要涉及癌症、心血管疾病、血液病、遗传性疾病神经系统疾病部分感染性疾病免疫反应相关性疾毒物引起的损伤等，此外也被广泛地应用于食源性致病菌检测中。

基因芯片技术的优点：高通量性，可同时并行分析成千上万种分子，节省时间，并减少系统误差；微化；高度自动化；结果重现性和准确性更高（基因芯片能在同一张芯片上同时对实验组和对照组材料进行杂交分析，这样就实现了平行化操作，避免了各种误差，使实验结果具有可比性）。基因芯片的缺点：基因芯片技术体系的建立和使用需要较大的投入，但是，相对于传统的表达分析技术而言，单个基因分析的成本仍是较低的。

（四）常见基因芯片设备

1. 产品特点

（1）以QuantStudio 7 TLDA微流体芯片系统为例，一机两用，日常检测使用96孔模块，可用于荧光定量PCR检测；应急检测使用TLDA微流体芯片模块，可快速筛查致病病原体（同时检测细菌和病毒），实现多重致病菌的核酸检测工作。

（2）TLDA微流体芯片是384孔的微型反应板，每块反应板最多处理8个样品，每个样品可检测多达47种病原体和1个对照，当食物中毒等应急事件发生时，可一次性将可能的病原体同时进行检测，提高了筛选的效率。

（3）商品化的微流体芯片包括可检测19种病原体的肠道病原体检测板，可检测21种病原体的呼吸道病原体检测板。

（4）支持使用者定制反应板，只要设计过荧光定量PCR实验的探针，即可完成反应板的定制工作。

（5）操作简单，仅需一步加样，无需多个移液步骤，彻底解放人力。

2. 用途

可用于食源性致病微生物检测、食源性病毒（如诺如病毒等）检测；用于多重食源性致病病原体（包括细菌和病毒）的核酸检测，快速处理食物中毒等应急事件。

3. 工作原理

以聚合酶链式反应（PCR反应）为基础，利用荧光染料与扩增产物结合，或者利用荧光染料标记的探针，对病原体的核酸片段进行扩增和荧光检测。微流体芯片的反应在 $1\mu L$ 的反应孔中进行，保持了荧光定量PCR反应的准确性，同时提高了病原体筛选的通量。

五、微生物质谱鉴定技术

（一）质谱仪的原理

质谱仪是利用电磁学原理，使带电的样品离子按质荷比进行分离的装置。其基本原理是使样品中的分析物在离子源中发生电离，生成不同质荷比的带电荷的离子，经加速电场的作用形成离子束，进入质量分析器。质量分析器能够将同时进入其中的不同质量的离子按质荷比 m/z 大小分离。分离后的离子依次进入离子检测器采集放大离子信号，经计算器处理绘制成质谱图。

质荷比的计算公式为：$m/z=2U/v^2$

其中 z 为离子的电荷，U 为加速电压，m 为离子的质量，v 为离子初加速后的运动速度。具有速度 v 的带电离子进入质谱分析器的电磁场中，根据所选择的分离方式，最终各种离子按质荷比（m/z）不同实现分离。

质谱仪主要由离子源、质量分析器和离子检测器三个核心部件组成（图3-2）。电离源（ion source）是质谱仪中产生离子的装置。电离源的功能是将进样系统进入的气态样品分子转化成离子。由于离子化所需要的能量随分子不同差异很大，因此，对于不同的分子应选择不同的解离方法。通常称能给样品较大能量的电离方法为硬电离方法，而给样品较小能量的电离方法为软电离方法。质谱技术中所用的离子源有多种，常用的主要有：基质辅助激光解吸离子化（Matrix Assisted：aser Desorption Ionization）、电喷雾离子化（Electrospray ionization，ESI）。

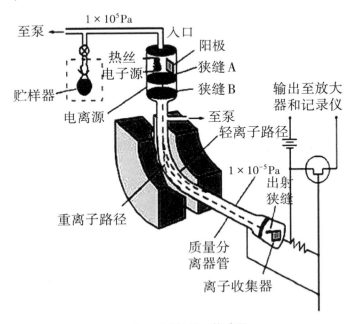

图3-2　质谱仪原理构造图

（二）质谱技术在微生物鉴定和分类中的应用

随着质谱技术的发展，尤以基质辅助激光解吸飞行时间质谱（MALDI-TOFMS）在微生物鉴定中的应用，因其操作简单快速、高通量、自动化、高灵敏度和高分辨率的特性在国内已经被很多医院及检测机构认可并应用。目前商品化的微生物鉴定质谱仪有MALDI BioTyperTM（Bruker Daltonics），SARAMIS（Shimadzu & Anagnostec），MALDI micro MXTM（Waters Corporation）和 VITEK MSTM（bioMerieux）。其中 MALDI BioTyperTM于2011年获得欧洲CE认证；VITEK MS于2011年获得欧盟体外诊断认证和美国FDA准入，VITEK MS与MALDI BioTyperTM分别于2012年8月和2014年5月通过SFDA批准。

（三）常见微生物质谱设备

1.VITEK MS全自动快速微生物质谱检测系统

（1）产品特点

①微生物鉴定解决方案：操作简单：即用型基质液（经CFDA认证），无需避光保存，直接涂板上样。溯源性：每块靶板上标有独一无二的条码标签，在VITEK MS预处理站扫描后便能追溯所有样品信息。可放置4块靶板，同时容许1~4位实验室人员独立完成样品涂布。血培养阳性样品直接鉴定与VITEK 2无缝对接，提供完整的鉴定和药敏解决方案。

②微生物数据库：数据库基于多年长期积累的大量菌株库以及严苛的质量要求所创建，包含超过5万张标准图谱、24 000余株菌、2000多种微生物菌种。菌株∶菌种>10∶1以保证各种不同来源微生物样品的检测准确性。用于临床、公共卫生、科研等多方面微生物的快速鉴定。

③微生物实验室数据管理平台myla：简单而直观的报告界面；方便、实用的信息管理功能，让微生物实验室进入数字时代；全面的数据库管理功能；电子签名；连接生物梅里埃其他自动化仪器（VITEK MS、VITEK 2、BacT/ALERT 3D）；客户检出微生物分类统计。

（2）注意事项

MALDI-TOF MS质谱仪目前不适应于混合培养物，必须是分纯的微生物。培养基的选择，固体培和液态基理论上存在一定差异，实际工作中一般不受影响。常规的鉴定建议用固体培养基。对于固体培养基，理论上选择性和非选择性培养基不会对质谱鉴定有多大影响，但还是建议尽量选择非选择性培养基进行细菌培养。各类微生物质谱鉴定孵育时间要求见表3-2。

表3-2　各类微生物质谱鉴定孵育时间要求

微生物种类	孵育时间
细菌和酵母	需氧细菌：18~24h；苛氧菌及厌氧菌：24~72h；酵母菌：18~24h
丝状真菌	快生长：2~8d；慢生长：5~25d
分枝杆菌（固体培养基）	快生长：3~7d；慢生长：7~28d
分枝杆菌（液体培养基）	阳性后继续培养24~72h
诺卡菌	24~72h

第四章

细菌性食源性疾病概述

一、细菌性食源性疾病的概念

食源性疾病是指通过摄食而进入人体的有毒有害物质等致病因子所引起的疾病，可分为中毒性和感染性。人类常见的食源性疾病有食物中毒、肠道传染病、人畜共患传染病、寄生虫病以及化学性有毒有害所引起的疾病。食源性疾患的发病率居各类疾病总发病率的前列，是当前世界上最突出的卫生问题。中国《食品安全法》附则中给出了术语定义：食源性疾病，指食品中致病因素进入人体引起的感染性、中毒性疾病，包括食物中毒。细菌性食源性疾病指食入被细菌污染的食品引起的食物疾病，被污染食品指含有细菌或细菌毒素的食品。

细菌性食源性疾病发病有明显的季节性特征，每年的5~9月份中国细菌性食源性疾病发病率较高，这与夏秋季的气候有关，高温高湿容易使食物变质、细菌繁殖从而引起食源性疾病。据报道，中国的细菌性食源性疾病发病人群中多为6~15岁的儿童，其住院比例、死亡比例方面均显著高于其他年龄段，应重点关注。

细菌性食源性疾病大多数表现为急性毒性疾病，引起疾病的常见病原菌为沙门氏菌、副溶血性弧菌、致泻大肠埃希氏菌、变形杆菌、增李斯特菌、志贺氏菌、空肠弯曲菌、金黄色葡萄球菌、产气荚膜梭菌和肉毒梭菌等。

二、细菌性食源性疾病的主要类型

细菌性食源性疾病类型：一般可分为感染（细菌侵入）型、毒素（肠毒素）型和混合型三类。

感染型：致病菌伴随食物进入肠道，在肠道内生长繁殖并靠其侵袭力附着在肠黏膜或侵入黏膜下层，引起肠黏膜充血、白细胞浸润、水肿和渗出等炎性病理变化。

毒素型：大部分细菌都能产生肠毒素或类似毒素，尽管分子量、结构和生物学特性不同，但致病性基本相似。由于肠道对肠壁上皮细胞的刺激，激活了腺苷酸环化酶或鸟苷酸环化蛋白酶，在活体腺苷酸环化酶的催化下，细胞质中的三磷酸腺苷脱去两个磷酸后，形成环磷酸腺苷（cAMP）或环磷酸鸟苷（cGMP）。cAMP或cGMP浓度升高可促进细胞质中蛋白质磷酸化过程，激活细胞相关酶系统，改变细胞分泌功能，导致Cl^-的过量分泌，抑制肠壁上皮细胞对Na^+和水的吸收。

混合型：部分致病菌进入肠道后，不仅会侵入肠道黏膜引起炎症，还会产生毒素并引起急性胃肠道症状。此类致病菌发病机制是致病菌入侵肠道和产生毒素的协同作用，称其为混合型。

三、细菌性食源性疾病发生的原因

（一）引起细菌性食源性疾病的主要食品

根据以往的监测结果分析，引起细菌性食源性疾病的主要食物是动物性食品，其中畜肉及其制品位居首位，其次是禽肉、鱼类、牛奶和鸡蛋。剩菜剩饭、年糕、米粉等植物性食物易发生由金黄色葡萄球菌、蜡样芽孢杆菌等引起的食源性疾病。

（二）生熟交叉污染

在加工熟食过程中熟食与生食原料接触的表面相污染，或者被生食原料污染，或者与熟食接触的容器、手和操作平台被生食配料污染。

（三）食品贮存不当

熟食在加工完成后没有及时放置于冷藏或冷冻环境下而在10~60℃的温度下储存超过了2h，及长期储存都很容易导致变质。此外，在不合适的温度下长期储存易腐烂的原材料和半成品也可能导致食源性疾病。

（四）食品未烧熟煮透

由于烹饪时间不足、烹饪前解冻不完全等原因，食品加工过程中的中心部位温度尚未达到70℃，导致灭菌不彻底。此外，食用未加热的生食也是细菌性食源性疾病的常见原因。

（五）从业人员带菌污染食品

由于从业人员感染或携带相关致病菌，在从业过程中手碰触空气飞沫传播的方式污染了食品或食品包装材料。

四、细菌性食源性疾病的主要症状

通常由活细菌引起的感染性细菌性食源性疾病包括发烧和腹泻，如沙门氏菌食源性疾病，表现为体温达到38~40℃，以及恶心、呕吐、无力、腹部疼痛、全身酸痛和头痛，粪便呈水样，有时伴有脓血和黏液。在严重的情况下，可能会出现抽搐甚至昏迷。老人、幼儿和体弱者得不到及时抢救，就可能发生死亡。副溶血性弧菌引起的食源性疾病，以急性发作、低热、腹痛、腹泻、呕吐、脱水和黄色水样或糊状粪便为特征，1/4的病例显示粪便有血水样或洗肉水样。这种疾病可以在1~7d内痊愈。由细菌毒素引起的细菌性食源性疾病通常无发热症状。金黄色葡萄球菌肠毒素食源性疾病的主要症状为恶心、反复呕吐、上腹痛、腹泻等。肉毒杆菌食源性疾病的主要症状是头晕头痛、恶心呕吐、身体乏力、眼睑下垂、视力模糊，伴有吞咽困难、声音嘶哑症状，最终因呼吸困难死亡。患者一般体温正常，意识清醒。

五、常见引起细菌性食源性疾病的致病菌

细菌性食源性疾病在国内外都是最常见的一类食源性疾病。无论是发生数量还是人数，在各类食源性疾病中都占有很大的比例。近年来，国内外报道了一些新病原菌食源性疾病，如李斯特菌食源性疾病、河弧菌食源性疾病、创伤弧菌食源性疾病、气单胞菌食源性疾病、类志贺邻单胞菌食源性疾病等，应予重视。

关于细菌性食源性疾病的特点，以往认为其有明显的季节性、发病快、发病率高、病程短、病死率低。但是，近20年来出现的一些细菌性食源性疾病，使某些特点发生了变化。例如，小肠结肠炎耶尔森菌食源性疾病、空肠弯曲菌食源性疾病的潜伏期一般3~5d，长者可达10d。李斯特菌食源性疾病、创伤弧菌食源性疾病、小肠结肠炎耶尔森食源性疾病、椰毒假单胞菌食源性疾病的病程长、病情重，恢复慢，要引起高度关注。

目前，可引起细菌性食源性疾病常见的致病菌有沙门氏菌、金黄色葡萄球菌、副溶血性弧菌、蜡样芽孢杆菌等。近年来，单核细胞增生李斯特菌、小肠结肠耶尔森菌及大肠埃希氏菌O157:H7，引起广泛关注。

（一）沙门氏菌

沙门氏菌（Salmonella）是革兰氏阴性菌，对外界的抵抗力较强，在水和土壤中能存活2~3周，粪便中能存活1~2个月，在冰冻土壤中能越冬。不耐热，55℃、1h或60℃、10~20min死亡。5%苯酚或1∶500升汞5min内即可将其杀灭。沙门氏菌属引起的食源性疾病的临床症状主要是胃肠炎。病程较短，一般2~4d可完全恢复。

全年均可发病，多发生于夏秋季。沙门菌在多种家畜、家禽、鼠类、鱼类、鸟类及野生动物的肠腔及内脏中均能检测到。人类、动物和鸟类的粪便是主要传染源。鸡蛋、家禽、肉类和肉制品是传播沙门菌的最常见的食物载体。恢复期病人和无症状的带菌者也是常见的传染源。本病主要通过粪口途径传播，通过进食被污染的饮水、食物、餐具以及生鲜蛋品、冰蛋、蛋粉等造成感染。食品加工容器、用具生熟不分导致交叉污染，而食前未经高温加热或加热不彻底是引起沙门菌感染最常见的原因。水源污染则可能导致水源性感染暴发流行。医院婴儿室、儿科病房等，因间接传播造成院内交叉感染。人群易感性：普遍易感，任何年龄均可患病。

潜伏期多为8~36h，短者6h，长者48~72h。潜伏期短者，病情较重。沙门菌感染有主要症状表现为持续发热、腹痛、腹泻、恶心、呕吐等，严重者伴有脓毒血症或菌血症，表情淡漠、反应迟钝等神经系统症状。病程一般2~5d，重者可持续至60d。

符合沙门菌感染的流行病学特点和临床表现。从食物、病人的呕吐物或粪便中检出血清型相同的沙门菌。如在无可疑食品或可疑食品、病人吐泻物中均未检出本菌，但符合本菌的流行病学特点与中毒表现，则按食物中毒事故处理办法执行。

对于有明显呕吐或腹痛的人，呕吐后应给予易于消化的半流质饮食。呕吐严重者，可口服普伐他汀15~30mg，或皮下注射阿托品0.5mg。呕吐严重、腹泻频繁的患者，应口服或静脉滴注生理盐水。对于腹部疼痛严重的患者，可以用手揉按或针刺足三里、天枢等穴位。每次20~30min，每天2~3次。30~60g的马齿苋在水中煮沸饮用。抗生素治疗：轻症患者不需要抗生素治疗，对于重症患者、老年人、婴儿及免疫系统受损的患者，抗生素治疗是常用方法之一。一般使用氯霉素、环丙沙星、氨苄青霉素、头孢地尼等。近年来，病原体耐药性现象日益严重，因此最好根据药物敏感性结果选择合适的抗生素。目前临床上常用的第三代氟喹诺酮类抗生素和第三代头孢菌素类药物，如环丙沙星、氧氟沙星、注射用头孢唑肟钠等，往往具有良好的治疗效果。

避免生食食物，例如生蛋黄、生肉等容易受到沙门氏菌污染的食物。注意饮食、饮水卫生，加工肉制品一定要做到生熟分开。熟食品必须与生食品分别贮存，防止污染。注意个人卫生，处理食物后及时洗手，避免感染沙门氏菌。加强环境卫生，定期清洁、通风换气及消毒杀菌。

（二）金黄色葡萄球菌

金黄色葡萄球菌为革兰氏阳性兼性厌氧菌，能引起急性胃肠炎其肠毒素除能引起急性胃肠炎外，还可引起化脓性病灶和败血症。该菌具有较强的抵抗力，能在12~45℃环境、15%NaCl和40%胆汁中生长。pH 4.5时也能生长；在含有50%~66%蔗糖或15%以上食盐食品中才可被抑制。在冷冻食品中不易死亡；加热到80℃，经30min方能被杀死；在干燥状态下，可生存数月之久目前已发现的葡萄球菌耐热肠毒素有A、B、C1、C2、C3、D、E、F、G、H、I和J等12型。其中A型毒力最强，人摄入1μg即能引起中毒，是引起食源性疾病的主要毒素；其次为肠毒素D，涉及肠毒素E的发病率最低。

季节性：本病全年均可发病，多发生于春夏季。传染源：金黄色葡萄球菌广泛分布于自然环境中，超过一半以上的健康人皮肤上都有金黄色葡萄球菌存在。因而食品受其污染的机会很多。其中奶、肉、蛋、鱼及其制品受金黄色葡萄球菌最常见。此外，剩饭、油煎蛋、糯米糕及凉粉等引起的食源性疾病也有报道。传播途径：引起食源性疾病的主要原因是食品在加工前本身带菌，或在加工、运输、销售等过程中被致病性葡萄球菌污染后，在较高温度下保存时间过长，产生足以引起大量肠毒素所致。

发病快，起病急是本病特点。潜伏期一般为2~4h，最短的0.5h即可发病，长的6~7h发病。主要的临床症状表现为恶心和剧烈高频的呕吐，并且伴有上腹部疼痛及腹泻等急性肠胃炎的症状，体温一般不高。严重者可有头痛、肌肉抽筋，严重时也引起短时间血压、脉搏的变化。病程一般较短，1~2d即可恢复，预后良好。

符合金黄色葡萄球菌食源性疾病的流行病学特点及临床症状。从可疑食品中直接检测出有毒力的肠毒素，并确定其型别。从可疑食品、患者呕吐物、粪便中检出金黄色葡萄球菌，并从分离的菌株培养物检测出与食品中同一型别的肠毒素。

一般无须特殊治疗，脱水严重者可适当补液，静脉快速输入电解质和液体常可明显缓解病情。必要时给予抗生素治疗，首选青霉素Ⅱ、万古霉素、杆菌肽、卡那霉素、先锋霉素等。

加强食品卫生监督管理，如对从业人员加强管理，有感染者康复前不得从事餐饮工作。由于肠毒素的毒性很难被一般的烹调温度破坏，因此必须以预防为主，剩余饭菜及时加热消毒并低温储藏，且放置时间不应太长。

（三）副溶血性弧菌

副溶血性弧菌（*Vibrio parahaemolyticus*）是中国沿海地区最重要的食源性致病菌之一，是嗜盐性细菌。该菌广泛存在于海水、海底沉积物以及鱼贝虾蟹等海产品中。特别在夏季，沿海地区的海水及海产品中常带染有此菌。随着国民经济的发展，交通运输便利，目前中国内陆省份各大城市由该菌引起的细菌性食源性疾病也较为常见。

副溶血性弧菌为革兰氏阴性无芽孢杆菌，一般为（0.3~0.7）μm×（2~6）μm大小，易呈多形态，有弧状、椭圆状、球状、棒状、荚膜球杆状。两极浓染，无荚膜。菌体一端有单鞭毛，运动活泼。该菌在3%~4% NaCl环境中生长最佳，无盐和高盐环境下不生长。此菌需氧性强，常在液体培养基表面形成菌膜。在固体培养基上形成菌落特征常因培养基的种类、琼脂浓度、培养温度及时间等不同而有所不同（如在SS平板上呈较小扁平不容易挑起的菌落，在新鲜软琼脂平板上呈不规则片状扩散性生长）。此菌耐碱、嗜盐，不耐酸、不耐热、对消毒剂抵抗力较弱；不耐冷，在冷藏条件下易死亡。副溶血性弧菌具有"O""K""H"3种抗原。到目前已发现本菌有13个O群及65个K抗原，可分成845个血清型。新分离菌株有K抗原的存在，即容易阻止与O血清的凝集，因此需将菌液进行高压（15lb 60min）处理破坏K抗原后，再与O血清进行凝集试验。致病性菌株能够使得人及家兔红细胞发生溶解，称为"神奈川"试验（Kanagawa test）阳性。其致病力与其溶血能力是相一致的，这是由一种耐热的溶血素（分子量42 000）所致。同时也发现其内毒素（脂多糖）能致新生乳兔肠内大量积液，认为与水样腹泻密切有关。近年也有报道"神奈川"试验阴性的菌株引起感染发病。本菌能否产生肠毒素尚待证明。

季节性：本菌在海水和海产品中的分布与季节性具有密切关系，夏秋季节是发病的高峰期。传染源：感染者为重要传染源，一般患者在患病初期排菌较多，其后排菌量迅速减少。传播途径：主要经食物传播，主要是鱼类、贝类等海产品，其次是被污染的其他食物。人群普遍易感，男女老幼均可患病。

潜伏期短，4~48h不等。一般为10h左右，最短2~3h即可发病。

发病急，具有急性肠胃炎的典型症状：腹泻、腹痛、恶心呕吐，伴随发热、头痛、肌肉疼痛等症状。病情严重者，脐周阵发性疼痛，伴有黏血便和黏液便。该病病后免疫力不强，可重复感染。病程1~6d不等，一般2~3d。一般恢复较快，少数病人由于失水过多可造成休克，如不及时治疗有生命危险。

符合副溶血性弧菌感染的流行病学特点和临床症状。从患病者的呕吐物或粪便中以及可疑食物、盛放食品的容器中检出血清型别一致的副溶血性弧菌。同一暴发事件中病人的临床表现基本相同。从2例及2例以上病例的粪便中分离到"神奈川"试验阳性的病原体或从可疑食品中分离到相同的大量病原菌（>10^5CFU/g）。动物实验具有毒性或与患者血清有抗原抗体反应。副溶血性弧菌检验方法按国家标准《食品微生物学检验　副溶血性弧菌检验》（GB 4789.7—2013）进行。

抗生素治疗，本菌对氯霉素敏感。必要时可进行催吐、洗胃。防止病原菌污染，加强海产品卫生管理，不吃生的海产品。加工过程中生熟用具要分开，低温储藏海产品，加工时必须烧熟煮透。

对症治疗：对于有明显呕吐或腹痛的人，可口服普伐他汀15~30mg，或皮下注射阿托品0.5mg。呕吐严重、腹泻频繁的患者，应口服或静脉滴注生理盐水。对于出现酸中毒、休克的病人，应给予补碱和抗休克治疗。对危重病人、年老体弱者和婴幼儿必要时输血、氨基酸补给。抗生素治疗：轻症患者不需要抗生素治疗。重症患者、老年人、婴儿、营养不良病人，或有败血症、局部化脓性感染等病人，采用抗生素进行治疗。一般使用氯霉素、青霉素类等，严重者可使用庆大霉素、氧氟沙星等治疗。近年来，病原体耐药性现象日益严重，因此最好根据药物敏感性结果选择合适的抗生素。目前临床上常用的第三代氟喹诺酮类抗生素和第三代头孢菌素类药物，如环丙沙星、氧氟沙星、注射用头孢唑肟钠等，往往具有良好的治疗效果。

注意饮食、饮水卫生，加工肉制品一定要做到生熟分开。熟食品必须与生食品分别贮存，防止污染。注意食品的加工过程。规范食品加工的流程，加强食品加工人员的规范操作，避免交叉污染，引起肠道细菌感染。运输、贮存时要注意清洁、消毒。

（四）蜡样芽孢杆菌

蜡样芽孢杆菌分布比较广泛，常见于环境、植物及食品中。是食用剩饭、剩菜、凉拌菜等制品引起食源性疾病的病原菌之一。

在《伯杰氏鉴定细菌学手册 第9版》中，蜡样芽孢杆菌分属芽孢杆菌属的第I群，为革兰氏染色、需氧的芽孢杆菌，并能在厌氧条件下生长。芽孢不突出菌体，多呈链状排列。按其鞭毛抗原，可将该菌分为23个血清型。从腹泻型食源性疾病食品中分得的菌株，以2、6、8、9、10和12血清型为主；从呕吐型食源性疾病食品中分得的菌株，主要为1、3、4和5血清型，而与食源性疾病无关的菌株则往往不能分型。国内从食源性疾病样品中分离的菌株多为5型；按5项生化试验也可将蜡杆芽孢杆菌分为15个生物型，其中生物I型为主要的食源性疾病生物型。

蜡杆芽孢杆菌对外界有害因子抵抗力强，耐热，其游离的芽孢能耐受100℃、30min，而干热灭菌需120℃、60min才能杀死。部分蜡样芽孢杆菌可产生肠毒素。耐热肠毒素引起呕吐型综合征，不耐热肠毒素引起腹泻型综合征。季节性：全年均可发病，特别是夏秋季。传染源：蜡样芽孢杆菌分布广泛，在环境中、食品中常见。已从各种肉及肉制品、乳制品、蔬菜、米面制品等多种食品中分离出该菌。其中米面制品是最常见的引起蜡样芽孢杆菌食源性疾病中的食品。传播途径：当摄入食物中的该菌的数量达到 $10^6CFU/g$ 时引起食源性疾病。也有食源性疾病发生后，在可疑食物中未检出蜡样芽孢杆菌，但往往是该菌产生的毒素导致的。

临床上将蜡样芽孢杆菌引起的食源性疾病分为呕吐型和腹泻型两种类型。呕吐型的潜伏期较短，一般为0.5~6h，临床表现主要为恶心、呕吐，有时伴有腹泻、腹痉挛等症状，病程短不超过1d。引起的食源性疾病的临床症状与金黄色葡萄球菌类似。腹泻型的潜伏期相对较长，约为6~15h，主要临床表现腹痛、腹泻、腹痉挛等，偶尔患者有恶心等症状，病程在1d以上，引起的食源性疾病临床症状类似于产气荚膜梭菌。

符合本菌的流行病学特点与临床表现。从可疑食品中检出蜡样芽孢杆菌数量大于 $10^6CFU/g$。至少从2名患者的粪便或呕吐物中分离出与可疑食品分离株相同生化反应或血清型的蜡样芽孢杆菌。轻症对症治疗，多饮水一般不需要使用抗生素治疗。腹泻严重者及时到医院就诊。

做好食品的冷藏和加热。该菌最易污染剩饭、剩菜等食物，污染的食品无腐败变质异味不易被发觉，因此在食用前一定要加热。注意食品的贮藏条件，防止环境中的尘土、昆虫对食物的污染。食物不宜放置室温太久，低温保存。

（五）大肠杆菌 O157:H7

肠出血性大肠杆菌（*Enterohemorrhagic Escherichia coli*，EHEC）属于肠杆菌科致泻性大肠埃希菌属，是能够引起人肠出血的肠杆菌，血清型有：O157:H7、O157:NM、O26:H11、O111等。近年来，EHEC O157:H7引起的腹泻病例逐年增多，EHEC O157:H7被世界卫生组织定为新的食源性致病菌。

中国首次分离出 EHEC O157:H7 是在1988年。近几年通过监测发现，从被EHEC O157:H7污染牛、猪、羊等肉类等食品引起的食源性疾病逐年增多。美国、日本、加拿大等多个国家和地区等相继报道了EHEC的散发性感染和暴发流行。

季节性：EHEC O157:H7引起的食源性疾病多发生于夏、秋两季，主要集中在6~9月为发病高峰。EHEC O157:H7主要农场动物牛、羊、猪、鸡、马、鹿、鸽子、海鸥等均可能为大肠杆菌O157的携带者。EHEC O157:H7主要污染牛肉、生奶、鸡肉及其制品、蔬菜、水果及制品等引起食源性疾病，其中牛肉是最主要的传播载体。主要引起的食源性疾病有：出血性结肠炎（HC）、溶血性尿毒综合征（HUS）、血栓性血小板减少性紫癜（TTP）。EHEC能引起出血性腹泻，并发溶血性尿毒综合征（HUS）、血栓性血小板减少性紫癜（TTP）等。

EHEC O157:H7具有很强的感染性，其感染人的最低剂量为10CFU/g。其潜伏期为3~10d，部分儿童可长达3周，病程长2~9d。EHEC O157:H7发病初期通常是水样腹泻，伴有痉挛性腹痛，数天后出现出血性腹泻，可不发热或低热。少数患者于病程1~2周，可发展为HUS、TTP等，老人、儿童等体质较弱者更易感染，病死率10%~15%。符合致泻性流行病学特点及临床表现。从病人呕吐物和可疑食品中检出生化及血清型别相同的大肠埃希菌。肠毒素试验：对于ETEC必须进行肠毒素实验才能作出诊断。

饮食疗法：对于呕吐和腹泻频率较高的患者，应该在恢复正常饮食前，禁食12~24h，并且恢复饮食也应该是循序渐进逐步恢复。液体疗法：按脱水程度、脱水性质及代谢性酸中毒轻重，制订输液计划。抗菌药物治疗：首选药物为氯霉素、口服庆大霉素、多黏菌素E、氟哌酸、阿米卡星等。预防措施同沙门氏菌。

（六）单核增生李斯特氏菌

单核细胞增生李斯特菌（*Listeria monocytogenes*）是一种短小的革兰氏阳性无芽孢兼性厌氧杆菌，能产生溶血性外毒素；是引起人畜共患病的病原菌，可引起暴发性食源性疾病，病死率可高达30%~70%；是冷藏食品威胁人类健康的主要病原菌之一，已成为欧美发达国家最重要的食源性病原菌之一。

单核细胞增生李斯特菌归属于李斯特菌属，为革兰氏阳性、无芽孢、兼性厌氧短杆菌。该菌有17种血清型，主要有3种：1/2a、1/2b、4b，最常见的为1/2b。但食物型李斯特菌病主要为1/2a和4b型。有人用多区带酶电泳法检到牛奶中特有菌型ET48，ET75~78。该菌对理化因素抵抗力较强，可长期存活在土壤、粪便、青储饲料和干草内，可以在5℃生长，在-20℃可存活1年。对碱和盐抵抗力强。60~70℃经5~20min死亡，70%乙醇5min、2.5%苯酚20min可杀死。单核细胞增生李斯特菌首选抗菌药物为氨苄西林，其次为青霉素、四环素、红霉素、磺胺等。

季节性：多发生在夏秋季节。传染源：李斯特菌广泛分布在土壤、地表水、污水、废水、植物、青储饲料、烂菜及其他多种食品中，部分正常人体内也可带有此菌。奶与奶制品、牛肉、蔬菜、沙拉、水产品带菌率较高。传播途径：人们通过摄入被单核细胞增生李斯特菌污染的奶及奶制品、肉制品、水产品和水果蔬菜等而引发感染。还可以通过胎盘或者产道感染胎儿或新生儿。

单核细胞增生李斯特菌可引起的感染有腹泻型和侵袭型两种。腹泻型感染潜伏期较短，患者进食被单核细胞增生李斯特菌污染的食物后，一般在8~24h内出现恶心、呕吐、腹泻等症状。侵袭型感染相比较腹泻型的潜伏期更长，一般为3~70d，在发病初期也表现为胃肠炎症状，继发脑膜炎、败血症、脑脊膜炎、发热等，发病率虽然低，但病死率较高。新生儿、老人、慢性病患者最易感染。孕妇感染后，引起胎儿感染，导致流产、死胎等严重后果。

诊断依据：符合单核细胞增生李斯特菌流行病学特征和主要临床症状。从可疑食物和病人的呕吐物、粪便中检出单核细胞增生李斯特菌。治疗原则：单核细胞增生李斯特菌的治疗可用青霉素、氨苄西林、四环素、庆大霉素，对青霉素过敏感的可使用红霉素和其他广谱抗生素。预防和控制：食物储存要注意避免交叉污染，尽量减少食用生冷食物。因为单核细胞增生李斯特菌在4℃下仍然能够生长繁殖，食用冷藏食品时应加热后再食用。

（七）小肠耶尔森氏菌

小肠结肠炎耶尔森菌可引起人畜共患病，在20世纪末期引起重视的一种新食源性疾病菌。

小肠结肠炎耶尔森菌属于耶尔森菌属，该菌一般在30℃以下比在35~37℃能呈现出更多的特征性，这一表现特征在菌种鉴别上具有一定意义。目前已知本菌具有O抗原近60种，K抗原6种，H抗原19种。中国引起人腹泻的血清型以O:9多见，其次是O:3，再次是O:4.32，O:5.27，O:8。根据生物分型共有5型，1型和5型多为非致病株，2、3、4型为致病株。中国分离到O:3和O:9血清型菌株均为生物3型。

该菌致病性主要为侵袭性与和肠毒素因素相关，侵袭性主要是由质粒编码的黏附素（YopA）使其黏附到细胞表面；再由染色体编码的侵袭素介导其进入细胞内部；肠毒素为耐热性肠毒素，主要区别在于体外培养时，在25~30℃之间才能产生耐热性肠毒素，而在37℃时，则不产生该毒素。

季节性：一年四季均有发生，以春冬两季为多。传染源：小肠结肠炎耶尔森菌分布广泛，在河流、湖泊、土壤、植被等环境中存在，蔬菜、豆制品、乳制品、肉类以及牡蛎等水产品中也存在，还有在温血的家养动物和野生动物中发现该菌。传播途径：通过进食污染饮水、食物等造成感染。水源污染则可能导致暴发流行。以及被感染的家畜、家禽以及苍蝇体的粪便长期排菌，污染环境和食物。

小肠结肠炎耶尔森菌主要症状表现为发热、腹痛腹泻（水样便或血便），病程3~4d，部分患者持续5~14d或更长。急性期后至3周出现自身免疫性疾病，结节性红斑，关节炎、败血病等。

诊断依据：符合本病流行病学特点和临床表现。两名以上病例粪便检出病原菌。从可疑食物中检出病原菌。恢复期血清中的抗体滴度较急性期升高4倍或4倍以上。治疗原则：对症治疗。出现腹泻可以使用止泻药进行对症治疗。小肠结肠炎耶尔森菌抗菌药物治疗可以使用头孢类抗生素、还可以使用阿奇霉素、红霉素等。

预防和控制：加强食品卫生管理，避免食品和饮水污染。小肠结肠炎耶尔森菌能在0~4℃冷藏条件下生长繁殖，所以食品不应在冰箱中长期保存，冷藏食品必须彻底加热后才能食用。同时，做好食品加工场所的环境卫生，防蝇灭菌，防止交叉污染。

第一节　食源性疾病中卫生指示菌分析

一、菌落总数

（一）卫生学意义

菌落总数是食品卫生学中的重要指标，对于评估食品的质量、安全性、卫生状况以及预测食品的耐贮藏性等方面都具有重要的意义。

1.判定食品被污染的程度：菌落总数可以反映食品受污染的程度。食品中的细菌数量越多，说明食品被污染的程度越严重。通过检测食品中的菌落总数，可以帮助判断食品是否符合卫生要求。

2.预测食品耐贮藏性：菌落总数越高，食品的耐贮藏性越差。细菌会消耗食品中的营养成分，并产生有害物质，导致食品变质。因此，菌落总数可以预测食品的耐贮藏性，帮助人们选择合适的食品保存方法。

3.评估食品安全性：菌落总数是评价食品质量的重要指标，可反映食品的安全性。一些致病菌如沙门氏菌、志贺氏菌等也会在食品中滋生，而它们的存在可以通过菌落总数反映出来。因此，通过检测菌落总数可以评估食品的安全性，帮助消费者选择安全的食品。

4.指示食品加工卫生状况：菌落总数可以指示食品加工过程中的卫生状况。食品加工过程中如果卫生条件不良，会导致细菌滋生。通过检测食品中的菌落总数，可以了解食品加工过程中的卫生状况，提醒食品生产企业加强卫生管理，提高食品卫生质量。

5.作为食品质量评价指标：菌落总数可以作为食品质量评价指标，反映食品加工和储存过程中的质量状况。在食品加工和储存过程中，如果卫生条件不良或加工方法不当，会导致细菌滋生，从而使菌落总数升高。因此，通过检测菌落总数可以了解食品的质量状况，帮助消费者选择优质的食品。

6.反映食品加工过程的卫生状况：菌落总数可以反映食品加工过程的卫生状况。在食品加工过程中，如果卫生条件不良，会导致细菌滋生，从而使菌落总数升高。相反，如果加工过程中严格执行卫生标准，则菌落总数会相对较低。因此，通过检测菌落总数可以评估食品加工过程的卫生状况，便于提醒食品生产企业加强卫生管理。

7.评估食品的腐败变质程度：菌落总数可以评估食品的腐败变质程度。食品腐败变质后，细菌会大量繁殖，导致菌落总数升高。通过检测菌落总数，可以帮助判断食品是否符合卫生要求，避免食用腐败变质的食品。

8.控制食品生产过程中的污染：菌落总数可以控制食品生产过程中的污染，帮助减少食品安全隐患。根据菌落总数检测结果，可以了解食品生产过程中的污染状况，针对问题采取相应的控制措施，如加强卫生管理、改进生产工艺等，从而减少食品安全隐患，保障消费者的健康权益。

菌落总数作为食品卫生学中的重要指标，对于评估食品的质量、安全性、卫生状况以及预测食品的耐贮藏性等方面都具有重要的意义。通过检测菌落总数，可以帮助消费者选择合适的食品，同时提醒食品生产企业加强卫生管理，保障食品安全和质量。因此，在今后的食品安全工作中，应更加重视菌落总数的检测与评估，为保障人民群众的健康权益做出积极的贡献。

（二）实验室检测程序

见图5-1。

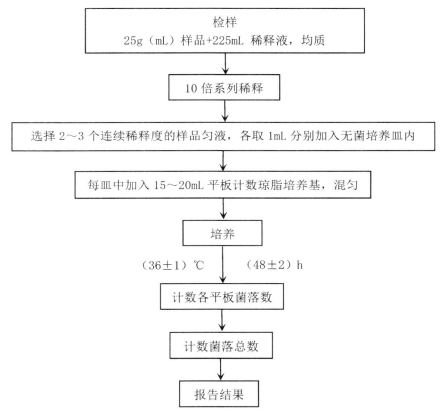

图5-1　菌落总数检验程序

（三）食品被污染和食源性疾病发生的原因

1.菌落总数可以作为评估食品卫生状况的指标。在食品生产和加工过程中，如果卫生条件不良，导致细菌污染，这些污染的细菌会繁殖并形成菌落，使得菌落总数超标。这些细菌可能产生毒素，或者具有侵袭性，甚至可能产生多种毒素且具有侵袭性。这些毒素和侵袭性可能会对人体产生危害，引发疾病。

2.菌落总数也可能导致食品腐败变质。一些细菌，如变形杆菌等，会在适宜的条件下迅速繁殖，并使食品中的营养物质分解，从而导致食品质量下降、腐败变质。变质的食品可能会产生有害物质，如组胺、酪胺等，对人体产生毒害作用。

目前相对问题较大的主要是未加工的原料食品以及散装食品，如生禽肉、熟制米面制品、熟肉制品、街边流动快餐、速冻米面制品、鲜榨果汁等。

（四）预防控制

为了预防由菌落总数引起的食源性疾病，需要对食品生产和加工过程进行严格的卫生控制，同时也要对食品的菌落总数进行检测和监控，确保其在安全范围内。

1.清洁卫生：清洁卫生是预防菌落总数的基本措施。以下是一些清洁卫生的具体实践方法。

（1）保持加工设备和器具的清洁卫生，每天至少清洗一次，并定期进行消毒。

（2）保持加工场所的卫生，包括加工车间、墙壁、地面等，每天至少清洁一次，并定期进行消毒。

（3）工作人员在进入加工场所前必须进行清洗和消毒，并穿戴清洁的工作服、帽、口罩和手套。

（4）严格控制原材料的卫生质量，对原料进行筛选和清洗，去除污染物和有害微生物。

2.消毒灭菌：消毒灭菌是控制菌落总数的关键措施。以下是一些消毒灭菌的具体实践方法。

（1）采用热力消毒灭菌法，如高温蒸煮、热风干热等，将食品加热至适当的温度并保持一定时间，以杀死细菌。

（2）使用化学消毒剂，如过氧化氢、次氯酸钠等，对食品表面进行喷洒或浸泡，消毒后需用清水冲洗干净。

（3）对于大型食品加工设备，可采用辐射消毒灭菌法，用γ射线或电子束照射食品，以杀死细菌。

3.温度控制：温度控制对于预防菌落总数非常重要。以下是一些温度控制的具体实践方法。

（1）将食品加工和储存的温度控制在适当的范围内，如0~4℃为冷藏温度，应将食品储存于适当的冷藏设备中。

（2）采用温度控制措施，如安装空调或冷风机等，维持加工场所的温度适宜，避免细菌繁殖。

4.水分控制

（1）对于加工的食品，应控制其水分含量，避免食品过度湿润而有利于细菌繁殖。

（2）对于加工设备和器具，应保持适宜的湿度，避免过度潮湿而导致细菌繁殖。

5.个人卫生：个人卫生对于预防菌落总数同样重要。以下是一些个人卫生的具体实践方法。

（1）工作人员在进入加工场所前必须进行手部清洗和消毒，避免细菌交叉污染。

（2）工作人员在加工过程中应注意个人卫生，不得佩戴首饰、化妆等，以避免细菌污染。

二、大肠菌群

（一）卫生学意义

大肠菌群是肠道污染的指示剂，可以用来评估食品安全风险。通过监测大肠菌群数量，可以预警食品安全问题，从而避免食源性疾病事件。

1.指示肠道污染：大肠菌群是人体肠道中的一类微生物，它们与人体健康密切相关。由于大肠菌群在肠道中存在的数量与肠道污染程度有关联，因此大肠菌群的监测被广泛应用于评估食品安全风险。在食品生产和加工过程中，如果大肠菌群数量过高，往往意味着食品受到了污染，存在引发肠道疾病的风险。通过对大肠菌群的监测，可以有效地预警食品安全问题，从而避免食物中毒等事件的发生。

2.检测食品污染：大肠菌群在食品中分布广泛，并易在受污染的食品中生长繁殖。通过监测大肠菌群在食品中的分布和数量，可以评估食品受污染的风险，保障食品安全。例如，在肉类食品中，大肠菌群的数量可以反映食品的新鲜程度和加工过程的卫生状况。在乳制品中，大肠菌群的数量和类型可以评估产品的卫生质量和保质期。通过监测大肠菌群，可以促进食品生产和供应管理，提高食品卫生水平。

3.预防流行病暴发：大肠菌群是许多流行病暴发的指示生物，如大肠杆菌O157:H7等。通过对大肠菌群的监测，可以及时发现流行病暴发的征兆，预防和控制疾病的传播。例如，在食品安全事故中，对大肠菌群的监测可以快速判断是否出现肠道传染病暴发，为采取防控措施提供科学依据。通过监测大肠菌群的数量和分布，可以评估流行病暴发的风险，提高公共卫生管理和疾病预防能力。

总之，大肠菌群在卫生学领域具有重要意义，作为肠道污染、水质污染、食品污染和流行病暴发等方面的指示生物，可以评估环境卫生状况、预测食品受污染风险、保障食品安全和预防流行病暴发。通过对大肠菌群的深入研究，有助于提高环境卫生和食品卫生水平，保障公众的健康安全。

（二）实验室检测程序

分为第一法MPN法，第二法平板计数法。详见图5-2、3。

（三）食品被污染和食源性疾病发生的原因

大肠菌群中的一些致病性微生物，如沙门菌、志贺氏菌、大肠埃希菌等，在食品中繁殖后，进入人体后会对肠道产生感染，导致肠道传染病的发生。例如，志贺氏菌会产生志贺毒素，导致肠道感染症状，如腹泻和腹痛等。

中国目前监测结果显示污染大肠菌群最严重的食品为散装、未经加热处理的食品，例如鲜榨果蔬汁、熟制米面制品、散装熟肉制品、非发酵豆制品以及布丁等。

（四）预防控制

1.加强食品生产和加工过程的卫生管理。严格执行食品安全标准和规定，保持加工设备和环境的清洁卫生，避免食品受到污染。

2.低温储存食品。将食品存放在适当的温度下，可以延缓食品的腐败变质，防止致病菌的繁殖。

3.生熟食分开保存。将生食和熟食分开存放，避免交叉污染。

4.熟食的存储。加工后的熟肉应尽快食用，若不能及时食用，应将其在低温下存储，并尽量缩短存储时间，以减少致病菌的繁殖。

5.彻底加热杀灭致病菌。食物应彻底加热，确保所有部分都达到足够的温度，以便杀灭大肠菌群中的致病菌。特别是肉类食品，应彻底煮至75℃以上，以破坏其携带的致病菌和病毒。

6.定期对食品进行检测和监控。加强对食品中大肠菌群的检测和监控，以便及时发现和控制食源性疾病的发生。

总之，预防大肠菌群引起的食源性疾病需要从食品的生产、加工、储存和食用等各个环节入手，全面落实食品安全措施，保障广大消费者的健康安全。

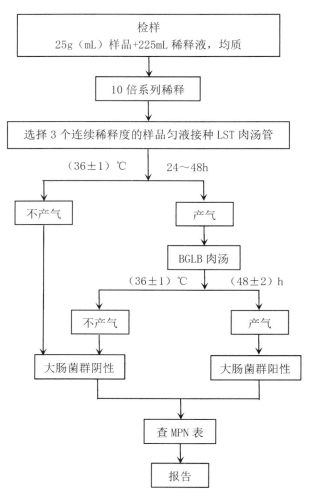

图5-2　大肠埃希氏菌MPN法检验程序

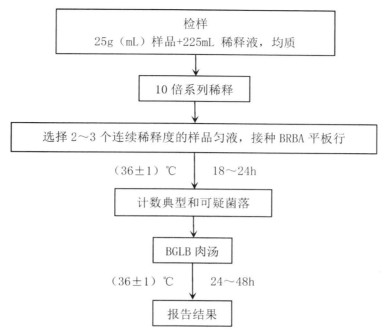

图5-3　大肠埃希氏菌平板计数法检验程序

三、大肠埃希氏菌

（一）卫生学意义

大肠埃希氏菌是一种常见的食源性疾病致病菌，引起的食源性疾病称为致泻大肠埃希氏菌食源性疾病。这种疾病在中国的暴发事件中已经上升到第五位，高危食品主要包括肉制品、蔬菜、水果等。任何人都有可能感染致泻大肠埃希氏菌并引发疾病，但老人和儿童更容易受其影响，并且在感染后症状往往较为严重。

致泻大肠埃希氏菌食源性疾病的常见症状包括水样便、腹痛、恶心、发热、粪便中有少量黏液和脓血等。对于婴幼儿，这种症状多表现为2周以上的持续性腹泻。在严重的情况下，可能会出现脱水、休克等，这时可能会有生命危险。

在预防致泻大肠埃希氏菌食源性疾病方面，我们可以从食品生产和加工环节进行控制。首先，应当严格执行食品安全标准，避免食品被大肠埃希氏菌污染。其次，定期对食品进行监测，及时发现和处理问题。再次，应当对食品生产和加工环节进行卫生管理，保持环境清洁，避免交叉污染。

综上所述，大肠埃希氏菌引起的食源性疾病在卫生学上具有重要意义。通过加强监测与预防、完善食品安全标准、降低公众感染风险、追踪溯源调查以及推动疫苗研究与开发等措施，可以有效地预防和减少致泻大肠埃希氏菌食源性疾病的发生，保护公众的健康权益。

（二）实验室检测程序

分为第一法MPN法，第二法平板计数法。详见图5-4、5。

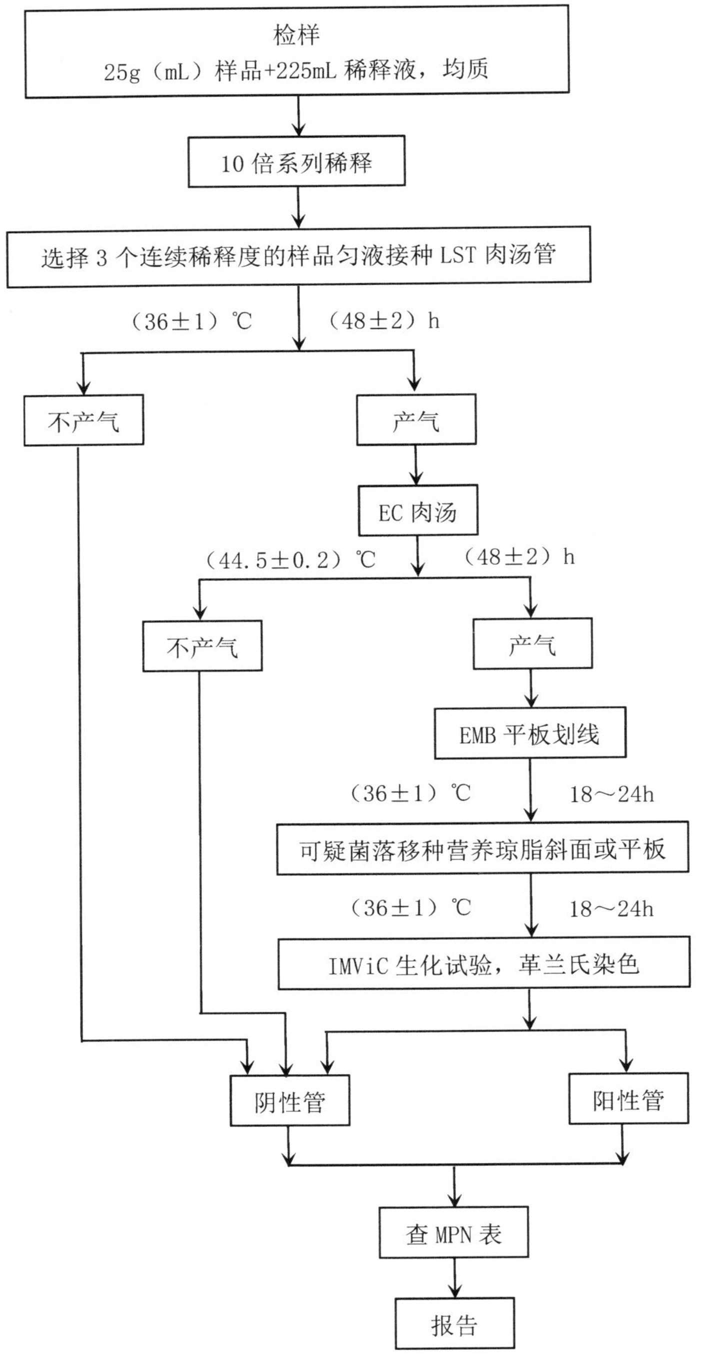

```
┌─────────────────────────────────────┐
│              检样                     │
│  25g（mL）样品+225mL 稀释液，均质      │
└─────────────────────────────────────┘
                  │
                  ▼
        ┌─────────────────┐
        │  10 倍系列稀释    │
        └─────────────────┘
                  │
                  ▼
┌─────────────────────────────────────┐
│ 选择 3 个连续稀释度的样品匀液接种 LST 肉汤管 │
└─────────────────────────────────────┘
       （36±1）℃      （48±2）h
        ┌────────────────┴────────┐
        ▼                         ▼
   ┌─────────┐              ┌─────────┐
   │  不产气  │              │   产气   │
   └─────────┘              └─────────┘
        │                        │
        │                        ▼
        │                  ┌─────────┐
        │                  │ EC 肉汤  │
        │                  └─────────┘
        │      （44.5±0.2）℃    （48±2）h
        │        ┌───────────┴─────────┐
        │        ▼                     ▼
        │   ┌─────────┐          ┌─────────┐
        │   │  不产气  │          │   产气   │
        │   └─────────┘          └─────────┘
        │        │                    │
        │        │                    ▼
        │        │             ┌─────────────┐
        │        │             │ EMB 平板划线  │
        │        │             └─────────────┘
        │        │     （36±1）℃    18～24h
        │        │                    ▼
        │        │      ┌─────────────────────────┐
        │        │      │ 可疑菌落移种营养琼脂斜面或平板 │
        │        │      └─────────────────────────┘
        │        │     （36±1）℃    18～24h
        │        │                    ▼
        │        │      ┌─────────────────────────┐
        │        │      │ IMViC 生化试验，革兰氏染色    │
        │        │      └─────────────────────────┘
        │        │              │          │
        ▼        ▼              ▼          ▼
        ┌─────────────┐      ┌─────────────┐
        │   阴性管      │      │   阳性管      │
        └─────────────┘      └─────────────┘
               │                    │
               └──────────┬─────────┘
                          ▼
                  ┌─────────────┐
                  │  查 MPN 表    │
                  └─────────────┘
                          │
                          ▼
                  ┌─────────────┐
                  │    报告       │
                  └─────────────┘
```

图5-4　大肠埃希氏菌MPN法检验程序

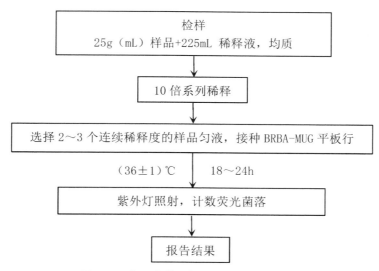

图5-5　大肠埃希氏菌平板计数法检验程序

（三）食品被污染和食源性疾病发生的原因

食品在生产、加工、储存、运输等过程中受到大肠埃希氏菌的污染，或者食品容器和加工器具未清洁干净，都可能导致大肠埃希氏菌的传播和繁殖。

食品监管不力：部分食品生产和经营企业在食品安全监管方面存在漏洞，例如食品生产和加工过程中卫生条件不良、食品保质期管理不当、食品储存和运输环节不规范等，这些因素都可能为大肠埃希氏菌的传播和繁殖提供条件。饮食习惯不良：不健康的饮食习惯，如生食或半生食肉类、蔬菜等，或者食用未煮熟透的食品，也可能导致大肠埃希氏菌的感染。

监测发现餐饮食品污染较严重，主要是外卖配送餐和流动快餐中的凉拌菜、沙拉，其次为酱卤类熟肉制品。

（四）预防控制

1.保持个人卫生：经常洗手，特别是在饭前和便后。避免接触不洁食物和饮水。

2.注意饮食卫生：避免食用生冷、辛辣、油腻的食物，如冰淇淋、辣椒、炸鸡等。食物要彻底加热后食用。

3.避免生食或半生食食品：尤其是肉类、鸡蛋、奶制品和蔬菜等。这些食品可能被大肠埃希氏菌污染，而半生食或生食可能使这些细菌在体内繁殖。

4.保持厨房卫生：厨房用具要清洁干净，生熟食砧板和菜刀要分开使用，避免交叉污染。

5.储存食物：在适当的温度下储存食物，避免食物长时间放置在室温或高温环境中。尤其是剩饭剩菜，应尽快放入冰箱保存。

6.定期清洗冰箱：冰箱如果不定期清洗，可能会滋生细菌。建议定期清洁冰箱，并避免在冰箱中储存食物过久。

四、肠杆菌科

（一）卫生学意义

肠杆菌科食源性疾病是一种常见的食品安全问题，严重影响了公众的健康和生命安全。

1.肠杆菌科食源性疾病的致病菌种类繁多，不同的细菌有着不同的分布区域和营养条件。通过对致病菌的分布特征进行分析，可以更好地了解细菌的生态学和流行病学特征，为防控政策的制定提供依据。如通过了解细菌的传播途径和易感人群，可以为针对性地制订防控措施提供帮助。

2.食品安全问题一直是社会关注的焦点，肠杆菌科食源性疾病的发生与食品污染密切相关。通过对食品中细菌污染程度进行评估，可以了解食品安全风险等级，及时发现食品安全问题，为保障公众健康提供科学依据。如在食品生产和流通环节进行细菌污染监测，可以有效地控制疾病的传播。

总之，肠杆菌科食源性疾病卫生学意义重大，需要我们从多个方面进行研究和探讨。通过加强监测、深入研究致病菌分布、科学评估食品安全风险、开展流行病学研究、制定有效的防控政策、不断优化治疗方法以及积极推进疫苗研究等措施，我们能够更加有效地预防和控制肠杆菌科食源性疾病的传播与流行，保障公众的健康安全。

（二）实验室检测程序

见图5-6。

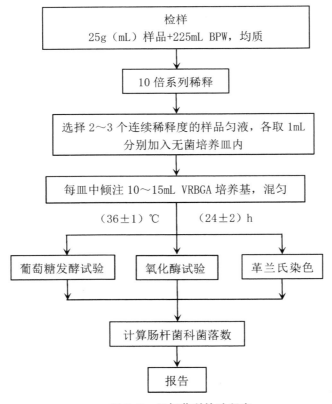

图5-6　肠杆菌科检验程序

（三）食品被污染和食源性疾病发生的原因

肠杆菌科细菌除了污染婴幼儿配方奶粉，其他婴儿食品等特殊膳食食品也可能被肠杆菌科细菌污染。特膳食品的制造和加工过程中需要严格控制原材料的卫生条件和加工环境的卫生质量，避免食品受到肠杆菌科细菌的污染。

（四）预防控制

特膳食品的肠杆菌科污染防控需要从多个方面入手，包括原材料控制、生产加工过程的卫生控制、运输和储存过程中的卫生条件等。以下是一些具体的防控措施：

1.原材料控制：选择无污染的原材料。对于特膳食品的原材料，应该选择无污染、无毒、无有害化学物质、无添加剂、无农药残留的优质原材料。

对原材料进行检验和检测。在选择原材料时，应该对原材料进行检验和检测，确保原材料符合相关卫生标准和规定。

对原材料进行合理的加工和处理。在原材料加工过程中，应该尽可能减少原材料的污染机会，同时避免使用被污染的原材料。

2.生产加工过程的卫生控制：保持生产车间的卫生条件。特膳食品的生产车间应该保持清洁、卫生、无尘、无异味，并定期进行消毒和清洁。

建立完善的生产工艺和操作规程。生产工艺和操作规程应该能够最大限度地减少食品与细菌接触的机会，同时避免食品受到交叉污染。

对生产设备进行清洗和消毒。生产设备应该经常清洗和消毒，以保持设备的卫生状况。

3.运输和储存过程中的卫生条件：保证运输和储存环境的卫生条件。特膳食品的运输和储存环境应该清洁、卫生、无尘、无异味，并定期进行消毒和清洁。

控制运输和储存的温度和湿度。特膳食品的运输和储存过程中应该控制温度和湿度，以避免食品受潮、霉变、变质等问题。

对运输和储存设备进行清洗和消毒。运输和储存设备应该经常清洗和消毒，以保持设备的卫生状况。

总之，特膳食品的肠杆菌科污染防控需要从多个方面入手，包括原材料控制、生产加工过程的卫生控制、运输和储存过程中的卫生条件等。只有严格控制每一个环节的卫生质量，才能够保障特膳食品的安全和卫生质量。

五、霉菌

（一）卫生学意义

检测食品中的霉菌是为了评估食品的卫生质量和安全性。霉菌是一种真菌，大量繁殖可能会引起食品风味改变、营养价值下降，还可能产生毒素危害人体健康。

如果食品或饮料中含有过多的霉菌，可能会导致食品腐败、变质或产生有害物质，从而对人体健康造成威胁。因此，对食品和饮料中的霉菌进行测定可以帮助保证食品和饮料的质量和安全。

（二）实验室检测程序

见图5-7。

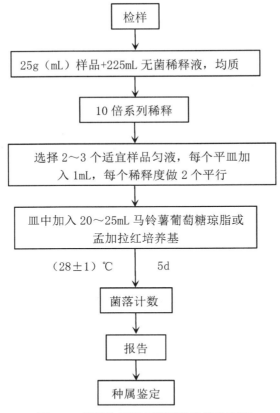

图5-7 霉菌和酵母平板计数法检验程序

（三）食品被污染和食源性疾病发生的原因

霉菌食源性疾病是由霉菌引起的食品安全问题，会对人体健康造成严重危害。霉菌食源性疾病主要分为两类：一类是霉菌在食品中繁殖，导致食品腐败变质，影响食品的感官、营养价值、卫生质量和安全性；另一类是霉菌产生毒素，如黄曲霉毒素等，对人体健康产生危害，甚至可能引发癌症等严重疾病。

监测发现中国霉菌污染率较高的食品主要是水果干制品、冲调谷类食品、乳与乳制品中的发酵乳、干酪等。

（四）预防控制

1.避免过度加工食物：过度加工的食物往往含有较多的防腐剂和食品添加剂，这些物质会破坏食品的天然防御层，增加霉菌污染的风险。

2.食用巴氏消毒奶和冷链食品：巴氏消毒奶和冷链食品经过严格的加工和消毒处理，可以减少霉菌的污染。

3.食品加工处理：生熟分开，生熟食品要分开加工和储存，避免交叉污染；及时清理加工台面，加工台面要及时清洁，避免残留物滋生霉菌；定期消毒餐具和容器，定期对餐具和容器进行消毒处理，杀死潜在的霉菌，避免交叉污染。

4.低温储存：大多数霉菌在高温环境下生长繁殖，因此要将食物储存在低温环境中，以减缓霉菌的生长速度。同时，低温储存也可以延长食品的保质期。

5. 避免将食物长时间存放在冰箱中，尽管冰箱可以减缓霉菌的生长速度，但是长时间存放食品也会增加霉菌的污染风险。因此要避免将食物长时间存放在冰箱中。

六、酵母

（一）卫生学意义

酵母是一种单细胞真菌，能将糖发酵成酒精和二氧化碳。然而，在食品工业中，酵母有时也可能成为食品污染源。酵母污染食品可能会引起一些健康问题，比如导致腹泻等。此外，酵母还可能使食品出现浑浊、沉淀、腐败变质等情况，影响食品的感官和质量。在乳制品里，酵母可以作为食品发酵剂使用，例如在奶酒和部分奶酪的制作过程中。但在其他食品中，酵母通常被视为污染菌。因此酵母可以作为食品卫生质量的指示菌。

（二）实验室检测程序

同霉菌。

（三）食品被污染和食源性疾病发生的原因

酵母菌引起的食源性疾病主要是由于摄入未煮熟的或未处理好的含有大量活酵母菌的食品所引起。

中国问题食品常见的是冲调谷物、水果干、乳与乳制品中的发酵乳、干酪等。

（四）预防控制

在食品生产和加工过程中，酵母污染是一个需要重视的问题。为了预防和控制酵母污染，需要采取一系列有效的措施。

1. 原料控制：原料控制是预防酵母污染的第一步。为了保证原料的清洁和安全，供应商需要严格筛选和管理。只有具备良好信誉和资质的供应商才能获得采购资格。在采购过程中，需要加强质量控制，确保采购的原料符合标准和要求。此外，还需要对原料进行合理的库存管理，避免因库存不当而导致酵母污染。

2. 过程控制：在生产过程中，要严格控制工艺流程，确保各项生产环节的参数设置合理。同时，要注重质量控制，定期对生产过程进行检测和检验，确保产品质量。通过采用高效的生产设备和生产技术，可以减少生产过程中的污染风险。对于关键生产环节，要实施严格的监控措施，确保酵母污染得到有效控制。

3. 设备清洁：设备的清洁卫生是预防酵母污染的关键环节之一。在生产过程中，设备会接触到各种物料，因此设备的清洁卫生至关重要。要建立完善的设备清洁和维护制度，定期对设备进行彻底清洗和保养。同时，要确保设备设计和材质符合食品生产要求，以减少酵母污染的风险。

4. 包装防污染：包装是预防酵母污染的最后一道防线。为了防止酵母污染的发生，包装材料应选择无毒、无味、防潮、防霉的环保材料。在包装过程中，要严格执行包装工艺流程，确保包装密封严实、无泄漏。同时，要建立合理的库存管理制度，避免因存放不当而导致酵母污染。

七、需氧芽孢杆菌

（一）卫生学意义

需氧芽孢杆菌是一类常见的环境微生物，可在食品中繁殖并导致食源性疾病的传播。

1.评估食品卫生质量：需氧芽孢杆菌在食品中的分布广泛，包括肉类、蔬菜、乳制品和谷物等。其数量的多少可以反映食品的卫生状况。因此，通过对食品中需氧芽孢杆菌的监测，可以评估食品的卫生质量，及时发现并解决潜在的健康风险。

2.预防疾病传播：需氧芽孢杆菌引起的食源性疾病主要通过食品传播。为了预防疾病传播，需要了解需氧芽孢杆菌的传播途径，如食品加工过程中的污染、交叉感染和环境传播等。及时发现并控制这些传播途径，有助于阻断需氧芽孢杆菌的传播，防止食源性疾病的暴发和传播。

（二）实验室检测程序

为了提高方法的精密度，稀释液的制备应认真规范化。影响精密度的因素有：混合设备类型、混合时间、稀释液、大颗粒沉降时间以及制备10倍稀释液时允许的混合时间。详见图5-8。

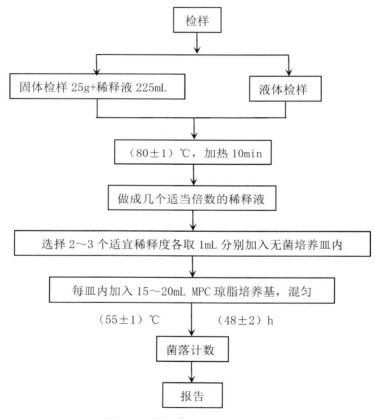

图5-8　需氧芽孢总数检验程序

（三）食品被污染和食源性疾病发生的原因

食源性疾病是由需氧芽孢杆菌引起的。这种细菌是一种常见的食品污染源，可在不适当的温度和湿度条件下繁殖，特别是在食品加工、储存和运输过程中。

需氧芽孢杆菌的繁殖需要适宜的温度和湿度条件。如果食品在加工、储存或运输过程中没有得到适当的处理或控制，这些细菌就可能大量繁殖并导致食源性疾病的发生。

需氧芽孢杆菌也可能通过被污染的食品和水传播，如牛肉、家禽和猪肉等肉类食品，以及蔬菜和水果等。这些食品如果不经过适当的处理和储存，就可能导致细菌的繁殖和毒素的产生。

（四）预防控制

预防食源性疾病的关键是采取正确的食品处理和储存措施，确保食品在加工、储存和运输过程中得到适当的处理和控制，以避免需氧芽孢杆菌的繁殖和毒素的产生。应建立食品采购、运输、储存等方面的卫生管理制度，保障食品的安全卫生。食品采购应选择卫生条件良好的供应商，索取相关证明和检验报告，确保食品在源头上的安全卫生。食品在运输过程中应保持低温、干燥等适宜的储存条件，避免食品受到污染。此外，加强食品卫生监管和检测也是预防食源性疾病发生的重要措施。

八、嗜热需氧芽孢杆菌

（一）卫生学意义

需氧芽孢杆菌属（Bacillus）中的许多种在食品卫生和环境卫生中具有重要的意义。这些细菌可以在各种环境条件下生长，包括高温、高pH值、高盐分等。在食品工业中，许多需氧芽孢杆菌被用作食品添加剂，如凝结剂、发酵剂等。然而，某些嗜热需氧芽孢杆菌可以产生毒素，对人类和动物产生危害。例如，在一些食品中，如肉制品、乳制品和蛋制品，可能会污染嗜热需氧芽孢杆菌，如嗜热脂肪芽孢杆菌（Bacillus stearothermophilus）和蜡状芽孢杆菌（Bacillus cereus）。这些细菌在高温下可以繁殖并产生有害的毒素，可能引起食物中毒。

因此，在食品卫生学中，需氧芽孢杆菌属的一些种被视为潜在的致病菌。对于食品加工和处理过程，需要制订适当的卫生和质量控制标准，以减少食品中嗜热需氧芽孢杆菌的污染，并避免其繁殖和产生毒素。

总之，嗜热需氧芽孢杆菌在食品卫生学中具有重要意义，因为它们可能引起食源性疾病，因此需要采取适当的预防和控制措施来确保食品安全。

（二）实验室检测程序

见图5-9。

（三）食品被污染和食源性疾病发生的原因

嗜热需氧芽孢杆菌引起食源性疾病的原因主要是在食品生产、加工、运输和储存过程中，卫生条件不佳或不当的处理方式导致食品被污染。嗜热需氧芽孢杆菌是一种常见的环境微生物，广泛存在于土壤、水、空气和各种食品中。在适宜的温度和湿度条件下，这些细菌可以迅速繁殖并产生毒素，这些毒素具有很强的致病性，摄入后会对人体健康产生危害，引发食源性疾病。

在食品加工过程中，如果使用含有嗜热需氧芽孢杆菌的原料或添加剂，就可能导致食品被污染。另外，如果食品加工设备的清洁卫生没有得到妥善处理，也可能导致食品受到嗜热需氧芽孢杆菌的污染。

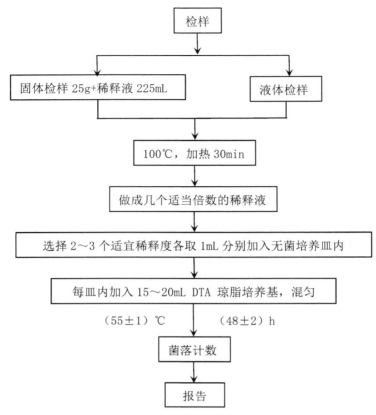

图5-9 嗜热需氧芽孢总数检验程序

（四）预防控制

嗜热需氧芽孢杆菌是一种食源性致病菌，常见于变质或未煮熟的食品中。为了有效预防这种疾病，我们需要对以下几个方面特别关注。

1.保持食品卫生：在准备和食用食品的过程中，应避免食品直接接触地面、桌子等表面，以防尘土和昆虫污染。此外，尽量确保食品储存时间不宜过长，以减少细菌滋生的风险。

2.彻底加热食品：嗜热需氧芽孢杆菌在高温下繁殖能力很强，因此彻底加热食品是非常重要的预防措施之一。建议将食品加热到100℃，并保持沸腾3~5min，以确保杀灭细菌。

3.避免摄入生的或未煮熟的食品：生的食品中可能含有嗜热需氧芽孢杆菌，如果未煮熟就食用，会导致疾病传播。因此，在食用前应确认食品是否煮熟，避免摄入未煮熟的食品。

4.及时冷藏食品：嗜热需氧芽孢杆菌在低温环境下繁殖能力有所下降，但仍然存在。因此，及时冷藏食品可以减少疾病传播的风险。建议将食品在0~5℃之间冷藏，并定期更换食品包装。

5.检查食品包装：购买食品时，应仔细检查食品包装是否完好，避免污染。建议不要使用过期或破损的食品包装。

6.个人卫生习惯：保持个人卫生习惯对预防嗜热需氧芽孢杆菌食源性疾病至关重要。建议勤洗手，避免用手直接接触食品，以及避免与他人共享餐具或水龙头等卫生设施。

7.避食源性疾病发生：食源性疾病是嗜热需氧芽孢杆菌食源性疾病的一种严重形式，可导致腹泻、呕吐等症状。因此，不要食用过期或腐败的食物，以及避免大量食用同一种食品。若不慎摄入可能变质的食品，应立即就医治疗。

预防嗜热需氧芽孢杆菌食源性疾病的关键是保持食品卫生、彻底加热食品、避免摄入未煮熟的食品、及时冷藏食品、检查食品包装、养成良好的个人卫生习惯。通过遵循以上建议，可以有效降低患上嗜热需氧芽孢杆菌食源性疾病的风险，保护自己和家人的健康。

第二节　葡萄球菌食源性疾病

葡萄球菌（*Staphylococcus*）在自然界广泛存在，能在动物和人的皮肤黏膜发现，常因产生的肠毒素引起食源性疾病。人们通常因摄入被金黄色葡萄球菌污染的食物而引发。

一、病原生物学

（一）致病性

金黄色葡萄球菌是一种人兽共患病原菌，常造成动物和人的脏器、机体区域性化脓感染，严重可致全身脓毒血症和败血症。主要分为两大类疾病：

1.侵袭性疾病：包括局部的化脓性感染和全身性的感染。

2.毒素性疾病：金黄色葡萄球菌（简称金葡菌）是较为常见的引起细菌性食源性疾病的病原，同时还会引起毒性休克和烫伤样皮肤综合征等。在中国细菌性食源性疾病事件中，金葡菌肠毒素引起的占前几位，当金葡菌污染了淀粉及其制品以及水分含量较多的食品时，在适宜条件下产生一定数量肠毒素，人们由于摄入肠毒素污染的食物引起食源性金黄色葡萄球菌肠毒素中毒。

（二）致病物质

金葡菌的致病力与其产生的侵袭性酶和毒素类型密切相关。

1.血浆凝固酶：致病性葡萄球菌可产生结合凝固酶和游离凝固酶，前者与细胞壁结合，后者分泌至菌体外。当菌体的受体和血液或血浆中的纤维蛋白原交联就会凝固，从而阻碍细胞吞噬。此酶的产生常会造成感染局部化，它与细菌的毒力大小关系密切，是葡萄球菌有无致病性的重要鉴别指征。

2.耐热核酸酶：金葡菌能产生耐热的核酸酶，该酶不易被破坏，100℃加热30min仍然稳定，也是葡萄球菌有无致病性的重要鉴别指征。

3.肠毒素：金葡菌可产生A、B、C、D、E五种型别的肠毒素，C型可分为C1、C2、C3型，它们均可引起急性胃肠炎。肠毒素是分子量为26~30kDa的蛋白质，100℃加热30min仍然稳定且保持一定活性。产毒株可产生至少一种以上肠毒素，故细菌型别不能被肠毒素型别代替。肠毒素金葡菌引起的食源性疾病主要以急性胃肠炎症状为主，常伴呕吐，其原因可能是肠毒素作用于内部脏器，刺激呕吐中枢所引起。该毒素引起人体中毒的剂量通常为 1.0~7.2μg/kg，A 型肠毒素引起的食源性疾病最多，其次是 B 型，C 和 D 型较为罕见。

肠毒素的产生与培养时间、温度、pH、营养条件和氧分压等密切相关，20℃以上，pH 6.0~8.0，淀粉、蛋白质或水分含量较高的食品，在通风不好的情况下易于产生肠毒素。

4.溶血毒素：致病性葡萄球菌能引起机体局部坏死和缺血，它是由于产生的 α、β、γ、δ 四种溶血毒素，破坏溶酶体酶和损伤血小板引起。

5.溶表皮素：致病性葡萄球菌能产生多种损伤细胞膜的溶表皮素毒素。

此外，金葡菌还能破坏巨噬细胞和白细胞，其余产生的毒素包括蛋白酶、肽酶、脂肪酶和明胶酶等。

（三）生物学特性

1.形态与染色：金葡菌菌体直径 0.8μm 左右，较小，形态为球形。显微镜下大小一致，呈葡萄串状排列。衰老或死亡后革兰染色可由阳性转为阴性。一般情况下不形成荚膜，无鞭毛和芽孢。

2.培养特性：最适生长条件为 pH 7.4、37℃。需氧或兼性厌氧。生长所需营养要求较低，培养 24h，在肉汤培养基中均匀浑浊生长。在普通培养基上长势良好，呈大小 1~2mm，表面湿润光滑，边缘整齐，圆形，中心凸起状，能产生脂溶性黄色色素，使菌落呈色。在血平板上可形成溶血环，呈透明状，因金葡菌在生长过程中可产生溶血素。在 Baird-Parker（B-P）平板上：呈大小 1~2mm，圆形凸起，湿润光滑，中心黑色状，边缘有灰白色浑浊环，菌落最外层有透明带。耐盐，其在 10%~15% NaCl 的琼脂或肉汤中长势良好，在污染标本中金葡菌的分离可通过在培养基中加入 NaCl（7%~10%）的方法实现。

3.生化反应：金黄色葡萄球菌能够分解葡萄糖、蔗糖、乳糖和麦芽糖，产酸不产气。VP 反应呈弱阳性，甲基红、过氧化氢酶和明胶液化反应呈阳性。厌氧条件下，能够产生耐热核酸酶、血浆凝固酶，能分解甘露醇。绝大多数菌株可还原硝酸盐，分解尿素和精氨酸。

4.抗原构造及免疫性：目前，由于抗原构造的复杂性，被研究清楚的葡萄球菌只有少数几种。SPA，被称为葡萄球菌 A 蛋白，它位于菌体细胞壁表面，通过黏肽与细胞壁相结合。多数哺乳动物、人血清中 IgG 的 Fc 段可与 SPA 结合，故可通过用含有 SPA 葡萄球菌为载体结合特异性抗体的方式来进行协同凝集试验。葡萄球菌 A 蛋白是一种完全抗原具有属特异性，其形态结构为单链多肽，通过共价键的方式与细胞壁肽聚糖结合，它可以激活补体替代途径，能抗吞噬。人源株都有 SPA 抗原，动物源株较为少见。

葡萄球菌糖抗原存在于细胞壁，具有群特异性，人们通过此种方式对其进行分群，磷壁酸中的 N-乙酰葡胺核糖醇残基和 N-乙酰区糖胺甘油残基分别为 A 群、B 群多糖抗原的化学组成成分。金葡菌菌株中，几乎所有菌株表面都具有荚膜多糖抗原，而表皮葡萄球菌中却少见。一般情况下，人类存在天然的免疫力，对于致病性的葡萄球菌而言，当免疫力下降或黏膜受损时，机体便会受到感染。对于感染人群，人们从中获得的免疫力较弱，易再次发生感染。

5.抵抗力：金葡菌在干燥痰液、脓汁中能够存活达3个月之久，同时具有较强的耐盐性。其对氨苄西林、大环内酯类等抗生素药物敏感，对磺胺类药物敏感性较低。80℃、30min或60℃、1h可被杀死。

二、流行病学

1.季节性：一年四季均可发生由葡萄球菌引起的食源性疾病，夏季和秋季较多。

2.引起食源性疾病食品：引起葡萄球菌食源性疾病的食品呈多样化，主要为糕点、剩饭、凉糕、奶及奶制品等淀粉类和水分含量较多的食品，熟肉类及其制品次之，偶有在蛋制品和鱼类及其制品中发现的情况。近年来，由于人们生活水平的提高和摄入食品的多样化，在熟制鸭、鸡及其制品中发生食源性疾病的事件增多。

3.食品被污染的原因：葡萄球菌存在于自然界各个角落，包括水、土壤、空气和人体表面，在健康人群或口腔疾病、皮肤病和呼吸道炎症疾病患者的皮肤、头发、鼻腔和咽喉中，或在患乳房炎奶牛的乳汁和被污染的食品中，常常可发现产肠毒素的葡萄球菌菌株。有文献报道，在禽类屠宰加工厂中，鸭和鸡的体表带菌率分别为66.6%、43.3%。在健康人的肠道、咽鼻中带菌率相对较低，为20%~30%。

4.食源性疾病发生的原因：

当干净的食品被一定量（10^6~10^9CFU/g）产肠毒素的葡萄球菌污染后，适宜条件下就会繁殖并产生肠毒素，食源性疾病的发生就是人们食用其污染的食品引起的。如食品被污染后，在25~30℃、5~10h条件下，其产生的肠毒素量便可引起食源性疾病的发生。同理，即使食品被污染，如果没有适宜的条件，包括温度和时间，便不会引起食源性疾病的发生。如被污染的食品在10℃以下存储，没有该菌生长繁殖的适宜温度，便基本不会产生肠毒素。

葡萄球菌肠毒素的产生和形成与食品的化学成分、性质、污染程度及环境的温度密切相关，通常情况下，当环境温度适宜本菌的生长繁殖时，肠毒素便会形成，温度越高，形成相同量肠毒素的时间便越短。如37℃、12h条件下便可产生肠毒素；18℃、3d条件下才能产生肠毒素；4~7℃、4周条件下仍然没有肠毒素产生。总体来说，食品受到该菌的污染越严重，条件越适宜，肠毒素便越易形成。该菌在某些特定的食品中才会产生肠毒素，并不是在所有食品中都产生。较为常见的是水分含量较多和淀粉类的食品，如凉糕、剩饭。熟肉类及其制品次之，如熟肉、动物内脏。偶有在鱼类及其制品中发现的情况。

三、临床表现

该菌引起的食源性疾病在4h内便可发作，通常多在下次进餐前就发病，潜伏期较短，最长不超过10h，最短1h，一般情况下多在2~3h内发病。

该菌引起的食源性疾病主要以胃肠道症状为主。临床上表现多为恶心、呕吐，并且较为激烈和反复，同时伴有腹泻、上腹部疼痛或不适及唾液分泌增多现象。一般情况下体温正常，偶有微热的现象发生，但是不会超过38℃。呕吐症状，常伴随食物残渣喷射，待胃内容物清空后，则继续呕吐干呕，并伴有血丝和胆汁，其症状同沙门菌食源性疾病相比较为严重。腹泻症状，通常为黏液便或水样便，一般发生3~4次，其症状同沙门菌食源性疾病相比，腹泻次数不是很多且疾病轻缓。绝大多数患者会因强烈呕吐和多次腹泻导致机体严重脱水，虚脱和意识模糊，严重者会出现机体循环衰竭。通常情况下，由该菌引起的食源性疾病发病率为30%，多于1~2d内痊愈，病程短，偶有因循环衰竭死亡的现象发生，但不常见。与此同时，因年龄与肠毒素敏感性相关，越小越敏感，故其发病多集中在儿童。而成人一般则因食用较多该菌污染的食品而症状较重。

四、实验室检测及诊断

（一）实验室检验

1.检验程序：依据国家标准《食品安全国家标准　食品微生物学检验　金黄色葡萄球菌检验》（GB 4789.10—2016）方法检测，见图5-10。

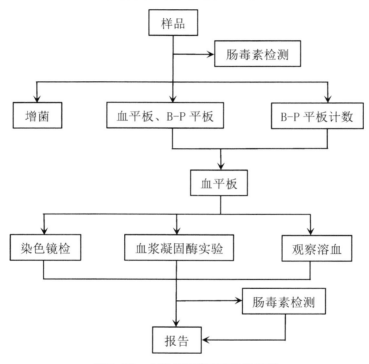

图5-10　金黄色葡萄球菌检验程序

2.样品采集、送检及保存

（1）样品的采集及处理

①食物（品）样本采集：依据国家标准《食品安全国家标准　食品微生物学检验总则》（GB 4789.1—2016）中规定的要求对各类食品样本采集。

②食源性疾病标本：准备无菌容器，无菌操作将剩余食物样本放入其中，如若在采集过程中无剩余食物样本残留，则可用无菌棉拭子无菌操作涂抹盛食容器内表面，置胰酪胨大豆肉汤或7.5% NaCl肉汤中增菌，或直接四区划线于B-P或血平板。

③炊事用具：对于食材制作时用到的砧板、刀、铲子、抹布等，可用无菌棉拭子无菌操作直接涂抹炊具表面，置胰酪胨大豆肉汤或7.5% NaCl肉汤中增菌，或直接四区划线于B-P或血平板。砧板表面可用无菌刮板刮取表面物，置胰酪胨大豆肉汤或7.5% Na-

Cl肉汤中增菌。

④患者粪便、呕吐物：采集疾病患者生物标本（粪便、肛拭子或呕吐物）于无菌容器内，及时送检。

采集疾病患者生物标本时，要做好每个样本的信息登记及标识。为提高检出率，应在采集现场四区划线接种显色平板、B-P平板、血平板或其他选择性平板，与此同时接种胰酪胨大豆肉汤或7.5% NaCl肉汤中增菌。

（2）样品的接种与运输：采集到的标本应该于4~8℃冷藏保存，同时尽快在4~6h内运输至实验室检测。对于已经四区划线接种平板或胰酪胨大豆肉汤、7.5% NaCl肉汤中增菌的样本，可在室温条件下保存和运输。

3.检验方法

（1）显微镜观察：对于高度疑似的食源性疾病患者或食物样本，可直接涂片在显微镜下镜检，观察其菌落形态以做初步判断。

（2）分离鉴定

①样品处理：a.固体食品样本：无菌操作称取25g样品于225mL无菌生理盐水中，拍击式均质60s，根据实验需求制备成1∶10均液。b.液体食品样本：吸取25mL样品，将其置于225mL无菌生理盐水中，吸取过程中注意无菌操作，拍击式均质60s，根据实验需求制备成1∶10均液，或直接接种增菌。c.呕吐物和粪便：取一定量生物标本（粪便、肛拭子或呕吐物），无菌操作以生理盐水制备成混悬液后进行增菌或细菌培养。d.炊具及砧板：无菌棉拭子无菌操作涂抹炊具及砧板表面后直接接种增菌。

②样品增菌及分离培养：无菌操作往50mL胰酪胨大豆肉汤或7.5% NaCl肉汤培养基中吸取5mL提前制备的1∶10样本均液或液体原液样本，同时将上述稀释液及液体样本接种B-P和血平板于（36±1）℃温度条件下培养24h，观察B-P和血平板上的可疑菌落，后将增菌液继续接种B-P和血平板于（36±1）℃温度条件下培养24h，继续观察增菌后B-P和血平板上的可疑菌落。如果菌落形态较小或不典型，可适当延长至48h后观察。

③纯化培养：观察B-P或血平板上的菌落，挑取典型的可疑菌落于营养琼脂或血平板，在（36±1）℃温度条件下纯培养24h。

④菌株鉴定：观察菌落形态是否为球形，光滑圆润，是否有溶血现象，同时挑取平板上典型的可疑菌落在显微镜下进行革兰氏染色镜检，判断是革兰氏阳性还是阴性，同时观察镜下形态是否大小一致且呈葡萄串状排列，对于符合的菌落进行血浆凝固酶试验。

a.血浆凝固酶试验：用生理盐水将新鲜兔的血浆4倍稀释制成1∶4的血浆液，吸取上述兔血浆0.5mL于无菌试管内，同时加入0.5mL可疑菌落的肉汤培养物或菌悬液，混匀后在（36±1）℃温度条件下观察6h，每30min观察一次，如若阴性对照管不凝固，阳性对照管和试验管凝固，则判定为阳性。

注：阴性对照和阳性对照是已知的血浆凝固酶阴性和阳性的葡萄球菌肉汤培养物。

b.如果要保证鉴定结果的准确和可靠性，可以进一步依靠耐热核酸酶和甘露醇发酵试验来验证。金葡菌上述两者的试验结果均为阳性。

c.在镜检、血浆凝固酶、耐热核酸酶和甘露醇发酵试验完成金葡菌的初步鉴定后，我们还可继续通过API鉴定系统、梅里埃全自动生化鉴定系统VITEK来复核鉴定，操作程序按照产品的SOP来进行。

血浆凝固酶阳性葡萄球菌种与其亚种鉴别见表5-1。

表5-1 血浆凝固酶阳性葡萄球菌种与其亚种鉴别表

特 征	水獭S.	施氏S.凝固亚种	金葡S.金黄色亚种	金葡S.厌氧亚种	中间S.	猪S.	海豚S.
需氧生长	+	+	+	−/w	+	+	+
菌落直径>5mm	−	+	+	−	+	+	+
色素	−	−	+	−	−	−	−
凝固酶	+	+	+	+	+	d	+
凝集因子	−	−	+	−	d	−	−
核酸酶	+	+	+	+	+	+	−
3-羟基丁酮	−	+	+	−	−	−	−
透明质酸酶	−	−	+	+	−	+	d
产酸							
麦芽糖	+	−	+	+	−/w	−	+
半乳糖	+	+	+	−	+	+	d
蕈糖	+	−	+	−	+	+	−
木糖	+	−	−	−	−	−	−

注：w：微需氧；d：不定。

常见的有临床意义葡萄球菌鉴别见表5-2。

表5-2 常见的有临床意义葡萄球菌鉴别表

生化试验	金黄色S.	表皮S.	溶血S.	里昂S.	施氏S.	腐生S.	中间S.	猪S.
菌落色素	+	−	d	d	−	d	−	−
血浆凝固酶	+	−	−	−	−	−	+	d
凝聚因子	+	−	−	(+)	+	−	d	−
耐热核酸酶	+	−	−	−	+	−	+	+
碱性磷酸酶	+	+	−	−	+	−	+	+
吡咯烷酮酶	−	−	+	+	+	−	+	−
鸟氨酸	−	(d)	−	−	−	−	+	−
脲酶	d	+	−	d	−	+	+	d
β-半乳糖苷酶	−	−	−	−	(+)	+	+	−
V-P	+	+	+	+	+	+	+	−
新生霉素耐药	−	−	−	−	−	+	−	−

生化试验	金黄色S.	表皮S.	溶血S.	里昂S.	施氏S.	腐生S.	中间S.	猪S.
多黏菌素B耐药	+	+	−	d		−	−	+
需氧下产酸								
蔗糖	+	+	+	+		+	−	+
麦芽糖	+	+	+	+	−	+	(±)	−
纤维二糖	−							
木糖	−							
甘露醇	+	−	d	−	−	d	(d)	−
甘露糖	+	(+)	−	+	+		+	+
海藻糖	+	−	+	+	d	+	+	+
松二糖	+	(d)	(d)	(d)	−	+	d	−

⑤金葡菌的计数：Baird-Parker平板计数法：称取25g（或25mL）样本于225mL无菌生理盐水中，拍击式均质60s使样本均质，制备成1∶10、1∶100、1∶1000等的样品匀液，选择2~3个上述连续稀释液并以0.3、0.3和0.4mL接种于三个B-P平板，并用L棒涂布均匀，在（36±1）℃温度条件下培养24h，观察同一稀释度3个平板上的典型菌落，挑取任意5个菌落接种于营养琼脂或血琼脂平板，在（36±1）℃条件下纯培养24h，镜检、观察溶血和血浆凝固酶试验对上述菌落进行鉴定复核并计数，最后通过计算得出每克或每毫升污染样本的金葡菌数。计算方法为鉴定复核数除以5，乘以3个平板上的可疑菌落总数，最后乘以稀释倍数。

常用的金葡菌的计数方法有平板计数法和MPN法两种，前者适于金葡菌污染含量程度较高的食品，后者适于含量较低但杂菌含量较高的食品。现在。市场上还有一种Petrifilm纸片测试试剂盒，用于金葡菌计数，使用起来较为快速和方便。

葡萄球菌属与其他革兰阳性球菌属的鉴别见表5-3。

表5-3　葡萄球菌属与其他革兰阳性球菌属的鉴别[ab]

	葡萄球菌属	气球菌属	动性球菌属	微球菌属	巨球菌属[i]	肠球菌属	链球菌属
严格的需氧	−	−	+	+	±	−	−
四联状排列	d	+	d	+	d	−	−
动力	−	−	+	−	−	D	
触酶[c]	+		+	+	+		
氧化酶（改良法）[d]	−	−	nd	+	+	−	−
溶菌素	S	R	R	R	S	R	R
5.0%NaCl 生长	+	+	+	+	+	+	d

续表

	葡萄球菌属	气球菌属	动性球菌属	微球菌属	巨球菌属[i]	肠球菌属	链球菌属
厌氧葡萄糖产酸[e]	d	(+)	−	−	−	+	+
紧黏琼脂	−[h]	−	−	−	−	−	−
耐药							
红霉素 0.4μg/mL	R	nd	nd	S[j]	R	R	S
杆菌肽 0.04U/片[f]	R	S	nd	S	R	R	d
呋喃唑酮 100μg/片[g]	S	S	S	R	S	S	S

注：a.参考临床微生物学手册；b.±90%以上菌株弱阳性，d10~90菌株阳性，nd为未确定，( )反应迟缓；c.在某些菌株中会出现假阳或者弱阳反应，这是因为在培养基中触酶活性被外界补充的血红素活化；d.Schleifer和Faller的改良氧化酶试验为检出细胞色素C；e.标准的氧化发酵试验；f.R为敏感，S为耐药；g.R为耐药或抑菌环≤9mm，S为敏感，抑菌环为15~25mm；h.细菌产生的黏液使得表皮葡萄球菌有些菌株生长时呈现紧固黏附于琼脂表面的特性；i.葡萄球菌属的菌株与巨球菌属鉴别通常菌体细胞较小≤2μm；j.少数菌株红霉素抗生素呈高耐药水平，MIC≥50μg/mL。

（3）PCR技术检测

①PCR扩增引物

a. 5′-TTG GTA ATA TCT CCT TTA AAC G-3′；

b. 5′-AAT TAA TGC 2 TAT ATC TTA TAG G-3′，dNTP和Taq DNA聚合酶。

②PCR扩增：将1μL菌体抽提液或1μg pIB325质粒DNA，10μmol的上、下游引物，10μL Taq10×缓冲液，2μL 10mmol/L dNTP和$25.01×10^{-9}$mol/s（115U）Taq DNA聚合酶加入1.5mL eppendorf管中，混匀，加ddH₂O使其为100μL。

③DNA片段分析和鉴定：在2%的琼脂糖凝胶中对PCR酶切片段和产物进行电泳，待结束后，紫外光投射对结果进行观察。

（4）肠毒素检测：在食源性疾病事件中，要对引起其发生的食品、炊具和疾病患者生物标本（粪便、肛拭子、呕吐物）进行金葡菌分离鉴定，同时对其进行肠毒素检测。

①食品样本中肠毒素的提取：取0.2mol/L pH 7.5的磷酸盐缓冲液200mL于无菌均质袋中，称取100g食品样本，拍击式均质使其成为匀浆状，在4℃温度条件下放置18~24h后过滤，滤液置于离心管中，8000r/min、20min离心，取上清于提前加入10mL氯仿溶液的分液漏斗中充分振荡，静置15min弃去底层氯仿溶液。用6mol/L HCl调节pH至4.5，离心取上清，上清液用5mol/L NaOH调节pH至7.5，8000r/min、20min条件下离心，取得上清液并将其装入透析袋中，用多聚乙二醇浓缩至1~2mL，浓缩液便可用微玻片双向琼脂扩散的方法检测肠毒素。如果用免疫学等灵敏度较高的方法检测，可不用浓缩，直接取上清液检测肠毒素。

②菌株样本中肠毒素的提取

a.液体透析培养法：取产毒培养基60mL，小心将移入到2.5cm×80cm规格大小的透析袋中，用线绳将透析袋两端扎紧置于装有15mL生理盐水的三角瓶中，将透析袋两端置于三角瓶口，塞子塞紧后于110℃、30min条件下灭菌，以上三角瓶准备若干。制备营养琼脂斜面若干（试管18mm×180mm），取待检菌株接种并于（36±1）℃、24h培养，用5mL无菌生理盐水将菌苔洗下，倒入上述准备好的三角瓶中，并于（36±1）℃、48h振荡培养（100次/min）。培养结束后吸取菌悬液并离心（8000r/min、30min）取上清，再将上清液100℃加热10min灭活，离心取上清。此时得到的上清液便可进行肠毒素检测，如若检测结果为阴性，可将其装入透析袋或玻璃纸袋中，用多聚乙二醇或电吹风的方式浓缩至1~2mL后，再次检测。

b.固体透析培养法：取待检菌接种于营养琼脂斜面，（36±1）℃培养24h备用。将提前高压灭菌好置于45~50℃温箱的产毒培养基取出，倒100~120mL于150mm的灭菌平皿中，待培养基凝固后，将灭菌玻璃纸铺于其表面。将准备好的斜面培养基上菌苔用3mL无菌盐水洗下倒在玻璃纸表面，L棒涂满平皿，于（36±1）℃、48h培养，培养结束后用10~20mL无菌生理盐水将玻璃纸表面菌苔洗下，吸取全部菌悬液于离心管，离心（8000r/min、30min）后取上清液进行双相琼脂扩散试验检测肠毒素。如若检测结果为阴性，可将其装入透析袋或玻璃纸袋中，用多聚乙二醇或电吹风的方式浓缩至1~2mL后，再次检测。

③双向琼脂扩散检测肠毒素

a.微玻片法：准备好溶化的0.2%和1%琼脂糖，将其置于45~50℃温箱中保存备用。将载玻片于95%酒精中反复浸泡清洗，洗净后置于无尘环境中自然风干，用滴管吸取准备好的0.2%琼脂糖滴于载玻片上，同时使多余的琼脂自然流下，将载玻片置于无尘的环境中使琼脂糖凝固。取干净的塑料板置于载玻片上，然后再将带孔的塑料板盖在先前放置的塑料板上，四周用凡士林或硅胶密封，塑料板两侧用橡皮筋紧紧固定，待固定好后，吸取准备好的1%琼脂糖，从带孔的塑料板中加入，保证模板和载玻片中充满琼脂糖，室温放置直至凝固。最后在凝固后中间孔的四周加入食品提取液或菌株产毒液，中间孔加入抗血清，在有湿棉球的平皿中于25~30℃、18~24h培养和结果观察。可在背景暗，灯光明亮的环境下观察，阳性结果为在提取液和抗血清间有明显的沉淀线，阴性结果则无。如若出现沉淀线较弱的情况，可经染色后观察。

b.玻片法：准备好溶化的1%琼脂糖，置于45~50℃温箱中保存备用。载玻片于95%酒精中反复浸泡清洗，洗净后置于无尘环境中自然风干备用。移液器吸取2.5mL准备好的1%琼脂糖，缓慢铺开在干净的载玻片上使其凝固，避免产生气泡，以2.5mm的孔距辐射状打孔，注意使用无菌器具，在周围孔加入食品提取液或菌株产毒液，中间孔加入抗血清，将其放入含有湿棉球的平皿中于25~30℃、18~24h培养和结果观察。阳性结果为在提取液和抗血清间有明显的沉淀线，阴性结果则无。

c.染色方法：取下载玻片上的橡皮筋和塑料板，将其放入蒸馏水中浸泡，时长4~8h，在浸泡过程换蒸馏水2~3次。在100mL 1%乙酸溶液中加入100mg氨基黑B（或噻嗪红R）制成染液，依次在上述染液、1%乙酸溶液、含1%甘油的1%乙酸溶液中浸泡

10min，待脱色结束后，将其置于35℃温箱中烘干或室温条件下自然风干，观察沉淀线的颜色。

④酶联免疫法检测肠毒素：目前，常用双抗体法检测肠毒素，市场上已有商业化的成品检测试剂盒，其具体操作按照试剂盒说明书进行。

⑤动物试验检测肠毒素

a.制备肠毒素：在杜尔曼培养基上，加入1~2mL分离菌株肉汤培养物，缓慢摇动平皿，保证菌液均匀平铺，将平皿正置于烛缸内，点燃蜡烛，迅速盖好盖子，待蜡烛自然熄灭后将烛缸置于37℃培养72h，将10mL无菌生理盐水加入培养基中，用无菌镊子将琼脂捣碎成糜状，将上述混合物一并转入无菌离心管中离心（8000r/min、30min），取上清，煮沸30min备用。

b.注射前准备：在进行菌液注射前要先用少量食物喂食幼猫，以观察其是否有呕吐反应。

c.动物接种和观察：选择出生6~8周的幼猫为研究对象，按照每100g体重1mL的量将上清液注射于幼猫腹腔，待注射完成后4h观察，如果幼猫出现腹泻、呕吐恶心、体温升高或死亡的现象，则为肠毒素阳性。上述试验必须要设置以没被分离菌株接种培养的杜尔曼培养基上清液接种幼猫为阴性对照组，只有对照组阴性，才能保证试验组结果。

⑥VIDAS仪器检测肠毒素：目前，市场上有商品化的VIDAS葡萄球菌肠毒素检测试剂盒（SET2），可以对样本中不同类型的肠毒素进行快速准确的分析。运用VIDAS对葡萄球菌肠毒素快速检测，对于在食品样本（剩余食品、炊事用具）和疾病病人生物标本（粪便、肛拭子和呕吐物）中检测出的阳性结果，必须对原样本进行金葡菌分离鉴定。

（二）金黄色葡萄球菌快速检测

金黄色葡萄球菌分泌的一系列外毒素被称为金黄色葡萄球菌肠毒素（staphylococcal enterotoxin，SE）。目前血清型已知明确的有SEA、SEB、SEC、SED、SEE、SEG、SEH和SEI共八种。其中，依据抗原性的不同，SEC又分为三个亚型，分别为SEC1、SEC2和SEC3。金黄色葡萄球菌肠毒素（SE）有共同的特点，主要包括四个方面：①与其他抗原物质相比，SE具有超抗原性，极低的浓度便可产生免疫应答；②能够引起人或哺乳动物剧烈呕吐，同时伴胃肠炎；③SE的本质是蛋白质，不同型别的SE在蛋白质三级结构上具有相似的构造；④能够抵抗胃蛋白酶和热的破坏；金葡菌食源性疾病（Staphy-lococcal food poison，SFP）的物质基础是金葡菌肠毒素（SE），它不仅引起人或哺乳动物剧烈呕吐，呈胃肠炎症状，同时还参与机体脓毒血症的发生和发展。目前，有多种检测食品中金黄色葡萄球菌的方法，包括VIDAS系统检测法、Petrifilm RSA检测法、Baird-Parker+RPF Agar检测法、PCR法和胶体金法。PCR法不仅可以检测食品中是否有金葡菌的存在，同时也是其肠毒素检测最常用的方法。

1.显色培养基方法：目前，较为简便、流行、经济实惠的方法为显色培养基检测法，国内和国外进口的显色培养基产品都能满足实验需要。

2.免疫学方法：mini-VIDAS系统快速、简便、灵敏、特异性强，它可以快速对样本中的葡萄球菌肠毒素进行检测，时间不超过80min。有报道，用VITEK32+ mini VI-

DAS和国家标准两种方法对样本中肠毒素进行检测，显示检测结果无统计学意义。吴斌用mini-VIDAS（ELFA）和反向被动乳胶凝集法（RPLA）两种方法对采集到的42份金黄葡菌阳性样本进行肠毒素检测，结果显示ELFA法50.0%的检出率低于RPLA法61.9%的检出率（P<0.05），检测时间上ELFA较RPLA法快。RPLA法用时约20h。

3.核酸探针：通常，以SEA、femB、Nuc基因设计合成引物和TaqMan探针，用以检测金黄色葡萄球菌肠毒素A和菌株，其两者的检测灵敏度均为$1.0×10^2$copy。有研究显示，mini-VIDAS和普通PCR法测定肠毒素基因结果有差异。

王纯等将纳米氢氧化钛和纳米氢氧化锆固定在滤纸片上以去除PCR反应抑制因子，并以Nuc为靶基因，建立了一种无需样品前增菌的PCR快速检测方法，同时确定该方法的特异性、灵敏度和实用性，并评估该方法所用试剂在冷冻保存条件下的稳定性与实用性。结果表明，该PCR快速检测方法在检测97株目标菌及83株非目标菌后未出现假阳性或假阴性结果；该方法无需增菌处理，可在4h内完成检测，检测限为10^1CFU/25g或10^1CFU/25mL；该方法与传统检测方法在实际乳制品样品中金黄色葡萄球菌的检出率及活菌检测率符合率为100%。

4.环介导等温扩增简称（LAMP）：金黄色葡萄球菌有高度保守的Sa442基因，徐义刚基于此设计了4条特异性扩增引物，包括FIP、BIP两条内引物和F3、B3两条外引物，以此建立了金黄色葡萄球菌的LAMP检测方法。有报道，在65℃水浴、BstDNAPolymerase作用下，对26种共45株菌进行扩增，发现所试的金黄色葡萄球菌株中LAMP阳性的有20株。不同样本金黄色葡萄球菌检测的灵敏度不同，纯培养物的为25CFU/mL，污染食品的为42CFU/g，一般40~60min便可完成对上述样本的检测。有人利用本LAMP方法对958份人工污染样品包括奶及其制品、蛋、肉检测，检出结果同国标方法一致，均为115份LAMP阳性。

陈清莹等分别针对单增李斯特菌和金黄色葡萄球菌的特异性基因hlyA和nuc设计引物，通过优化反应条件，建立了一种可同时检测单增李斯特菌和金黄色葡萄球菌的基于淬灭基团释放环介导等温扩增检测方法（detection of amplification by release of quenching-LAMP，DARQ-LAMP），并评估了该方法的特异性和灵敏度。结果表明该方法可在60min内完成对单增李斯特菌和金黄色葡萄球菌的同时检测，检测限分别为$7.3×10^2$copies/mL和$2.3×10^2$copies/mL，特异性良好、灵敏度高，在实际样品检测中检测限为$2.8×10^4$CFU/mL和$2.4×10^4$CFU/mL。

5.实时荧光定量PCR：目前，检测金黄色葡萄球菌常用Taq Man探针实时荧光PCR法，其对菌株培养物检测的CT值在17.3~28.7之间，对一些非金葡菌，包括英诺克李斯特菌、铜绿假单胞菌、表皮葡萄球菌、乙型溶血性链球菌、沙门菌、柠檬酸杆菌和副溶血性弧菌，其扩增曲线为平滑直线或CT值均大于35。Taq Man探针实时荧光PCR法准确、灵敏、重复性好。

刘渠通过金黄色葡萄球菌肠毒素A的SEA基因设计了引物和探针，建立了一种金黄色葡萄球菌肠毒素A的Taqman探针荧光定量PCR检测法，该方法重复性、特异性高，检出限为45个copies的细菌DNA。其反应体系及浓度为：TaqDNA聚合酶2.5U、引物0.4μmol/L、dNTP 0.3mmol/L、Mg^{2+} 7.0mmol/L、探针0.7μmol/L。

王锦祥等根据金黄色葡萄球菌 *pvl* 基因的保守序列设计了引物和探针，优化条件后，建立了一种荧光定量PCR方法，该方法可以检测兔源强毒力的金黄色葡萄球菌，结果显示，该方法耗时短，仅需约50min就能完成检测，较已报道的双重PCR方法和环介导等温扩增方法均省时；该方法对兔源低毒力金黄色葡萄球菌、肺炎克雷伯菌、大肠杆菌和灭菌ddH$_2$O均无交叉，特异性强；该方法敏感性高，最低检测限为10copies/μL，分别是已报道的双重PCR方法和环介导等温扩增方法的1000倍和10倍。此外，该方法重复性好，批内和批间重复性试验的变异系数均小于2%。

金黄色葡萄球菌有特异的 *nuc* 基因，苏裕心等根据其设计引物和探针，建立了一种检测体系，同时在体系中加入了IAC内质控，通过对IAC用不同荧光基团标记来实现对整个检测体系的监控。以不同样本模板进行检测，其检出限呈现不同水平。用纯菌的培养物提取模板，其检出限为50CFU/mL；用含有 *nuc* 基因片段质粒为模板，其检出限为5copies/mL；用SAU6538株基因组的DNA为模板，其检出限为10fg/μL；选取牛奶、饮料和水模拟样本，用SAU6538株污染，其检出限为20CFU/mL样本。

（三）诊断

按照《葡萄球菌食物中毒诊断标准及处理原则》（WS/T 80—1996）执行。

1.要符合葡萄球菌的中毒表现和流行病学特点。

2.细菌学检验。

3.葡萄球菌肠毒素的检测

（1）要能从中毒食品中检出肠毒素，并确定其属于哪一型别。

（2）要能从中毒食品中、疾病患者生物标本（粪便、肛拭子、呕吐物）中检出金黄色葡萄球菌，同时检测其肠毒素，并证实两者为同一型别肠毒素。

（3）要能从不同疾病患者的生物标本（粪便、肛拭子、呕吐物）中检出金黄色葡萄球菌，并能确定其肠毒素属于同一型别。

葡萄球菌食物中毒的判定标准为：符合上述三项中之一，即可判定。

五、治疗与预防控制

（一）治疗

1.轻者无须治疗即可痊愈。

2.对于有明显菌血症或重症的疾病患者，除对症进行治疗外，还可给予抗生素进行治疗。需要注意的是，不得盲目使用抗生素，在使用抗生素之前，应该对分离到的菌株进行药物敏感试验，依据药敏结果，选择药物敏感性高的抗生素药物进行治疗。

（二）预防控制

依据葡萄球菌肠毒素中毒的流行病学特点，应主要从防止食品受到葡萄球菌污染和防止肠毒素形成这两个大的方面入手。

1.从源头切断人对食品的污染，卫生监督部门要定期对餐饮行业（加工、服务）人员、食品加工厂人员以及保育人员进行严格的健康检查，对于存在口腔疾病、皮肤疾病和呼吸道炎症疾病的患者应及时调整其工作岗位，同时待其彻底治愈后再恢复工作。

2.防止奶牛对牛奶的污染，对于罹患乳腺炎的奶牛，其产出的奶中常会发现产肠毒素的葡萄球菌。因此，对奶牛场和奶牛养殖户，要定期对奶牛健康进行检查，防止奶牛罹患乳腺疾病，同时对于发现已经患病的奶牛要及时进行治疗，必要时使用抗生素。在奶牛挤奶的过程中要注意卫生，避免因不良的卫生习惯导致鲜奶受到污染。

3. 对于食品的储藏，尤其对于熟食熟肉制品或其他易腐食品，应及时放置在阴凉通风处或在冰箱冷藏，同时缩短食品的保存、贮藏时间，以防止食物被污染后产生肠毒素。

4. 对于饭后剩余食品的处理，在进食过程中尽量不要剩饭，践行光盘行动，如有剩饭则应将其置于阴凉通风处，或放冰箱内冷藏，在放置过程中避免交叉污染，同时减少保存时间，剩饭尽量在5~6h以内食用完毕，再次食用时一定要彻底加热。

第三节　肠球菌食源性疾病

肠球菌在自然界广泛存在，革兰氏阳性，属肠球菌属，有29个种。它同大肠埃希氏菌一样，是人类和动物肠道内正常菌群的一部分。肠球菌群包括屎肠球菌、粪肠球菌等。肠球菌对冷和热具有较强的抗性，60℃加热30min仍具有活性，它的温度生长范围较广，能在10~45℃生长繁殖，能在高碱（pH 9.6），高盐（6.5% NaCl）的极端环境下生长。肠球菌易在植物，奶及奶酪等食品表面和食品加工设备表面生长繁殖，人们常因不良的卫生习惯和食用被其污染的食品而引起食源性疾病，引起上述疾病的主要为粪肠球菌。

一般情况下，由于该菌引起的食源性疾病病程短、症状轻而往往被人们忽视，不管怎样，该菌仍然是引起食源性疾病的重要病原体，应引起人们重视。

一、病原生物学

（一）致病性

肠球菌在自然界广泛存在，它能够引起院内感染，亦可引起院外感染，阳性球菌中是仅次于葡萄球菌的重要院内感染病原菌。肠球菌是人类和动物肠道内正常菌群的一部分，与人和动物相互依存，曾一度被认为对人体有益而无害，但随着近年人们对肠球菌研究的逐渐深入，发现它是一种条件致病菌，当宿主机体的免疫下降或因为其他原因（疾病或病原菌）导致机体免疫下降时，它便有机会造成感染，在此阶段，当人们摄入由其污染的食物时，则会引起肠球菌食源性疾病的发生。

（二）致病物质

溶血素、多形细胞趋化因子和黏附素都是肠球菌产生的致病物质。溶血素是由肠球菌质粒编码表达，它可以裂解多形核细胞、吞噬细胞和红细胞等，使机体感染加重，同时对原核、真核细胞也具有破坏作用。多形细胞趋化因子与机体炎症反应相关。肠球菌会吸附至宿主肠道、心脏细胞和尿路上皮细胞定植，这都是在肠球菌表达的黏附素包括胶原蛋白黏附素和表面蛋白的作用下实现的。肠球菌黏附素的表达亦会受到其生长环境的影响。

（三）生物学特性

1. 形态与染色：肠球菌为球形，成对或单个存在，有的呈链状，无芽孢、无荚膜，革兰氏阳性。在液体和固体培养基中生长形态不同，分别为球状和球杆状。

2.培养特性：肠球菌生长的营养要求不高，一般的普通营养琼脂平板便能生长，需氧或兼性厌氧菌，生长温度范围较广，在10~45℃都能生长，最适温度为35℃。血平板上培养18h，形成直径大小0.5~1mm、光滑不透明的灰白球菌，不同菌株溶血现象不同，大多数肠球菌在血平板α溶血。普通琼脂平板上培养24h，形成直径大小1~2mm、光滑不透明、灰白湿润的圆球菌，与一般的链球菌相比较大。肠球菌能在高碱（pH 9.6），高盐（6.5% NaCl）的环境中生长，同时还能在40%胆汁培养基中生长。

3.生化反应：不同种的肠球菌对不同糖的分解能力是不同的，人们往往通过蔗糖、核糖、山梨糖、山梨醇、棉子糖和甘露醇等的发酵试验来对其进行鉴别。大多数肠球菌在生长过程中能够产生芳基酰胺酶，使其具有水解吡咯烷酮-β-萘基酰胺（PYR）的特性。肠球菌的触酶和氧化酶试验阴性，个别出现阳性，在40%胆汁培养基生长过程中，肠球菌可将七叶苷进行分解。

4.抗原构造：肠球菌有蛋白质抗原（表面抗原）、多糖抗原（C抗原）和核蛋白抗原（P抗原）这三种主要抗原。表面抗原，是位于肠球菌细胞壁表面的蛋白质组分，它位于多糖抗原的外层。C抗原，它是肠球菌分群的主要依据，主要存在于肠球菌的细胞壁中。P抗原，它无特异性，与葡萄球菌有交叉，主要是指肠球菌在弱碱提取中的蛋白质和其他物质的混合物。

5.抵抗力及耐药性：肠球菌的营养要求不高，能在自然界中广泛分布，它的存活力较为持久，对外界有较强的抵抗性和耐受性，同时对外界环境的温度有较强的适应性。肠球菌的细胞壁坚厚，对许多抗生素表现出固有的耐药性。肠球菌的耐药性是治疗其感染的难点。目前，肠球菌对多种抗生素表现出耐药性，包括喹诺酮类、氨基苷类和β-内酰胺类。对氨基糖苷类的耐药性，主要是肠球菌细胞壁的渗透障碍和质粒介导的氨基糖苷类钝化酶所致。对β-内酰胺类的耐药性，主要是肠球菌产生的青霉素结合蛋白（PBP5）使其与药物的亲和力降低所致。

二、流行病学

1.季节性：肠球菌引起的食源性疾病全年皆可发生。

2.引起食源性疾病食品：引起肠球菌食源性疾病的食物多为奶及其制品和熟肉，偶见有食用酥鱼后食源性疾病事件的发生。在对引起肠球菌食源性疾病的食品进行检测时，发现目标菌肠球菌含量达10^8~10^9CFU/g。

3.食品被污染的原因：肠球菌在自然界中广泛存在，人和动物等的带菌者是其重要的污染来源，人们在日常的生产活动中对其周围的环境、食品、水等造成污染，带菌动物对其奶及肉制品等相关产品造成污染。有报道，在鲜奶、消毒奶和奶粉等产品中，肠球菌有92%、14%、4%的检出率。在熟肉中，肠球菌有高达85.6%的检出率。以上研究显示，食品在经过充分加热和灭菌后，肠球菌仍能被检出。这值得我们进一步关注。

4.食源性疾病发生的原因：肠球菌广泛存在，易在植物、奶及奶酪等食品表面和食品加工设备表面生长繁殖，人们因不良的卫生习惯和食用被其污染的食品，或食用放置时间较长的剩菜剩饭，或食用前未充分加热，或食品保存方式不当等都可能引起肠球菌的食源性疾病。

三、临床表现

肠球菌引起的食源性疾病主要表现为急性胃肠炎症状，包括恶心呕吐、腹痛、腹泻和上腹部不适等。呕吐、腹泻严重的患者会出现脱水症状，腹痛患者多表现为呈痉挛性疼痛，少数患者伴周身乏力、低烧、头晕和头疼。该菌引起的食源性疾病患者未见死亡，通常情况下1~2d即可痊愈，病程相对较短。食用被肠球菌污染的食品后，有60%~70%的发病率。肠球菌在临床上可引起尿路感染、盆腔感染和腹腔感染。同时还可以引发菌血症，造成细菌性的脑膜炎、骨髓炎和心内膜炎等。

四、实验室检测及诊断

（一）实验室检验

1.检验程序：见图5-11。

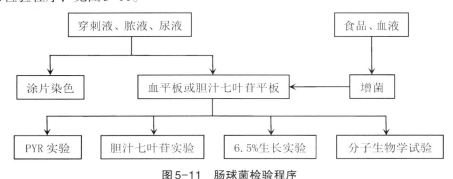

图5-11　肠球菌检验程序

2.样品采集：根据实际情况采集食品及其相关（剩菜、砧板、炊具等）和疾病病人的生物标本（粪便、肛拭子、呕吐物、穿刺液、脓性分泌物、血液和尿液）。

3.检验方法

（1）直接涂片镜检

对于高度疑似的食源性疾病患者或食物标本，可涂片革兰氏染色在显微镜下镜检，观察其菌落形态以做初步判断。该方法无特异性。

（2）分离培养

对于肠球菌疾病病人的临床标本尿液（离心取沉淀）、脓性分泌物、穿刺液等，可直接四区划线接种于血平板分离培养，也可用叠氮钠胆汁七叶苷选择性琼脂分离培养，通常在18~24h后观察，挑取可疑菌落于血平板上纯培养。对于静脉血（6~8mL）生物标本，可以将其注入50mL增菌肉汤于37℃增菌，培养7d，每天观察1次，发现增菌肉汤浑浊便接种环划线接种血平板培养，后续方法同上。

（3）生化反应

①PYR实验：大多数肠球菌在生长过程中能够产生芳基酰胺酶，使其具有水解吡咯烷酮-β-萘基酰胺（PYR）的特性。PYR实验是一种快速筛选鉴定细菌包括某些凝固酶阴性葡萄球菌、化脓性链球菌和肠球菌能否产生吡咯烷酮芳基酰胺酶的方法。其具体做法：取接种环挑取待测菌少许，在含PYR的纸片上涂抹均匀，于35℃条件下放置5min后，在涂抹处滴加显色剂观察结果，如果待测菌能产生芳基酰胺酶，则会水解PYR生成β-萘基酰胺，使涂抹处为红色，结果阳性，反之为阴性。

②胆汁七叶苷实验：胆汁培养基中有铁离子，当肠球菌在胆盐的培养基生长时，会将其中的七叶苷水解生成6，7-二羟基香豆素，该物质可与铁离子络合形成黑色物质。对于肠球菌的胆汁七叶苷实验来说，100%的肠球菌培养72h阳性，绝大多数的（97%）肠球菌培养24h阳性。值得注意的是，一些非肠球菌的胆汁七叶苷实验也呈阳性，出现此种情况，需要结合盐耐受实验进一步验证。

③盐耐受实验：肠球菌可在高盐的极端环境中生长，如在含有6.5%NaCl的脑心肉汤中其便能良好生长。通常情况下，盐耐受实验结合胆汁七叶苷实验，共同为肠球菌鉴定提供依据。肠球菌与其他兼性厌氧、触酶阴性的革兰氏阳性球菌的鉴别见表5-4。

表5-4　肠球菌与其他兼性厌氧、触酶阴性的革兰氏阳性球菌的鉴别

菌　属	溶血特征	6.5%NaCl	胆汁七叶苷	PYR试验	万古霉素敏感	生长温度	
						10℃	45℃
肠球菌属	α、β、γ	+	+	+		+	+
小球菌属	α	v	+	−		−	+
乳球菌属	α、γ	v	+	+		+	−
四联球菌属	α	+	+	−		−	+
链球菌属	α、β、γ	−	−	−[1]	S	−	v
气球菌属	α	+	v	+		−	+
溃疡球菌属	γ	+	+	+		−	−
运动球菌属[2]	α、γ	+	+	+		−	+

注：①A群链球菌PYR试验阳性；②动力阳性；S.敏感；v.不定。

④肠球菌属种间鉴定：不同种的肠球菌对不同糖的分解能力是不同的，人们往往通过蔗糖、山梨糖、山梨醇、棉子糖和甘露醇等的发酵试验来对其进行鉴定，见表5-5。也可通过飞行时间质谱、全自动微生物分析仪和梅里埃API 20 strep试剂条进行鉴定，该种鉴定方法可直接将肠球菌鉴定到种。

表5-5　肠球菌属的种间鉴定

菌　种	甘露醇	山梨醇	山梨糖	精氨酸	阿拉伯糖	棉子糖	亚碲酸盐	动力	色素	蔗糖	丙酮酸盐	MGP
I												
鸟肠球菌	+	+	+	−	+	−	−	−	−	+	+	v
假鸟肠球菌	+	+	+	−	+	−	−	−	−	+	+	+
棉子糖肠球菌	+	+	+	−	+	+	−	−	−	+	+	v
淡黄肠球菌	+	+	+	−	+	+	−	−	+	+	+	−
微黄肠球菌	+	+	+	−	+	+	−	−	+	+	+	+
病臭肠球菌	+	+	+	−	+	+	−	−	+	+	+	v
解糖肠球菌	+	+	+	−	+	+	−	−	−	+	+	+

续表

菌　种	甘露醇	山梨醇	山梨糖	精氨酸	阿拉伯糖	棉子糖	亚碲酸盐	动力	色素	蔗糖	丙酮酸盐	MGP
E. sp. nov CD-CPNS-E3	+	+	+	−	−	−	−	−	−	−	+	−
II												
粪肠球菌	+	+	−	+	−	+	−	−	−	+	+	−
屎肠球菌	+	v	−	+	+	v	−	−	−	+	+	−
铅黄肠球菌	+	v	−	+	+	+	−	+	−	+	v	−
鹑鸟肠球菌	+	−	−	+	+	+	−	+	−	+	−	+
蒙氏肠球菌	+	v	−	+	+	+	−	−	+	+	−	−
乳球菌的种	+	−	−	+	−	−	−	−	−	+	−	−
E.血过氧化物	+	−	+	−	−	−	−	−	−	+	−	+
E.sp.nov CDCPNS-E3	+	−	−	+	−	−	−	−	−	−	−	−
III												
殊异肠球菌	−	−	+	−	−	+	−	−	−	+	+	+
耐久肠球菌	−	−	−	+	−	−	−	−	−	−	−	−
小肠肠球菌	−	−	−	+	−	+	−	−	−	−	−	−
鼠肠球菌	−	−	−	+	−	−	−	−	−	−	−	−
绒毛肠球菌	−	−	−	+	−	−	−	−	−	−	−	−
IV												
驴肠球菌	−	−	−	−	−	−	−	−	+	−	−	−
盲肠肠球菌	−	+	−	−	−	+	−	−	−	−	−	−
硫磺肠球菌	−	−	−	−	−	+	−	−	+	−	−	+
E.居木戴胜鸟	−	−	−	−	+	+	−	−	−	+	−	+
E. sp. nov CD-CPNS-E1										+	+	+
V												
狗肠球菌	+	−	−	−	+	−	−	−	−	+	+	+
鸽肠球菌	+	+	−	−	+	+	−	−	−	+	+	−
E.摩拉维亚	+	−	−	+	−	−	−	−	−	+	+	+
河流漫游球菌	+	+	−	−	−	−	−	+	−	+	−	+

注：亚碲酸盐为对0.04%的亚碲酸盐耐受；丙酮酸盐为利用；MGP为甲基α-D-葡萄糖苷产酸试验；精氨酸为双水解。

⑤药物敏感性实验：近年来，随着临床治疗中抗生素的大量使用，使得肠球菌的耐药性逐渐增加，对各类抗生素均表现出较高水平的耐药性。与此同时，耐万古霉素的肠球菌被发现，都反映出肠球菌的耐药较严重，需引起人们的关注。在实际的临床治疗中，要对从临床分离到的肠球菌进行药物敏感性实验，通过药敏实验结果，选择适合的抗生素来进行治疗。临床肠球菌上进行药敏试验的抗生素一般包括大环内酯类、四环素类、氟喹诺酮类、苯丙醇类、青霉素类和万古霉素等。常见的药物敏感性试验方法有琼脂扩散法、E-test 和 MIC 法。

4.菌株保存

用接种环挑取一环血平板上的新鲜纯培养物于磁珠管中，充分混匀，吸去管中多余液体，放置-70℃冰箱中长期保存；或将培养物在0.5mL脱脂牛奶中乳化保存，此方法在室温或4℃、-20℃和-70℃条件下可分别保存4~6周、2年和长期保存。

（二）肠球菌快速检测方法

肠球菌是正常菌群的一部分，广泛存在于自然界，与人和动物相互依存。如果从食品中检出肠球菌的存在，其卫生学意义是说明该食品曾经受到人或动物粪便的污染。有报道，在鲜奶、消毒奶和奶粉等产品中，肠球菌有92%、14%、4%的检出率。在熟肉中，肠球菌有高达85.6%的检出率。以上研究显示，食品在经过充分加热和灭菌后，肠球菌仍能被检出，说明肠球菌对热有一定的耐受性，食品一旦受到肠球菌的污染，即便经过加热灭菌等工艺处理，仍然不能完全杀灭，在食品基质作为天然培养基的条件下，肠球菌又迅速增殖污染食品，这就为肠球菌食源性疾病的发生创造了潜在的条件。目前，肠球菌引起的食源性疾病已经被人们关注和研究，肠球菌也列入了引起食源性疾病病原菌的名单。

肠球菌的致病性与其致病岛编码的蛋白明胶酶、毒力因子表面蛋白和溶血素密切相关。有研究，选取155株肠球菌为研究对象，通过用杂交和PCR的方法对其致病相关的毒力岛基因进行检测，结果发现，所有菌株中携带至少一个毒力岛基因的占88.39%，各毒力基因阳性率由低到高依次为 $gls\ 24-like$（38.06%）、$cylB$（52.90%）、esp（53.55%）、nuc（57.42%）、$psaA$（78.06%）和 hyd（81.94%）；肠球菌的致病性是在多种毒力因子共同作用下的结果，而并非由某一单独的毒力因子所引起。为预防和控制肠球菌的污染，通过结合肠球菌的致病性和各种毒力因子的生物学特性来对其进行快速的检测。

1.将肠球菌在选择性平板上的菌落特征形态与其革兰氏染色、镜下形态、触酶、胆汁七叶苷和盐耐受实验的结果相结合，建立了一种肠球菌快速初筛的简便方法。肠球菌属能使荧光消失的阳性率为99.26%，其中粪肠球菌和屎肠球菌的阳性率分别为100.00%和91.66%。

2.PCR技术：黄蓉等将屎肠球菌或粪肠球菌用荧光放射性核素标记，在同一张玻片上将两者的核糖体 16S rRNA 及 23S rRNA 序列互补的寡核苷酸探针杂交 30~60min，杂交完成后用缓冲液冲洗10min，然后室温条件下自然风干，待完全风干后于显微镜下观察。该方法同传统的培养方法相比较具有巨大的优点，两种探针的敏感性和特异性均为100%，能够快速地将屎肠球菌和粪肠球菌鉴别开来，该种方法适用于临床标本的快速检测。舒蕊华等针对肠球菌的非保守序列，设计了屎肠球菌的特异性引物和粪肠球菌的特异性引物，通过选择27株已知的肠球菌对上述引物进行验证，发现设计的引物对其他菌没有特异性扩增，并且只对目标菌有特异性扩增，说明该方法可行，有较好的区分效果。该方法可以将食品中的屎肠球菌和粪肠球菌快速鉴别开来，其检出限为$1.0×10^2$CFU/mL。

3.荧光定量PCR：吴晨璐等对肠球菌进行了全基因测序，并以EF 1902为靶点建立了一种肠球菌的荧光定量PCR检测方法。选取该方法对已知的67株菌进行检测，其中包括23株非肠球菌菌株和44株肠球菌菌株，结果发现，选择以非肠球菌菌株的DNA为模板扩增，扩增曲线平滑，没有采集到荧光信号；而以肠球菌菌株的DNA为模板扩增，扩增曲线S型，采集到了荧光信号。表明该方法具有高度特异性，能准确将肠球菌和非肠球菌鉴别开来。其对DNA基因组和纯培养物检测的灵敏度为分别为13.78copies PCR、38.4CFU/PCR。该荧光定量PCR的最佳反应参数为：引物浓度0.2μmol/L、染料浓度1μL、退火温度60℃。有研究将牛奶样品用肠球菌人工污染，当起始染菌量为2.63CFU/mL时，使用上述荧光定量PCR方法检测，在增菌6h后可检出。荧光定量PCR法特异性高、快速、稳定，在今后食品的肠球菌检测可广泛应用。

4.应用环介导等温扩增技术（Loop-mediated isothermal amplification，LAMP）：有学者建立了一种乳品中肠球菌的LAMP快速检测方法，该方法是依据肠球菌16S rRNA中高度保守的序列设计特异性引物而建成，该方法在14h内能全部检测完成，具有高度的特异性，其检测灵敏度为目标菌DNA浓度10fg/μL。姜侃等利用上述方法对采集到的164份婴幼儿配方乳粉进行了检测，发现肠球菌的污染量为$0.36~110g^{-1}$（最近似值）间，检出率为22.6%。

（三）诊断

1.流行病学：根据对肠球菌流行病学的特点进行分析，发现引起其食源性疾病的食品多为奶及其制品和熟肉类。多因贮藏不当后食用引起的。

2.食源性疾病表现：肠球菌引起的食源性疾病主要表现为急性胃肠炎症状，包括恶心呕吐、腹痛、腹泻和上腹部不适等。

3.细菌学检验：要能从引起食源性疾病的食品中、疾病患者生物标本（粪便、肛拭子、呕吐物等）中检出肠球菌，并确定其血清型为同一型别。可采用快速、高效的商品化试剂盒检测。

五、治疗与预防控制

（一）治疗

1.肠球菌食源性疾病，表现的症状较轻，一般无须治疗。

2.对于脱水严重的肠球菌食源性疾病，有必要适当的补液。

3.对于较为严重的肠球菌疾病患者，可适当给予抗生素，包括苯丙醇类、青霉素类和大环内酯类。

（二）预防控制

1.防止食品被肠球菌污染：卫生监督部门要加强对食品生产企业、餐饮行业的监督，确保企业及餐饮行人员能严格遵守有关卫生法规，定期对上述人员进行带菌检查和体检，对带菌和患病的人员应及时调换工作岗位并及时治疗，待痊愈后才能返岗工作。

加强对食品从业人员的教育，注重操作卫生，生熟分开，炊具及时清洗消毒，对于奶及其制品、熟肉类等食品，在食用前一定要彻底加热，避免食用未热透的剩菜剩饭。

2.控制食品中肠球菌的繁殖：肠球菌的生长繁殖主要贮存时间和温度密切相关，降低温度可以有效地控制肠球菌的生长繁殖，因此，降低温度可以有效降低食品的污染，体现在实际应用中就是食品的低温保藏，它是预防肠球菌食源性疾病的重要措施。在食品加工企业、餐饮业和熟食零售店等，都应该根据自身的条件将食品贮藏于阴凉、通风处，有条件的可以储存在4℃冰箱，这样做可以较大限度地限制受污染食品中肠球菌的生长，降低肠球菌食源性疾病的风险。除了降低食品贮藏温度外，减少食品尤其是即食熟制食品的贮藏时间也是预防肠球菌食源性疾病的有效手段，一般来说，食品在烹饪后6h内应尽快食用完毕，在此阶段，就算是食品受到污染，其污染的细菌量也达不到引起肠球菌食源性疾病的菌量。

3.彻底杀灭肠球菌：对受到肠球菌污染的食品进行彻底的加热灭菌，是预防肠球菌食源性疾病发生的重要手段和措施。对于每日的饭菜，尽量做到光盘行动，如若有剩菜剩饭，要做到不隔夜、不隔餐，在食用前彻底加热，保证食材充分受热。只有做到上述措施，才能有效预防肠球菌食源性疾病的发生。

第四节　李斯特菌食源性疾病

李斯特菌属（*Listeria*）有单核细胞增生李斯特氏菌、威尔斯李斯特氏菌、莫氏李斯特氏菌和英诺克李斯特氏菌等，它一共有8个菌种组成，食用其污染的食品可引起人的李斯特食源性疾病，引起李斯特食源性疾病的菌种主要为单核细胞增生李斯特氏菌，它对人类的致病力最强，是致死率较高的食源性致病菌，它一共有13个血清型，4b和1/2a是引起人类食源性疾病较为常见的型别。

李斯特菌在自然界广泛存在，在江河水、污水、粪便、饲料、土壤及乳品等食品中都能被分离出，与沙门菌相比，李斯特菌在上述环境中的存活时间较长。该菌的生命力较强，在0~45℃温度范围内都能生存，同时在4~6℃条件下能大量生长繁殖，这也是该菌的一个重要特征，人们也常称其为冰箱菌。该菌不耐酸，但对碱具有耐受性，能够在pH 9.6的碱性环境生长。此外，该菌还能在10% NaCl的环境中生长。李斯特菌不耐高温，一般在60℃条件下10min即可被杀死。

一、病原生物学

（一）致病性

在李斯特菌属中能引起李斯特菌疾病的致病菌主要为单核细胞增生李斯特菌，它是一种人畜共患病病原菌，能在4~6℃环境下生长繁殖，是冷藏食品中威胁和引起人类食源性疾病的重要病原菌。与其他食源性致病菌相比，该菌在染菌量10^2CFU/g，即在较低的染菌情况下就会导致疾病发生。该菌引起的临床病症多样，主要以胃肠炎、单核细胞增多、败血症和脑膜炎为主。

（二）致病物质

1.溶血素O：溶血素O是单核细胞增生李斯特菌的毒力因子，它是SH活化的细胞溶素，该毒力因子与其致病性相关。溶血素O有α溶血素和β溶血素两种，α溶血素由 hly（hlyA、lisA）编码形成；β溶血素与单核细胞增生李斯特菌在细胞内的增殖和生存相关，能协同马红球菌和金葡菌溶血（cAMP现象），对机体有毒性作用。对单核细胞增生李斯特菌来说，溶血素O的主要作用就是介导细胞溶解。在现有阶段，我们从临床标本中分离到的单核细胞增生李斯特菌全溶血，分离到的不溶血的则无毒性。

2.磷脂酰肌醇-特异性磷脂酶C（PI-PLC）：单核细胞增生李斯特菌的磷脂酰肌醇-特异性磷脂酶C由 plcA（ORFU 或 pic）编码。磷脂酶C与吞噬细胞液泡裂解有密切关系，它可以使溶血素阴性突变体逃脱吞噬细胞溶酶体吞噬或裂解。只有致病性的单核细胞增生李斯特菌才具有分泌磷脂酰肌醇-特异性磷脂酶C的活性。

3.其他有关致病物质：单核细胞增生李斯特菌 prfA 基因是李斯特菌的6个管家基因之一，其编码一种转录调控蛋白，它是其多种毒力决定因子的主要调节因子，能够激活李斯特菌溶血基因的转录。在单核细胞增生李斯特菌卵磷脂酶操纵子上的基因如 inlAB、lmaBA、actA、plcB 和 mpl 等，它们能够编码一些因子或蛋白，这些蛋白或因子与单核细胞增生李斯特菌的致病性相关。还有研究表明单核细胞增生李斯特菌能产生肠毒素或肠毒素类的物质，但证据还不够充分，这需要我们在后续的研究中进一步证实。

（三）生物学特性

1.形态与染色：单核细胞增生李斯特菌为兼性厌氧、无芽孢，大小 $0.5\mu m \times$（$1.0 \sim 2.0$）μm 的革兰氏阳性短杆菌，它的菌体形态为两端钝圆、菌体稍弯或直、常 V 形排列状，偶有球状可见。该菌在营养丰富的环境下可形成荚膜，但一般在正常营养条件下不形成。该菌的幼龄培养物为革兰氏阳性，但在陈旧培养物上可转为革兰氏阴性，呈拉丝状，容易被人误认为其他病原菌。单核细胞增生李斯特菌在 $20 \sim 25℃$ 和 $37℃$ 条件下分别着4根周生鞭毛和1根端毛。

2.培养特性：单核细胞增生李斯特菌的生命力较为顽强，在 $0 \sim 45℃$ 范围内都能生存，在 $4 \sim 6℃$ 条件下能大量生长繁殖，这是该菌的一个重要特征，人们因此将其称之为冰箱菌。有报道称该菌在 $0℃$ 环境下能缓慢生长，该菌的最适生长温度为 $35 \sim 37℃$，能够在 pH $4.4 \sim 9.6$ 范围内生长。单核细胞增生李斯特菌在 $25℃$ 温度条件下培养有动力特性，显微镜下观察其肉汤培养物可见翻跟斗状运动，半固体穿刺培养 $2 \sim 5d$ 可见倒伞或月牙状生长。该菌在血平板上通常灰白色、圆润、菌落较小，有β溶血环。在普通固体培养基上初始阶段菌落较小、透明，随着培养时间延长菌落形态逐渐变大且变得不透明。在 TSA-YE 和 MMA 平板上，菌落呈蓝灰色、蓝色或灰色。

3.生化反应：单核细胞增生李斯特菌能对多种糖类进行发酵分解，产酸不产气。氧化酶阴性，触酶阳性。表5-6为其主要的生化特性。

表5-6 单核细胞增生李斯特菌主要生化特性

项 目	结 果	项 目	结 果	项 目	结 果
葡萄糖	+	甲基红	+	木糖	+
蔗糖	+	VP	+	盐明胶	−
果糖	+	纤维二糖	+	赖氨酸	

项　目	结　果	项　目	结　果	项　目	结　果
鼠李糖	+	卫矛醇	+	硝酸盐	−
麦芽糖	+	棉子糖	+	枸橼酸	
山梨醇	+	侧金盏花醇	+	尿素	−
乳糖	+	阿拉伯糖	+	硫化氢	
七叶苷	+	精氨酸水	+	鸟氨酸	
海藻糖	+	甘露醇	+	吲哚	
水杨素	+	解肌醇	+	40%胆汁不溶解	−

4.抗原构造及免疫性：单核细胞增生李斯特菌根据菌体（O）及鞭毛（H）抗原，可划分为"7"、1/2c、1/2b、1/2a、3c、3b、3a、4b、4a、4ab、4d、4c和4e等13个血清型，其中，引起食源性疾病致病株的血清型主要以1/2b、1/2c、3a、3b、3c、4a、1/2a和4b为主，以4b和1/2a最为常见。

5.抵抗力：单核细胞增生李斯特菌的生命力较为顽强，具有较强的耐受性，能够在pH 9.6的碱性环境和10% NaCl的环境中生长。该菌在0~45℃温度范围内都能生存，并且能在4~6℃条件下能生长繁殖，它在−20℃和−38℃条件下可分别存活1年和7.5个月。相比一般的无芽孢细菌，李斯特菌在经过巴氏消毒后仍能存活。该菌还能够抵抗反复冻融和紫外线。

二、流行病学

1.季节性：单核细胞增生李斯特菌引起的食源性疾病春季可发，在夏季和秋季呈现季节性增长趋势。

2.引起食源性疾病食品：肉与肉制品、乳与乳制品（包括冰棍、雪糕和冰激凌等）、蔬菜及水果和动物水产品（生鱼片）等都是常见的引起单核细胞增生李斯特菌食源性疾病的主要食物。其中最为常见的是乳与乳制品，尤其是在冰箱中长时间低温保存的上述食品，该类食品在食用时一般不会经过高温灭菌，而是直接入口食用，很容易发生摄食人群的李斯特菌疾病暴发。

3.食品被污染的原因：在奶牛养殖企业及个体养殖户中，鲜奶的污染主要来自青贮饲料和粪便以及不符合卫生规定的挤奶方式。李斯特菌广泛存在于人和动物的粪便，在畜禽屠宰厂中，因为动物粪便的污染等原因，有30%的肉制品被本菌污染。有报道，对中国生产的雪糕、冰棍等冷冻食品进行李斯特菌的检测，结果发现其检出率为17.39%，其中，单核细胞增生李斯特菌的检出率为4.35%。WHO对肉及其制品、家禽、奶制品和水产品进行本菌调查，分别有30%、15%、5%~15%和4%~8%的检出率。本菌能在4~6℃条件下生长繁殖，因此，被该菌污染的食品虽然被放在低温条件下贮藏，但该菌仍在生长繁殖。在餐饮行业，当带菌者在冰箱中接触食品过程中，就容易造成其他食品的交叉污染，从而产生潜在疾病风险。对于食品销售人员，如果不注重个人手卫生，则在接触食品中也会增加该菌的污染风险。

4.食源性疾病发生的原因：引起单核细胞增生李斯特菌食源性疾病的主要原因是食用了被粪便或单核细胞增生李斯特菌污染而未经充分加热的食物。如冰箱内的食品（酸奶、雪糕或生鱼片等）受到该菌的污染，取出后直接食用，便会引起食源性疾病的发生。

三、临床表现

1.腹泻型：单核细胞增生李斯特菌食源性疾病的典型症状是腹泻、腹痛和发烧，同时伴恶心呕吐。它的疾病潜伏期通常为8~24h。

2.侵袭型：在免疫力低下和老年人等人群中，单核细胞增生李斯特菌疾病最常见的临床表现便是侵袭性感染。在感染初期，常伴有胃肠炎症状，之后则出现脑膜炎、脑膜脑炎或败血症。它还可引起机体局部感染，包括骨髓炎、败血性关节炎、假体移植感染以及腹部、胸部和眼睛等部位感染。单核细胞增生李斯特菌对孕妇的危害极大，能造成流产、早产、死胎、新生儿感染或婴儿健康不良。该菌引起的疾病有20%~50%的病死率，一般为30%，病死率较高，应该引起我们的高度关注。

四、实验室检测及诊断

（一）实验室检验

1.检验程序：见图5-12。

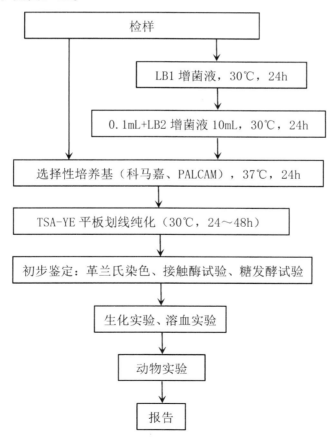

图5-12　单核细胞增生李斯特菌检验程序

2.器材与试剂

（1）设备和材料：小白鼠（16~18g）、金黄色葡萄球菌和马红球菌。

（2）培养基和试剂：李氏增菌肉汤（LB1、LB2）、李斯特显色平板（科玛嘉）、PALCAM琼脂平板、TSA-YE琼脂平板、血琼脂平板、SIM动力培养基和糖发酵管。

3.样品采集、送检及保存

（1）样品采集：无菌操作采集可疑食物及其环境标本（剩菜、剩饭、砧板、炊具等）和可疑病人的生物标本（粪便、肛拭子、呕吐物、血液、脑脊液等），对采集到的标本做好标记，同时记录相关信息。

（2）样品运输：对采集到的可疑食物及其环境标本和可疑病人的生物标本，应在4℃冷藏保存和运输，12h内完成送检。在实验开始前不宜对冷冻样品解冻。

4.检验方法

（1）样品的处理

①食物样品：取225mL LB1增菌液于均质袋中，准确称取25g（mL）食品样本，拍击式均质60s使样本均质完全；当食品样本不足25g时，可以样本1∶10 LB1增菌液进行接种增菌。上述LB1增菌液于30℃，24h培养增菌。对于样本量不足25g的食品样本增菌液，应同时划线接种李斯特显色平板和PALCAM琼脂平板，并于（36±1）℃，24~48h培养，观察菌落形态。

②疑似病人的样本：对可疑病人的生物标本（粪便、肛拭子、呕吐物和血液等）可接种LB1增菌液增菌培养（方法同食品样本）。同时将上述样本直接划线接种李斯特显色平板和PALCAM琼脂平板，并于（36±1）℃，24~48h培养，观察菌落形态。

（2）二次增菌：在10mL LB2增菌液中加入0.1mL LB1增菌液，于30℃、18~24h培养。

（3）分离培养与观察：接种环挑取1μL LB2增菌液，四区划线方式接种于李斯特显色平板和PALCAM琼脂平板，37℃、24h培养，观察菌落形态。在PALCAM琼脂平板上为灰绿色、圆形、小菌落并且有棕黑色水解圈在菌落周围，少数有黑色凹陷。在李斯特显色平板的菌落形态：周围有无透明环的蓝色菌落。

（4）快速筛检：可采用全自动病原快速筛选系统（QTAstat-DX）对LB2增菌液进行快速筛查，该系统基于多重荧光PCR的方法能对多种肠道致病菌进行快速筛查。对于阳性结果，要对培养物进行分离培养，阴性结果可直接报告。

（5）纯化培养：在李斯特显色平板和PALCAM琼脂平板上分别挑取3~5个可疑菌落，于TSA-YE平板四区划线，30℃、24~48h培养，观察菌落形态。

（6）初步鉴定

①染色镜检：挑取18~24h TSA-YE平板上新鲜纯培养物进行革兰氏染色，观察镜下形态，单核细胞增生李斯特菌为革兰氏阳性短杆菌；接种环挑取25℃培养物单个菌落，在载玻片上滴加少许生理盐水将菌淹没制成菌悬液，在油镜下观察其动力情况，单核细胞增生李斯特菌油镜下应呈现出翻滚运动的状态。

②过氧化氢酶实验：取干净载玻片，接种环挑取18~24h TSA-YE平板上新鲜纯培养物单个菌落，将菌落涂抹于载玻片上，滴加少许（2~3滴）过氧化氢溶液，出现气泡

为过氧化氢酶阳性，单核细胞增生李斯特菌过氧化氢酶阳性。注意不能挑取培养时间超过72h的培养物，以防出现假阴性结果。

（7）生化试验：挑取18~24h TSA-YE平板上新鲜纯培养物于糖发酵管中，进行生化鉴定试验。表5-7是单核细胞增生李斯特菌的主要生化特性，此表还包括其与其他类似种的区别。如果条件允许，可选择商业化的生化鉴定系统对其进行鉴定。其中，VI-TEK GPI卡只能鉴定到属，API Lister可以鉴定到种。

表5-7　单核细胞增生李斯特菌生化特性与其种间的区别

菌种	溶血	葡萄糖	麦芽糖	MR/VP	甘露醇	鼠李糖	木糖	七叶苷
单核细胞增生李斯特菌	+	+	+	+/+	−	+	−	+
格氏李斯特菌	−	+	+	+/+	+	−	−	+
斯氏李斯特菌	+	+	+	+/+	−	−	+	+
无害李斯特菌	−	+	+	+/+	−	v	−	+
威氏李斯特菌	−	+	+	+/+	−	v	−	+
伊氏李斯特菌	+	+	+	+/+	−	−	+	+

（8）动力试验：挑取18~24h TSA-YE平板上新鲜纯培养物穿刺接种于SIM培养基，于25℃、48~72h培养，观察动力，单核细胞增生李斯特菌动力阳性，在SIM培养基呈倒伞或月牙状生长。

（9）溶血实验：取7%羊血琼脂平板，在平板底部用记号划分20~25个小格，并做好相应的标记，接种针挑取18~24h TSA-YE平板上新鲜纯培养物单个菌落穿刺接种到血琼脂平板对应的小方格内，每格穿刺接种一个菌落，在穿刺过程中避免琼脂破裂，且保证接种针尽量接近琼脂底部但又不触及。设置单核细胞增生李斯特菌和伊氏李斯特菌为阳性对照，无害李斯特菌为阴性对照。于35℃、24~48h培养，在明亮的环境中对穿刺物溶血现象进行观察。阴性对照单核细胞增生李斯特菌呈小透明溶血环，伊氏李斯特菌呈大透明溶血环；阴性对照无害李斯特菌无溶血环。

（10）协同溶血试验（cAMP）：挑取新鲜马红球菌和金黄色葡萄球菌纯培养物，分别平行划线接种血琼脂平板，将可疑李斯特菌垂直接种至上述平行线间但不触碰，于30℃、24~48h培养，观察垂直接种线对溶血的影响。伊氏李斯特菌在马红球菌接种线处溶血增强，在靠近金黄色葡萄球菌接种线处，斯氏李斯特菌及单增李斯特菌的溶血会增强。

（11）小鼠毒力试验：对单核细胞增生李斯特菌引起的食源性疾病暴发事件实验室检测时，要对其进行小鼠毒力实验，将符合鉴定结果的李斯特菌接种TSA-YE肉汤进行纯培养，于（30±1）℃、18~24h培养，取培养后TSA-YE肉汤离心，再用无菌生理盐水将沉淀物（菌）制成10^{10}CFU/mL菌悬液。取健康小鼠3~5只，每只注射上述菌悬液0.5mL，同时在2~5d内观察小鼠的死亡情况。如若2~5d内死亡则为李斯特致病株。试验过程中设置对照组，其中单核细胞增生李斯特菌为阳性对照，无菌生理盐水为阴性对照。

注：伊氏李斯特菌、单核细胞增生李斯特菌因其具有溶血性故对小鼠具有致病性。

（二）单核细胞增生李斯特菌快速检测

引起单核细胞增生李斯特菌的致病菌主要为单核细胞增生李斯特菌，其致病性与溶血素O密切相关，它是一种人畜共患病病原菌，危害极大，可以引起人畜的脑膜炎、脑膜脑炎或败血症，还可引起机体败血性关节炎、胸部、腹部和眼睛等局部感染，同时还造成孕妇的流产、死胎和严重的婴儿健康问题。如何有效控制食品中单核细胞增生李斯特菌污染，预防食源性疾病的发生，是现阶段我国重要的食品安全课题。目前，单核细胞增生李斯特菌的快速检测的技术方法包括常规的培养鉴定方法、分子学检测方法和免疫学检测方法等多种技术方法。

1.平板培养法是传统的鉴定单核细胞增生李斯特氏菌的方法，该方法选用选择性培养基，通过抑制其他非目标菌的生长，以达到对目标菌的增殖及分离，并且通过对分离菌落的染色、动力学、生化鉴定和血清学检测可得到检测结果。该方法可获得定性及定量结果，成本低、灵敏度高，但也存在一些缺点，即从培养到得到可疑菌落需要5~14d，时间长，步骤复杂，这对快速有效地预防由单核细胞增生李斯特氏菌引起的食源性疾病的暴发带来了困难和不便。

2.实时荧光定量PCR（Quantitative Real-time PCR），与传统的PCR技术相比较该技术是在反应体系中加入探针及荧光染料，随着扩增过程的进行和目的片段的不断积累，使得荧光信号也会随之成比例地不断积累和放大，在荧光检测器上可以实时监测到荧光信号的变化，通过与标准曲线的对比，便可得出目标菌的定量结果。该检测方法特异性高、灵敏。田小兰等通过实时荧光定量PCR技术建立了LM的特异性检测方法并用于实际检测，结果显示，纯菌培养液其检测限为 $1.12 \times 10^1 CFU/mL$。

3.分子生物学检测技术。胡冰雪等针对沙门氏菌、荧光假单胞菌、单增李斯特菌的致病基因（hly A、invA、gyr B）分别设计了特异性引物，然后再使用以上三种菌株的标准菌株同时进行多重PCR检测，检测限可达1pg/μL，表现出了较高的特异性。刘芳等针对LM序列保守区，以hly A基因为靶序列，设计了特异性引物及探针，建立了一种该菌的PCR检测方法，同时以LM和9种相关的其他细菌进行方法验证，结果表明，该法灵敏度为5CFU/mL，具有较高的特异性。在与临床样本的检测对比中，该方法与标准方法的检测结果一致，说明其建立的荧光PCR方法可以用来LM的快速鉴定。

刘芳等以单增李斯特菌的hly A基因为靶序列，针对该序列保守区，设计一对特异性引物和探针。通过反应体系和反应程序的优化，建立起单增李斯特菌荧光PCR检测方法，并以单增李斯特菌和9种相关细菌考核该方法的特异性、灵敏性和重复性。结果表明该方法特异性和重复性好，具有较低的灵敏度，最低可检测到5CFU/mL。临床样品检测中，该方法与国标法结果一致，说明研究建立的单增李斯特菌荧光PCR方法是快速鉴定单增李斯特菌的有效方法。

谢士嘉等选取橙汁、牛奶、果冻等模拟样品，建立了一种快速检测LM的方法，该方法以胶体金和双抗夹心免疫层析技术为基础，通过人工用LM污染模拟样品，评价上述方法的检测能力。结果表明：该方法检测时间小于10min，回收率99%~101.7%，灵

敏度 $3.5×10^3$CFU/g（mL），特异性高，灵敏度好。

徐德顺等针对 LM 的 *hlyA* 基因设计了一对引物和探针，优化条件后，选用 LM 和 10 种其他细菌对其灵敏度、特异性、稳定性进行评价。结果表明：退火 60℃、探针浓度 0.6μmol/L、引物浓度 0.8μmol/L，灵敏度和稳定性较好，LM 检测显示阳性，其他 10 种细菌均为阴性，表明特异性较好。用纯菌检测，其检出限为 19CFU/mL，同一样本的 Ct 值变异系数低于 5%，表明稳定较好。

韦锦源等针对 LM 特异性基因 *hlyA* 设计了一对引物探针，建立了实时荧光环介导等温扩增（LAMP）检测方法，基于此方法，建立了一种基于淬灭基团释放环介导等温扩增检测 LM 的方法（DARQ-LAMP）。结果表明，该方法的最适反应条件为：Mg^{2+} 浓度 6mmol/L、淬灭探针双链的浓度为 10%、63℃、Bst DNA 3.0 聚合酶 0.32U/μL，检测为 $7.3×10^1$copies/mL，是普通 PCR 反应灵敏度的 100 倍。

周振森等针对 LM 溶血素基因（*hly*）设计引物，建立了一种检测 LM 的反转录-环介导等温扩增方法，经过优化条件，以及对人工污染脱脂乳样品、纯菌的检测对其灵敏度和特异性进行评价。结果表明：6 株 LM 纯菌中检出 3 株阳性，特异性良好，人工污染样品检出限为 10^3CFU/mL，菌悬液检出限为 10^1CFU/mL，人工样本增菌 16h 后，检出限可提高至 10^0CFU/25mL。

（三）诊断

1.流行病学：单核细胞增生李斯特菌引起的食源性疾病春季可发，在夏季和秋季呈现季节性增长趋势。在该菌食源性疾病易发的季节，食用肉与肉制品、乳与乳制品（包括冰棍、雪糕和冰激凌等）、蔬菜及水果和动物水产品（生鱼片）等被该菌污染的食品便会引起本菌的食源性疾病。

2.腹泻型与侵袭型：单核细胞增生李斯特菌引起的食源性表现为腹泻型和侵袭型，腹泻型表现为腹泻、腹痛和发烧，同时伴恶心呕吐。侵袭型主要表现为脑膜炎、脑膜脑炎、败血症或孕妇流产、死胎等。侵袭型临床表现是该菌不同于其他食源性疾病的重要特征。

3.细菌学检验学检验：本菌食源性疾病的确诊，要能从引起食源性疾病的食品、疾病患者生物标本（粪便、血液或脑脊液）中检出单核细胞增生李斯特菌，并确定其血清型为同一型别。还可通过疾病患者血清的定量凝集试验确定抗体效价来诊断。

4.临床检验：血液中单核白细胞显著增多。

五、治疗与预防控制

（一）治疗

1.抗生素治疗：单核细胞增生李斯特菌对青霉素类、四环素类、苯丙醇类和大环内酯类等抗生素敏感，对乳菌肽脂肽类耐药。治疗首选药物为青霉素类（氨苄西林）。

2.一般对症和支持治疗。

（二）预防控制

1.在冰箱冷藏的熟肉制品、牛奶等食品要减少保藏时间，在食用前一定要彻底加热。

2.尽量少吃或不吃剩菜和剩饭，如要食用，食用前要彻底加热。

3.加强食品从业人员的教育，注重个人及操作卫生，生熟分开，炊具及时清洗消毒。

第五节　沙门菌食源性疾病

沙门菌（salmonella）是寄居在人或动物肠道内抗原结构和生化反应相似的革兰氏阴性杆菌，人们常因食用由其污染的食物而出现腹泻，是一种常见的食源性致病菌，该菌的食源性疾病常由肠炎沙门菌、鼠伤寒沙门菌和猪霍乱沙门菌等引起。它的血清型众多，现发现的有2500多种，一般情况下，多数国家在食品、动物和人体中分离到的沙门菌为40~50个血清型，同时在一个时期内只有约10个血清型也较为多见。

沙门菌在水中一般不生长繁殖，但存活时间达14~21d，人或动物粪便中达30~60d，在冻土或冰箱等寒冷环境中可存活3~4个月，在鸡鸭蛋和肉等食品中可以存活更长的时间。在水中，该菌在100℃条件下立即被杀死，在经氯处理5min后即被杀灭。该菌在食品中的抗性与水分活度（Aw）有关，Aw越低，抗性越高，反之则越低。在Aw大于0.95食品中很容易被巴氏消毒温度灭活，在Aw小于0.2的食品中，能长期存活。

沙门菌对人体的危害主要是食入被活菌污染的食品而引起的食源性疾病。发生食源性疾病的机会同食入活菌数量呈正相关关系，食入越多则发病概率越大。该菌血清型众多，不同血清型的致病性不同，故引起食源性疾病摄入的菌量亦不同。一般情况，对于致病性强的沙门菌，$2\sim10^5$CFU/g即可引起食源性疾病的发生，致病性弱的则为10^8CFU/g。目前，对于常见的沙门菌血清型，致病性由强到弱一般为猪霍乱沙门菌、鼠伤寒沙门菌和鸭沙门菌。但不论该菌致病性强弱与否，对年老体弱、婴幼儿和儿童等人群，较少的菌量便会引起疾病的发生。有报道两起食源性疾病暴发事件，一是食入含1CFU/g伊斯特本沙门菌的巧克力糖引起，二是食入每100g只含有几个纽波特沙门菌的牛肉馅引起。总而言之，沙门菌引起食源性疾病摄入的菌量同个体健康状态和该菌致病性强弱相关。

一、病原生物学

（一）致病性

沙门菌血清型众多，在自然界分布广泛，它能造成人或动物的沙门菌感染，在世界范围内都较为常见。中国《传染病防治法》中规定报告的乙类传染病伤寒和副伤寒便是由伤寒和副伤寒甲、乙、丙沙门菌引起的，它是肠热症为主的肠道传染病。非伤寒沙门菌可引起局部化脓感染、类伤寒、败血症和胃肠炎等症状，其中胃肠炎最为常见。

（二）致病物质

沙门菌具侵袭力，有较强的内毒素，同时个别菌还能产生肠毒素。

1.侵袭力：沙门菌的侵袭力同菌毛、Vi抗原和O抗原相关，菌毛的黏附作用是该菌具有侵袭力的重要因素。能侵入小肠黏膜上皮细胞并通过其到达皮下组织。该菌被吞噬后可在细胞内继续生长，可能与Vi、O抗原保护有关。

2.内毒素：沙门菌能释放出内毒素，它的毒力较强，可使机体发热和白细胞减少，同时它还能激活补体释放出趋化因子，使肠道出现炎症反应。当机体受到大剂量内毒素侵入，便会发生中毒性休克。

3.肠毒素：肠毒素的产生和释放是由个别沙门菌引起的，最为典型的为鼠伤寒沙门菌，大肠埃希菌产生的肠毒素与其较为相似，能够引起机体持续腹泻。其致病机理是肠毒素侵入机体后，造成细胞内cAMP升高，致使肠腔内肠黏膜细胞碳酸氢钾、水和氯等过度分泌，钠再吸收减少。

（三）生物学特性

1.形态与染色：沙门菌属是两端钝圆、无芽孢，长宽分别为1~3μm，0.5~1μm的革兰氏阴性杆菌。一般没有荚膜，但对于一些新鲜分离的丙型副伤寒和伤寒沙门菌会存在。该菌有鞭毛，能够运动，但鸡白痢和鸡伤寒等少数沙门菌除外。多数沙门菌有菌毛。

2.培养特性：沙门菌为需氧或兼性厌氧，能在10~42℃内生长，最适生长温度为37℃；其能在环境pH 4.5~9范围内生长，最适生长pH为7.6。该菌对营养的要求低，普通培养基便能生长繁殖，其菌落形态为隆起、光滑、无色半透明菌落，较湿润。有些沙门菌的菌落比较小、生长较差，主要包括如仙台、鸡白痢和羊流产沙门菌。沙门菌可分为光滑型和粗糙型，它们在肉汤培养中呈现不同的状态，前者均匀浑浊生长，后者沉淀生长，通常从带菌者或病人体内分出的沙门菌属于前者。

3.生化反应：沙门菌生化特性如下：水杨素-、V-P反应-、乳糖-、赖氨酸+、靛基质-、KCN-，蔗糖-，侧金盏花醇-，明胶-，山梨醇+，尿素-，苯丙氨酸-，甘露醇（+）/+、肌醇d，枸橼酸盐d，葡萄糖（+）/+，硫化氢+/-，丙二酸盐-，硝酸盐+，卫茅醇d、MR反应+〔-：阴性，+：阳性，（+）/+：多数菌株产酸产气，少数菌株只产酸不产气，d：反应不定〕。偶见异常株，可形成靛基质，或可发酵水杨素，乳糖或蔗糖，如若其他生化反应与上述一样，应列为沙门菌属。

伤寒和副伤寒沙门菌，它们的生化反应比较规律，均能产生H_2S，V-P、尿素及吲哚试验为阴性，发酵甘露醇、麦芽糖和葡萄糖，不发酵蔗糖、乳糖。需要注意的是甲、乙和丙型副伤寒沙门菌能产气，而伤寒沙门菌不产气见表5-8。

表5-8　伤寒、副伤寒沙门菌主要生化特性

生化	伤寒S.	甲型副伤寒S.	乙甲型副伤寒S.	丙型副伤寒S.
动力	+	-	+	+
葡萄糖	+	(+)	(+)	(+)
蔗糖	-	-	-	-
乳糖	-	-	-	-
麦芽糖	+	(+)	(+)	(+)
甘露醇	+	(+)	(+)	(+)
阿拉伯糖	+	(+)	(+)	(+)
硫化氢	+/-	-/+	+	+
尿素	-	-	-	-
靛基质	-	-	-	-
VP	-	-	-	-

续表

生化	伤寒S.	甲型副伤寒S.	乙甲型副伤寒S.	丙型副伤寒S.
MR	+	+	+	+
枸橼酸盐	−	−	+/−	+
卫矛醇	+	(+)	(+)	(+)
赖氨酸	+	−	+	+
鸟氨酸	−	+	+	+

注：+/−：多数阳性，少数阴性；(+)：产酸产气；−/+：多数阴性，少数阳性。

4.抗原结构与免疫力：沙门菌的抗原由菌体、鞭毛、表面和黏液抗原4种组成，结构较为复杂，用O、H、Vi、M表示。

（1）菌体抗原（O抗原）

菌体O抗原主要是指细胞壁表面的脂多糖（LPS）层，其多糖的侧链决定其特异性。伤寒和副伤寒沙门菌因其各自特异的脂多糖侧链，而两者间无交叉保护。菌体O抗原会刺激机体产生IgM抗体，当该抗体与相应的抗原结合时便会发生凝集，肉眼呈颗粒或絮状沉淀。菌体O抗原的性质较为稳定，不会被0.1%苯酚和乙醇破坏，亦不会被高温破坏，100℃加热数小时后仍具活性。

沙门菌血清型众多，目前已知有2500多个血清型。每种沙门菌都有一种或多种菌体O抗原，该抗原具有鉴别意义。通过沙门菌的凝集反应，人们将有共同O抗原的沙门菌归为同一群，目前已知的沙门菌可分为42个血清群，分别为A~Z、51~63和65~67。引起人和动物共患疾病沙门菌的血清型主要为A、B、C1、C2、D和E群。如伤寒、甲型副伤寒、乙型副伤寒和丙型副伤寒沙门菌，其血清群和O抗原分别为D、A、B、C群和O9、O2、O4、O7。

（2）鞭毛抗原（H抗原）

沙门菌鞭毛H抗原主要是指鞭毛表面存在的蛋白，其多肽链的空间构型和氨基酸排列顺序决定其特异性。它能刺激机体产生IgG。当相应的鞭毛抗体和抗原结合时便会发生凝集，肉眼呈颗粒或絮状沉淀。每种沙门菌亦有一种或多种鞭毛抗原，该抗原具有分型和鉴别意义。当使用甲醛对鞭毛H抗原固定后，会使菌体抗原被遮盖，从而出现不能与菌体抗体发生凝集的现象。H抗原不稳定，酒精或加热100℃即被破坏。

鞭毛H抗原可分为抗原特异性较高的一相和抗原特异性较低的二相两相。一相以小写英文字母a、b、c、d……表示，又称特异相；二相以阿拉伯数字1、2、3、4……表示，又称非特异相。甲型副伤寒、伤寒沙门菌被称为单相菌，因其只有一相鞭毛抗原（a，d）；乙型、丙型副伤寒沙门菌被称为双相菌，因其有两相鞭毛抗原见表5-9。

表5-9　伤寒、副伤寒沙门菌的抗原构造

群	菌种	O抗原	H抗原	
			第一相	第二相
A	甲型副伤寒沙门菌	1，2，12	a	(1，5)
B	乙型副伤寒沙门菌	1，4，(5)，12	b	1，2

群	菌种	O抗原	H抗原	
			第一相	第二相
C	丙型副伤寒沙门菌	6，7，（Vi）	c	1.5
D	伤寒沙门菌	9，12，（Vi）	d	—

注：括号表示该抗原可能缺失。

（3）表面抗原（K抗原）

沙门菌K抗原包括Vi、M和S三种。

①Vi抗原：沙门菌Vi抗原不稳定，苯酚或60℃加热30min即可破坏。它位于菌体表面，与细菌的毒力相关。Vi抗原能够保护菌体抵抗相应抗体在补体参与下的溶菌作用，还能使菌体具抗吞噬性，这增加了菌株的致病力和毒力。通常，从带菌者和病人体内新分离到的伤寒和丙型副伤寒沙门菌常具Vi抗原，但多次传代培养易使得Vi抗原消失。该抗原具有较弱的抗原性，会随着体内细菌的有无产生抗体，一般情况下，体内细菌被清除后，抗体也随之消失，因此，人们可以通过检测Vi抗体来对伤寒带菌者进行初筛。Vi抗原可阻止相应的O抗体与菌体O抗原发生凝集，只有当加热破坏Vi抗原后，O抗体才能与菌体O抗原发生凝集。Vi抗体与Vi抗原凝集同O、H凝集呈现的颗粒沉淀现象不同，其凝集后紧贴管壁底部、呈碟状。Vi抗原目前被广泛用于制备脂多糖疫苗。

②M抗原：沙门菌M抗原，又称黏液抗原，60℃加热30min即被破坏。M抗原具有免疫原性，其存在可引起相应的O抗体与菌体O抗原凝集现象消失。能够产生M抗原的沙门菌主要包括伦敦、都柏林、鸭、乙型副伤寒、猪霍乱、肠炎和鼠伤寒沙门菌等。

③S抗原：伤寒或副伤寒病沙门菌感染后，在细胞免疫的作用下，很少再感染，具有牢固的免疫性，其作用机理是淋巴因子促使单核巨噬细胞的胞内酶活性和数量增加，继而杀死胞内细菌。在体液免疫方面，伤寒杆菌能被局部抗体SIgA降低在肠黏膜表面的吸附性，该作用较为重要。抗O和Vi抗体能抵抗病原菌，使机体免于感染。对于胞内寄生菌，血液中的IgG和IgM抗体无免疫作用。食源性疾病和败血症患者恢复后，不能获得免疫力，但预后良好。败血症和食源性疾病患者恢复后，预后良好，但不能获得免疫力。S抗原在1mol/L HCl作用可被破坏。

5.抵抗力：沙门菌在水中一般不生长繁殖，但存活时间达14~21d，人或动物粪便中达30~60d，在冻土或冰箱等寒冷环境中可存活3~4个月，该菌对热的抗性较弱，在水中，100℃条件下立即被杀死，60℃加热10~20min即被杀灭。该菌对一般化学试剂较敏感，生活饮用水中余氯达0.2~0.4mg/L时即死亡，在1∶500升汞或5%苯酚溶液中5min即被杀灭。因亚硒酸盐、煌绿和胆盐有利于沙门菌的生长而抑制大肠杆菌的生长，人们常用其来制备沙门菌的选择性培养基。

二、流行病学

（一）季节性

沙门菌引起的食源性疾病一年四季皆可发生，7~9月最多，大多发生在5~10月。

（二）引起食源性疾病食品

引起沙门菌食源性疾病的食品主要包括肉类及其制品、奶类及其制品和蛋类及其蛋制品，很少见植物性食品。

通常情况，沙门菌对肉类食品造成污染，即使已经繁殖到严重的程度，也不会引起肉类食品感官性状的变化。因此，对于贮藏时间较长的肉类食品，即使没有发生腐败变质现象，在食用前也应注意要彻底加热。

（三）食品被污染原因

1.沙门菌带菌者和患病人及动物的粪便直接污染食品。有报道称，食源性疾病患者和健康带菌者沙门菌的检出率分别为8.6%~18.8%和0.02%~0.3%。沙门菌能在动物的肠道中生长繁殖，菌型大多为肠炎和鼠伤寒，其在猫、狗和鸡、鸭、鹅中的带菌率较高，其中野狗高达25%~35%，鸡为12%~14%；鼠带菌率为2%~4%；健康家畜带菌率为2%~15%。由此可见，沙门菌带菌者和患病人及动物的粪便可能直接对食品造成污染。有报道大型的肉类加工厂中，牛肉、猪肉和鸡肉沙门菌的检出率分别为6.2%、9%和19.5%；个体分散屠宰，牛肉、猪肉和羊肉沙门菌的检出率分别为42.1%、33.6%、和14.3%。近年发现，蛇的带菌率也比较高，并且有一些新的血清型被人们发现。

2.在健康动物带菌者肠道内，沙门菌是以一种非致病状态存在的，只有当健康动物在患其他疾病、消瘦、疲劳和外伤等致使机体免疫力降低时，才会使这些菌进入肌肉和血液造成全身感染。因此，在患有沙门菌病的动物内脏和肌肉中都会有沙门菌的存在，且带菌率内脏高于肌肉，在发生食源性疾病时，其引起的症状更重，造成的危害更大。有报道，个体分散屠宰的猪，其胃、肺、肝、血、肠和心的带菌率分别为50%、42.9%、36.6%、34.3%、33.3%和25%。

3.从屠宰到销售环节整个过程中，土壤、冰、水、炊具、容器、蜚蠊和苍蝇等，都会对肉类食品造成沙门菌的污染。在烹饪过程中，盛装容器、案板和刀具等生熟不分，就会使得熟肉制品受到污染；屠宰过程中，健康带菌动物的肉会受到其肠内容物的污染，盛装容器等又会受到被污染的肉的污染。

4.沙门菌污染饲料。当用被沙门菌污染的饲料饲喂动物，就会使健康动物带菌或患病，该动物在屠宰时便会对肉造成污染。除此之外，当水源受到沙门菌的污染时，也会对其中的水产造成污染。有报道，在冷冻的带鱼中有沙门菌被检出。

（四）食源性疾病发生的原因

沙门菌食源性疾病的发生，是沙门菌污染食品，在适宜条件下大量繁殖，食用时加热不彻底没有将沙门菌杀死造成。亦或是熟肉食品，又被沙门菌污染，适宜条件下放置较长时间，使得沙门菌大量生长繁殖，食用时未再次彻底加热处理造成。

三、临床表现

1.沙门菌食源性疾病的潜伏期一般为12~36h，短者为6h，对于潜伏期较短的患者，一般其症状较重；长者为48~72h，大多在48h内集中，对于超过72h的不常见。

2.沙门菌食源性疾病的初始症状为食欲减退、恶心和头疼，后表现为呕吐、腹痛和腹泻症状。腹泻主要表现为水样便，偶带血液和黏液，次数为一日数次至十余次不等。亦能造成体温升至38~40℃，或更高，一般体温下降在发病后2~4d。对于大多数的病人，其胃肠道症状在发病2~3d后消失。沙门菌食源性疾病的重症患者可出现中枢神经系统症状，表现为烦躁不安、抽搐、昏迷和谵语等，亦可出现呼吸困难、少尿和尿闭。同时还能出现周围循环衰竭症状，表现为四肢发凉、口唇青紫、面色苍白和血压下降。如若救治不及时，上述重症患者最终会因循环衰竭死亡。

3.沙门菌食源性疾病有多种多样的临床表现，一般可分为五种类型。

（1）胃肠炎型：沙门菌食源性疾病胃肠炎型最为常见，主要由肠炎和鼠伤寒沙门菌引起。该型表现为发病突然，会使体温升至38~40℃，或更高，常伴有恶寒、恶心、呕吐、腹痛和腹泻等临床症状。对于腹泻和呕吐患者会出现口渴、咽喉、舌唇和口腔干燥等脱水症状，严重者则感染性休克。

（2）类伤寒型：沙门菌食源性疾病类伤寒型主要由甲、乙、丙型副伤寒沙门菌引起。该型的胃肠炎症状不明显，病情较为缓和，突出的临床症状表现为高热，有时体温达40℃或更高。亦可出现神经系统功能紊乱和四肢痛、全身无力、腰痛、头痛、痉挛或腓肠肌痛等症状，有时还会有疱疹出现在舌头上和嘴唇周围。

（3）类霍乱型：沙门菌食源性疾病类霍乱型临床症状为剧烈呕吐和腹泻，腹泻主要表现为米汤样便。该型还伴全身无力、腹痛、恶寒和体温升高等症状。类霍乱型病人会出现严重的脱水症状，可引起机体循环衰竭。该型严重的疾病患者可出现中枢神经系症状，表现为抽搐、昏迷和谵语等。

（4）类感冒型：沙门菌食源性疾病类感冒型需要与流感鉴别，该型的临床症状与流感相似，主要表现为上呼吸道症状，包括全身不适、恶寒、体温升高、腰部及四肢疼痛、咽喉炎和鼻塞等。

（5）败血症型：沙门菌食源性疾病败血症型较为少见，主要由猪霍乱沙门菌引起。该型的临床症状主要表现为轻重不一的胃肠炎症状，同时伴高热、出冷汗和恶寒等。对于一些患者还会出现并发症，包括脑膜炎、骨髓炎和肺炎等。

沙门菌5种类型食源性疾病的临床表现，胃肠炎型最为常见，偶见类感冒型和类伤寒型，且多数患者症状不典型。

沙门菌食源性疾病一般3~7d的病程，病情轻重决定病程的长短。除慢性病患者、年老体弱及儿童外，该病的死亡病例不常见。有报道，沙门菌食源性疾病有0.3%~0.5%的病死率。

四、实验室检测及诊断

（一）实验室检验

1.检验程序：见图5-13。

2.器材与试剂：血液需氧培养瓶，木糖赖氨酸去氧胆酸钠（XLD），HE和血琼脂平板，TTB增菌液，API 20E鉴定试剂条，伤寒及甲、乙、丙型副伤寒沙门菌O、H抗原菌液（诊断菌液），沙门菌诊断血清，氧化酶试剂，革兰氏染液，尿素培养基，双糖铁，赖氨酸，靛基质，ONPG。

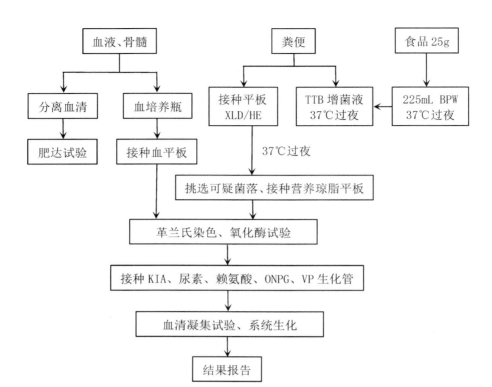

图5-13 沙门菌检验程序

3.样品采集、运送与保存：为提高检出率，应根据病程，在不同阶段采集不同的生物标本进行检测。

（1）血液：血液标本的采集宜在病程第1~2周进行。具体为分别无菌采集成人和儿童静脉血8~10mL、3~5mL，在室温（高于20℃）平衡的需氧血培养瓶中分别接种成人和儿童血液标本4~8mL、2~4mL，摇晃使培养液与血液混合均匀。若血样凝固，将血清吸出后无菌操作捣碎血块接种血培养瓶。接种后培养瓶在室温下放置不得超过2h，最好立即送往实验室。余下的血样，为防止溶血，应缓慢将其注入无菌采血管中，后进行血清分离。对于已经使用抗生素治疗的疾病患者标本，最好是用含抗生素吸附剂的培养基。

（2）骨髓：骨髓标本的采集在整个病程均可进行。具体为在室温（高于20℃）平衡的需氧血培养瓶中接种1~3mL无菌采集的骨髓液，立即培养，其运送要求同血标本。该法适于病原培养结果阴性的疑似伤寒、副伤寒和已经使用抗生素的病人，可提高检出率。

（3）粪便：粪便标本的采集宜在病程第3~4周、抗生素用药治疗前或者停药3d后采集。对于带菌者的检测主要以粪便为主。

（4）食品

①固体食品：在无菌均质袋或无菌广口瓶中采集50~100g可疑食品（肉类、禽蛋类、水果、乳粉、蔬菜和鱼虾类等）标本，预包装食品不拆分。在225mL GN或同类型增菌肉汤中称取食品样本25g，拍击式均质60s使样本均质完全，于（36±1）℃，6~8h

增菌培养。

②液体食品：在无菌均质袋或无菌广口瓶中采集50~100mL可疑食品（果汁饮料、酸奶、鲜奶等）标本，预包装食品不拆分。在225mL GN或同类型增菌肉汤中称取食品样本25g（mL），拍击式均质60s使样本均质完全，于（36±1）℃，6~8h增菌培养。

③其他样品：对于疑似痢疾暴发事件，在进行病原学检测时，可采集污水、井水、坑塘水、公厕粪便、抹布、可疑食品、剩饭菜和病人的污染衣物等外环境样本，并以1：10接种GN或同类型增菌肉汤；对于媒介昆虫，如苍蝇，用消毒拍进行拍杀，确保每份苍蝇标本由一只消毒拍拍杀，每份标本由5~10只苍蝇组成，于9mL GN或同类型增菌肉汤中加入苍蝇标本。上述样本接种后记录接种时间并送往实验室，（36±1）℃、4~6h增菌。

4.检验方法

（1）分离鉴定

①分离培养

a.血液：在胆盐葡萄糖肉汤培养瓶或血液需氧培养瓶中以1：10的比例加入血液标本，于37℃培养，在培养1d、2d和7d时分别转种血琼脂平板，37℃，24~48h继续培养。一般情况下，阳性率较高的为增菌培养的第1~2d，如若培养至第7d培养物仍澄清透亮，且接种血平板无菌生长，则判阴性。

b.骨髓：骨髓液标本可增菌分离培养或直接分离培养。前者培养方法同血液标本。后者培养方法，在血琼脂平板上直接滴2滴骨髓液，于37℃，18~24h孵育培养，后转种血琼脂平板，37℃，24~48h培养，观察有无可疑菌落生长，如没有，继续培养24h观察。

c.粪便：粪便标本可增菌分离培养或直接分离培养。增菌分离培养：于10mL TTB增菌肉汤中接种肛拭子标本或新鲜粪便1g，37℃、18~24h培养增菌，后转种HE或XLD选择平板，37℃、18~24h培养，观察有无可疑菌落生长，如没有，继续培养24h观察。直接分离培养：取肛拭子标本或新鲜粪便在HE或XLD选择平板上直接划线接种，37℃、18~24h培养，观察有无可疑菌落生长，如没有，继续培养24h观察。

②鉴定

a.观察菌落形态：沙门菌在血平板、XLD和HE平板上呈表面光滑、无色半透明、边缘整齐、中等大小的菌落，血琼脂平板上不会产生溶血环。在XLD和HE平板上，产H_2S的菌株可形成中心黑色的菌落。取营养琼脂平板，划线接种可疑菌落，（36±1）℃，18~24h培养见表5-10。

表5-10　沙门菌及大肠菌在选择培养基上菌落生长特征

培养基	沙门菌菌落颜色与形态	大肠埃希菌菌落颜色与形态
血平板	光滑、圆形、湿润、边缘整齐、无溶血环、无色透明	边缘整齐或不规则、浑浊、湿润、灰白色、凸起
XLD	光滑湿润、圆形、边缘整齐、无色透明、产H_2S的菌落呈黑色	边缘整齐或不规则、浑浊、湿润、黄色、凸起

续表

培养基	沙门菌菌落颜色与形态	大肠埃希菌菌落颜色与形态
HE	光滑湿润、圆形、边缘整齐、透明、蓝绿色、产 H_2S 的菌落呈黑色	边缘整齐或不规则、浑浊、湿润、黄色、凸起

b.革兰氏染色和氧化酶试验：将可疑纯培养物进行氧化酶试验和革兰氏染色。沙门菌氧化酶试验阴性，革兰氏阴性杆菌。

c.初步生化鉴定：对氧化酶试验和革兰氏染色符合沙门菌特性的培养物进行生化鉴定。将纯培养物分别接种 ONPG、赖氨酸、克氏双糖铁（KIA）、VP 生化管和尿素。37℃、18~24h 培养，观察结果。生化试验结果依据表5-11、12来进行判断。

表5-11 初步生化判读表

培养基	反应/酶	结果	
		阴性	阳性
KIA	产酸（如底部黄色斜面红色，产酸只来源于葡萄糖）	高层红色	高层黄色
KIA	产酸来源于乳糖	斜面红色	斜面黄色
KIA	产气	高层无气泡	高层有气泡
KIA	产 H_2S	高层不变黑	高层变黑
尿素	尿素酶	黄色	玫瑰红色
靛基质	吲哚产物	黄色	红色
赖氨酸	赖氨酸脱羧酶	黄褐色	紫色
VP	乙酰甲基甲醇	无色	红色
ONPG	β-半乳糖苷酶	无色	黄色

表5-12 沙门菌的生化结果

试验[①]	反应	阳性率（%）
KIA 葡萄糖	+	100
KIA 乳糖	−	99.2[②]
KIA 产气	+	91.9[③]
KIA（H_2S）	+	91.6
尿素酶	−	99
ONPG	−	98.4[④]
赖氨酸脱羧酶	+	94.6[⑤]
VP	−	100
靛基质	−	98.9

注：①Ball M.M.和Ewing W.H.，沙门菌属成员的生化反应，美国佐治亚州亚特兰大市国家传染病中心，1966；②百分率表示并不是所有沙门菌对该这些反应为+或−，其可能会因食品和国家的不同而不同；③伤寒沙门菌不产气；④亚利桑那菌属，即沙门菌亚种Ⅲ，其乳糖发酵可阴可阳，但β−半乳糖苷酶反应常为阳性；对于沙门菌亚种Ⅱ，其乳糖发酵和β−半乳糖苷酶反应分别为阴性和阳性；补充生化对做研究是有帮助的；⑤该反应甲型副伤寒沙门菌为阴性。

③H抗原：确定O抗原群别后，可用H多价血清进行玻片凝集，凝集后再用H多价血清中的H单价因子进行凝集，按照此法依次确定一相和二相型别。对于双相菌，当只检出其中一相抗原时，要通过位相诱导方法得到另一相；对于单相菌，则没有必要进行此步骤，如伤寒沙门菌，只与Hd因子凝集。如若有H两相抗原都不出现的情况，则要通过swarm琼脂或半固体琼脂多次点种传代的方式诱导H抗原的出现。

④位相诱导法：对于双相菌，当只检出其中一相H抗原时，要通过已知的一相H抗原诱导另一相。

（2）血清学检测

①血清学分型：对于初步生化反应符合沙门菌特性的纯培养物，要继续进行血清凝集和系统生化。

a.O血清群：首先用A~F群沙门菌多价"O"血清进行玻片凝集，发生颗粒状凝集，再用O血清单因子O2、O3、O9、O11和O7等做玻片凝集，通过单因子凝集的结果判定其属于哪个群别。同时取生理盐水作对照，自凝者不能分型，为粗糙型菌株。

b.Vi抗原：含Vi抗原的菌株在Vi抗原的阻碍下不能与O抗原发生凝集，如伤寒、丙型副伤寒沙门菌。Vi抗原经煮沸破坏后，可与O血清继续发生凝集。

c.平板诱导法：该法是利用已知抗血清抑制已知相抗原菌而分离出细菌另一相抗原。其具体操作步骤如下：将1~2滴已知相H抗血清滴在90mm无菌平板中，将已熔化的45℃、15mL swarm琼脂或0.5%半固体琼脂缓慢倒入上述平板中，缓慢摇匀，待琼脂凝固，在上述平板中心点种被检菌，37℃、16~24h培养。待点种中心出现扩散生长，挑取边缘菌苔于营养琼脂接种，37℃、16~24h培养，取培养物进行另一相H抗原的凝集。

②肥达试验

a.标本采集：肥达试验标本的采集，宜在恢复期和急性期进行，在上述时期各采集一次。

b.原理：肥达试验是针对伤寒及副伤寒沙门菌的一项检验，是一种辅助诊断手段。该试验的原理为：将稀释的待检血清同标准伤寒和副伤寒（甲、乙、丙）沙门菌诊断菌液（O、H抗原菌液）反应，根据凝集反应效价结果判断血清中有无相应的抗体存在。

c.试剂：伤寒及副伤寒（甲、乙、丙）沙门菌诊断菌液。

d.方法：试管凝集法。其具体的操作步骤参照商品化试剂盒说明书。

e.结果解释：分析肥达试验结果时，面对血清中O和H抗体增高的情形，要做以下考虑：

第一，当地人群正常血清效价：在正常人群中，由于之前受到感染未诊断或未诊断出，或隐性感染，其血清中就会有一定量抗伤寒或副伤寒沙门菌的本底抗体存在。通常对诊断有辅助意义的情况是：未预防接种患者，伤寒沙门菌O、H凝集价分别在1：80

和1∶160以上；副伤寒沙门菌（甲、乙）H凝集价在1∶160以上。

第二，预防接种：人体经自然感染时，O抗体的增长速度较H抗体快，效价高；预防接种后，会在人体血清中出现O、H凝集素，H抗体可保持存在超过半年，O抗体则很快便消失。因此，对于有预防接种史的疾病患者，O凝集价有较大的诊断意义，而H凝集价的诊断意义较小。

第三，回忆反应：曾注射过伤寒与副伤寒疫苗，或不久前曾患伤寒或副伤寒，现在患其他非特异性感染或血吸虫病、斑疹伤寒、布鲁菌病或流感等急性传染病时，会使机体伤寒或副伤寒沙门菌的O、H抗体升高。因此，必须间隔一定时间重复检查对上述情况进行区分。如若经过几次检查其抗体效价再无增高，则可能是由其他非伤寒感染引起的非特异性回忆反应。如若经几次检查其抗体效价呈递增状态，则有较大的可能性是伤寒。

第四，病程不同阶段：患病后抗体出现在第一周，继而逐渐升高，因此在患病初期，测定伤寒或副伤寒沙门菌O、H的凝集价时，其在正常值范围内。但在患病第三周测定，如若凝集价仍在1∶80以下，则患伤寒或副伤寒的可能性较小。

第五，O抗体与H抗体增高的相互关系：其他沙门菌同伤寒、副伤寒沙门菌有相同的O抗原存在，而H抗原有较高的特异性。一般O抗体在机体受到沙门菌刺激就会先出现。故如若H及O抗体两者都高于正常值，则有较大的可能性感染伤寒，若H及O抗体都较低，则感染伤寒的可能性较小。如若有O抗体低而H抗体高的情况，则很大程度是回忆反应或感染后期或预防接种的原因；如若有H抗体低而O抗体高的情况，则很大程度是早期伤寒感染或其他菌型感染的原因。

（3）系统生化鉴定：仅做一般血清学鉴定和生化反应，不能对肠杆菌科细菌做出正确的结论，原因是其各属之间抗原有交叉，生化也有类似之处，有时还有不典型菌株的出现，因此，需要进一步的系统生化反应对其进行鉴定。目前，常用的生化鉴定系统为API 20E，其携带方便，结果重复性好且操作简便，常用于现场疫情处理标本的检测。被检菌株的判定是依据生化反应结果，同时对照API 20E反应鉴定表来实现。

5.分子生物学检测技术

（1）PCR检测 *invA* 基因：沙门菌侵袭性抗原的保守基因是 *invA*。通过检测样品增菌液中 *invA* 基因的存在与否，可以达到沙门菌初筛的目的。*invA* 基因的引物序列为：上游引物5′TCT ACA TTG ACA GAA T3′，下游引物5′CGA ACG TGG CGA TAA TTT C3′，其产生扩增产物大小为284bp。PCR反应体系：引物0.5μmol/L，Mg^{2+} 2.5μmol/L，模板1μL，Taq酶1μL，体系20μL。反应条件：94℃、1min，52℃、1min，72℃、1min，35个循环。

（2）脉冲场凝胶电泳实验：非伤寒沙门菌PFGE标准操作程序，参考《国家食源性疾病监测工作手册》，详见第六章第一节。

（二）沙门菌快速检测

沙门菌（*salmonella*）在自然界广泛存在，它能造成人或动物的沙门菌感染，是一种人畜共患肠道致病菌。沙门菌的血清型众多，目前已知有2500多种。该菌主要的传播媒介为肉类产品、家禽和蛋类。沙门菌自19世纪后期首次被人们鉴定为人类的致病菌以来，其检测方法学都是在采集疾病患者血液或粪便作为临床资料的基础上而建立的。快速鉴定常用显色培养法；免疫荧光标记、ELISA 等以抗体为基础的方法缩短了一半的检测时间，且其特异性强、灵敏性高；PCR 等以核酸为基础的方法由于特异性强、快速、灵敏和简单等优势，已在沙门菌的检测中广泛应用。

1.Mucap 荧光试验：该试验是依据辛脂在沙门菌含有的辛脂酶作用下发生水解这一原理设计的。具体是底物 Mucap 试验检测沙门氏菌中的 C8 辛脂酶，该酶可以与辛脂结合的 4-甲基伞形酮发生作用，从而在 365nm 紫外照射下发出荧光。沙门菌水解 Mucap 呈荧光这一特性为其特有，该法操作简便，仪器设备要求不高，适于在基层中推广。Raiz 等用 Mucap 试验对 9628 份粪便样本中分离到的 8634 个菌落进行研究，其结果显示敏感性和特异性分别为 100% 和 99.8%。

2.显色琼脂（Chromagar）：显色琼脂是鉴别培养基的通称。有报道，日本学者 Ohkusu 用显色琼脂对不同细菌进行鉴别培养，结果为大肠埃希菌为红色菌落、沙门菌为清亮无色菌落、其他肠道菌（柠檬酸杆菌属、肠杆菌属、克雷伯菌属）为金属蓝色菌落、铜绿假单胞菌为半透明黄绿色菌落、黏质沙雷菌为水蓝色菌落、奇异变形杆菌和摩根菌属为棕色菌落、普通变形杆菌为蓝绿色菌落。但其只有 83% 的特异性，大肠埃希菌、假单胞菌和念珠菌为假阳性。

杨兰萍等以实验室保存的 190 株沙门及非沙门菌为测试菌，对 SS 和 CAS 平板上细菌生长的特异性、敏感性进行测试，同时将 1717 份餐饮业人员肛拭标本在 SS 和 CAS 上进行沙门菌分离比较。结果显示，SS 上测试菌和现场检测的敏感性分别为 57.14% 和 31.58%，而 CAS 均为 100%。因此，在进行沙门菌鉴别或粪便分离时，CAS 可以作为首选培养基。

3.斑点免疫金渗滤法（DIGFA）：DIGFA 原理（以双抗夹心为例），将纯化的抗体滴加在硝酸纤维素膜片的中央，同时使其吸附完全。取被检标本液体适量，缓慢滴加在膜上，被检标本液中的无关蛋白等被滤出膜片，而目标抗原则被膜上抗体捕获，随后加入胶体金，胶体金会同膜上捕获的抗原结合，因其本身呈红色，故阳性结果为膜中央呈红色斑点。该方法仅需 10~15min，特异性高，操作简单，结果易于判读。沙门菌与铜绿假单胞菌、变形杆菌、枸橼酸杆菌和大肠埃希菌等不发生交叉反应。斑点免疫金渗滤法同国标法比较，符合率达 100%。沙门菌的检测量最低为 4.5×10^6 CFU/mL。在 4℃ 条件下，胶体金标记的兔抗沙门菌抗体冻干粉能够保存 1 年，且检测结果不受影响。

4.用常规细菌培养法和 VIDAS 法检测各种冻肉样本中沙门菌，以前者为参照。结果发现后者的灵敏度和特异性分别为 100%、99%。VIDAS 法快速、简便、灵敏度和特异性高，可用于快速检测食品中沙门菌。常规培养法常用于确证试验。

5.人们利用沙门菌 stn、GenBank Accession NOU25352、invA、16S rRNA 和 fimY 等基因设计引物，并用于沙门菌的分子生物学快速检测，包括 PCR、实时荧光定量 PCR、环介导等温扩增（LAMP）和多重 PCR（multiplex PCR）。

刘香等建立了一种二重 PCR 快速检测驴场中马流产沙门菌和其他沙门菌感染的方法。该方法针对马流产沙门菌毒力基因 invA 和鞭毛基因 FliC 设计引物探针建立二重 PCR，通过检测临床样本对其特异性、敏感性和符合率进行检测。结果表明：马流产沙门菌不仅能扩增出针对保守基因的175bp的目的条带，也能扩增出针对特异基因的747bp的目的条带，而其他菌型只能扩增出前者，非沙门菌则无条带，检出限为34.8pg；选取186份临床样品进行对照检测，结果表明：该方法同一重PCR和传统培养法100%符合。

沈伟伟等利用Primer Express v3.0软件设计引物，建立了一种快速筛查mcr-1基因和鼠伤寒沙门菌的二重荧光PCR方法，并应用于食源性疾病的快速检测。结果显示：该法检测mcr-1基因和鼠伤寒沙门菌的线性范围分别为$1.40×10^1$copies/μL~$1.40×10^8$copies/μL和$2.20×10^1$CFU/mL~$2.20×10^7$CFU/mL。利用该方法对132株临床样本中分离的鼠伤寒沙门菌进行检测，mcr-1基因检出率为2.3%，检出3株携带该基因的鼠伤寒沙门菌。

李莉等依据invA基因设计引物、探针，建立了一种荧光PCR检测方法，用19株非沙门菌和30株沙门菌进行评价验证，结果100%符合；同时，对96份肛拭子增菌前后的标本进行检测验证，前后结果100%符合。表明该方法可以用来实验室沙门菌的快速筛查和诊断。曹芳芳等用常规PCR和实时荧光定量PCR方法对沙门菌进行平行检测，结果显示，前者灵敏度可达33CFU/mL。该法与大肠埃希菌等10种相关的细菌均没有交叉反应，具有较高的特异性和敏感性，该法3h左右即可完成检测。朱胜梅等根据侵袭性抗原的保守基因invA设计了引物和探针，同时进行LAMP反应，最优条件：内、外引物浓度分别为40pmol/L和5pmol/L、dNTP 0.8mmol/L、BstDNA聚合酶8U、甜菜碱0.8mmol/L、Mg^{2+}6mmol/L，反应温度63℃，时间1h。在上述反应条件下，沙门菌同其他常见菌无交叉，且其DNA检测灵敏度为10fg/反应。LAMP法适于污染食品中沙门菌的快速检测。

张景山等建立了一种逆转录实时聚合酶链反应（TaqMan-rRT-PCR）检测猪霍乱沙门菌的方法，该方法针对猪霍乱沙门菌血清型特异性基因来实现。利用基因组序列比对猪霍乱沙门菌基因SC0358，通过普通PCR及其他沙门及非沙门145株，进行该方法的特异性评价，针对SC0358基因设计引物，对反应条件进行优化，建立针对SC0358基因的TaqMan-rRT-PCR检测方法。利用临床血液标本和纯菌为模板进行检测，结果表明：该法检测的26株猪霍乱沙门菌全为阳性，其余菌株为阴性。检测样本为血液标本时，检出限为25CFU/mL；为纯菌时，约为10copies/反应（5fg/反应）。该方法可以实现快速区分其他血清型沙门菌和猪霍乱沙门菌，可以用于临床上早期诊断猪霍乱沙门菌。

王西等建立了一种快速检测沙门菌的环介导等温扩增技术（LAMP），该法以沙门菌fimY基因为靶基因，能够实现可视化的检测。该方法对LM、金黄色葡萄球菌、小肠结肠炎耶尔森菌、空肠弯曲菌、肠毒性大肠杆菌ETEC、O157和DDH$_2$O（阴性对照）的检测均为阴性，特异性高；该LAMP法和常规PCR检测沙门菌的灵敏度分别为$3.8×10^1$CFU/mL和$3.8×10^4$CFU/mL，前者较后者高1000倍。利用该法对18株猪源和鸡源沙门菌进行检测，结果同常规的PCR法一致，均为阴性。

（三）诊断

按照《沙门菌食物中毒诊断标准及技术处理原则》（WS/T 13—1996）执行。

1.流行病学：沙门菌食源性疾病的特点是同一人群在相近时间内有共同进餐史。其发病较为突然，短时间内能出现大量疾病患者，临床症状都较为相似。

2.临床表现：沙门菌食源性疾病的初始症状为食欲减退、恶心和头痛，后表现为呕吐、腹痛和腹泻症状，能造成体温升至38~40℃，或更高。发热对沙门菌食源性疾病临床鉴别诊断有着特别重要的意义。其临床表现没有摩氏摩根菌和变形杆菌食源性疾病来势凶险，但依然要引起高度重视。沙门菌同其他细菌食源性疾病的鉴别见表5-13。

表5-13　沙门菌食源性疾病与其他细菌性食源性疾病的鉴别

食源性疾病类型	潜伏期（时间）			主要临床表现				
	短	一般	长	呕吐	腹泻	腹痛	发热	其他
沙门菌	6h	12~36h	48~72h	+	+	+	++	全身症状明显
葡萄球菌	1h	2~3h	10h	++	(+)	(+)	(+)	
肠球菌	2~3h	5~10h	20h	(+)	(+)	+	(+)	
李斯特菌								
腹泻型		8~24			+	++	+	
侵袭型		2~6周		(+)	(+)		+	败血症、脑膜炎、流产、死胎
大肠埃希菌								
急性胃肠炎	6h	10~15h	72h	+	+	+	+	
急性痢疾		48~72h		(+)	+	+	+	血便、里急后重
出血性肠炎	1d	3~4d	8~10d	(+)	+	++	(+)	血便、溶血性尿毒综合征
志贺菌	6h	10~12h	24h	(+)	+	+	++	
副溶血性弧菌	4~6h	11~18h	10d	+	+	++	+	脱水、血水样便
耶尔森菌	1~3d	3~5d	32d					
变形杆菌、普罗威登斯菌、摩根菌	1~3h	12~16h	60h	+	+	++	+	摩根菌可有血便或纯血便
河弧菌	6h	13~47h	20h	+	+	+	+	类似霍乱临床表现
创伤弧菌		24~48h		(+)	(+)	++	+	败血症或蜂窝织炎
气单胞菌	1.5h	8~13h	20h	(+)	+	(+)	(+)	
类志贺邻单胞菌	2.5h	7h	20h	(+)	(+)	(+)	+	全身不适
空肠弯曲菌	1d	3~5d	10d		+	++	+	腹泻有腐臭味
椰毒假单胞菌	1~2h	4~22h	48~72h	(+)	(+)	(+)		多种脏器损伤
蜡样芽孢杆菌								
呕吐型	0.5h	1~3h	5h	+	(+)	+	(+)	
腹泻型	6h	10~12h	16h	极少	+	+		
肉毒梭菌	5~6h	12~48h	8~10d				(+)	特有的神经症状
产气荚膜梭菌	3~5h	10~12h	24h	(+)	+	+	(+)	C型可致坏死性肠炎

注：（+）轻；+中；++重。

3.细菌学检验

（1）要能从引起食源性疾病的可疑食品、疾病患者生物标本（粪便、肛拭子、呕吐物等）中检出沙门菌，并确定其血清型为同一型别；如果没有可疑的食品，要能从不同疾病患者的生物标本（粪便、肛拭子、呕吐物）中检出沙门菌，并能确定其血清型为同一型别。

（2）用分离出的沙门菌同疾病患者早期和恢复期的血清做凝集试验，恢复期凝集效价的升高较为明显，通常情况下升高4倍。

五、治疗与预防控制

（一）治疗

1.急救

（1）洗胃：沙门菌食源性疾病发生后，应立即对患者进行洗胃，越早越好。洗胃溶液宜选取0.05%高锰酸钾溶液。

（2）催吐：在患者没有呕吐的情况下，应选用催吐剂，如吐根糖浆或机械性刺激的方式进行催吐处理。

（3）导泻：沙门菌食源性疾病发生后，可给患者一次口服15~30g硫酸钠进行导泻处理。对于吐泻严重的患者，可不用进行上述操作。

2.抗生素治疗

对于症状较为严重的患者，可口服或静脉滴注氯霉素、头孢噻吩或头孢唑啉等抗生素。症状一般的患者，可不用抗生素。

3.补充水分和纠正电解质紊乱

类霍乱型及胃肠炎的患者，体内大量水分会随着严重的吐、泻症状而丢失，因此，应根据失水的情况适当进行水分的补充。补水的方式为静脉滴注和口服。对于可以自主饮水的患者，应鼓励其多喝淡盐水或糖盐水等；如若出现酸中毒的患者，应及时进行碱性药物的补充；如若出现低钾血症的患者，应及时进行钾盐的补充。

在急救治疗全程，应始终贯穿纠正电解质紊乱和补充水分的原则。

4.对症治疗

对于呕吐、腹痛较为严重的患者，可肌注0.5mg阿托品；对于烦躁不安的患者，应及时给予镇静剂；如若出现休克的患者，应及时进行抗休克的治疗。

（二）预防控制

1.防止食品被沙门菌污染：对食品加工生产企业加强卫生监督，特别是肉联厂加工企业宰前、宰后的卫生检验。要认真贯彻执行《生猪屠宰产品品质检验规程》（GB/T 17996—1999）、《畜类屠宰加工通用技术条件》（GB/T 17237—2008）、《畜禽屠宰操作规程 生猪》（GB/T 17236—2019）等国家标准。要防止肉尸在屠宰过程中受到皮毛、肠内容物和盛装容器等的污染。严格禁止病死家畜肉的流通和食用。对于肉类食品来说，防止其受到污染最重要的环节即是生产的牲畜群不带沙门菌，这就要求不带沙门菌的饲料和母畜群，同时保证牲畜养殖的卫生环境良好。屠宰后的肉尸，应用有盖、清洁的容器或包装在塑料薄膜内。

卫生监督部门应加强对食品生产企业和餐饮行业从业人员的监督，确保上述人员能严格遵守有关卫生法规。定期对上述人员进行带菌检查和体检，对带菌和患病的人员应及时调换工作岗位并及时治疗，待痊愈后才能返岗工作。各餐饮单位应制订卫生管理制度并严格遵守，保持良好的生产和卫生习惯，加强鼠、蝇的防范，切实保证食品的卫生质量，不仅要做到粗加工过程的卫生，还要特别注意生熟炊具的分开使用，荤素分开、生熟分开，防止食品的交叉感染。

2. 控制食品中沙门菌的繁殖：贮存时间和温度是影响沙门菌生长繁殖的主要因素。沙门菌在20℃以上便可大量繁殖，其最适生长温度是37℃，降低温度是控制其生长繁殖的有效手段，因此，在实际生活中，预防沙门菌食源性疾病的重要手段便是将食品贮藏在低温环境下。在食堂、副食品商、食品加工店和零售店等食品场所，应根据其实际条件将食品置于阴凉通风处或低温冷藏柜中。

降低贮藏温度可有效降低食品中沙门菌污染的风险，除此之外，减少食品贮藏时间也是有效的手段。一般来说，食品在经烹调加工后，最好贮藏时间不要超过6h。食品在受到沙门菌污染后的初期阶段，因为菌量不是很大，一般不会引起食源性疾病的发生。

沙门菌的繁殖亦会受到高渗透压的影响，因此，食品中加入适量食盐有助于其贮藏。如：8%~10%食盐有助鱼和肉类的贮藏。

3. 彻底杀死沙门菌：对食品进行加热灭菌，是预防沙门菌食源性疾病的有效手段。生畜禽肉在沸水中煮2.5~3h，禽蛋在沸水中煮8min以上，方可达到彻底灭菌的效果。肉食在烹饪时，要尽量保证肉块较小。对于久置的熟肉制品，再次食用前一定要彻底加热。

第六节　大肠埃希菌食源性疾病

一、病原生物学

大肠杆菌（*Escherichia coli*）属于埃希菌属（*Escherichia*），又称为大肠埃希氏菌。大肠埃希菌通常寄生在人和动物的肠道中，一般对机体不致病，在某些特定的情况下，会造成疾病感染。血液被大肠埃希菌侵入后则会出现感染，此外，该菌还可引起尿路感染、脑膜炎和关节炎等疾病，其致病性主要与菌毛抗原、致病毒素等相关。大肠埃希菌能够合成维生素B和K，同时还能抑制和分解蛋白质一类细菌的生长繁殖，对人体健康有益。它在自然界分布广泛，同时其抗性较强，在粪便、土壤、水和土壤中能存活数月之久。该菌引起的食源性疾病全年均可发生，同时有区域性特征，但季节性不明显。

（一）致病性

致病性的大肠埃希菌亦称为致泻性大肠埃希菌，可引起肠道感染，致使人体出现腹泻症状，它是一种外源性感染，与食入被该菌污染的食物有关。根据其致病机制，该菌可分为以下5个型。

1. 肠毒素性大肠埃希菌（ETEC）：该菌同霍乱弧菌较为类似，不会对肠黏膜上皮细胞侵入，但其能产生肠毒素，引起强烈腹泻（米汤样便），症状同霍乱样的急性胃肠炎相似。ETEC能产生耐热（ST）和不耐热（LT）两种肠毒素，前者能耐受100℃、30min

不被破坏，后者65℃、30min即被破坏。质粒亦称为质体，是一种能在菌体之间传递的非染色体DNA，它可以控制肠毒素的产生。肠道内正常的大肠埃希菌在被侵入的ETEC质粒传递的作用下变为ETEC。

2.肠致病性大肠埃希菌（EPEC）：该菌可导致婴幼儿、儿童的腹痛和水样便腹泻，它没有侵袭力，亦不产生肠毒素，但其具有O、K抗原血清型。

3.肠侵袭性大肠埃希菌（EIEC）：该菌能侵入肠黏膜上皮细胞，并在胞内生产繁殖，然后侵入固有层，使机体出现细菌性痢疾症状，同伤寒沙门菌与志贺菌类似。EIEC有一定的血清型在中国流行，但不会产生肠毒素。

4.肠出血性大肠埃希菌（EHEC）：该菌能产生细胞毒素使Vero细胞死亡脱落，该毒素与志贺Ⅰ型毒素类似，又称Vero毒素。EHEC感染的类型包括轻度腹泻、血栓性血小板减少性紫癜（TFP）、溶血性尿毒综合征（HUS）和出血性肠炎（HC）等，亦有无症状感染的存在。EHEC引起的感染死亡率高、并发症严重，预后不良，因此被医学界广泛关注。O157:H7大肠埃希菌引起的HC暴发事件于1982年在美国首次报道，该菌引起的HC事件在加拿大、德国和日本也均有暴发。

5.肠黏附性大肠埃希菌（EAEC）：该菌不侵入肠黏膜上皮细胞，亦不产生志贺样毒素和肠毒素，但具有由质粒介导的黏附能力，它可对Hep-2细胞集聚性黏附，引起兔肠道液体蓄积。由此我们可以判断可能是EAEC产生了某种毒素，但目前对其生物学作用和性质还不明确。该菌是婴儿顽固性腹泻和成年旅行者腹泻的首要病原。

目前，亦有将产志贺样毒素且具侵袭力的大肠埃希菌分型为（ESIEC）的报道。

（二）致病物质

1.定居因子也称黏附素：肠致泻性大肠埃希菌有一种质粒介导的特殊菌毛，又称定居因子，分为CAFⅠ、CAFⅡ，肠致泻性大肠埃希菌它可以使侵入人体黏附在宿主肠壁，免受肠分泌液和肠蠕动的清除。定居因子可由质粒传递给其他菌株，抗原性较强，宿主在其刺激下可产生特异性抗体。同大肠埃希菌黏附作用相关的因子还有：侵袭质粒、Dr菌毛、P菌毛、束形成菌毛和集聚黏附菌毛等。

2.肠毒素：某些致泻性大肠埃希菌会在生长繁殖过程中释放出外毒素（肠毒素），通过其热稳定性的不同，可将其分为耐热和不耐热肠毒素，分别用ST和LT表示。

（1）耐热肠毒素（ST）：ST在100℃加热30min条件下可不被破坏，对热较稳定。它有较小的分子量，免疫原性弱，与霍乱弧菌肠毒素无抗原交叉。肠黏膜细胞鸟苷酸环化酶被ST激活后，使得细胞内cAMP水平升高，致使肠道分泌的增加，从而造成腹泻发生。ST由两个活性部分组成，分别为STa和STb，其中主要毒性所在是STb。

（2）不耐热肠毒素（LT）：LT具有热不稳定性，65℃、30min即失活。其由2个亚单位组成，分为A和B。A由A1和A2组成，其中前者是毒素活性部位。LT的抗原性与霍乱弧菌毒素相似，两者的抗血清有交叉中和作用，表明它们之间有共同抗原存在。经分子结构组分分析，具有80%的同源性。肠黏膜上皮细胞表面的GMl神经节苷脂是亚单位B的受体，当受体同GMl神经节苷脂结合，会增加亚单位A在细胞膜的穿透性，当亚单位A完成穿透后，与细胞内腺苷环化酶作用，会加速ATP向cAMP的转换，小肠液在cAMP的作用下大量分泌，从而造成腹泻。

（3）志贺样毒素：志贺样毒素可分为SLT-Ⅰ和SLT-Ⅱ两种型别，它们可使Vero细胞变性、坏死。噬菌体编码SLT-Ⅰ，Ⅰ型志贺毒素抗血清能将其中和；后者与SLT-Ⅰ存在同源性，但志贺毒素抗血清却不能将其中和。

（4）其他：致泻性大肠埃希菌的毒性部位是位于细胞壁脂多糖的脂类A，O特异多糖能够起到防御屏障作用，它有助于细菌对宿主的抵抗。有研究证明，细菌毒力会受到O特异多糖改变的影响，当粗糙型细菌失去O特异多糖后就容易在宿主防御系统的作用下被清除。除此之外，该菌还有具抗吞噬作用的K抗原。随着人们逐渐深入对致泻性大肠埃希菌毒力因子的研究，还有一些特殊的毒力因子被发现存在于部分致泻性大肠埃希菌中，如：编码EHEC溶血素Hly的质粒、小肠结肠炎耶尔森菌的HPI毒力岛等。

（三）生物学特性

1.形态与染色：致泻性大肠埃希菌是需氧或兼性厌氧，大小（2~3）μm×0.6μm，两端钝圆、无芽孢、革兰氏阴性菌。形态短小，呈杆状，在培养物早期或分泌物中呈球形，短链或分散排列。该菌有菌毛，少有荚膜，大多数菌有5~8根鞭毛，能够运动。

2.培养特性：致泻性大肠埃希菌生命力顽强，生产繁殖所需营养低，在简单的仅含葡萄糖、铵盐和无机盐培养基中便能生长。该菌生产繁殖的pH范围为4.4~10，最高温度为46℃，最适pH及温度为pH 6~7、37℃。在EMB平板上，菌落形态分为分解乳糖和不分解乳糖两种，前者较典型，呈带或不带金属光泽、中心紫黑色菌落；后者不典型，呈淡粉色或无色菌落。在MAC平板上，菌落形态亦分为分解乳糖和不分解乳糖两种，前者较典型，呈桃红至砖红色；后者不典型，呈淡粉色或无色。在SS平板上，菌落呈粉红色，但大多数不生长。在普通营养平板上，菌落光滑、圆润，无色圆形。在血平板上，β溶血在个别菌中会出现。

3.生化反应：致泻性大肠埃希菌的生化特性符合埃希菌属，能分解多种糖类和产酸产气，包括麦芽糖、葡萄糖、乳糖、山梨醇和甘露醇等。IMViC试验为++--，因其不能将枸橼酸盐（C）作为碳源进行利用；动力、甲基红试验（M）和靛基质（I）为阳性；V-P试验（Vi）、尿素酶和H_2S为阴性。对于肠出血性大肠埃希菌（EHEC）中的大多数菌，在其培养的24h内对山梨醇不进行发酵。

4.抗原构造与免疫性：致泻性大肠埃希菌抗原由菌体（O）、鞭毛（H）和包膜（K）三部分抗原组成，结构较复杂。通常情况，K抗原存在的菌株有较强的毒力，新分离的70%该菌具有。K抗原可分为A抗原、B抗原和L抗原三种类别，其中，少数致泻性大肠埃希菌为L，多数为B，K抗原的存在能够阻碍O抗原的血清凝集反应。

5.抵抗力：致泻性大肠埃希菌具有较强的耐寒性，但可在37℃至4℃快速降温或30min快速冷冻过程中杀死。在室温条件下能存活数周，在水或土壤中达数月之久。60℃加热30min可灭活。该菌较其他无芽孢菌相比，对理化因素有较强的抗性，但对甲醛、酚和漂白粉等敏感，1ppb浓度氯便被杀死。该菌能抵抗一定程度煌绿等染料的抑菌性，亦对胆盐具耐受性，因此，人们常利用该性质进行选择性培养基的制备。

二、流行病学

1.季节性：同沙门菌。

2.引起食源性疾病食品：同沙门菌。

3.食品被污染的原因：致泻性大肠埃希菌带菌者或患病人及动物的粪便直接污染食品、或上述粪便污染土壤、水源和器具等污染食品。

有报道，一般情况下健康人群致泻性大肠埃希菌的带菌率为2%~8%，最高为44%；婴儿及成人肠炎患者带菌率为29%~52.1%；牛、猪中该菌的检出率为7%~22%；食品检出率为1%~18.4%，高低不一。大肠埃希菌容易污染食堂和饮食行业的炊具、餐具等，其检出率达50%，其中，致泻性大肠埃希菌检出率0.5%~1.6%。

4.食源性疾病发生的原因：同沙门菌。

三、临床表现

（一）急性胃肠炎型

致泻性大肠埃希菌食源性疾病急性胃肠炎型潜伏期最长72h，最短6h，通常情况为10~15h，其为该菌引起疾病的典型症状，病程一般3~5d，较常见，主要是ETEC引起。症状主要为呕吐、上腹痛和腹泻，同时还伴头痛、发热38~40℃。少数腹痛疾病患者呈绞痛、较剧烈；腹泻患者每日4~5次米汤样或水样腹泻；严重呕吐、腹泻患者可使机体出现脱水，严重至循环衰竭而亡。

（二）急性菌痢型

致泻性大肠埃希菌食源性疾病急性菌痢型潜伏期一般为48~72h。病程1~2周，由EIEC引起。主要症状为持续3~4d的发热，可达38~40℃，里急后重、腹痛、黏液脓血便、血便等，少数患者伴呕吐症状。

（三）出血性肠炎型

致泻性大肠埃希菌食源性疾病出血性肠炎型潜伏期最长8~10d，最短1d，通常情况为3~4d，病程10d左右，多由O157:H7引起。主要症状为突发性的剧烈腹痛、腹泻，腹泻症状为先水便后血便，甚至全为血便。较严重的疾病患者可出现血小板减少性紫癜、溶血性尿毒综合征（HUS）等症状，多在儿童和老人等免疫力低下的人群中出现。该型疾病有3%~5%的病死率，应引起人们的重视。

四、实验室检测及诊断

（一）实验室检验

1.检验程序：见图5-14。

2.器材与试剂

（1）设备和材料：1~4日龄小白鼠、比浊管、连接一段内径1mm塑料小管的0.25mL注射器、酶标仪、孔径0.45μm大小50mm×150mm的硝酸纤维素滤膜。硝酸纤维素滤膜临用前裁剪成50mm×75mm大小，并铅笔划格6行，每行10格，每格大小6mm×6mm，灭菌后保存备用。

（2）培养基和试剂：肠道增菌肉汤、营养肉汤、伊红美蓝琼脂平板（EMB）、麦康凯琼脂平板（MAC）、（木糖、鼠李糖、甘露醇和乳糖等）糖发酵管、三糖铁琼脂（TSI）、革兰染色液、半固体琼脂、蛋白胨水、尿素琼脂、氰化钾（KCN）培养基、赖氨酸脱羧酶试验培养基、Honda产毒肉汤氧化酶试纸、靛基质试剂、浊度计、比浊管、0.1%硫柳汞溶液、产肠毒素大肠埃希菌ST和LT酶标诊断试剂盒；产毒素大肠埃希菌、出血性大肠埃希菌、致病性大肠埃希菌和侵袭性大肠埃希菌诊断血清，VITEK GNI鉴定系统或 API 20E 生化鉴定系统等或其他等效鉴定系统、产品。

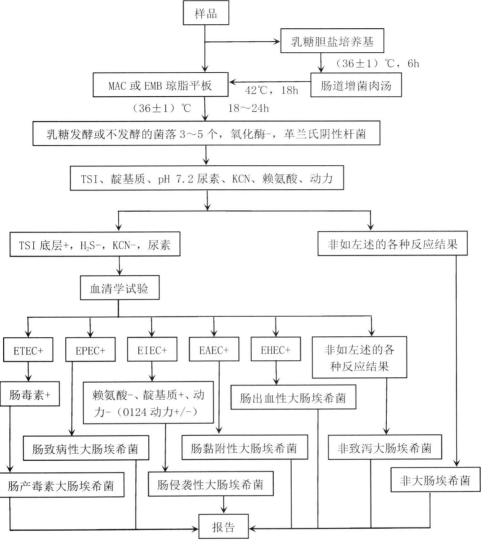

图5-14　肠致泻性大肠埃希菌检验程序

3.样品采集、运送及保存

（1）标本采集与保存原则：主要为疾病患者的生物标本（粪便、肛拭子和呕吐物）和被污染的环境标本（食品、水）。

①粪便：粪便标本的采集宜在病程急性腹泻期阶段和使用抗生素治疗前进行。于保存培养基或无菌采便盒中取至少蚕豆大小成形粪便或1~2mL液体粪便絮状物或脓血排泄物或黏液送检。

②肛拭子：对于无法采集粪便的疾病患者，可采肛拭子标本。具体方法为：取灭菌生理盐水或保存液湿润的无菌棉拭子，于患者直肠括约肌2.5cm内深处旋转，以棉拭子上附着肉眼可见粪便为准。

③其他标本，可于灭菌容器无菌操作直接采集，送检。

（2）运送及保存：应尽快对采集标本送检，对于不能及时送检的标本应接种于运送培养基。

目前，较为常见的运送培养基有Cary-Blair培养基和Seaar培养基。前者是良好的肛拭子和粪便运送培养基，运送时应包装完好，确保不受外来污染和保证样本无泄漏；后者能防止氧化作用，同时抑制细菌内自身破坏酶反应，使样本处于"静止状态"，维持原有性状。

4.检验方法

（1）分离鉴定

①增菌：对于环境标本（水、食品）或呕吐物或已接受抗生素治疗患者的生物标本（粪便、肛拭子），在检测时应进行增菌培养。具体步骤：①粪便标本：于10mL乳糖胆盐培养基中接种少量粪便标本，（36±1）℃，6h培养；再于10mL肠道增菌肉汤中接种1环上述培养物，42℃、18h增菌培养。②其他标本，以1∶10比例接种乳糖胆盐培养基，（36±1）℃，6h培养；再于10mL肠道增菌肉汤中接种1环上述培养物，42℃、18h增菌培养。

②分离：于EMB平板或MAC平板划线接种增菌培养物或标本悬液，（36±1）℃，18~24h培养，观察可疑菌落形态。同时要注意乳糖发酵迟缓及不发酵的非典型菌落。在MAC平板上，菌落形态为发酵乳糖和迟缓发酵或不发酵两种，前者较典型，呈桃红至砖红色；后者不典型，呈淡粉色或无色。

③生化试验：a.挑取选择性平板上可疑菌落3~5个，分别接种KIA或TSI琼脂，同时接种KCN肉汤、赖氨酸脱羧试验培养基、半固体、蛋白胨水和pH 7.2尿素琼脂，于（36±1）℃，18~24h培养。b.大肠埃希菌尿素酶阴性，H_2S阴性，TSI斜面产酸或不产酸，底层产酸，靛基质阳性；当KCN，尿素，H_2S或TSI底层不产酸任意一项为阳性，则为非大肠埃希菌。特别注意的是，应注意将EIEC和志贺菌进行区分，因为前者部分菌株没有动力，且不发酵乳糖。

VITEK GNI鉴定系统或API 20E生化鉴定系统等或其他等效鉴定系统、产品可对上述生化试验进行替代。

（2）免疫学与血清学

①假定试验：取符合生化试验结果的大肠埃希菌纯培养物，首先用致病性大肠埃希菌、出血性大肠埃希菌、产毒素大肠埃希菌和侵袭性大肠埃希菌等O多价诊断血清进行玻片凝集，当其中一种O多价血清凝集时，再用其中所含的单价因子凝集，当再次凝集时，则假定试验结果呈阳性。

②证实试验：取假定试验结果阳性的纯培养物，调浊度为3.0菌悬液。用0.5%无菌盐水将原O诊断血清稀释为1∶40效价。在小试管中将上述两者1∶1混合，50℃水浴16h观察是否有凝集现象发生，如若是则判定结果阳性。

（3）肠毒素检测：肠毒素检测常用酶联免疫吸附法，主要针对肠毒素性大肠埃希菌产生的ST和LT。

①产毒培养：在0.6mL CAYE培养基中分别接种阴性对照菌、阳性对照菌和被检

菌，振荡、（36±1）℃条件下过夜培养。加入多黏菌素B 10 000IU，（36±1）℃培养1h，离心取上清，加0.5mL浓度0.1%的硫柳汞，4℃保存。

②耐热肠毒素检测方法。

a.包被：将0.5mL包被液加入到ST抗原管中，混匀，转移上述液体于1.6mL包被液中。取40孔反应板，第1孔不加包被液，作对照孔，其余每孔均加入50μL，保证布满孔底，没有气泡产生。置于湿盒中，4℃过夜。

b.洗板：翻转反应板，倒出其中液体，使用洗涤液Ⅰ反复洗涤3次，用吸水纸将剩余残留液体吸取完全，确保无残留。

c.封闭：将封闭液加入到反应孔中，每孔100μL，于（36±1）℃，1h水浴。

d.洗板：方法同上，使用洗涤液Ⅱ反复洗涤3次。

e.加ST单克隆抗体和样本：将0.5mL稀释液加入到ST单克隆抗体管中，混匀，转移上述液体于1.6mL稀释液中。每反应孔分别加入50μL ST单克隆抗体稀释液和被检菌产毒培养液，于（36±1）℃，1h水浴。

f.洗板：方法同上，使用洗涤液Ⅱ反复洗涤3次。

g.加酶标记兔抗鼠Ig复合物：将0.5mL稀释液加入到酶标记兔抗鼠Ig复合物管中，混匀，转移上述液体于3.6mL稀释液中。每反应孔加入100μL，于（36±1）℃，1h水浴。

h.洗板：方法同上，使用洗涤液Ⅱ反复洗涤3次。

i.酶底物反应：每反应孔加入100μL基质液，室温条件下避光反应5~10min，后加入50μL终止液停止反应。

j.结果判定：以待测样本492nm吸光值A，计算吸光度。

k.计算公式：$吸光度 = \dfrac{阴性对照A值 - 待测样本A值}{阴性对照A值} \times 100\%$

l.阳性结果：目测颜色明显淡于阴性对照、无色或吸光度≥50%。

③非耐热肠毒素检测方法。

a.包被：将0.5mL包被液加入到LT抗原管中，混匀，转移上述液体于3.6mL包被液中。取40孔反应板，第1孔不加包被液，作对照孔，其余每孔均加入100μL，保证布满孔底，没有气泡产生。置于湿盒中，4℃过夜。

b.洗板：翻转反应板，倒出其中液体，使用洗涤液Ⅰ反复洗涤3次，用吸水纸将剩余残留液体吸取完全，确保无残留。

c.封闭：将封闭液加入到反应孔中，每孔100μL，于（36±1）℃，1h水浴。

d.洗板：方法同上，使用洗涤液Ⅱ反复洗涤3次。

e.加样：每反应孔加入100μL被检菌产毒培养液，于（36±1）℃，1h水浴。

f.洗板：方法同上，使用洗涤液Ⅱ反复洗涤3次。

g.加酶标抗体：将0.5mL稀释液加入到酶标LT抗体管中，混匀，转移上述液体于3.6mL稀释液中。每反应孔加入100μL，于（36±1）℃，1h水浴。

h.洗板：方法同上，使用洗涤液Ⅱ反复洗涤3次。

i.酶底物反应：每反应孔加入100μL基质液，室温条件下避光反应5~10min，后加入50μL终止液停止反应。

j.结果判定：测定待测样本492nm吸光值A。

k.阳性结果：目测颜色明显高于阴性对照、橘黄色或待测样本492nm吸光值A大于阴性对照，且在3倍以上。

（4）结果报告：结果的报告需要结合生化和血清学试验结果以及肠毒素试验结果共同判定。

附：O157:H7/NM大肠埃希菌的检测

1.检验程序：见图5-15。

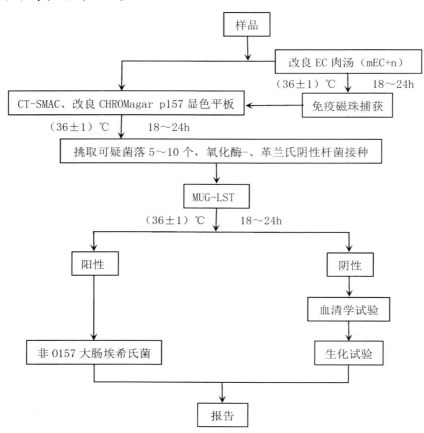

图5-15 O157:H7/NM大肠埃希菌检测流程

2.材料：PBS-Tween 20洗液、头孢克肟、亚碲酸钾（分析纯）、4-甲基伞形酮-β-D-葡萄糖醛酸苷（MUG）、改良山梨醇麦康凯琼脂（CT-SMAC）、月桂基硫酸盐胰蛋白胨肉汤-MUG（MUG-EST）、改良EC肉汤（mEC+n）、O157乳胶凝集试剂或O157:H7诊断血清、VITEK-GNI鉴定系统或API 20E生化鉴定试剂条、改良麦康凯肉汤（CT-MAC肉汤）、改良CHROMagar O157显色琼脂、抗-E.coli O157免疫磁珠、阴性质控菌株：ATCC 25922、阳性质控菌株：ATCC 43888、推荐使用国内E.coli O157:H7 882364为毒力基因检测阳性对照菌株。预混溶液组分见表5-14。

表5-14　预混溶液组分

Taq酶	1.25U/25μL
dNTP混合物	2×cone. 各0.4mol/L
ExTaq缓冲液	2×cone.4mol/L Mg²⁺

3.检验方法

（1）分离鉴定

①增菌

对于环境标本（水、食品）或呕吐物或已接受抗生素治疗疾病患者的生物标本（粪便、肛拭子），在检测时应进行增菌培养。具体步骤：a.粪便样本，于10mL mEC+n肉汤中接种少量粪便样本，（36±1）℃，18~24h培养；b.其他标本，于10mL mEC+n肉汤中以1:10的比例接种，（36±1）℃，18~24h培养；上述不同样本增菌时均应设置阴阳性对照。

②免疫磁珠捕获：可使用免疫磁珠捕获法对目标本菌较少或杂菌较多的样本进行富集。操作方法按照商品化试剂盒说明书进行。

A.取E.Coli O157免疫磁珠悬液，在漩涡混匀器上轻缓混匀，准确吸取20μL磁珠悬液于1.5mL Eppendorf管中，编号后置于离心管架上。

B.于Eppendorf中加入1mL的mEC+n肉汤增菌培养物，混匀。注意事项：a.为避免交叉污染，被检样应与质控样分开加样。b.吸取标本增菌液应避开杂质和脂肪。

C.结合：将加完样后的Eppendorf管插到振荡混悬器上，室温条件下缓慢振荡10min，使细菌与磁珠结合完全。振荡结束后瞬时离心，确保磁珠分布在管底。

D.捕获：将结合完毕的Eppendorf管缓缓插到磁力架上，插入磁条，室温静置3min，可观察到磁珠被吸附在磁条上，呈椭圆或圆形聚集，颜色为棕褐色（磁珠的颜色）。

E.吸取上清液：倾斜磁力架，使磁珠聚集物位于上方，取200μL移液枪，于磁珠聚合物相对的下方位置多次缓慢吸取清液，弃去。在吸取过程中应保持缓慢，确保不要吸到磁珠，如若有磁珠，则应将其排入管中，重新捕获。注意事项：a.每个吸管对应一份样本。b.脂肪较高的某些样本，会导致磁珠滑落，不免会出现吸取清液时吸到磁珠，造磁珠丢失的现象。对于上述样本，在吸取上清液时可保留部分上清液，具体视实际情况而定，以不吸到磁珠为准。

F.洗涤：每管中加入1mL PBS-Tween20，盖好离心管盖，移去磁力条，手动上下翻转10次左右磁力架，充分洗涤磁珠。

G.重复步骤D~F2次。洗涤时一定避免磁珠的丢失，吸取动作要缓慢。

H.免疫磁珠悬浮：每管中加入100μL PBS-Tween20，盖好离心管盖，移去磁力条，手动上下翻转10次左右磁力架，重悬磁珠。瞬时离心，确保磁珠分布在管底。

③分离

A.未富集标本的分离：取改良CHROMagar O157显色琼脂平板或CT-SMAC平板，分别涂布接种或四区划线接种mEC+n肉汤增菌培养物（涂布和划线接种量分别为0.1mL和1μL），（36±1）℃，18~24h培养，观察有无可疑菌落。如若无可疑菌落，可再次接种培养观察；或无单个可疑菌落，可挑取混合菌落培养观察。

B.免疫磁珠富集标本的分离：在漩涡混匀器上轻缓混匀免疫磁珠悬液，于改良CHROMagar O157显色琼脂平板或CT-SMAC平板一侧接种50μL，无菌L棒涂布一侧，划线接种一侧，划线接种要保证反复交叉涂布处，涂布要避免将磁珠涂到边缘。接种完成后将上述平板于（36±1）℃正置1h，待琼脂表面水分干燥完全后将平板翻转，（36±1）℃，18~24h培养。观察有无可疑菌落。

O157:H7大肠埃希菌典型菌落在改良CHROMagar O157显色琼脂平板上为中心紫红色或淡紫色，边缘浅灰色或无色，较小的圆形菌落。在CT-SMAC平板上，其典型菌落分为发酵与不发山梨醇两种，前者为红色，较小光滑圆形菌落；后者为中心灰褐色，边缘无色，较小光滑圆形菌落。

④初步生化试验

挑取5~10个改良CHROMagar O157显色琼脂平板上或CT-SMAC平板上的可疑或典型菌落，分别接种MUG-LST肉汤和TSI，（36±1）℃，18~24h培养。O157:H7大肠埃希菌典型菌株在TSI上，底层和斜面黄色，没有H_2S产生，有的不产气，有的产气；在紫外线灯下观察培养管，阴对有荧光，阳对无荧光，对无荧光但能乳糖分解的菌株，分纯后于（36±1）℃，18~24h培养，按照下述方法鉴定。

⑤鉴定

A.生化鉴定试验：O157:H7/NM大肠埃希菌生化特征见表5-15。

可用VITEK-GNI或API 20E鉴定系统进行上述生化试验，具体操作依据说明书。

B.血清学试验：接种环挑取分纯培养物，用O157乳胶凝集试剂或O157:H7诊断血清做玻片凝集。无动力株判定标准：半固体琼脂上连续三代培养，H7因子凝集和动力试验均为阴性。

表5-15　O157:H7/NM大肠埃希菌生化特征

生化试验	特征反应
TSI	H_2S-，底层和斜面黄色
山梨醇	- 或迟缓发酵
靛基质	+
MR-VP	MR+ VP-
氧化酶	-
西蒙枸橼酸盐	-
赖氨酸脱羧酶	+
鸟氨酸脱羧酶	+
纤维二糖	-
棉子糖	+
MUG试验	-
动力	+/-

注：+：为阳性；-：为阴性。

（2）毒力基因检测

①制备模板：取编号完毕的1.5mL Eppendorf管，装500μL灭菌ddH₂O，接种环刮取少量新鲜培养待测菌株的菌苔，转移至其中制备成菌悬液，盖好Eppendorf管盖，金属浴上100℃加热10min，室温平衡5min，13000r/min离心10min，转移上清（DNA模板）至新的Eppendorf管中4℃保存备用。

②PCR引物、引物序列、退火温度和产物大小见表5-16。

③PCR反应体系：共50μL，其中Taq DNA聚合酶1.25U，DNA模板5μL，引物各0.4μmol/L，dNTP 400μmol/L和MgCl₂ 4mmol/L。每反应要设置空白、阴性、阳性对照，反应体积改变时体系中各试剂的量可适当进行调整。

④PCR反应条件：94℃ 3min，94℃ 30s，65℃ 30s，72℃ 30s，30个循环，74℃ 5min。扩增产物室温不宜放置过久，应4℃低温保存或立即电泳。

⑤琼脂糖凝胶电泳：用1×TBE溶液配置1.5%含0.5μg/mL溴化乙锭的琼脂糖凝胶，控制电压为5~10V/cm，取15μL扩增产物进行电泳。使用凝胶成像系统记录电泳结果。

⑥结果判定：阳性对照出现条带，空白和阴性对照无条带，判定此次试验结果真实可靠，可通过受试样本扩增条带的有无判断其毒力基因的阴阳。

表5-16　PCR引物、引物序列、退火温度和产物大小

引物	引物序列	退火温度（℃）	产物大小（bp）
rfbO₁₅₇	5′-CGACATCCATGTGATATGG-3′ 5′-TTGCCTATGTACAGCTAATCC-3′	58	259
fliC	5′-TACCACCAAATCTACTGCTG-3′ 5′-TACCACCTTTATCATCCACA-3′	60	560
eaeA	5′-GACCCGGCACAAGCATAAGC-3′ 5′-CCACCTGCAGCAACAAGAGG-3′	54	384
Hly	5′-GCATCATCAAGCGTACGTTCG-3′ 5′-AATGAGCCAAGCTGGTTAAGCT-3′	60	534
SLT I	5′-CCCGGATCCATGAAAAAAACATTATTAATAGC-3′（BamHI） 5′-CCCGAATTCAGCTATTCTGAGTCAACG-3′（EoorI）	52	285
SLT II	5′-AAGAAGATGTTTATGGCGGT-3′ 5′-CACGAATCAGGTTATGCCTC-3′	55	285

（二）肠致泻性大肠埃希菌快速检测

EAEC、EPEC、EHEC、ETEC、EIEC是大肠埃希菌属中引起中国大部分地区腹泻症状的主要病原菌，它呈全球性分布，亦是引起全球腹泻疾病的常见病原。对于肠致泻性大肠埃希菌的检测，传统病原分离及血清学鉴定方法有敏感性差、费时费力和操作繁杂等缺点，很难对血清型众多的大肠埃希菌属病原菌进行鉴别诊断和快速检测。因此，对于预防和控制由大肠埃希菌引起的腹泻，快速及准确地检测意义重大。目前，大肠埃希菌属中5种致病性大肠实验室的快速检测技术，除传统的病原分离及血清学鉴定方法

外，主要有实时荧光PCR、多重PCR和免疫学检测等方法。

1.5种致病大肠埃希菌的多重PCR检测及鉴定

（1）标准菌株：见表5-17。

表5-17 标准菌株一览表

菌株名称	标准号	来源
EPEC	CMCC 44155	中国药品生物制品检定所
STEC	具有stx1、stx2毒力基因	中国疾病预防控制中心传染病所
ETEC	CMCC 44815	中国药品生物制品检定所
EIEC	CMCC 44825	中国药品生物制品检定所
EAEC	O42血清型	中国疾病预防控制中心传染病所
大肠杆菌	ATCC 25922	美国菌种保藏中心

（2）引物合成：见表5-18。

表5-18 五种致泻性大肠埃希菌多重PCR引物合成表

引物	序列（5′-3′）	PCR产物长度（bp）	检测目标菌
escV-R	5′-CGTCCCCTTTTACAAACTTCATCGC-3′	544	STEC
escV-F	5′-ATTCTGGCTCTCTTCTTCTTTATGGCTG-3′	544	EPEC
bfpB-F	5′-GACACCTCATTGCTGAAGTCG-3′	910	
bfpB-R	5′-CCAGAACACCTCCGTTATGC-3′	910	
stxIA-F	5′-CGATGTTACGGTTTGTTACTCTGACAGC-3′	244	STEC
stxIA-R	5′-AATGCCACGCTTCCCAGAATTG-3′	244	
stx2A-F	5′-CTTTTGACCATCTTCGTCTGATTATTGAG-3′	324	
stx2A-R	5′-AGCGTAAGGCTTCTGCTGTGAC-3′	324	
elt-F	5′-GAACAGGAGGTTTCTGCGTTAGCTG-3′	655	ETEC
elt-R	5′-CTTTCAATGGCTTTTTTTTGGGAGTC-3′	655	
estIa-F	5′-CCTCTTTTAGYCAGACARCTGAATCASTTG-3′	157	
estIa-R	5′-CAGGCAGGATTACAACAAAGTTCACAG-3′	157	
estIb-F	5′-TGTCTTTTTCACCTTTCGCTC-3′	171	
estIb-R	5′-CGGTACAAGCAGGATTACAACAC-3′	171	
invE-F	5′-CGATCAAGAATCCCTAACAGAAGAATCAC-3′	766	EIEC
invE-R	5′-CGATAGATGGCGAGAAATTATATCCCG-3′	766	
astA-F	5′-TGCCATCAACACAGTATATCCG-3′	102	EAEC
astA-R	5′-ACGGCTTTGTAGTCCTTCCAT-3′	102	
aggR-F	5′-ACGCAGAGTTGCCTGATAAAG-3′	400	

续表

引物	序列（5′–3′）	PCR产物长度（bp）	检测目标菌
aggR–R	5′–AATACAGAATCGTCAGCATCAGC–3′	400	
pic–F	5′–AAATGTCAGTGAACCGACGATTGG–3′	1111	
pic–R	5′–AGCCGTTTCCGCAGAAGCC–3′	1111	
uidA–R	5′–ATGCCAGTCCAGCGTTTTTTGC–3′	1487	
uidA–F	5′–AAAGTGTGGGTCAATAATCAGGAAGTG–3′	1487	

（3）模板制备：取编号的 1.5mL Eppendorf 管，装 500μL 灭菌 ddH_2O，接种环刮取少量新鲜培养物菌苔，转移至其中制备成菌悬液，盖好 Eppendorf 管盖，金属浴上 100℃ 加热 10min，室温平衡 5min，13000r/min 离心 10min，上清液即为 DNA 模板，将其至新的 Eppendorf 管中 4℃ 保存备用。

（4）多重 PCR：按照表 5-19 所述进行体系配置，反应体系 25μL，加入 DNA 模板 2μL，反应条件为：94℃、5min，94℃、30s，63℃、30s，72℃、90s，30 个循环，72℃、5min。

表 5-19　五种肠致泻性大肠埃希菌多重 PCR 扩增加样体系

试　剂	加样体积（μL）	试　剂	加样体积（μL）
dH_2O	8.3	25uM estla–R	0.4
10×PCR Buffer	2.5	25uM estlb–F	0.2
25mM $MgCl_2$	2.5	25uM estlb–R	0.2
2.5mM dNTPs	3	25uM invE–F	0.2
25uM escV–F	0.4	25uM invE–R	0.2
25uM escV–R	0.4	25uM astA–F	0.4
25uM bfpB–F	0.1	25uM astA–R	0.4
25uM bfpB–R	0.1	25uM aggR–F	0.2
25uM stxIA–F	0.2	25uM aggR–R	0.2
25uM stxIA–R	0.2	25uM pic–F	0.2
25uM stx2A–F	0.4	25uM pic–R	0.2
25uM stx2A–R	0.4	25uM uidA–F	0.2
25uM elt–F	0.1	25uM uidA–R	0.2
25uM elt–R	0.1	3U/μL Taq 酶	0.7
25uM estIa–F	0.4	DNA 模板	2

（5）检测结果的判定：在 2% 琼脂糖凝胶上加入 PCR 扩增产物 5μL，电泳。对照标准菌株特异性核酸条带数目及长度大小以及 Marker 对待测菌株属于哪种致泻大肠埃希菌进行判断，见图 5-16。

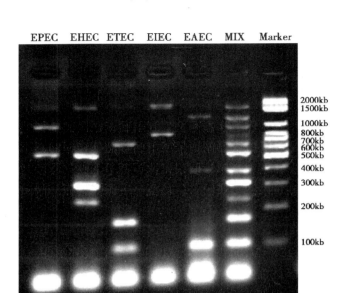

图5-16　五种致泻性大肠埃希菌多重PCR扩增片段

注：图中EPEC、EHEC、ETEC、EIEC、EAEC泳道为各自对应模板的扩增片段，MIX泳道为五种致泻性大肠埃希菌对应模板的扩增片段。

（6）血清学鉴定：取PCR鉴定结果为阳性的纯培养物进行血清学鉴定，用致泻性大肠埃希菌O、H、K的多价及单价血清进行玻片凝集，见表5-20。亦可用API 20E生化鉴定试剂条进行鉴定。

表5-20　常见肠致泻性大肠埃希菌的O血清群及血清型

婴幼儿腹泻	成人和儿童腹泻				
EPEC	ETEC		EIEC	EHEC	EAEC
O20 O26 O44	O6：K15：H16	O8：K40：H9	O28ae	O157：H7	O9：K99
O55 O86 O111	O8：K25：H9	O8：H47：H	O112	O26：K62：HI1	O101：K99
O114 O119 O125	O11：H27	O15：H11	O124		
O126 O127 O128	O20：H⁻	O25：K7：H42	O136		
O142 O158	O25：K98：H	O27：H7	O143		
	O27：H20	O63：H12	O144		
	O73：H45	O78：H11	O152		
	O78：H12	O85：H7	O164		
	O114：H21	O115：H51			
	O127：H12	O128：H7			

续表

婴幼儿腹泻	成人和儿童腹泻			
EPEC	ETEC	EIEC	EHEC	EAEC
	O128:H21　O139:H28			
	O148:H28　O149:H4			
	O159:H4　O159:H20			
	O159:H34　O166:H27			
	O169:H⁻			

（7）应用：廉慧锋等利用数据库 GenBank，针对 ETEC 的 LT I 和 ST I 、SLTEC 的 SLT3 基因设计了 3 对引物，对已知的存在上述基因的质粒及菌株扩增，将扩增产物与 pGEM T-Vector 连接进行测序。同时，利用多联 PCR 法检测临床标本中分离出的大肠埃希氏菌肠毒素，结果前者更为敏感、高效、快速。张伟钦等针对 eae 基因设计引物，并对市售 16 份原料乳进行 EPEC 检测，结果表明；该引物探针特异性强，不与其他病原菌交叉，同时能够高效地扩增，其检出限为 8.8CFU/mL。

徐君怡等根据 ETEC、EPEC、EIEC 和 EHEC 特异毒力基因设计引物，用 HPLC 技术对经变性的 PCR 扩增产物检测。灵敏度检测依据上述 4 种标准菌梯度稀释液，特异性检测依据已知的 ETEC 菌株。试验结果 EIEC、EHEC、EPEC 和 ETEC 的检测限分别达到 42CFU/mL、25CFU/mL、33CFU/mL 和 27CFU/mL，灵敏度高，特异性好。

姚栋等针对 EPEC eae 基因、EIEC ipaH 基因和 EHEC stx1 基因设计了 3 对引物，建立了一种快速检测 EPEC、EIEC、EHEC 致泻大肠埃希菌的多重 PCR 方法，并用标准菌株对其方法进行验证，结果显示引物均能对目的片段进行扩增，具有较好的特异性。

纪雪等针对 O157 fliC、eaeA 基因和志贺毒素基因 rfbE 及（stx1 和 stx2）设计 5 对引物，建立了一种 5 重 PCR 检测方法，优化反应体系后对不同动物来源（鸡、牛和猪）的阳性样品检测，结果显示，该方法均能检测出阳性样本，检出限为 5×10³CFU，表现出了较高的敏感性和特异性。

2.EHEC 的快速检测

（1）免疫磁珠分离法

免疫磁珠分离法（IMS）的原理是用包被有特异性抗体的磁珠，将对应目标菌吸附形成磁珠-靶标复合物，在磁场作用下达到富集和分离目的。该法适用目标菌较少或杂菌较多样本的富集分离。有研究将牛粪便于 EC 肉汤中增菌，直接划线 CR-SMAC 和 CT-MAC 分离同 IMS 环线分离比较，后者较前者的敏感性高 100 倍；在 APW 中加入抗生素头孢克肟和万古霉素，将接种 O157:H7 的牛肉标本置于其中培养，免疫磁珠富集后接种 CT-SMAC 和直接划线接种 CT-SMAC，结果发现前者检出限为 2CFU/g，后者为 200CFU/g。Cubbon 等利用免疫磁珠法、PCR 和传统培养法对一起牛奶 O157:H7 暴发事件病原菌进行检测，在 142 份粪便样本的检测中，免疫磁珠法阳性 20 份，与 PCR 法的阳性数符合率高，可见免疫磁珠法可显著提高 O157:H7 检出率。综上，IMS 较传统的培养分离，能很大程度提高目标菌的检出率，适于推广。

（2）O157:H7免疫磁珠分离法操作程序

①增菌：将EC肉汤进行改良，在其中加入新生霉素使其浓度为20mg/L，加入受检样本于（36±1）℃，9~12h增菌培养。

②胶体金法初筛O157:H7

A.将编号的胶体金试纸条置于洁净的工作台。

B.于一侧加样孔滴加150μL增菌液。

C.读取结果，时间以3~15min内为宜。

注意事项：a.胶体金试纸有质控线和检测线两条，质控线显色表示该试验结果可接受。b.若质控线不显色，无论检测线显色与否，该结果都不可接受，需重新做。c.阳性结果：质控线显色，检测线显色。d.阴性结果：质控线显色，检测线不显色。

③IMS富集：对胶体金O157:H7初筛阳性的增菌液进行IMS富集。具体操作步骤如下：

A.取O157免疫磁珠悬液，在漩涡混匀器上轻缓混匀，准确吸取20μL磁珠悬液于1.5mL Eppendorf管中，编号后置于离心管架上。

B.于Eppendorf中加入1mL的胶体金阳性mEC肉汤增菌培养物，颠倒混匀。

C.将加完样的Eppendorf管插到振荡混悬器上，室温条件下缓慢振荡30min，使目标菌O157与磁珠结合完全。振荡结束后瞬时离心，确保磁珠分布在管底。

D.将结合完毕的Eppendorf管缓缓插到磁力架上，插入磁条，室温静置3min，磁珠被吸附在磁条上呈椭圆或圆形聚集。

E.倾斜磁力架，使磁珠聚集物位于上方，取200μL移液枪，于磁珠聚合物相对的下方位置多次缓慢吸取清液，弃去。在吸取过程中应保持缓慢，确保不要吸到磁珠。

F.每管中加入1mL pH7.4的PBS-Tween20，盖好离心管盖，移去磁力条，手动上下翻转10次磁力架，充分洗涤磁珠。

G.重复5~6步骤2次。

H.每管中加入50μL PBS-Tween20，盖好离心管盖，移去磁力条，手动上下翻转10次磁力架，重悬磁珠。瞬时离心，确保磁珠分布在管底。

④接种选择性平板：在漩涡混匀器上轻缓混匀免疫磁珠悬液，取SMAC平板或O157科玛嘉显色平板，划线接种或将上述50μL磁珠悬液涂布接种，将上述平板于（36±1）℃正置1h，待琼脂表面水分干燥完全后将平板翻转，（36±1）℃，18~24h培养。观察有无可疑菌落

O157:H7在SMAC平板上典型菌落形态分为发酵与不发山梨醇两种：前者占少数部分，为光滑、圆形、红色菌落；后者占大多数，呈光滑、圆润、透明或半透明乳白色菌落。在O157科玛嘉显色平板上，其典型菌落为圆形、光滑、紫色或淡紫色菌落。

⑤生化和血清学鉴定：取新鲜培养的可疑菌纯培养物，用API-20E系统鉴定进行生化鉴定，具体操作方法参照说明书，O157:H7生化编码为5144172；亦可用VITEK-GNI鉴定系统或其他等效产品进行。用O157:H7诊断血清做玻片凝集，通过多次传代法确定其属动力株或非动力株。

郭惠等建立了一种检测肉品中O157:H7的方法，其将IMS与荧光PCR和传统显色培养结合，对423份肉品和模拟样品检测。结果显示IMS-显色培养法对O157:H7含量为1~5CFU/10g的模拟样品，有高达95%的检出率，该法的特异性好。但在实际样品中，IMS-荧光PCR法有很高的检测效果评价。因此。前者方法灵敏，适于快速验证；后者适于快速筛查。

高涛等根据O157:H7肠出血性大肠埃希菌的rfb EO157基因设计引物和探针，建立qPCR检测体系，在此基础上，利用O157抗体标记的免疫磁珠对样本中的O157:H7大肠埃希菌进行捕获，用qPCR技术对捕获后的菌进行检测，建立了一种快速检测O157:H7的免疫磁珠富集实时荧光PCR方法（IMS-qPCR）。采用此方法进行验证性检测，将含100CFU菌量的25g样本稀释2倍后检测结果仍呈阳性，耗时2~3h，该法可以用来快速诊断O157:H7引起的食源性疾病暴发事件。

（3）免疫印记法

该法的原理是在SDS-PAGE上对提纯的溶血素或脂多糖进行电泳分离，然后将其转移到硝酸纤维膜上进行抗原抗体检测的一种方法，该法具有较高的敏感性和特异性。

刘洁等将羊抗鼠IgG用胶体金溶液标记制备金标探针，在玻璃纤维膜上将上述金标探针喷涂。将O157:H7单克隆抗体F1和O157:H7抗原分别包被在硝酸纤维素膜上制成胶体金试纸条，前者为质控线，后者为检测线。结果表明，该试纸条不与其他非O157:H7试验株反应，只与目标菌反应，特异性较高。该法与常规间接ELISA法比较，具有相同的敏感性。

崔希等用胶体金标记的抗O157:H7单克隆抗体做标记抗体，以驴抗鼠二抗和抗O157:H7多克隆抗体做质控线和检测线制备成胶体金试纸。将胶体金和免疫磁珠法结合用于快速检测O157:H7，结果显示，免疫磁珠将1mL 7.6×10³CFU/mL的菌悬液吸附后，用上述胶体金检测结果为阳性，对被10CFU/g O157:H7人工污染的样本，增菌6h后，用免疫磁珠吸附和上述胶体金检测，72min后可得到结果。

孙洋等利用抗EHEC O157LPS单克隆抗体标记胶体金，以固定在硝酸纤维素膜上的兔抗O157多克隆抗体作抗体捕获，用双抗夹心的方法制备胶体金试纸。结果表明，该试纸条不与其他非O157:H7试验株反应，只与目标菌反应，特异性较高，检测灵敏度为10⁶CFU/mL。

（4）环介导恒温扩增快速检测方法

肖蕊等针对靶基因rfbE设计引物，采用Primer Explorer V4软件设计程序和体系，建立了一种快速检测大肠的LAMP方法。结果显示，该方法可荧光可视化判定，特异性、敏感性高，纯菌的检出限最低为1.69×10⁴ng/μL。选用O157:H7标准菌株和其他相关菌株进行检测，标准菌株均为阳性，检出率为100%，其他相关菌株为阴性；通过对反应条件进行优化，包括调整浊度仪监控条件，反应器加荧光染料等措施，1h便得到检测结果，用时较传统的PCR短。上述检测结果表明，该LAMP法高效快捷，方法简单，能够用于食源性疾病中大肠杆菌的快速检测。

苑宁等针对O157:H7的rfbE基因设了计5条引物，应用LAMP法对19株致病菌进行验证性检测，结果显示其中16株为阴性，3株为O157，该法检测O157:H7的灵敏度为

1.0CFU/mL，人工污染样本的检出限为1.4CFU/g。LAMP检测法的操作简单、特异性强、灵敏度高，可用于食源性疾病及其暴发事件中O157:H7的快速检测。

梁玉林等针对O157保守*rfbE*基因设计引物，优化反应条件，建立了一种特异检测O157的反转录环介导等温扩增方法（RT-LAMP），利用人工污染的脱脂乳品和O157标准菌株验证其灵敏度和特异性，同时与rRT-PCR进行比较。结果显示，65℃条件下，RT-LAMP扩增反应30min可完成，仅有两株菌未扩增，特异性较强，检测人工污染脱脂乳样品时，灵敏度能达20 CFU/g，较rRT-PCR法高10倍，表现出高灵敏度。

徐义刚等针对O157 *rfbE*基因设计引物，建立了一种快速检测O157:H7的LAMP方法，该法对样本中致病菌的检测在60min内便可完成。利用该法对O157:H7污染的模拟食品和纯培养O157:H7检测，检测限分别为18CFU/g和12CFU/mL。

（三）诊断

1.参照《病原性大肠埃希菌食物中毒诊断标准及处理原则》（WS/T 8—1996）执行。

2.流行病学：致泻性大肠埃希菌引起的食源性疾病在全年皆可发生，有一定的区域性，但季节性不明显。发病时间较短，短时间内便可出现大量疾病患者，发病人群多相近时间内有共同进餐史。

3.临床表现：致泻性大肠埃希菌引起的食源性疾病因其型别的不同而症状有差异，主要表现为呕吐和剧烈腹泻。

4.病原菌鉴定：要能从引起食源性疾病的可疑食品、疾病患者生物标本（粪便、肛拭子、呕吐物等）中检出致泻性大肠埃希菌，并确定其血清型为同一型别；或要能从不同疾病患者的生物标本（粪便、肛拭子、呕吐物）中检出致泻性大肠埃希菌，并能确定其血清型为同一型别。

（1）（EPEC）肠致病性大肠埃希菌。

①标本采集：采集婴幼儿、儿童疾病患者的蛋花汤样便或水样便或肛拭子、呕吐物等标本。

②病原菌鉴定：生化反应特征符合大肠埃希菌；血清鉴定符合EPEC。

（2）（ETEC）肠毒素性大肠埃希菌。

①标本采集：采集疾病患者霍乱样米汤样便或水样便或肛拭子、呕吐物等标本。

②病原菌鉴定：生化反应特征符合大肠埃希菌；血清鉴定符合ETEC。

③能检出耐热（ST）或不耐热（LT）肠毒素。

（3）（EIEC）肠侵袭性大肠埃希菌

①标本采集：采集疾病患者细菌性痢疾样便或肛拭子、呕吐物等标本。

②病原菌鉴定：生化反应特征符合大肠埃希菌，需要注意的是该菌赖氨酸脱羧酶和酒石酸盐阴性，不产气，乳糖迟缓发酵或不发酵，血清型O124具有动力特征，其他血清型无；血清鉴定符合EIEC。

③Hela细胞侵入或Sereny试验结果阳性。

（4）（EHEC）肠出血性大肠埃希菌

①标本采集：采集疾病患者腹泻样标本或肛拭子、呕吐物等标本。其中病程不同，采集粪便标本样不同，病程早期水样便，病程后期血便。

②病原菌鉴定：生化反应特征符合大肠埃希菌，需要注意的是该菌山梨醇发酵迟缓；血清鉴定符合EHEC，该菌血清型分O26、O111和O157。

③Vero细胞毒素检测阳性。

（5）（EAEC）肠黏附性大肠埃希菌。

①标本采集：采集疾病患者病患者的粪便或肛拭子、呕吐物等标本。

②病原菌鉴定：生化反应特征符合大肠埃希菌；血清鉴定符合EAEC。

五、治疗与预防控制

（一）治疗

该菌引起的食源性疾病通常支持及对症治疗，症状重者用乳菌肽脂肽类、氨基糖苷类和苯丙醇类和头孢类等抗生素治疗

（二）预防控制

同沙门菌食源性疾病。

第七节　变形杆菌、普罗威登斯菌、摩根菌食源性疾病

一、病原生物学

变形杆菌属（*proteus*）、普罗威登斯菌属（*providencia*）和摩根菌属（*morganella*）都属于变形杆菌类，他们是肠杆菌科中的一大类。变形杆菌属（*proteus*）由产黏变形杆菌、豪氏变形杆菌、潘氏变形杆菌、普通变形杆菌和奇异变形杆菌5个种组成，其中，临床关系较为密切的为奇异变形杆菌（*P. mirabilis*）和普通变形杆菌（*P. vulgaris*）。普罗威登斯菌属（*providencia*）由斯氏普罗威登斯菌和雷氏普罗威登斯菌和雷极普罗威登斯菌等组成。摩根菌属（*morganella*）由摩根氏菌I和摩根菌组成。

变形杆菌在自然界分布广泛，在污水、垃圾，土壤、粪便、腐殖质等均有存在。该类菌亦能在人体肠道、皮肤表面生长，一般不致病，但当机体免疫力下降或感染其他疾病时，便会对机体造成损害。它们属于低温菌，在4~7℃仍可生长繁殖，容易对低温贮藏的食品造成污染，在温度较高的季节，亦能快速生长繁殖对食品造成污染。因此被该类菌污染的食品在食用前如果加热不彻底，便容易对人体造成食物中毒，其造成的食物中毒事件仅次于沙门菌。有报道，在健康人群中有10%人的肠道中有该类细菌，带菌率由低到高依次为雷氏普罗威登斯菌、摩根菌、普通变形杆菌和奇异变形杆菌，其中，奇异变形杆菌带菌率为52%~76.9%，占半数以上，相比健康人群，有肠道疾病的患者该类菌的带菌率较高。

（一）致病性

变形杆菌在自然界分布广泛，在污水、垃圾，土壤、粪便、腐殖质和人或动物肠道中均有存在。该菌一般条件下不致病，但当机体免疫力下降、感染其他疾病或食用大量被该菌污染的食品时，才会对机体造成损害或引起食源性疾病的发生。该菌致病因素有相关的有溶血毒素、内毒素、菌毛和鞭毛等，其引起疾病医源性较为多见，如留置导尿管等。

（二）致病物质

该菌属与致病性相关的物质主要为脱羧酶、溶血素和肠毒素等。

1.脱羧酶是摩根变形杆菌产生的，其本质是蛋白质，具有较强的催化性，它可使组氨酸转变为组胺，误食该菌污染的食品会对人体造成伤害。

2.溶血素是由变形杆菌产生，其本质是蛋白质，它通过穿透宿主细胞，造成宿主细胞的丝状体解聚和渗透压改变，从而导致机体组织损伤和营养物丢失。

3.肠毒素是由变形杆菌产生，它是一种复合物，主要成分为碳水化合物和蛋白质。具有侵袭力，可侵入肠黏膜细胞致使其发生炎症反应，从而使机体出现胃肠炎症状，如：腹痛、腹泻等。

（三）生物学特性

1.形态与染色：变形杆菌为大小（1~3）μm×（0.4~0.6）μm，两端钝圆、无荚膜的革兰氏阴性杆菌。其形态可呈丝状、球杆状、球形和杆状等，具明显的多形性特征。有鞭毛，能运动，有菌毛，能够在真菌细胞表面黏附。

2.培养特性：变形杆菌兼性厌氧，对营养的要求低，在普通营养琼脂上便能生长。该菌在固体培养基生长过程中有迁徙生长的现象，是本菌属的特征，表现为以接种点为中心，水纹波状同心圆薄厚交替菌苔，该特征可被胆盐或苯酚抑制，亦可被高浓度的琼脂抑制。肉汤中生长浑浊，较均匀，同时有菌膜；WS琼脂平板上呈中心黑色、小圆形、半透明菌落；SS琼脂平板上呈半透明、扁平、圆形菌落。

3.生化反应：变性杆菌可发酵葡萄糖，少部分可发酵乳糖，产气或不产气，产 H_2S，靛基质试验阳性，苯丙氨酸脱氨酶阳性，可产生尿素酶。变形杆菌属生化特征，多数产 H_2S，DNA酶、脂酶、明胶酶阳性，蕈糖、木糖、麦芽糖、蔗糖阳性，甘露糖阴性。摩根菌属葡萄糖和甘露糖阳性。普罗威登斯菌属 H_2S 阴性、甘露糖阳性。

4.抗原构造及免疫性：变形杆菌具有较为复杂的抗原构造，主要为菌体和鞭毛抗原，分别用O、H表示。O抗原在不同菌间存在交叉现象，如沙门、大肠埃希菌、斑疹伤寒立克次和本属不同种等。变形杆菌属，雷极普罗威登斯菌属和摩根菌属分别有O抗原49个、H抗原19个，O抗原34个、H抗原25个和O抗原34个、H抗原26个。其中，变形杆菌属中普通变形杆菌的O抗原Xk、X2和X19与斑疹伤寒立克次体为共同抗原，临床上常利用此特性进行立克次体病的辅助诊断。

二、流行病学

1.季节性：变形杆菌类菌引起的食源性疾病四季皆可发生，7~9月最多，大多发生在5~10月。

2.引起食源性疾病食品：引起变形杆菌类菌食源性疾病的食品主要包括肉类及其制品、蛋类及其蛋制品以及剩菜饭等，尤其是熟肉类。通常情况，该类菌对生食和熟食的造成污染后，食品的感官性状会呈现不同之处。生食品一般感官性状发生改变而熟食一般不改变，这是由于其原始病原菌不同造成，生食中含大量其他腐败性细菌，熟食经高温杀灭了大部分。这种情况不是绝对存在，而是相对的，主要还是取决于食品受到污染的程度。

3.食品被污染和食源性疾病发生的原因：食物在加工生产过程，没有做到荤素分开、生熟分开，从而发生交叉污染和重复污染；熟肉制品及其他食品受到污染后存放时间较久，再次食用时未彻底加热等。以上情况都是该类菌造成食源性疾病的原因。

三、临床表现

1.潜伏期：该类菌引起食源性疾病的潜伏期通常为12~16h，最长的达到30h，最短的为1~3h。

2.临床表现：该类菌引起食源性疾病的症状主要为肌肉酸痛、头痛、头晕、全身无力、恶心、呕吐、腹痛、腹泻和发热等，主要以胃肠炎症状为主。其腹泻多为每日1~10次不等的水样便，臭味特殊，但摩根菌属较为特殊，其腹泻表现为血便，同出血性大肠埃希菌EHEC较为类似；腹痛较为剧烈，呈刀割痛或绞痛，患者一般难以忍受；发热体温大部分在39℃以内，个别重症疾病患者超过39℃，甚至达40℃。该类菌引起的食源性疾病少见死亡病例，一般1~3的病程，愈后恢复良好，其发病率与进食者身体状况和食品受到该类菌污染的程度相关，一般为50%~80%。

四、实验室检测及诊断

（一）实验室检验

1.检验程序：见图5-17。

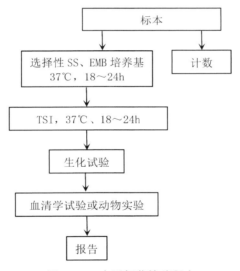

图5-17　变形杆菌检验程序

2.器材与试剂：GN增菌液、苯丙氨酸鉴定培养基、EMB培养基、SS培养基、TSI、尿素等。

3.样品采集、送检及保存

（1）样品的采集

①食物标本：取无菌采样袋，采集至少25g（mL）以上的可疑食品，包括原料（肉、蛋、菜等）、烹饪后食品或预包装食品。注意：未打开包装的预包装食品不要拆分，4℃保存。

②环境标本：准备灭菌生理盐水、无菌采样瓶和棉棉拭子，用棉拭子对餐具（餐盘、碗、勺子、筷子等）、厨具（砧板、盆、切刀等）涂抹，置于无菌采样瓶，用无菌

采样瓶采集（水源水和桶装水等），上述标本4℃保存。

③生物标本：采集呕吐物标本；粪便标本（成形便、水样便）的采集宜在抗生素用药治疗前采集，如若没有粪便，可用肛拭子代替；血液标本的采集量为15mL，宜在急性期和恢复期进行，4℃保存。

注意事项：详细各类样本信息，并做好记录。

（2）样品的保存和运送

各类标本应4~6℃保存，尽快送实验室检测，不得超过6h。

4.检验方法

（1）分离培养

①食品样本：在225mL增菌液中称取食品25g（mL），拍击式均质60s使样本均质完全，接种环分别四区划线接种EMB和SS平板；同时增菌液于37℃、8~16h增菌培养，继续接种上述分离平板。分离平板于37℃、18~24h培养。

②粪便、呕吐物、炊具、餐具涂抹样：上述标本拭子直接四区划线接种EMB和SS平板；同时将上述拭子置于10mL增菌液中，37℃、8~16h增菌培养，继续接种上述分离平板。分离平板于37℃、18~24h培养。

（2）分离鉴定

观察不同显色平板上变形杆菌的菌落形态。SS和EMB平板上变形杆菌的典型形态分别呈：有黏性、中心较厚，边缘淡蓝色，较薄，个别扩散生长的单个菌落和有的蔓延生长、有的蔓不延生长的无色菌落。挑取可疑菌落，划线接种营养琼脂，37℃、18~24h纯培养。

（3）生化鉴定

①初步鉴定

将可疑纯培养物穿刺接种TSI，37℃、24h培养观察，对产或不产H_2S、乳糖阴性的可疑菌，继续接种苯丙氨酸和尿素培养基，37℃、24h培养观察。变形杆菌苯丙氨酸脱氨酶阳性，尿素酶阳性。

②生化试验

符合初步鉴定的可疑菌株，进行系统生化，参照表5-21~25内容进行。也可用API 20E或其他等效产品。

表5-21　变形杆菌属、普罗威登斯菌属、摩根菌属鉴别表

生化反应特征	变形杆菌属	普罗威登斯菌属	摩根菌属
西蒙枸橼酸盐	v	+	−
硫化氢	+	−	−
鸟氨酸脱羧酶	v	−	+
明胶液化	+	−	−
脂酶（玉米油）	+	−	−
D.E露醇	−	+	+
蔓延生长	+	−	−

注：v：不定；−、+：阴、阳性。

表5-22 部分变形杆菌属、普罗威登斯菌属、摩根菌属菌株的鉴别

菌株	靛基质	硫化氢	脲酶	鸟氨酸	麦芽糖	侧金盏花醇	阿拉伯糖	海藻糖	肌醇
变形杆菌									
普通 P.[a]	+	+	+	−	+	−	−	v	−
奇异 P.	−	+	+	+	−	−	−	+	−
潘氏 P.	−	v	+	−	+	−	−	v	−
豪萨 P.[*]	+	v	+	−	+	−	−	+	−
普罗菲登斯菌									
产碱 P.	+	−	−	−	−	+	−	−	−
海氏 P.	−	−	−	−	v	+	+	−	v
雷氏 P.	+	−	+	−	−	+	+	−	+
拉氏 P.	+	−	−	−	−	−	−	−	−
斯氏 P.	+	−	v	−	−	−	−	+	+
摩根菌									
摩根亚种	−	−[b]	+	+[c]	−	−	−	−	−
西伯尼亚种	v	−	+[b]	v	−	−	−	+	−

注：a：4.5.6表性在普通变形杆菌中无法鉴别；b：某些菌株；c：鸟氨酸脱羧酶在某些菌株中呈阴性；*：又称豪氏变形杆菌。

表5-23 部分变形杆菌属生化群鉴别

	普通变形杆菌		奇异变形杆菌	黏化变形杆菌	潘纳变形杆菌
	1	2			
靛基质	+	+	−	−	−
鸟氨酸脱羧酶	−	−	+	−	−
麦芽糖	+	+	−	+	+
木糖	+	+	+	−	+
水样苷	+	−	−	−	−
七叶苷	+	−	−	−	−

注：−、+：阴、阳性。

表5-24 摩根菌属生化群鉴别

	摩根菌	生化1群
硫化氢	−	v
赖氨酸脱羧酶	−	+
动力	+	−
甘油	−	+

注：v：不定；−、+：阴、阳性。

表5-25　普罗威登斯菌属四个生化群的鉴别

	碱化 P.	路斯太坚 P.	司徒 P.	雷极 P.
尿素酶	−	−	v	+
肌醇	−	−	+	+
侧金盏花醇	+	−	−	+
阿拉伯糖醇	−	−	−	+
覃糖	−	−	+	−
半乳糖	−	+	−	+

注：v：不定；−、+：阴、阳性。

（5）变形杆菌活菌计数

在实际中，对变形杆菌引起食源性疾病诊断时，常用近似计数法对可疑食物中目标菌进行活菌计数。

具体方法：将研钵和研磨棒高压灭菌，准备无菌生理盐水和9mL无菌生理盐水若干，以被检样和稀释液1：10的比例，一般取1g。无菌研磨中准确加入1g样本，倒入9mL无菌生理盐水，缓慢研磨，使样本均质为悬液，用准备好的9mL无菌生理盐水制备不同稀释度的样本稀释液，分别吸取不同稀释度样本稀释液100μL接种于斜面琼脂底部，37℃，24~48h培养，观察。已出现蔓延生长的最高稀释度×10，近似计算变形杆菌在每克样品中的数量。如：在10^{-5}稀释度有蔓延生长，10^{-6}没有蔓延生长，则每克样品中的该菌的量为$10^5×10=10^6$。

（6）血清学实验

在对变形杆菌引起食源性疾病引起的暴发事件调查和诊断时，不同来源菌株同源性的判定需要通过血清学试验来实现。如果没有血清或受到实验室条件限制，可进行交互吸收和血清效价检测。若出现上述两种情况均不能进行的情形，则应在现有条件下观察不同来源菌的拮抗现象，通过观察不同点种菌株间菌苔是否能蔓延融合来进行判断。

①交互吸收试验：该试验对象为不同标本来源的变形杆菌。

A.抗原制备：取为不同标本来源变形杆菌，于营养琼脂上划线接种，（36±1）℃，18~24h纯培养，挑取新鲜上述菌落，于无菌盐水中制备成10^8~10^9CFU/mL菌悬液，依据原液体积加入甲醛使其终浓度为0.5%，（36±1）℃，18~24h杀菌。

B.免疫血清制备：选取健康家兔，体重2kg为宜，将上述菌悬液（抗原）以2.5mL、5mL、10mL、20L的量于耳静脉分四次滴注（菌量分别为$2.5×10^8$CFU、$5×10^8$CFU、$1×10^9$CFU、$2×10^9$CFU），每次间隔5d，在第4次静脉滴注完成后，于第7d~第10d取耳静脉血，当效价大于1：6400时，可在心脏或颈动脉取血，采血后离心取上清，即为制备好的免疫血清。

C.吸收菌制备：制备克氏瓶营养琼脂培养基，接种不同标本来源变形杆菌，（36±1）℃，24h培养，用盐水将新鲜菌苔洗下制备成10^{10}~10^{11}CFU/mL菌悬液，依据原液体积加入甲醛使其终浓度为2%，（36±1）℃，24~36h杀菌。检验无活菌后方可使用。

D.吸收试验：取无菌生理盐水，用硫柳汞制和生理盐水1：10000的比例制备生理盐水工作液。取制备好的免疫血清，用上述生理盐水工作液稀释5倍或10倍，制备成免疫血清稀释液。吸取免疫血清稀释液1mL，于其中加入吸收菌0.5mL，混匀，于（36±1）℃，3h培养，期间不定期保持摇动。将上述免疫血清稀释液同吸收菌的混合液离心，取上清液。取制备免疫血清的抗原（菌悬液）和上述上清液做玻片凝集，同一型别不凝集，反之凝集。

②血清效价测定：血清效价测定通常抽取急性期和恢复期血液进行测定，对照为健康人血液。

A.O和H抗原制备：取为不同标本来源变形杆菌，于营养琼脂上划线接种，（36±1）℃，18~24h纯培养，用无菌棉拭子刮取菌苔制备菌悬液（抗原）或少许无菌生理盐水洗下菌苔制备菌悬液（抗原），上述菌悬液分为2份，分别为O和H抗原。O抗原中加入等量95%乙醇，（36±1）℃，18~24h杀菌；H抗原中，依据原液体积加入甲醛使其终浓度为2%，（36±1）℃，18~24h杀菌。分别将上述O、H抗原离心，弃上清，用生理盐水重悬沉淀制备浓度为10^9CFU/mL悬液。

B.效价测定：取健康人和疾病患者不同时期血清离心，取上清液（血清）。用无菌生理盐水将上述血清稀释1：4、1：8直到1：640的梯度稀释液，并以0.5mL的量将上述稀释液两列排列，分别将0.5mL制备好的O、H抗原加入上述梯度血清稀释液中，混匀（36±1）℃，18~24h培养，观察凝集结果。其凝集效价的确定原则为：凝集"++"的最后一管即为其血清效价。

（7）动物试验

分别为健康家兔、豚鼠或小白鼠接种被检标本中分离纯化的变形杆菌，观察受试动物出现的症状，若出现腹泻、竖毛和寒战等，则可进一步证实食源性疾病由变形杆菌引起。

（二）变形杆菌快速检测

变形杆菌一种食源性致病菌，在自然界分布广泛，在污水、垃圾，土壤、粪便、腐殖质等均有存在。引起该类菌食源性疾病的食品主要为肉类及其制品、蛋类及其蛋制品以及剩菜饭等，尤其是熟肉类，其的症状主要为腹痛、腹泻等胃肠炎症状，除此之外，还能引起败血症、呼吸道感染、腹膜炎、尿路感染和脑膜炎等其他疾病。该类菌食源性疾病的发生在温湿度较高的夏秋季较为高发，多集中在熟肉制品。目前，该菌的快速检测技术主要有PCR、荧光定量PCR、环介导等温扩增技术（LAMP）。

刘迎等针对奇异变形杆菌特异性尿素酶（qrrA基因）设计引物，建立了一种检测鸡肉中奇异变形杆菌的qPCR方法。结果表明，构建定量SYBR Green Ⅰ荧光定量PCR方法，与常见的鸡肉污染的7种细菌无交叉，最低检出限为10CFU/mL，重复变异系数<2%，建立的荧光定量PCR方法可以用于鸡肉中奇异变形杆菌的检测。

史瑞雅等针对鸡奇异变形杆菌全基因序列设计了1对特异性引物，建立了一种检测鸡奇异变形杆菌的SYBR Green Ⅰ LC-PCR方法，通过临床样本检测对其进行评价，结果显示，该方法建立的标准曲线相关系数R^2=0.9957，线性关系良好，具有较好的特异性和敏感性。张海霞针对沙门氏菌属侵袭性抗原保守基因（invA）和奇异变形杆菌尿素酶正向调节因子R基因（ureR）设计引物，建立了一种二重PCR检测方法，通过对反应条件优化，该方法分别能扩增出724bp和374bp的目的条带，特异性高。

马桂芬等针对变形杆菌*atp D*基因序列的6个区域设计了4条引物，建立了一种快速检测变形杆菌的实时荧光LAMP方法。通过电脑实时监控反应，对该方法的检出限、灵敏度和特异性进行研究，并同普通的LAMP方法比较，结果显示相比于普通的LAMP法，实时荧光LAMP法更快捷，20min即可完成检测和结果判定；取13株非变性杆菌和6株变形杆菌进行验证检测，6株变形杆菌结果均为阳性；较普通LAMP方法相比，荧光LAMP方法纯菌检测的灵敏度为8.1CFU/mL，是前者的10倍；人工污染猪肉的检出限为81CFU/mL。该实时荧光LAMP方法操作简单、灵敏度高、特异性强、耗时短，可用于食源性疾病及其暴发事件中变形杆菌的快速检测。

（三）诊断

按《变形杆菌食物中毒诊断标准及处理原则》（WS/T 9—1996）执行。

1.流行病学：变形杆菌引起的食源性疾病，通常在相近时间内有共同进餐史，且与其他食源性疾病一样，都具有发病集中的特点，较沙门菌相比，它的发病更急，但病程短、恢复快，预后良好。

2.临床表现：变形杆菌引起的食源性疾病症状表现为肌肉酸痛、腹痛、腹泻、头晕和全身无力等。但主要还是以腹痛、腹泻等胃肠炎症状为主，大部分疾病患者伴发热症状，但同沙门菌相比较低。少有高过39℃的疾病患者。

3.细菌学检验：该类菌在自然界分布广泛，一般情况是不致病状态，因此从食源性疾病的可疑食品、疾病患者生物标本（粪便、肛拭子、呕吐物等）中检出变形杆菌，不能确定就是该类菌引起，要进一步血清试验确认为同一型别，才能下结论。

4.血清学试验

（1）血清学凝集分型试验：在对变形杆菌引起食源性疾病引起的暴发事件调查和诊断时，不同来源菌株同源性的判定需要通过血清学试验来实现，以便证实疾病患者生物标本、食品或环境中的菌为同一型。

（2）交互吸收试验：该试验对象为不同标本来源的变形杆菌，通过交互实验可以对其是否属于同一型别进行判定。

（3）患者血清凝集效价测定：血清效价测定通常抽取急性期和恢复期血液进行测定，对照为健康人血液。

在进行血清效价的检测中，如果发现疾病患者恢复期血清的凝集效价较急性期显著升高，通常大于1∶20，则对疾病的诊断有辅助意义。

5.动物试验：为进一步证实食源性疾病由变形杆菌引起，且其菌株的致病性，通常选取健康家兔、豚鼠或小白鼠进行动物毒力试验。动物毒力试验的具体方法为：饲喂变形杆菌分离纯化的纯培养物或皮下注射纯培养物悬液。观察受试动物，若有寒战、腹泻等症状或死亡，判定其有毒力。

五、治疗与预防控制

（一）治疗

变形杆菌食源性疾病发生后，通常是对症治疗，对于较为严重的疾病患者，可根据体外药敏试验的结果指导临床用药。一般可用头孢类、苯丙醇类和氨基糖苷类等治疗。

（二）预防控制

同沙门菌食源性疾病。

第八节　志贺菌食源性疾病

一、病原生物学

志贺菌属（*shigella*）由痢疾志贺菌、福氏志贺菌、鲍氏志贺菌、宋内志贺菌这4个群组成，共有血清型47个。亦可分为A、B、C、D群。是一种常见的食源性致病菌，可引起细菌性痢疾，又被称为痢疾杆菌。该菌食源性疾病常于发展中国家流行，主要由B群和D群引起。与其他肠道杆菌相比，该菌对外界环境的抗性较弱，光照30min、56~60℃加热10min即可杀灭，在水中37℃可存活20d，蔬菜、水果和乳品中存活1~2周。

（一）致病性

志贺菌是人体常见的肠道病原菌，可引起细菌性痢疾，它侵入肠黏膜上皮细胞，对结肠黏膜造成损害，释放毒素，同时使其出现溃疡等炎症症状，使机体出现腹痛、腹泻、里急后重、发热和毒血症等症状。

（二）致病物质

志贺菌致病物质由侵袭力、内毒素和外毒素组成。

1.侵袭力：志贺菌致病力的主要决定因素是侵袭力，不管哪种致病性质的志贺菌，只有侵入肠黏膜上皮细胞，才能对机体造成损害。志贺菌侵入肠黏膜上皮细胞后，诱导细胞内吞使其进入细胞内生长繁殖，继而使肠壁出现溃疡等炎症症状。在志贺菌属中，侵袭力最强的为痢疾志贺菌。

2.内毒素：志贺菌均可产生内毒素，其作用主要表现在三个方面：①对肠黏膜产生破坏：志贺菌在侵袭入肠黏膜上皮细胞后，在大量生长繁殖对肠壁造成炎症的同时，还会分泌内毒素，加重肠壁溃疡及炎症，致使机体出现脓血便。②破坏肠壁通透性：志贺菌在生长繁殖的同时，大量内毒素的分泌导致肠壁的通透性增加，促使机体对内毒素的吸收加剧，从而造成机体全身毒血症、发热等症状，严重者还出现中毒性脑病、神志不清或中毒性休克等症状。③破坏肠壁神经：在内毒素的作用下，肠道功能出现紊乱，出现痉挛，临床上表现为腹痛，腹泻及里急后重。除此之外，对于一些特异性体质人群，可引起过敏反应造成中毒性菌痢。

3.外毒素：志贺菌外毒素（ShT）毒性极强，是有机磷神经毒剂沙林和VX的45 000倍和7000倍，小鼠的半数致死量为0.002μg/kg，它由痢疾志贺菌Ⅰ型和Ⅱ型产生，作为一种生物毒素现已经被国际社会列入生物武器核查清单。Vero细胞在ShT的作用下能发生病变，故该毒素又被称为Vero毒素，简称VT。ShT与志贺菌疾病患者并发症包括溶血性尿毒症、出血性肠炎和中毒性腹泻等的发生关系密切。

（三）生物学特征

1.形态与染色：志贺菌属是无荚膜，无芽孢，无鞭毛，大小(2~3)μm×(0.5~0.7)μm的革兰氏阴性杆菌，部分菌有菌毛。

2.培养特性：志贺菌在普通琼脂培养基上便能生长，营养要求低，需氧或兼性厌氧，最适生长温度及 pH 为 37℃、pH 6.4~7.8。在营养琼脂上呈光滑、湿润、凸起饱满、无色或半透明、边缘整齐的圆形较小菌落。在 XLD 和 MAC 琼脂上形态较为相似，呈圆形、光滑、湿润、边缘整齐或不整齐、半透明、无色至粉红色菌落。在液体培养基中，无菌膜形成，均匀浑浊生长。A 群 I 志贺菌在生长时有比较高的营养需求，须提供生长所需的 15 种氨基酸。

3.生化反应：志贺菌属赖氨酸脱羧酶、尿素酶、氧化酶、七叶苷、水杨苷、肌醇、侧金盏花醇阴性，葡萄糖、触酶（A 群 1 型除外）阳性，部分发酵鼠李糖、木胶糖、卫矛醇、阿拉伯糖、山梨醇和乳糖，不利用醋酸盐和枸橼酸盐，不产 H_2S。志贺菌在对糖类进行发酵时，不产酸，也不产气；宋内志贺菌靛基质试验呈阴性，其余志贺菌因型别不同而结果不同，且乳糖迟缓发酵；比较特殊的是部分痢疾志贺 1 型和鲍氏志贺 9 型乳糖发酵阳性。

4.抗原构造及免疫性：志贺菌由菌体抗原 O 和表面抗原 K 两种组成，该菌没有鞭毛，故没有 H 抗原。K 抗原不耐热，100℃、60min 即被破坏，它能阻碍 O 抗原的血清凝集。志贺菌由 A、B、C、D 四个群组成。

（1）A 群（痢疾志贺菌）：目前，痢疾志贺菌有 16 个血清型，13~16 型是近年新发现的。在中国，罕见 3~16 型，少见 1 型，常见 2 型。

（2）B 群（福氏志贺菌）：福氏志贺菌有特异性的群及型抗原，构造复杂，目前将其血清型划分为 6 个。群抗原用阿拉伯数字 1、2、3…表示，在 B 群所有菌型中都存在，型抗原用罗马数字 Ⅰ、Ⅱ、Ⅲ…表示，只在同型株中存在。根据上述划分原则可将 Ⅰ~Ⅵ型分 15 个亚型，X、Y 两个血清型没有型抗原只有群抗原。见表 5-26。

（3）C 群（鲍氏志贺菌）：鲍氏志贺菌有 18 个血清型。

表 5-26　福氏志贺菌各血清型与亚型的抗原成分

血清型	型抗原	群抗原	群因子血清中的凝集反应		
			3, 4	6	7
1a	Ⅰ	1, 2, 4, 5, 9…	++++	−	−（++）
1b	Ⅰ	1, 2, 4, 5, 6, 9…	++（−）	++++	−
1c	Ⅰ	1, 2, 4, 5, 7…	−	−	+++
2a	Ⅱ	1, 3, 4…	++++	−	−
2b	Ⅱ	1, 7, 8, 9…	−（+）	−	++++
3a	Ⅲ	1, 6, 7, 8, 9…	−	++++	++++
3b	Ⅲ	1, 3, 4, 6…	++	++++	−
3c	Ⅲ	1, 6…	−	++++	−
4	Ⅳ	1,（3, 4）…	（−）	−	−
4a	Ⅳ	1, 3, 4…	++++（−）	−	−

血清型	型抗原	群抗原	群因子血清中的凝集反应		
			3，4	6	7
4b	IV	1，6…	–	++++	–（+）
4c	IV	1，（7）…	–	–	+++
5a	V	1，3，4…	++++	–	–
5b	V	1，5，7，9	–	–	++++
6	VI	1，2，（4）…	（+）	–	–
X	–	1，7，8，9…	–	–	+
Y	–	1，3，4…	+	–	–

注：（）表示括号内的抗原可存在或不存在。

（4）D群（宋内志贺菌）：宋内志贺菌只有一个血清型，可分为光滑型的 I 相和粗糙型的 II 相，前者多为急性期疾病患者标本中分离出，后者多为长期带菌者或慢性疾病患者标本中分离出。

5.抵抗力：志贺菌对外界环境的抗性较弱，56~60℃加热 10min、光照 30min 既被杀灭。在水中 37℃条件可存活 20d，蔬菜、水果和乳品中存活 7~14d，人或动物粪便中可存活 10d。对化学消毒剂如石碳酸、苯酚、过氧乙酸和新洁尔灭等都较为敏感，易被杀灭。该菌具有耐寒的特点，冰块中能存活达 90d 之久。对外界环境的抵抗力较强的志贺菌为宋内志贺和福氏志贺，亦是造成该菌食源性疾病的主要病原。

二、流行病学

1.季节性：发生在 7~10 月间。

2.引起食源性疾病食品：引起志贺菌食源性疾病的食品主要为肉、奶、面包和沙拉等。多见于熟制食品。除抵抗力较强的宋内志贺菌，生食品中较少见。

3.食品被污染和食源性疾病发生的原因：患有痢疾或带菌的饮食行业和食品加工从业人员都是该菌食源性疾病发生的潜在传染源，上述人员在进行食品加工时，通过手对食品及其相关加工用具造成直接或间接的污染。熟制食品在加工完成后再次被该菌污染，久置造成该菌的大量繁殖，再次食用时未彻底加热。

三、临床表现

志贺菌食源性疾病的潜伏期通常为 10~20h，最长 1d，最短 6h。同其他病原菌引起的食源性疾病相似，该菌疾病的发生比较突然，表现为呕吐、腹痛和高频次的腹泻，初始症状表现为全部或部分水样便，后出现血便、里急后重，同时伴发热，个别疾病患者出现痉挛。

四、实验室检测及诊断

（一）实验室检验

1.检验程序：见图 5-18。

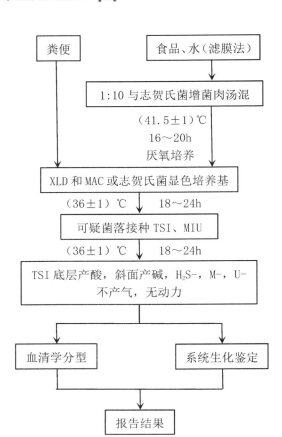

图5-18 志贺菌检验程序

2.器材与试剂

（1）器材：硝酸纤维素滤膜、试管篓、试管架、灭菌平皿、灭菌三角瓶、灭菌金属匙或玻璃棒、灭菌广口瓶、镍铬丝、接种棒、乳钵、酒精灯、载玻片。

（2）试剂：志贺菌增菌液（GN肉汤）、营养琼脂平板、XLD平板、MAC平板、TSI、MIU培养基、KIA、水杨苷、氰化钾、赖氨酸脱羧酶、苯丙氨酸脱氨酶、V-P、西蒙枸橼酸盐、丙二酸钠、醋酸盐、志贺菌属诊断血清或API 20E生化鉴定试剂条。

3.样品采集、运送与保存

（1）粪便样品

粪便：标本应采集抗生素用药前和急性期（1~2d）阶段的粪便（水样便、稀便、黏液、血便等）标本。采样量1~5g为宜。

肛拭子：对于无法采集粪便的疾病患者，可采肛拭子标本。具体方法为：取灭菌生理盐水或保存液湿润的无菌棉拭子，于患者直肠括约肌2.5cm内深处旋转，以棉拭子上附着肉眼可见粪便为准。

上述标本采集完后做好信息登记，尽快送完实验室送检。

（2）食品样品

①固体食品：在无菌均质袋或无菌广口瓶中采集50~100g可疑食品（肉类、禽蛋类、水果、乳品或蔬菜等）标本，预包装食品不拆分。在225mL GN增菌肉汤中称取食

品样本25g，拍击式均质60s使样本均质完全，于（41.5±1）℃、16~20h厌氧培养。

②液体食品：在无菌均质袋或无菌广口瓶中采集50~100mL可疑食品（果汁饮料、酸奶、鲜奶等）标本，预包装食品不拆分。在225mL GN增菌肉汤中称取食品样本25g（mL），拍击式均质60s使样本均质完全于（41.5±1）℃、16~20h厌氧培养。

③其他样品：对于疑似痢疾暴发事件，在进行病原学检测时，可采集污水、井水、坑塘水、公厕粪便、抹布、可疑食品、剩饭菜和病人的污染衣物等外环境样本，并以1：10接种GN增菌肉汤；对于媒介昆虫，如苍蝇，用消毒拍进行拍杀，确保每份苍蝇标本由一只消毒拍拍杀，每份标本由5~10只苍蝇组成，于9mL GN增菌肉汤中加入苍蝇标本。上述样本接种后记录接种时间并送往实验室，（41.5±1）℃、16~20h厌氧培养。

4.检验方法

（1）分离鉴定

①直接分离：于XLD、MAC平板上直接四区划线接种肛拭子或粪便标本，（36±1）℃，18~24h培养，观察有无可疑菌落。有疑似菌落但无单个菌落，则挑取混合菌落继续划线接种上述平板，直至有单个菌落出现。

②增菌分离：接种环挑取增菌液1μL于XLD、MAC平板上四区划线接种，（36±1）℃，18~24h培养，观察有无可疑菌落，有疑似菌落但无单个菌落，则挑取混合菌落继续划线接种上述平板，直至有单个菌落出现。

③初筛鉴定

A.观察菌落形态：志贺菌在XLD和MAC琼脂上形态较为相似，呈圆形、光滑、湿润、边缘整齐或不整齐、半透明、无色至粉红色菌落。志贺菌和大肠埃希菌在XLD和MAC琼脂平板上的典型菌落形态如表5-27。对于符合志贺菌特征的可疑菌落，划线接种营养琼脂，（36±1）℃，18~24h培养，进行生化鉴定。

表5-27 志贺菌和大肠菌在XLD和MAC培养基上菌落生长特征

选择培养基	志贺菌		大肠埃希菌	
	菌落形态	菌落大小	菌落形态	菌落大小
XLD	边缘整齐或不整齐、圆形、湿润、光滑、半透明、无色至粉红	1~2mm[a, c]	边缘整齐或不整齐、湿润、圆形凸起、不透明、黄色	2~3mm
MAC	边缘整齐或不整齐、圆形、湿润、光滑、半透明、无色至浅粉红	2~3mm[a, b]	边缘整齐或不整齐、湿润、圆形凸起、不透明、红或粉红色	3~4mm

注：a：A群I型较小；b：不含结晶紫培养基不宜进行志贺菌选择分离；c：A群I型很小。

B.初步生化鉴定：挑取形态特征符合志贺菌的可疑菌落3~5个，分别穿刺接种TSI和MIU。（36±1）℃，16~20h培养，观察结果。生化试验结果依据表5-28。

表5-28　TSI和MIU生化鉴别表

志贺菌	TSI				MIU		
	底层	斜面	H₂S	氧化酶	尿素	吲哚	动力
痢疾志贺菌（A群）	A	K	–	–	–	D	–
福氏志贺菌（B群）	A/（A）*	K	–	–	–	D	–
鲍氏志贺菌（C群）	A/（A）**	K	–	–	–	D	–
宋内志贺菌（D群）	A	K	–	–	–	–	–

注：A：产酸（黄色）；（A）：产酸（黄色）和产气；K：碱性反应（红色）；D：反应不定（K或A）；*：福氏志贺6型产气；**：鲍氏志贺13和14型产气。

C.结果判断：志贺菌TSI的典型生化特征为产酸、产碱、不产H₂S，不产气或产微量气；MIU上特征为尿酶阴性、无动力、靛基质阴或阳性（不同型别）。符合下列任意一项生化特征可排志贺菌属：a.尿素酶阳性；b.H₂S；c.有动力；d.发酵乳糖（宋内志贺迟缓发酵，需进行排除）；e.产气（福氏志贺6型微量产气，需进行排除）

④注意事项：

a.TSI底层不产气，用带倒管的葡萄糖单糖管复核，以确定是否为分解葡萄糖不产气。

b.TSI斜面不产酸，用葡萄糖单糖管观察2周来确定是否为乳糖阴性或迟缓发酵。

c.ONPG试验是判断乳糖迟缓发酵的可靠方法。

d.氧化酶试验会受到酸性pH的影响，因此对于TSI试验产酸的菌株，应于无糖培养基上纯培养，再进行氧化酶试验。

e.穿刺接种MIU培养基时，应保证穿刺到底，以防止假阳性结果的出现。

（2）血清分型

对于初步生化反应符合志贺菌特性的纯培养物，进行血清凝集，详见表5-29。

①方法与步骤

A.挑取初步生化反应符合志贺菌特性的纯培养物，进行血清凝集。用A群、B群、C群、D群的多价血清进行玻片凝集，出现凝集后再与多价血清中对应的单价因子凝集。值得推荐的是，目前，引起食源性疾病常见的志贺菌为B群福氏志贺和D群宋内志贺，因此在进行初步凝集时可先用B群和D群凝集，可节约一部分时间。

B.B群多价血清凝集，进行单价因子凝集时，先用三种群因子3，4、6、7。再用型因子凝集。群因子血清3、4、6、7、8均不凝集与型因子血清Ⅳ凝集为4型，抗原式Ⅳ：–；1c抗原式Ⅰ：7，8；2b抗原式Ⅱ：3，47；3c抗原式Ⅲ：6；4c抗原式Ⅳ：7，8。

C.如若菌型粗糙，出现群血清不凝集但4种多价血清凝集的情况，则应该考虑该菌株可能属于宋内志贺Ⅱ相，应该用该型血清进行玻片凝集。

D.特别注意用氧化酶试验鉴别和区分志贺邻单胞菌和宋内志贺Ⅰ相，因为上述二者存在抗原交叉。

E.在做血清凝集时要用盐水作对照，以对自凝聚进行排除。

表5-29　福氏志贺菌型和群抗原鉴别表

血清型	型抗原	群因子血清中的凝集反应		
		3, 4	6	7
1a	I	+	−	−
1b	I	+	+	−
1c	I	−	−	+
2a	II	+	−	−
2b	II	− (+)	−	+
3a	III	−	+	+
3b	III	+	+	−
3c	III	−	+	−
4	IV	−	−	−
4a	IV	+	−	−
4b	IV	+	+	−
4c	IV	−	−	+
5a	V	+	−	−
5b	V	−	−	+
6	VI	(+)	−	−
X	−	−	−	+
Y	−	+	−	−

注：（ ）：表示可为阴性；+：阳性；−：阴性；

②特别处理

A.对于不典型的志贺菌，会出现凝集不完全或不凝集的情况，从而无法鉴定到具体的亚型。面对上述情况，可进行如下操作：取营养琼脂平板，挑取上述凝集不完全或不凝集菌株进行多次传代纯培养，期间挑取单个菌落进行玻片凝集，其凝集力一般在5~10代便可恢复，否则，排除上述不典型菌为志贺菌的可能。

B.K抗原的存在会阻碍O抗原的凝集，只有其被破坏后，O抗原的凝集才会恢复。因此在血清凝集时，如若出现O抗原不凝集的情形，则应考虑是K抗原的存在阻碍了O抗原凝集的发生，可做如下操作：挑取可疑菌制备浊度3.0~4.0的菌悬液于沸水中煮沸30min，完毕后室温放置10min平衡，再次进行玻片凝集。

（3）系统生化鉴定

志贺菌同肠侵袭性大肠埃希菌EIEC具有相近的生化和抗原特征。因此，在初步生化和血清鉴定符合志贺菌特征的情况下，仍然需要进一步系统生化去进行志贺菌的鉴别。一般进行水杨苷发酵、氰化钾生长、赖氨酸脱羧酶、苯丙氨酸脱氨酶、V-P、西蒙枸橼酸盐、丙二酸钠和醋酸盐等生化试验。志贺菌上述生化试验均为阴性，对不符合上述生化特征的培养物，即使初步生化和血清鉴定符合志贺菌，仍然要将其排除在外。

目前，市场上有技术成熟的微生物生化鉴定系统，如：Micro-ID、API 20E。以及全自动微生物生化鉴定系统，如 BD Phoenix™M50，VITEK 等。有条件的实验室可用上述生化系统鉴别，与传统的生化试验相比，大大节省了时间。

（4）分子生物学检测技术

①PCR 毒力基因检测：志贺菌能产生志贺肠毒素 1 和志贺肠毒素 2，分别用 ShET1 和 ShET1 表示。该两种毒素的本质为蛋白质，前者由染色体编码，大小为 55kDa；后者由大质粒上 *sen* 基因编码，大小为 62.8kDa。志贺菌侵袭和增殖调节作用相关的毒力基因（*ial* 基因）在侵袭性大质粒上。志贺菌侵袭性大质粒的存在与否可以由刚果红实验和 *ial* 基因的存在共同验证。志贺菌质粒和染色体上的 *ipaH* 基因对其侵袭性质粒 H 抗原编码。志贺菌属的鉴定可通过上述基因来实现。

A.仪器、试剂：PCR 仪电泳仪、PCR 引物见表 5-30。

表5-30 引物序列及产物片段大小

引物序列（5′→3′）	产物大小	退火温度
set1-F TCA CGG TAC CAT CAA AGA setl-R TAT CCC CCT TTG GTG GTA	309bp	56℃
Sen-F TG TGC CTG CTA TTA TTT AT Sen-R CAT AAT AAT AAG CGG TCA GC	799bp	56℃
Ial-F CTG GAT GGT ATG GTG AGG Ial-R GGA GGC CAA TTA TTT CC	320bp	56℃
ipaH-R CCA GTC CGT AAA TTC ATT CTP ipaH-F TGG AAA AAC TCA GTG CCT CT	423bp	56℃

B.方法

制备模板：取编号完毕的 1.5mL Eppendorf 管，装 500μL 灭菌 ddH₂O，接种环刮取少量新鲜纯培养待测菌株的菌苔，转移至其中制备成菌悬液，盖好 Eppendorf 管盖，金属浴上 100℃加热 10min，室温平衡 5min，13 000r/min 离心 10min，转移上清（DNA 模板）至新的 Eppendorf 管中 4℃保存备用。

PCR 反应体系：共 20μL，其中 DNA 聚合酶（Taq）1.2U，引物各 100μmol/L，dNTP 200μmol/L，MgCl₂ 2mmol/L，Tris-HCl 4mmol/L（pH 9.0），KCl 20mmol/L。

反应条件：95℃、5min，95℃、50s，56℃、50s，72℃、60s，30 个循环，72℃、7min。

结果观察：在 1% 琼脂糖凝胶上进行电泳，用凝胶成像系统记录结果，详见图 5-19。

②脉冲场凝胶电泳实验：PFGE 操作程序参照《国家食源性疾病监测工作手册》。具体见第六章第一节实验室检测技术中的非伤寒沙门氏菌、大肠埃希氏菌、阪崎肠杆菌和志贺氏菌 PFGE 操作程序。该附录对食源性致病中 4 种常见病原菌的 PFGE 操作程序进行了详细规定，但不同菌所用的内切酶和电泳参数不同，现着重对宋内志贺菌和福氏志贺菌进行说明。

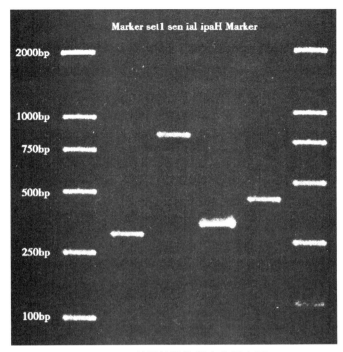

图5-19　基因扩增片段大小示意图

A.限制性内切酶：宋内志贺菌为 XbaI；福氏志贺氏菌为 NotI。

B.宋内志贺菌电泳

a.脉冲场电泳仪为 CHEF-mapper，详细参数为：High MW—600kb；Low MW—30kb；initial switch time=2.16s；final switch time=54.17s；run time：18~19h。

b.脉冲场电泳仪为 CHEF DR-Ⅲ，详细参数为：Included Angle：120°；Voltage：6v；Initial switch time：2.2s；Final switch time：54.2s；Run time：18~19h。

C.福氏志贺电泳

a.脉冲场电泳仪为 CHEF-mapper，详细参数为：High MW—400kb；Low MW—50kb；initial switch time=5s；final switch time=35s；Run time：18~19h。

b.脉冲场电泳仪为 CHEF DR-Ⅲ，详细参数为：Included Angle：120°；Voltage：6v；Initial switch time：5s；Final switch time：35s；Run time：18~19h。

（二）志贺菌快速检测

志贺菌属（shigella）由痢疾志贺菌、福氏志贺菌、鲍氏志贺菌、宋内志贺菌这4个群组成，分别A、B、C、D群表示。该菌是引起人类食源性疾病的病原菌，其中B群和D群较为常见。志贺菌传统的分离培养法在操作上繁琐、时间上较长，同时还能因为检验人员的主观因素，在挑取可疑菌落时漏挑，从而造成假阴性结果，这就对该菌引起的食源性疾病暴发事件的调查产生很大影响。因此，如何快速、高效地检测志贺菌意义重大。目前，志贺菌的快速检测技术有显色培养、免疫法、PCR和LAMP等技术。

毛怡心等针对志贺菌 ipa H 基因设计引物，利用普通PCR方法进行扩增，扩增产物与T载体连接得到重组质粒ipa H-T，将其稀释后进行荧光定量PCR，对其最低检出限和标准曲线进行观察；将可在水环境样中生存的17株病原菌提取DNA，同样反应体系及条件进行荧光定量PCR，验证其特异性；利用痢疾志贺菌人工污染地表水，对该方法环境样本的检测能力进行测试。结果表明：*ipa H*基因可被扩增且能与T载体连接得到重组质粒ipa H-T，不同浓度梯度稀释液的Ct值相近，最低检出可以低至10copies；17株病原菌检测结果均为阴性，特异性较好。

欧红玲等针对志贺菌*ipaH*基因设计引物，通过优化条件，建立了一种实时荧光和肉眼观测结果的快速检测志贺菌的LAMP方法，利用模拟样本对其抗干扰能力、符合率、有无交叉和检出限进行评价，结果显示，该方法在60~65℃等温条件下30min内即可完成，肉眼观察和荧光反应检出限分别为211fg/μL和2fg/μL，与其他非志贺菌无交叉，两种检测阳性合格率分别为94.3%和97.1%，阴性合格率为100%，总合率分别为96.9%和98.5%，同时具较好的抗干扰能力。

吴家林等针志贺菌*ipaH*基因设计引物，建立了一种LAMP检测志贺菌的方法，通过对反应条件进行优化，利用实际样本和猪肉模拟样本将其灵敏度和特异性与普通PCR法比较。结果显示：与普通PCR法相比，LAMP的特异性和灵敏度高，猪肉模拟样本和细菌纯培养物的检测灵敏度为分别为10²CFU/g和10¹CFU/mL。利用该法对34份实际样本进行检测，5份样本检出*ipaH*基因阳性。

文英等针对贺菌属侵袭性质粒抗原H基因*ipaH*设计引物，建立了一种敏感、特异、快速的志贺菌LAMP检测方法，优化条件后用临床标本分离菌株对其进行验证检测。结果显示：62℃等温条件下1h可得扩增产物，除贺菌标准菌株为阳性，其余菌株均为阴性，检出限为120fg/μL。将其用于38份粪样样品和20株疑似菌株的检测，结果显示27份粪样本和20株疑似菌株为阳性，阳性率为71.05%和100%。该方法敏感性和特异性好，可以用于临床样本志贺菌的快速检测。

（三）诊断

1.主要临床症状腹痛、腹泻（黏液、血便等）和里急后重与志贺菌的疾病特征符合，同时与志贺菌流行病学特点符合。

2.要能从引起食源性疾病的可疑食品、疾病患者生物标本（粪便、肛拭子、呕吐物等）中检出志贺菌，或要能从不同疾病患者的生物标本（粪便、肛拭子、呕吐物）中检出致泻性大肠埃希菌。同时鉴定血清型是否为同一型别。

3.疾病患者恢复期的血清效价是否大于1∶50，表现出明显升高。

五、治疗与预防控制

（一）治疗

1.志贺菌食源性疾病的治疗，一般选用氯霉素、磷霉素钙、磺胺增效剂（TMP）和磺胺脒（SG）复合药剂。首选TMP和SG复合剂。

2.支持和对症治疗。

（二）预防控制

同沙门菌食源性疾病。

第九节　小肠结肠炎耶尔森菌食源性疾病

一、病原生物学

耶尔森菌属（yersinia）包括小肠结肠炎耶尔森菌、鼠疫耶尔森菌和假结核耶尔森菌，它属于肠杆菌科。其中，小肠结肠炎耶尔森氏菌和假结核耶尔森菌可引起食源性疾病。小肠结肠炎耶尔森氏菌是大小为$(1\sim3.5)\mu m\times(0.5\sim1.3)\mu m$，成堆或短链，多个散在，球杆状或杆状革兰阴性菌。该菌的最适生长温度较低为22~29℃，与其他肠道菌相比，其繁殖一代的时间为前者的2倍，在40℃条件下需要14d。该菌生长温度范围较广，0~50℃均能生长，具有嗜冷的特性，又称"冰箱菌"，其污染食品后在冷藏条件下仍能生长繁殖，因此要注意冷藏食品的卫生和安全，避免食源性疾病的发生。有报道，在冰箱的冷藏室和冷冻室，本菌的检出率分别为6.25%和2.08%。

小肠结肠炎耶尔森氏菌在环境和动物中均有分布，有报道，猪、牛、鼠和狗等动物中均有本菌检出，其带菌率依次为4.5%~21.6%、11%、35.2%和4.3%。

（一）致病性

小肠结肠炎耶尔森菌是人畜共患病原菌，能引起人畜共患传染病，亦能造成食源性疾病的发生。其临床症状主要以败血症和胃肠炎为主，同时还能引起多发性关节炎、脑膜炎、急性阑尾炎等，部分病例可引起慢性迁延性疾病，造成耶尔森肝炎、结节性红斑等。

（二）致病物质

1.肠毒素：同其他肠道致病菌一样，小肠结肠炎耶尔森菌能产生致病性的肠毒素（YST），该毒素耐热，121℃加热30min不被破坏，在pH 1~11环境中性质稳定，4℃保存7个月仍具活性，其分子量约为10 000~50 000。

2.侵袭性：小肠结肠炎耶尔森菌具致病性的重要因素是其部分菌株能侵入细胞，其作用机制为：小肠结肠炎耶尔森菌能产生黏附素（YopA），它是由质粒编码，该黏附素可使小肠结肠炎耶尔森菌在细胞表面黏附，伴随侵袭素的作用侵入细胞，从而造成机体损害。目前，人们已经成功对侵袭素基因进行了克隆。

3.毒力质粒：致病性的小肠结肠炎耶尔森菌含有与其侵入性相关的毒力质粒（pYV），其致病性与其密切相关。毒力质粒（pYV）的丢失会造成小肠结肠炎耶尔森菌致病性的消失，该质粒大小约为70kb。

4.铁摄取系统：Fe元素是一些致病菌生长繁殖必需的营养素，在铁饥饿情况下，其会产生分子量较低的高铁螯合物-铁载体对Fe进行摄取。有研究证实，小肠结肠炎耶尔森菌强毒株能产生耶尔森菌素，其本质是高铁螯合物-铁载体，其对小鼠具有致死性的毒株均可产生上述铁载体。

5.外膜蛋白：小肠结肠炎耶尔森菌致病性的基础的是由其毒力质粒编码的外膜蛋白，他可使该菌突破宿主的防御，对机体造成损害。

6.有关小肠结肠炎耶尔森菌毒力岛的学说：近年有研究发现，小肠结肠炎耶尔森菌强毒株上存在大小约为45kb的毒力岛（HPI），该毒力岛携带的毒力基因簇与铁摄取有

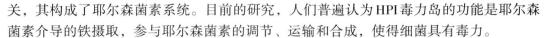

关，其构成了耶尔森菌素系统。目前的研究，人们普遍认为HPI毒力岛的功能是耶尔森菌素介导的铁摄取，参与耶尔森菌素的调节、运输和合成，使得细菌具有毒力。

（三）生物学特性

1.形态与染色：小肠结肠炎耶尔森氏菌是大小为(1~3.5)μm×(0.5~1.3)μm，成堆或短链，多个散在，无荚膜，无芽孢，有周鞭毛，球杆状或杆状革兰氏阴性菌。周鞭毛在温度高时容易失去，但在26℃生产良好，表现在生长特性上为37℃培养无动力，26℃培养有动力。

2.培养特性：该菌生长温度范围较广，0~50℃均能生长繁殖，在22~29℃生长时会出现动力特性，温度高时动力消失。与其他肠道菌相比，该菌生长较为缓慢，其繁殖一代的时间为前者的2倍。该菌在肉汤培养物中呈浑浊均匀生长，少有沉淀，无菌膜。CIN-Ⅰ平板上典型菌落呈边缘透明、中心红色或深红菌落；在SS或MAC琼脂平板上培养24h形成不易观察到的细小菌落，培养48h形成半透明或透明，扁平或隆起，湿润，大小0.5~3.0mm的菌落。在MAC琼脂平板上颜色为湿润、微带粉红色或淡黄色菌落；在血平板上，多数没有溶血环，典型性菌落为边缘整齐、半透明或透明、凸起、光滑、圆润、中等大小菌落。

3.生化反应：分解葡萄糖、麦芽糖、木胶糖、甘露醇和蔗糖等产酸不产气；不分解棉子糖、水杨苷、鼠李糖和乳糖；鸟氨酸、赖氨酸脱羧酶阳性，尿素酶阳性；苯丙氨酸脱羧酶阴性，H_2S阴性；靛基质试验少数菌株呈阳性、多为阴性；培养温度不同，V-P试验结果不同，25℃时为阳性，37℃时为阴性；能将亚硝酸盐还原为硝酸盐。

4.抗原构造与免疫性：目前已知的小肠结肠炎耶尔森菌有血清型60个以上，其中，仅有少数血清型菌株具致病性。小肠结肠炎耶尔森菌依据其生化反应可将其分为1A、1B、2、3、4、5型6个生物型。经研究，目前普遍认为，生物型1B、2~5型中的大多数菌株为致病株，而1A型菌株均为非致病株。在欧洲和美洲部分地区，其主要致病型为1B型，包括O:21、O:20、O:18、O:13b、O:13a、O:8和O:4,32；欧洲地区其主要致病型为2~5型，包括O:5,27、O:9、O:3和O:1,3。对于一些常见的血清型O:10、O:7,13、O:7,8、O:6和O:5被认为是非致病的。从疾病患者中分离的血清型主要为O:5,27、O:9、O:8和O:3，并以O:9和O:3居多，其中O:9型和O:3分别为2型和4型。

二、流行病学

1.季节性：小肠结肠炎耶尔森菌嗜冷，故其引起的食源性疾病多发生在气温较低的春季和秋季。

2.引起食源性疾病食品：引起小肠结肠炎耶尔森菌的食品主要为豆腐、肉类和奶类。市售的牛、羊、猪肉中均有该菌检出，其中，牛和猪肉中的检出率相对较高。有研究，在生牛乳、鸡肉、牛肉、猪肉和猪舌中，该菌的检出率分别为14.3%~81.4%、23%~40%、11%~25%、11%~67.5%和12%。有报道，对49份不同种类的生制速冻食品进行小肠结肠炎耶尔森菌检测，结果发现其检出率为18.37%，其中速冻丸子、速冻水饺为和肉排的检出率分别为9.1%、11.1%和30%。上述食品均可造成食源性疾病的发生。通常情况，被污染的食品中小肠结肠炎耶尔森菌的量超过10^9CFU/g才能引起疾病的发生。

3.食品污染的原因：猪、牛、鼠和狗等动物中均可带菌，其中鼠的带菌率较高。在屠宰过程中动物的粪便会对肉尸造成污染。该菌具嗜冷的特性，在污染冰水后会在其中生长繁殖，造成相应涉水产品的污染，如豆腐。

4.食源性疾病发生的原因：同沙门菌食源性疾病。

三、临床表现

小肠结肠炎耶尔森菌引起的疾病临床症状主要以肠道外感染和胃肠炎型感染为主。肠道外感染包括败血症、发性关节炎、脑膜炎和急性阑尾炎等，胃肠炎感染主要以腹泻为主。该菌食源性疾病的潜伏期一般为1~3d，长者为3~5d，短者为4~6h，对于潜伏期较短的患者，一般其症状较重。绝大多数疾病患者在发病后2~3d即可恢复，少数症状较重的疾病患者会出现昏迷、休克，甚至死亡。该菌食源性疾病的症状主要表现在6个方面。

1.恶心和呕吐：绝大多数病人每日的呕吐次数为1~5次，以胃内容物为主。

2.腹痛：该菌食源性疾病引起的腹痛呈绞痛，阵发性，少数集中在回盲部，多数集中在肚脐眼和上腹部。阵发性腹痛一般维持1~2d，个别较长，一般情况下，其阵痛在发病后的5~6h时最为严重，往后慢慢恢复。

3.腹泻：该菌食源性疾病的初始症状为水样便腹泻，偶见血丝，之后加重，转变为黏液便或脓血便。通常情况其腹泻持续1~3d，每日不超过10次，个别疾病患者有里急后重的症状发生，由于其腹泻样同菌痢较为相似，故常被误诊。

4.发热：该菌食源性疾病引起的发热症状普遍，一般在37~38℃，个别疾病患者高达39℃甚至更高。

5.脱水：该菌食源性疾病伴随腹泻和呕吐，使少数病人出现脱水症状，表现为眼窝凹陷、皮肤干燥和口渴等。

6.其他：除了临床常见的上述症状外，常见的还有手、足、膝等部位多发性的关节炎，该种疾病可为迟发，亦可为急发，迟发性的关节炎一般在发病后的7d出现。除此之外，该菌还能引起胆囊炎、急性肾小球肾炎、结膜炎、亚急性肝炎和心肌炎等，不过较为少见。对于一些少数症状较重的疾病患者会出现昏迷和休克，大多数疾病患者的中性粒细胞和白细胞升高。该菌引起的疾病人群不同，症状亦不同，在成年人群中，主要是关节炎和结节性红斑等，没有胃肠炎症状；或者在出现胃肠炎症状后的7~14d出现关节炎和结节性红斑等。在青少年和儿童人群中，主要表现为急性阑尾炎症状。在低于2岁的婴幼儿人群中，主要表现为胃肠炎症状，同时伴发热。如若有出现败血症的疾病患者，有34%~50%的病死率，病死率较高。

四、实验室检测及诊断

（一）实验室检验

1.检验程序：见图5-20。

2.器材与试剂：培养箱、改良磷酸盐缓冲液PBS、改良Y琼脂、MAC琼脂、CIN-Ⅰ琼脂、KCN基础培养基、V-P的试剂、氨酸脱羧酶肉汤、蔗糖、鼠李糖、梨醇、改良克氏双糖、半固体琼脂、甘露醇等发酵管、碱处理液、无菌矿物油、苯丙氨酸培养基、Rustigian尿素培养基、API 20E生化鉴定试剂条或其他等效产品。

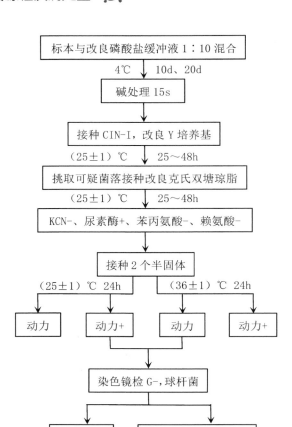

图5-20 小肠结肠炎耶尔森菌检验程序

3.样品采集、送检与保存：主要为食品、环境标本（水）以及疾病患者的生物标本（粪便、血液）或患病动物的病变组织标本。

（1）样品的采集与送检

①食品标本：在无菌均质袋或无菌广口瓶中采集50~100g可疑食品（豆腐、肉类和奶类）标本；如若无法获得食品样本，可用无菌棉拭子涂抹盛装食品的容器或加工食品的厨具，置于送培养基中。上述标本4℃低温保存，尽快送检。

②粪便标本：粪便标本的采集宜在病程急性腹泻期阶段（3~5d）和使用抗生素治疗前进行。于保存培养基中采集至少蚕豆大小的成形粪便或1~2mL黏液便；对于无法采集粪便的疾病患者，可采肛拭子标本，具体方法为：取灭菌生理盐水或保存液湿润的无菌棉拭子，于患者直肠括约肌2.5cm内深处旋转，以棉拭子上附着肉眼可见粪便为准，棉拭子保存于运送培养基中。上述标本4℃低温保存，尽快送检。

③血液标本：疾病患者血液标本的采集宜在发病初期和恢复期（14d）进行。

④动物病变组织：对于发病动物的病变组织，宜用无菌处理过的剪刀、镊子采集，

采集后的标本置于无菌容器中，4℃低温保存，尽快送检。

（2）样品保存

食品及环境、疾病患者生物标本（粪便、血液）或患病动物的病变组织标本等采集完成后应及时置于运送培养基或无菌采样盒中，4℃低温保存，尽快送检，不宜进行冰冻处理。

4.检验方法

（1）分离鉴定

①增菌

A.动物病变组织和固体标本：取无菌均质袋，称取25g样本（不足25g全部称取），将改良磷酸盐缓冲液以1∶10的比例加入到上述均质袋中，拍击式均质60s使样本均质完全，于4℃条件下冷增菌10d和20d。

B.将改良磷酸盐缓冲液加入血液标本，在4℃条件下冷增菌20d。增菌完成后于0.4%亚硒酸盐肉汤中转种，28℃，24h培养。

C.粪便标本：取粪便标本于无菌均质袋中，将改良磷酸盐缓冲液以1∶10的比例加入，拍击式均质60s使样本均质完全，4℃条件下冷增菌10d和20d。亦可不经冷增菌，直接以1∶2比例与碱处理液混合，接种培养。

D.碱处理：取准备好的含4.5mL碱处理液的无菌试管，加入0.5mL冷增菌液，旋涡混匀15s。

E.分离：于MAC琼脂和CIN-Ⅰ琼脂平板上分别四区划线接种碱处理过的冷增菌液，（25±1）℃，24~48h培养并观察。MAC琼脂平板上，典型菌落为扁平、光滑湿润、淡粉红色或无色透明菌落。在CIN-Ⅰ琼脂平板上，典型菌落为边缘透明、中心红色或深红菌落。

②生化试验

A.改良克氏双糖试验：挑取MAC琼脂和CIN-Ⅰ琼脂平板上的可疑菌落，与改良克氏双糖管接种，（25±1）℃，24h培养，观察生化管现象。对于符合生化结果的可疑菌落进行初步生化鉴定。

B.初步的生化试验：该试验主要用于对小肠结肠炎耶尔森菌同肠杆菌科其他属细菌的鉴别，主要包括赖氨酸脱羧酶、苯丙氨酸、尿素酶和KCN四个试验。见表5-31。注意：a.保证尿素酶试验接种量大，使其形成浓厚菌液；b.保证KCN试验接种量适宜，同时注意密封管口。

C.进一步生化鉴定：对于初步生化试验符合的可疑菌落，做进一步生化鉴定。

表5-31　小肠结肠炎耶尔森菌与肠杆菌科其他属细菌的鉴别

菌株	赖氨酸脱羧酶	苯丙氨酸	尿素酶	KCN
小肠结肠炎耶尔森菌	−	−	+	−
大肠埃希菌	+/−	−	−	−
产碱杆菌	+	−	−	−
志贺菌	−	−	−	−

菌株	赖氨酸脱羧酶	苯丙氨酸	尿素酶	KCN
爱德华菌	−	−	−	−
沙门菌	+	−	−	−
枸橼酸杆菌	−	−	−	+
阴沟杆菌	−	−	−	+
哈夫尼亚菌	+	−	−	+
普罗威登斯菌	−	+	−	+
肺炎克雷伯杆菌	+	−	+	+
变形杆菌	−	+	+	+

注：+：阳性；−：阴性。

a.动力观察：取准备好的半固体管2个，分别穿刺接种，完毕后分别于（36±1）℃和（25±1）℃，24h培养，观察有无动力。36℃无动力而25℃有动力的可疑菌株进行革兰氏染色和进一步生化。

b.染色镜检：取有动力的可疑菌株进行染色镜检，小肠结肠炎耶尔森菌为大小(1~3.5)μm×(0.5~1.3)μm，短链，多个散在，球杆状或杆状革兰阴性菌。

c.小肠结肠炎耶尔森菌同其他相似细菌的生化鉴别如表5-32所示。值得注意的是该菌的生化试验均应该在（25±1）℃条件下进行。

（2）血清学鉴定

该菌的血清分型先用多价O血清凝集，再用O单价凝集，以肉眼可见的颗粒状沉淀为阳性，注意要用生理盐水做空白，具体方法同沙门菌。

表5-32　小肠结肠炎耶尔森菌同其他相似菌的生化鉴别

生化	小肠结肠炎Y.	鼠疫Y.	假结核Y.	中间Y.	弗氏Y.	克氏Y.
赖氨酸	−	−	−	−	−	−
精氨酸	−	−	−	−	−	−
鸟氨酸	+c	−	−	+	+	+
动力（22~26℃）	+	−	+	+	+	+
动力（37℃）	−	−	−	−	−	−
尿素酶	+	−	+	+	+	+
苯丙氨酸	−	−	−	−	−	−
甘露醇	+	+	+	+	+	+
山梨醇	+	+/−	−	+	+	+
纤维二糖	+	−	−	+	+	+
侧金盏花醇	−	−	−	−	−	−
肌醇	+/−（+）	−	−	+/−（+）	+/−（+）	+/−（+）

续表

生化	小肠结肠炎 Y.	鼠疫 Y.	假结核 Y.	中间 Y.	弗氏 Y.	克氏 Y.
蔗糖	+c	−	−	+	+	−
鼠李糖	−	−	+	−	+	−
棉子糖	−	−	+/−	+	−	−
蜜二糖	−	−	+/−	+	−	−
枸橼酸盐	−	−	−	+/−	+/−	−
V-P	+/−（+）	−	−	+	+	−
靛基质	+/−	−	−	+	+	+/−
水样苷	+/−	+/−	+/−	+	+	+/−（+）
七叶苷	+/−	+	+	+	+	−
脂酶	+/−	−	−	+/−	+/−	+/−
吡嗪酰酶	+/−	−	−	+	+	+

注：+：阳性，培养3d；（+）：阳性，培养7d；c：生物5型某些菌株呈阴性；中间型某些菌株在棉子糖、蜜二糖、鼠李糖和枸橼酸盐试验中呈阴性。

（3）生物型鉴定

在众多的小肠结肠炎耶尔森菌菌型中，只有少数菌具致病性，因此，不同型别的鉴别和区分对其致病性的研究有参考价值。见表5-33。

表5-33　小肠结肠炎耶尔森菌生物型的生化特性鉴别表

试验	生物型						
	1A	1B	2	3	4	5	6
脂酶	+	+	−	−	−	−	−
七叶苷/水样素（24h）	+/−	−	−	−	−	−	−
靛基质	+	+	（+）	−	−	−	−
木糖	+	+	+	+	−	v	+
海藻糖	+	+	+	+	+	−	+
吡嗪酰酶	+	−	−	−	−	−	+
B-D 葡萄糖苷酶	+	−	−	−	−	−	−
V-P	+	+	+	+/−c	+	（+）	−

注：+：阳性，培养3d；（+）：阳性，培养7d；c：生物5型的某些菌株阴性。

（4）毒力基因检测

生化鉴定结果符合，且属致病生物型的小肠结肠炎耶尔森菌，应进一步做毒力基因检测。菌株保存方法：于肉浸液肉汤中接种单个菌落，（25±1）℃，48h培养，结束后根据培养肉汤的量加入灭菌甘油，使其浓度为10%，−70℃冻存。注意事项：该菌在多次传代或温度较高或长时间培养下容易丢失其毒力质粒，因此对于符合的菌株应尽快按照上述方法保存。

①PCR检测法

A.DNA模板的制备：取编号完毕的1.5mL Eppendorf管，装500μL灭菌ddH₂O，接种环刮取少量新鲜培养待测菌株的菌苔，转移至其中制备成菌悬液，盖好Eppendorf管盖，金属浴上100℃加热10min，室温平衡5min，13000r/min离心10min，转移上清（DNA模板）至新的Eppendorf管中4℃保存备用或−20℃冻存。

B.PCR检测的引物、产物大小及退火温度：

该菌毒力基因特异性引物为O:3血清型基因（*rfbC*）、外膜蛋白yops结构基因（*virF*）、黏附素基因（*yadA*）、肠毒素基因（*ystA*和*ystB*）、黏附侵袭位点基因（*ail*），如表5-34所示。

表5-34　PCR检测的引物、产物大小及退火温度

引物	引物序列	产物大小（bp）	退火温度（℃）
ail-F	5′-TAA TGT GTA CGG TGG GAG-3′	351	57
ail-R	5′-GAC GTC TTA CTT GCA CTG-3′		
ystA-F	5′-ATC GAC ACC AAT AAC CGC TGA G-3′	79	61
ystA-R	5′-CCA ATC ACT ACT GA CTT CGG CT-3′		
ystB—F	5′-GTA CAT TAG GCC AAG AGA CG-3′	149	61
ystB-R	5′-GCA ACA TAC CTC ACA ACA CC-3′		
yadA-F	5′-CTT CAG ATA CTG GTG TCG CTG T-3′	849	60
yadA-R	5′-ATG CCT GAC TAG AGC GAT ATC C-3′		
virF-F	5′-GGC AGA ACA GCA GTC AGA CAT A-3′	561	63
virF-R	5′-GGT GAG CAT AGA GAA TAC GTC G-3′		
rfbC-F	5′-CGC ATC TGG GAC ACT AAT TCG-3′	405	63
rfbC-R	5′-CCA CGA ATT CCA TCA AAA CCA CC-3′		

C.PCR反应体系：总体积为20μL，其中模板1μL，引物各0.1μmol/L，dNTP 200μmol/L，MgCl₂ 1.5mmol/L，Taq DNA聚合酶1U。注意：设置空白对照和阴阳对照。反应体积改变时反应试剂的量可做调整。

D.PCR反应参数：94℃、5min，94℃、15s，64℃、30s，72℃、30s，25个循环，72℃、10min。由于该菌会产生耐热的DNA酶，因此在完成扩增后马上进行电泳。

E.琼脂糖凝胶电泳：取1×TBE溶液，对于高浓度的TBE溶液按照比例进行稀释，使其成为1×TBE溶液，取上述溶液配置1.5%含0.5μg/mL溴化乙锭的琼脂糖凝胶，控制电压为5~10V/cm，加15μL扩增产物进行电泳，使用凝胶成像系统记录电泳结果。

F.结果判定：结果判定：阳性对照出现条带，空白和阴性对照无条带，判定此次试验结果真实可靠，可通过受试样本扩增条带的有无判断其毒力基因的阴阳。

②生物学检测法

A.自凝试验：分别在准备好的MR-VP培养基中接种待测菌，于（36±1）℃和（25±1）℃，24h培养。

自凝结果阴阳的判定：（36±1）℃培养时，上层液体透明，细菌在底部凝集，（25±1）℃培养时，菌液浑浊，则为阳性。除此之外均为阴性。

B.CRBHO平板毒力试验：取待测菌株，划线接种脑心琼脂，（25±1）℃，18~24h纯培养，接种环刮取少量菌苔，制备菌悬液，使其浊度为1.0，此时菌量约为$1.0×10^8$CFU/mL，倍比稀释直至其菌量为$1.0×10^3$CFU/mL。分别于两个CRBHO平板涂布接种100μL菌悬液，于（36±1）℃和（25±1）℃，24h培养观察。

毒力结果判定：（36±1）℃和（25±1）℃培养CRBHO平板上，含毒力质粒小肠结肠炎耶尔森菌的典型菌落为凸起、圆形、不透明、红色、针尖状大小菌落；不含毒力基因的菌落呈透明、扁平、边缘不整齐、较大菌落。

C.草酸镁琼脂试验：取待测菌株，划线接种脑心琼脂，（25±1）℃、18~24h纯培养，接种环刮取少量菌苔，制备菌悬液，使其浊度为1.0，此时菌量约为$1.0×10^8$CFU/mL，倍比稀释直至其菌量为$1.0×10^3$CFU/mL。于草酸镁琼脂平板上涂布接种100μL上述菌悬液，先于（36±1）℃、48h培养，再于（25±1）℃、24h培养，分别记录两次培养完成后的菌落数。

结果判定：（25±1）℃培养时，其生长的菌落有VW抗原，（36±1）℃培养时，生长的菌落则没有。

附：小肠结肠炎耶尔森菌专用培养基

1.CRBHO琼脂糖：刚果红（375mg/100mL蒸馏水）20mL、琼脂糖12g、$MgCl_2$1g、脑心浸液37g，加水至1000mL溶解，高压灭菌121℃、15min，冷却至45℃，倾注平板。

2.草酸镁琼脂：称取一定量营养琼脂，400mL溶解，加0.1mol/L葡萄糖4mL，0.25mol/L草酸钠和氯化镁各32mL，高压灭菌121℃、15min，冷却至45℃，加入4mL1：9的溶解绵羊血，倾注平板。

（二）小肠结肠炎耶尔森菌快速检测

小肠结肠炎耶尔森菌（*Yersinia enteroclitica*，YE）是常见的食源性致病菌，该菌嗜冷，能在低温条件下生长繁殖，因此能够对冷藏和冷冻食品的安全造成影响。该菌广泛存在，在粪便、水、冰激凌、水产及其制品、乳类及其乳制品、畜肉中都有被检出。侵袭力和产毒素是该菌有致病性的重要因素，尤其是黏附侵袭位点基因（*ail*），在不同致病性生物型间有显著联系。在中国，该菌引起食源性暴发事件的血清型主要是O3和O9。目前，传统小肠结肠炎耶尔森菌的检测方法主要是通过冷增菌，用CIN-I或改良Y等选择性琼脂分离。而对于污染较为严重的样本，一般在分离培养前碱处理除去其他杂菌的污染以提高检出率。传统的检测方法费时、费力，很难在突发性的食品安全事件中出快速反应，因此，需要我们用其他方法快速对其进行检测。目前，常见的快速检测方法有分子生物学法和免疫学法。

唐浏英等通过免疫胶体金技术建立了一种检测O9血清型小肠耶尔森菌的方法。该法的胶体金颗粒由柠檬酸三钠还原法制备，用硝酸纤维膜作为载体包被抗小肠结肠炎耶尔森菌单克隆抗体。其灵敏度能达到10^4~10^5CFU/mL，同其他肠杆菌属细菌无交叉，通过对50株不同来源的已知菌株进行验证试验，符合率达100%。

通过小肠结肠炎耶尔森菌外膜蛋白yops结构基因（$virF$）、黏附素基因（$yadA$）、肠毒素基因（$ystA$和$ystB$）、黏附侵袭位点基因（ail）等基因设计引物探针。可以对该菌进行快速检测。

张楠驰等针对小肠结肠炎耶尔森氏菌致病基因ail、inv和$intB$设计了3对引物，优化条件和反应体系，建立了一种小肠结肠炎耶尔森氏菌三重PCR检测方法。通过检测患病鲫鱼样品对其检测方法评价，结果显示，从该患病鲫鱼分离出的一株小肠结肠炎耶尔森氏菌携带$intB$、ail和inv基因，该三重PCR方法可以扩增出上述毒力基因并能检测，其最低检出限为$1.704×10^{-6}$ng/μL。该三重PCR检测法成本低、操作简单、敏感性高、特异性强。

郑宇等针对小肠结肠炎耶尔森氏菌3种毒力基因$ystA$、$ystB$和ail及其保守基因$foxA$设计引物建立了一种多重PCR检测方法，该法能对其鉴定并可检测其毒力基因。用该法和普通PCR对145份牛粪可疑样品进行检测评价其效果，结果显示，多重PCR法灵敏度高、特异性强、重复性好，对$foxA$和$ystA$、$ystB$、ail基因的最低检测限分别为$3.2×10^{-3}$ng/μL和$3×10^{-3}$ng/μL、$1.8×10^{-3}$ng/μL、$3×10^{-3}$ng/μL。145份牛粪可疑样品的检测中，71份含$foxA$、$ystB$基因，38份只含$foxA$基因，未有含ail和$ystA$基因样本检出，该检测结果同普通PCR结果一致，较普通PCR省时省力，能一次检测4种基因，对快速检测含不同毒力基因小肠结肠炎耶尔森氏菌的意义重大。

刘靖文等针对小肠结肠炎耶尔森氏菌黏附侵袭位点ail致病基因设计引物、探针，建立了一种实时荧光重组酶聚合酶扩增检测方法（real-time RPA）。该方法在37℃恒温条件下20min即可完成，特异性高，对目的基因的检测限为0.1ng/μL。选用10ng/μL、0.1ng/μL、0.01ng/μL、0.001ng/μL的目的基因进行稳定性测试，每个浓度8个平行测试样，结果显示，0.1ng/μL及以上浓度目的基因均可检出。利用致病性小肠结肠炎耶尔森氏菌人工污染牛肉和奶粉样本使其污染为3CFU/25g，增菌20h后，利用该法可检出。对20份实际样本检测，其结果同国标法一致。

冯育芳等针对空肠弯曲菌$gyrA$基因、志贺氏菌$ipaH$基因、假结核耶尔森氏菌inv基因、小肠结肠炎耶尔森氏菌fox基因设计引物，优化反应条件，建立了一种快速检测上述微生物的多重PCR法。利用该法检测豚鼠和小鼠样品，结果显示其扩增出了目标PCR产物，即空肠弯曲菌（156 bp）、志贺氏菌（290 bp）、假结核耶尔森氏菌（779 bp）和小肠结肠炎耶尔森氏菌（511 bp）。该法的灵敏度为空肠弯曲菌$1×10^{-2}$ng/μL、志贺氏菌、假结核耶尔森氏菌、小肠结肠炎耶尔森氏菌$1×10^{-3}$ng/μL。

利用LAMP技术检测小肠结肠炎耶尔森菌，该法无需通过电泳，可直接通过肉眼观察，具有操作简便、灵敏度高、特异性强等的特点。

张霞等针对小肠结肠耶尔森氏菌16-23S rDNA间区序列设计引物、探针，建立了一种检测小肠结肠炎耶尔森氏菌的交叉引物等温扩增结合免疫金标试纸条的新型等温扩增检测技术。利用样品中添菌、纯菌液计数对其灵敏度进行验证；利用相近菌株和54株小肠结肠炎耶尔森氏菌对其特异性进行验证；677份食品样本用传统国标法检测，并与该法比较。结果显示：每25g样品含100CFU菌，经增菌后可检出，特异性好，检测增菌液的灵敏度为10^1CFU/mL；同传统生化检测结果一致，无漏检。

徐云明等优化LAMP反应体系中dNTP、甜菜碱、镁离子等组分成分，后进行特异性，同时优化氯化锰与钙黄绿素的比例，最后用LAMP法检测肉品中的小肠结肠炎耶尔森氏菌，建立了一种肉眼观察检测结果的LAMP方法。该法检测耶氏菌基因的最低检出限为$85.3×10^{-6}$ng/μL，较文献记载的普通PCR法灵敏性高出2个数量级。该LAMP对纯菌的最低检出限为$7×10^2$CFU/mL，对耶氏菌基因的最低检出限为35copies。

蔡其刚等依据GenBank数据库中小肠结肠炎耶尔森氏菌的*outL*基因，进行保守区域确定和多序列比对，设计了一套LAMP引物，优化条件后，建立了一种敏感性高、特异性强的LAMP检测方法。通过对青藏高原放牧羊、牛粪便样本检测对其效果进行评价。结果显示，63℃为该LAMP检测方法的最适温度，其与蜡样芽孢杆菌、多杀性巴氏杆菌、大肠杆菌、金黄色葡萄球菌、阪崎肠杆菌和沙门氏菌无交叉，目的基因最低检出限为100fg。利用该法检测208份藏羊、牦牛粪便样本，检出阳性样本26份，检出率12.5%。表明成功建立了一种检测小肠结肠炎耶尔森氏菌的高敏感性、高特异性的LAMP方法。

张蕴哲等建立了一种检测小肠结肠炎耶尔森氏菌的LAMP方法，扩增产物经电泳和酶切，表明其扩增结果是正确的。该研究方法对人工污染鸡肉的检出限、灵敏度和特异性进行了验证，结果表明人工污染鸡肉样本的检出限为46CFU/g，纯菌检测的灵敏度为61CFU/mL，标准菌株结果阳性。该法灵敏度高、特异性强，能够用于快速检测小肠结肠炎耶尔森氏菌。

（三）诊断

1.主要临床症状胃肠炎和其他症状包括多发性关节炎、阑尾炎、结节性红斑同该菌符合，同时符合该菌的流行病特点。

2.细菌学检验：要能从引起食源性疾病的可疑食品、疾病患者生物标本（粪便、血液、病变组织）中检出小肠结肠炎耶尔森氏菌。同时鉴定血清型和生物型是否为同一型别。

3.血清学试验：小肠结肠炎耶尔森氏菌急性期血清效价在1：20以下，恢复期在1：160~1：1280。

五、治疗与预防控制

（一）治疗

1.抗生素治疗：可用多黏菌素B、卡那霉素、庆大霉素和氯霉素等抗生素治疗。

2.对症和支持疗法。

（二）预防控制

1.定期对冰箱进行卫生清理，以消除该菌的定植污染，用餐尽量当时就吃完，不产生剩菜、剩饭，对于剩余饭菜和其他熟制制品，食用前应加热完全。

2.不要生食豆腐等豆制品。

3.参考沙门菌食源性疾病的预防。

第十节　副溶血性弧菌食源性疾病

一、病原生物学

弧菌属（vibrio）有 20 个种，与机体感染相关的有 12 个种，属弧菌科。该属中副溶血性弧菌、霍乱弧菌、河弧菌、溶藻弧菌、梅氏弧菌、霍利斯弧菌、弗尼斯弧菌、拟态弧菌和创伤弧菌等能引起食源性疾病的发生。副溶血性弧菌（V.parahaemolyticus）是一种海洋菌，具有嗜盐性，广泛存在于盐分较高的腌制食品以及海产品，包括海鱼、海虾、海蜇、海蟹等中。该菌在海水中可存活 45d，烹饪厨具上达 30d 以上。该菌对酸较为敏感，容易被酸破坏杀死，普通的家用醋 5min 便能将其杀灭。该菌引起食源性疾病主要表现为胃肠炎症状，如呕吐、腹痛和腹泻等，同时具有发病急的特点。

（一）致病性

副溶血性弧菌是常见的食源性致病菌，能够引起人的胃肠炎症状，食用被该菌污染的食品后，一般 10h 便能发病，发病较急。该菌食源性疾病的胃肠炎症状主要以阵发性腹痛为主，此外伴恶心、畏寒发热、水样便腹泻或里急后重等。疾病患者常会出现脱水，出现眼窝凹陷、皮肤干燥等症状，严重甚至出现休克。该菌的致病力与常见肠道致病菌相比较弱，食源性疾病发生的前提是摄入大量活菌。

（二）致病物质

副溶血性弧菌致病物质包括脲酶、侵袭力、脂多糖和溶血素。溶血素为主要致病因素，包括耐热直接溶血素、耐热直接溶血素相关溶血素和不耐热溶血素，用 TDH、TRH、TLH 表示，基因 tdh、trh 和 tlh 分别对其编码。其中，前两者为该菌的毒力基因，后者为该菌的种特异性基因。临床疾病患者分离到的副溶血性弧菌常有毒力基因；环境分离到的副溶血性弧菌少有毒力基因。

1.耐热直接溶血素（TDH）：TDH 是副溶血性弧菌重要的致病因子，由两个相同的亚单位组成，本质是蛋白质，不含脂质、糖。TDH 在 100℃加热 10min 仍具有活性，具有热耐受性。神奈川阳性的副溶血性弧菌，在其培养液中可分离到 TDH。

2.TDH 相关溶血素（TRH）：在许多副溶血性弧菌食源性疾病暴发事件中，检出的菌株中没有 TDH，这就表明，除 TDH 外，还有其他的致病因子。研究表明。这种致病因子不耐热，在兔肠结扎试验中能引起肠液潴留，结构较 TDH 类似，与 TDH 相比，其对动物溶红细胞的种类不同，对马红细胞没有溶血活性，对牛红细胞有较高的溶血活性。综上，该毒素与 TDH 类似，后人们将其称为 TDH 相关溶血素，用 TRH 表示。

3.不耐热溶血素（TLH）：TRH 是一种非典型的磷脂酶，不耐热，在 60℃条件下加热 10min 即可丧失活性，可以溶解马和人的红细胞。目前，人们对 TLH 的研究还不够深入，尚不清楚其致病性和功能。

4.脲酶：副溶血性弧菌致病性和脲酶有关联，研究表明，脲酶阳性的副溶血性弧菌亦存在 trh 基因。该菌脲酶的表达活性与其生长环境的尿素有关，当尿素缺乏时，其活性较低，当尿素充足时，其活性可以 100 倍提高。目前，对于神奈川试验阴性的副溶血性弧菌，脲酶可以作为致病性副溶血性弧菌的快速检测方法。

5.侵袭力：侵袭力是该菌毒力的一部分。

6.脂多糖：用Wesphal或胃酶消化法提取神奈川试验阴性副溶血性弧菌的脂多糖内毒素，将其饲喂刚出生的兔，可使其死亡。对于该菌引起的食源性疾病暴发事件，从可疑食品和疾病患者中分离出的菌，无论神奈川试验阴阳与否，对小鼠或乳鼠其肉汤培养物及其提取的脂多糖内毒素进行灌胃和肠袢实验，都能够出现与肠毒素类似的使得肠液分泌增多的现象。

（三）生物学特性

1.形态与染色：副溶血性弧菌为大小（0.3~0.7）μm×（1~2）μm，无芽孢，有鞭毛，运动活泼，排列不规则，偶有成对，多散在，丝状、球状、卵圆状、弧状、棒状等多形态，两端浓染的革兰氏阴性菌。

2.培养特性：副溶血性弧菌不适低温条件下生存，易死亡，最适生长温度为37℃，对酸较为敏感，容易被酸破坏杀死，最适pH为7.5~8.5。该菌具有嗜盐性，能在含3%氯化钠的培养基中生长繁殖良好，在10%以上氯化钠和没有氯化钠的培养基中不能生长繁殖。

该菌具有趋氧性，在液体培养基中浑浊生长，常有菌膜形成，运动活泼，有单鞭毛。固体培养基上呈现圆润、光滑、凸起、不产生色素和浑浊不透明状。在软琼脂培养基上，部分该菌呈扩散和不规则状生长，在0.7%琼脂的培养基上生长时有周鞭毛，在37℃培养较长时间后易脱落，但在20~25℃培养时稳定。在固体培养基上，具有单鞭毛的菌株生长时不会产生扩散现象，但有多鞭毛的菌株会出现。

通常，从临床病人或可疑食品中初期分离到副溶血性弧菌形态较为典型，长期保存后，其菌落形态会不典型。在氯化钠蔗糖和TCBS琼脂平板上，其典型菌落呈直径2~3mm，中心略凸起，不易挑取，有黏性，无蔓延生长，草绿色，有时略带蓝色，灰色或不带黑色的圆形菌落。在血平板上，可出现溶血环，生长较快。SS琼脂平板，多为不易挑起，扁平的小菌落。

3.生化反应：能分解甘露醇、不产H₂S、产靛基质，分解葡萄糖、产酸不产气，赖氨酸阳性，甲基红阳性，不分解蔗糖、乳糖、精氨酸阴性，V-P阴性，鸟氨酸少数呈阴性多数为阳性。在血平板上，可出现β溶血环或不出现。某些菌株在以D-甘露醇作为碳源且含兔血或人O型血的我妻氏血琼脂上会出现β溶血现象，人们称此现象为神奈川现象（KP）。该菌的生化特征如表5-35所示。

表5-35　副溶血性弧菌的生化特征

生化	结果	生化	结果
葡萄糖产酸	+	V-P	-
葡萄糖产气	+	靛基质	-
蔗糖	-	赖氨酸	+
乳糖	-	鸟氨酸	+/-
甘露醇	+	精氨酸	-
硫化氢	-	溶血	+/-
甲基红	+		

注：+/-：多数阳性，少数阴性；-：阴性；+：阳性。

（四）抗原构造及免疫性

副溶血性弧菌有菌体抗原、荚膜抗原和鞭毛抗原，分别用O、K、H字母表示。目前，依据O抗原的划分可将其分为13个血清群，依据K抗原的划分可将其划分为65个K抗原型，依据O和K抗原可将其分为845个血清型。H抗原在众多的弧菌存在交叉，因此尚未被人们利用。副溶血性弧菌引起的食源性疾病可重复感。

有研究报道，无致病性的副溶血性弧菌，神奈川现象为阴性，反之为阳性，因此，人们可用神奈川现象将副溶血性弧菌是否具致病性进行区分。有受试者食用了10^6~10^9CFU/g神奈川现象阳性的副溶血性弧菌，导致食源性疾病的发生。据报道，从海产品等中分离的该菌99%神奈川现象为阴性，而在食源性疾病暴发事件中，从疾病患者和可疑食品中分离到的副溶血性弧菌有96.5%的神奈川现象为阳性。

（五）抵抗力

副溶血性弧菌最适生长温度为30~37℃，最适pH 7.4~8.2，该菌对酸不具耐受性，能被酸破坏杀死。对热亦不具有耐受性，90℃、1min，75℃、5min，55℃、10min即被杀灭。嗜盐，能在含3%氯化钠的培养基中生长繁殖良好，在没有氯化钠的培养基中不能生长繁殖。对低温的抗性弱，0~2℃条件下1~2d便会死亡。海水中可存活45d，一般井水或自来水中2d便死亡。该菌易被消毒剂杀灭。

二、流行病学

1.季节性：副溶血性弧菌食源性疾病的发生与海产品关系密切，常在6~9月暴发。

2.引起食源性疾病食品：引起副溶血性弧菌食源性疾病的食品主要为海产品，包括海蜇、海贝、海虾、螃蟹、黄花鱼、带鱼和墨鱼。其次为畜禽肉及其制品和蔬菜及其制品，其中，腌制菜占多数。有报道，海产品中，副溶血性弧菌检出率由高到低的食品为墨鱼、梭子蟹、带鱼和大黄鱼，其检出率分别为93%、79.8%、41.2%和27.3%。该菌在夏季的检出率高，冬季检出率低，呈现季节性分布。

3.食品被污染及食源性疾病发生的原因

（1）被副溶血性弧菌污染的食品，如若存放条件适宜，会造成该菌的大量繁殖，在食用相关产品时，未彻底加热就会造成该菌食源性疾病的发生。患者和从事相关海产品工作的人员是该菌的带菌者，有报道，水产加工人员的带菌率为31.6%，急性腹泻患者带菌率为88.4%。

（2）蝇类带菌等昆虫污染食品。

（3）生食海产品，如海蜇凉拌菜，或海蟹。

三、临床表现

副溶血性弧菌污染食源性疾病初期症状以腹痛为主，后出现为呕吐、腹泻和其他症状。该菌疾病的潜伏期一般为11~18h，最长32h，最短4~6h，对于潜伏期较短的疾病患者，其发病急，一般症状较重。

1.腹痛：腹痛是副溶血性弧菌食源性疾病的主要症状，多数患者会出现，其呈阵发性，主要集中在肚脐靠近上腹部。对于发病急，潜伏期较短的初期疾病患者，其腹痛症状最重，随着病情的深入，该症状逐渐减轻，一般维持12~24h，少数达7d。

2.腹泻：腹泻症状同腹痛症状一样，在绝大多数患者中会出现，其症状初期表现为水样便，偶有血丝，后逐步发展为脓黏液便或黏液血便。少数疾病患者在发病初期就出现较重的脓黏液便或黏液血便，同时有里急后重症状，同菌痢症状相似，常被误诊。通常情况其腹泻持续1~3d，每日不超过10次。

3.恶心和呕吐：35%~100%的疾病患者呕吐，以胃内容物为主。少数疾病患者在腹泻前呕吐，多数疾病患者在腹泻后呕吐。少数疾病患者呕吐每天10次之多，多数疾病患者呕吐1~5次/d。

4.发热：副溶血性弧菌食源性疾病的发热较沙门菌食源性疾病相比，出现较晚，一般在37~38℃，少有39℃甚至更高。通常呕吐和腹泻之后出现寒战和发冷的患者很快便会发热。通常情况，该菌食源性疾病的发热患者占2/5~3/5。

5.脱水：该菌食源性疾病伴随腹泻和呕吐，使少数患者出现脱水症状，表现为眼窝凹陷、皮肤干燥和口渴等。

6.其他：除了临床常见的上述症状外，还会出现腓肠肌压痛、头晕、头痛、等症状，对于一些少数症状较重的患者会出现昏迷和休克，大多数疾病患者的中性粒细胞和白细胞升高。有的时还会出现神经和循环系统障碍，包括颜面苍白或青紫、痉挛和昏迷。

副溶血性弧菌食源性疾病发病率为35%~90%，少有休克、死亡，多数患者2~3d便能恢复，少数患者持续时间长。通常情况下，该菌疾病预后良好。

四、实验室检测及诊断

（一）实验室检验

1.检验程序：见图5-21。

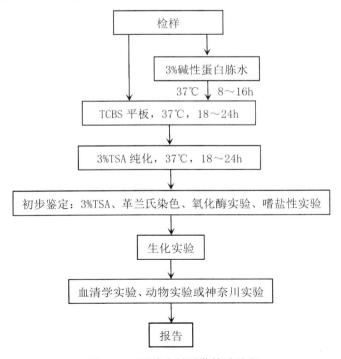

图5-21 副溶血性弧菌检验流程

2.器材与试剂

（1）主要设备和材料

培养箱、天平、无菌均质袋、拍击式均质器。

（2）主要培养基和试剂

我妻琼脂（WA）、硫代硫酸盐-枸橼酸盐-胆盐-蔗糖琼脂（TCBS）、3%NaCl碱性蛋白胨水、嗜盐性胰酪胨肉汤（STB）、3%NaCl胰酪胨大豆琼脂（TSA）、3%NaCl三糖铁琼脂（TSI）。

3.样品采集、送检及保存

（1）样品采集

在无菌均质袋或无菌广口瓶中采集50~100g可疑食品标本。如若无法获得食品样本，可用无菌棉拭子涂抹盛装食品的容器或加工食品的厨具或外环境，置于送培养基中。对于环境样本如水，可用无菌采样瓶采集水样500mL。对于粪便样本，于保存培养基中采集至少蚕豆大小的粪便或1~2mL黏液便；对于无法采集粪便的疾病患者，可采肛拭子标本，具体方法为：取灭菌生理盐水或保存液湿润的无菌棉拭子，于患者直肠括约肌2.5cm内深处旋转，以棉拭子上附着肉眼可见粪便为准，棉拭子保存于运送培养基中。上述标本置于运送培养基中，常温送检。为了提高检查率，亦可将标本现场增菌和TCBS划线分离。

（2）样品保存和运送

副溶血性弧菌在低温条件下易死亡，所以其食源性疾病样本包括食品、环境、粪便等应在常温下送检，同时在运送培养基中保存。

4.检验方法

（1）病原菌检验

①样品处理

A.食品样品：于225mL 3%碱性蛋白胨水中称取可疑食品25g（mL），拍击式均质60s使样本均质完全，于37℃、8~16h增菌培养。接种环取1μL增菌液，划线接种TCBS平板，37℃、18~24h培养。

B.环境样本或可疑疾病患者标本：取准备好的10mL碱性蛋白胨水试管，将样本拭子投入其中，摇动混匀，于37℃、8~16h增菌培养，接种环取1μL增菌液，划线接种TCBS平板，37℃、18~24h培养；在现场直接环线接种TCBS平板，立即带回实验室于37℃、18~24h培养。

C.水质等外环境样本：于225mL 3%碱性蛋白胨水中量取水样25mL，拍击式均质10s使样本均质完全，于37℃、8~16h增菌培养，接种环取1μL增菌液，划线接种TCBS平板，37℃、18~24h培养；或以水的体积同增菌制成1∶10的混合液，增菌后分离培养，方法同上。

②分离培养：于37℃培养18~24h的TCBS平板上挑取可疑菌落划线接种TSA平板，（36±1）℃、18~24h培养。

③初步鉴定

A.革兰氏染色和氧化酶试验：将TSA平板上的纯培养物进行革兰氏染色和氧化酶试

验。副溶血性弧菌氧化酶阳性，无芽孢、卵圆、弧状、棒状的革兰氏阴性菌。

B. 于3%NaCl TSI琼脂斜面穿刺接种TSA平板上的单个菌落，（36±1）℃、24h培养。副溶血性弧菌不产H_2S、分解葡萄糖并产酸、不分解蔗糖和乳糖。其斜面特征为底部黄色、顶部红色、无气泡。

C. 分别于0%、7%和10%的氯化钠胰胨水中接种TSA平板上的单个菌落，（6±1）℃、24h培养，观察其生长情况。副溶血性弧菌在7%氯化钠的胰胨水中生长旺盛，在10%和0%氯化钠胰胨水中不生长。

④生化试验：将初步生化鉴定符合其特征的菌株，按照表5-36所示进行系统生化。亦可用API 20E生化鉴定试剂条鉴定，条件好的实验室可用全自动微生物生化鉴定系统进行鉴定，如VITEK、BD M50。注意：甲基红、靛基质和V-P试验培养48h，其余均为24h。

表5-36 副溶血性弧菌主要生化特性及与其他弧菌的鉴别

生化	副溶V.	创伤V.	溶藻V.	霍乱V.	拟态V.	河V.	弗氏V.	梅氏V.	霍利斯V.
氧化酶	+	+	+	+	+	+	+	−	+
赖氨酸	+	+	+	+	+	−	−	+	−
精氨酸	−	−	−	−	−	+	+	−	+
鸟氨酸	+	+	+	+	+	−	−	−	−
脲酶	v	−	−	−	−	−	−	−	−
V-P	−	−	+	v	−	−	−	−	−
蔗糖	−	−	+	+	−	+	+	+	−
纤维二糖	v	+	−	−	−	−	−	−	−
乳糖	−	+	−	−	−	−	−	−	−
阿拉伯糖	+	−	−	−	−	+	−	−	+
甘露醇	+	+	+	+	+	+	+	+	+
甘露糖	+	v	+	+	+	+	+	+	−
ONPG	−	+	−	+	+	+	+	+	−
42℃生长	+	+	+	+	+	v	−	v	nd
耐盐试验									
1%	−	−	−	+	+	−	−	−	−
3%	+	+	+	+	+	+	+	+	+
6%	+	+	+	−	−	+	−	+	+
8%	+	−	+	−	−	v	+	v	−
10%	−	−	+	−	−	−	−	−	−

注：nd：无资料；v：可变；−：阴性；+：阳性。

⑤血清学诊断：可通过O抗原对副溶血性弧菌进行群的划分。具体方法：准备3%盐水，取新鲜培养的纯培养物，接种环挑取菌落少许，用3%盐水制成菌悬液，100℃煮沸，进行玻片凝集，以肉眼可见颗粒沉淀为阳性。当O血清凝集时，K抗原的玻片凝集分型判定可用未经加热处理的菌悬液进行。

（2）致病性检测

在该菌的食源性疾病暴发事件中，要对不同样本检出的副溶血性弧菌进行致病性的检测。

①神奈川现象试验：神奈川试验与副溶血性弧菌的致病性有联系，一般有致病性的副溶血性弧菌，其神奈川试验呈阳性，两者呈现正相关，该实验的阴阳可说明该菌是否会产生"耐热性溶血素"。试验具体步骤：取新鲜配制干燥好的我妻血琼脂平板上，接种针点种3%氯化钠胰胨水培养物，37℃，18~24h培养观察结果，点种菌落周围出现β溶血环说明该试验阳性，菌具致病性。

②动物实验

A.兔肠祥结扎实验：选取断食24h的健康家兔，麻醉后开腹小口，选取5cm左右小肠段，将两头扎紧，将副溶血性弧菌肉汤培养物注入其中，同样方法选取其他两段为阴阳对照，处理完毕后缝合伤口。注意：阳性对照为已知的有致病性的副溶血性弧菌，阴性对照为灭菌生理盐水。24h后将处理后的动物处死，开腹检查受试菌小肠段的情况，如果小肠段出现坏死或肿胀，则判定为有致病性。一般神奈川现象试验同兔肠祥结扎实验呈一致性，少有不同的情况发生。

B.新生兔经口实验：将副溶血性弧菌肉汤培养物1~2mL饲喂给1~2日龄的新生家兔，没有致病性的副溶血性弧菌，幼兔生长良好，无异常现象出现；有致病性的副溶血性弧菌，可使幼兔在10~20h后发病，先表现为蜷缩不动，后出现痉挛、呼吸急促、号叫、翻滚等，通常24h左右便会死亡，开腹后就会发现内部脏器有充血的症状。此试验可将非致病性溶藻弧菌和致病性副溶血性弧菌区分开来。

（3）PCR检测：通过多重PCR的方法检测毒力基因 *tdh*、*trh* 以及种特异性基因 *tlh*。尤其是种特异性基因与毒力结合，可以在做到种判别的同时，判定其是否具有致病性。该法周期短，可以快速准确完成副溶血性弧菌致病性的检测。

①引物序列和产物

A.tlh-L 5′-AAA GCG GAT TAT GCA GAA GCA CTG-3′

tlh-L 5′-GCT ACT TTC TAG CAT TYF CTC TGC-3′产物片段长度为450bp。

B.tdh-L 5′-GTA AAG GTC TCT GAC TYF TGG AC-3′

tdh-L 5′-TGG AAT AGA ACC TFC ATC TYC ACC-3′产物片段长度为269bp。

C.trh-L 5′-TTG GCT TCG ATA TTT TCA GTA TCT-3′

trh-L 5′-CAT AAC AAA CAT ATG CCCATF TCC G-3′产物片段长度为500bp。

②PCR反应条件

94℃、3min，94℃、60s，58℃、60s，72℃、60s(30个循环)、72℃、5min。

附：副溶血性弧菌专用培养基

1.3%NaCl碱性蛋白胨水：氯化钠30.0g，蛋白胨10.0g，加水至1000.0mL溶解，调节 pH 为 8.5±0.2，高压灭菌121℃、10min。

2.硫代硫酸盐-枸橼酸盐-胆盐-蔗糖琼脂（TCBS）：琼脂15.0g，麝香草酚蓝0.04g，溴麝香草酚蓝 0.04g，蔗糖 20.0g，胆酸钠 3.0g，枸橼酸铁 1.0g，牛胆汁粉 5.0g，氯化钠 10.0g，硫代硫酸钠 10.0g，枸橼酸钠 10.0g，酵母浸膏 5.0g，多价蛋白胨 10.0g，调节 pH 为 8.5±0.2，加水至 1000.0mL 煮沸溶解，冷却至 45℃，倾注平板。

3.我姜琼脂（WA）：琼脂 15.0g，结晶紫 0.001g，甘露醇 10.0g，磷酸氢二钾 5.0g，氯化钠 70.0g，蛋白胨 10.0g，酵母浸膏 3.0g，调至 pH 8.0，加水至 1000.0mL 煮沸 30min，冷却至 45℃，依照原体积加入新鲜兔红细胞或人红细胞使其最终的量为 5%。轻摇混匀，倾注平板。

（二）副溶血性弧菌快速检测方法

副溶血性弧菌能产生耐热直接溶血素 TDH、相关溶血素 TRH 和不耐热溶血素 TLH，其中前两者是该菌的毒性部分。食源性疾病暴发事件可疑食品和临床疾病患者中分离出的副溶血性弧菌大都有 TDH，少数有 TRH，个别情况下其两者都存在。TDH 肠毒素具有心脏毒性、溶血性，细胞毒性和肠毒素活性是该菌主要的致病物质。TDH、TRH 和 TLH 分别由基因 *tdh*、*trh* 和 *tlh* 编码，两者为该菌的毒力基因，后者为该菌的种特异性基因。人们利用上述基因设计引物探针，以实现对该菌种属及致病性的鉴定。目前，副溶血性弧菌的快速检测方法主要以分子生物学方法和免疫学方法为主，包括 PCR 和 LAMP 技术等。

1.常规 PCR

食源性疾病暴发事件可疑食品和临床疾病患者中分离出的副溶血性弧菌大都有含有 *tdh* 毒力基因，具有致病性，因此，依据其设计引物探针可以实现该菌致病性的快速检测。

2.多重 PCR

TDH、TRH 和 TLH 分别由基因 *tdh*、*trh* 和 *tlh* 编码，两者为该菌的毒力基因，后者为该菌的种特异性基因。在食源性疾病暴发事件可疑食品和临床疾病患者中分离出的副溶血性弧菌中，多数有 *tdh*，少数有 *trh*，个别情况两者都存在。因此，针对毒力基因的检测，如果仅针对 *tdh*，那么就会造成含 *trh* 毒力基因毒株的漏检。故人们正对上述基因设计引物探针，进行多重 PCR，以实现对该菌种属及致病性的鉴定。

宋元君等针对毒力基因（*tdh*1368 特异性位点）和种属基因 *tlh* 建立了一种检测副溶血性弧菌的双重聚合酶链式反应（duplex PCR）。对建立的方法用水产样本、腹泻样本和人工模拟样本进行评估，用单盲法评估灵敏度和特异性。结果显示：对水产品用该法和普通培养法检测，并比较两者的差异性，显示两者的阳性率差异不显著，正确判断副溶血性弧菌流行株达 93.5%（29/31）；模拟样本增菌 4~8h、腹泻样本 24 内，均可实现对其大流行株的检测和报告；该法的灵敏度≥1.5ng/μL，特异性较高为 100%。

刘月苹等针对 VP 的毒性基因 *trh* 和种属基因 *tlh* 设计引物，建立了一种鉴别 VP 活菌细胞和其毒性基因 *trh* 的双重 PCR 法，在进行检测同时与 DNA 染料叠氮溴化乙锭（EMA）结合，达到鉴定 VP 活细胞的同时检测毒性基因 *trh* 的目的。结果表明：该方法灵敏度较高，对海产品中检测 VP 及其 *trh* 毒性活菌细胞有特异性。在叠氮溴化乙锭浓度 1.0~8.0μg/mL、VP 浓度 $2.0×10^8$CFU/mL 的菌悬液中，光解激活 EMA 20min，可实现对死细胞双重 PCR 扩增的抑制，活细胞则不能，达到了对 VP 活菌细胞 *trh* 毒性基因鉴别的目的。该双重PCR法具灵敏度高、特异性强的特点，能有效用于VP及其 *trh* 毒性活菌细胞的检测。

金雷等建立了一种快速检测VP菌 *toxR*、*tdh*、*gyrase* 基因的三重PCR法。其利用副溶血性弧菌的模板DNA，分别用上述基因的引物进行扩增并找到最佳条件，再针对模板DNA同步用3种引物扩增，优化引物浓度及比例、退火温度确立了最佳反应条件，在最优条件下反应，*toxR*、*tdh*、*gyrase* 的条带能同时扩增出，且很清晰，大小分别为368bp、269bp和91bp。

林佳琪等针对副溶血性弧菌 *tlh*、*trh*、*tdh* 和 *tox R* 基因设计引物，通过优化引物浓度、退火温度得到最佳反应条件，建立了一种快速检测副溶血性弧菌的四重PCR方法。对灵敏度、特异性进行验证，对模拟样本检测进行方法验证。结果表明：该方法的扩增条带符合预期，出现4个目的条带759bp（*tlh*）、418bp（*trh*）、244bp（*tdh*）和115bp（*tox R*）；用37株副溶血性弧菌和74株目标菌检测验证，特异性高；该方法对纯培养物和模板DNA的检测灵敏度分别为 $6.7×10^3$CFU/mL、50μg/L；人工模拟样品目标菌含量1.36CFU/g，6h增菌后，*tlh*、*trh*、*tdh* 和 *tox R* 基因均可被检出。

3.实时荧光定量PCR

白瑶等针对VP毒力基因 *trh* 和 *tdh* 设计荧光PCR引物、探针，优化反应条件，建立了一种同时检测 *trh* 和 *tdh* 毒力基因的二重荧光PCR法。用普通PCR法与其比较，评价特异性、准确性和灵敏性，结果显示：建立的二重荧光PCR法特异性和准确性均为100%、可同时对毒力基因 *trh* 和 *tdh* 检测，灵敏度达 $1.5×10^{-4}$ng/μL。

陈琳等依据随机扩增多态性分析（RAPD）鉴定副溶血性弧菌的特异性片段，针对其设计引物，建立了一种检测VP的实时定量PCR法。利用20份市售水产品对其检测效果进行评价，结果显示：阳性样本6份，最小检出限为50fg DNA，同普通生化检测方法的结果差异无统计学意义，该法灵敏度高、特异性强。

谭冬梅等对发生的一起食源性疾病暴发事件中的疾病患者肛拭子和留样食品标本进行病原学检测，同时利用多重实时荧光PCR方法对VP 4种毒力基因检测。结果显示：共检测12份肛拭子和15份食品标本，病原菌检测结果显示仅从1份肛拭子标本中分离培养出O3:K6 VP；多重实时荧光PCR结果显示8份肛拭子标本中均检出 *tdh*、*tlh* 和 *orf8*基因，3份检出 *trh* 基因。该检测结果说明多重实时荧光PCR法具准确、灵敏、快速的优点，可以实现对VP及其毒力基因的检测。

闻洁等针对副溶血性弧菌毒力基因 *tlh* 设计引物、探针，建立了一种检测VP的实时荧光PCR法，用该方法对海鲜酱油和鲜虾中的副溶血性弧菌进行检测，结果显示海鲜酱油中目标菌含量为 10^3CFU/mL、鲜虾中目标菌含量为 10^3CFU/g时，不经增菌即可实现快速检测，灵敏度高。

4.环介导等温扩增技术（LAMP）

刘涛等将鉴定纯化的VP跨膜转录调控蛋白toxR多克隆抗体磁珠包被成免疫磁珠，建立了一种快速检测副溶血性弧菌的LAMP方法。利用环介导等温扩增和免疫磁珠分离法联用完成对目标菌的检测，产物经SYBR Green I染色后肉眼观察并进行电泳鉴定。用副溶血性弧菌和非目标菌检测验证其特异性，用副溶血性弧菌标准菌悬液倍比稀释液验证其敏感性，结果显示：副溶血性弧菌有特异性扩增，非目标菌无；目标菌检测下限为10^5CFU/mL。

胡元庆等针对不耐热溶血素基因 *tlh* 设计引物，建立了一种检测水产品中副溶血性弧菌的 LAMP 方法。优化条件，恒温反应 60min，用 Bst DNA 聚合酶催化，产物用 2% 琼脂糖凝胶电泳、用 SYBR Green I 染色鉴定；取新鲜菌苔制作菌悬液，倍比稀释后进行普通 PCR 和 LAMP 反应，对敏感度进行比较；对病原菌（1 株副溶血性弧菌 ATCC17802 标准株、分离于水产品中的 25 株副溶血性弧菌、沙门氏菌 50041、单核细胞增生李斯特菌 54001、蜡样芽孢杆菌 63302、志贺氏菌 B4、金黄色葡萄球菌 CMCC26003 和大肠杆菌 D5）32 株进行 LAMP 扩增，对其特异性进行验证；人工污染虾，对其 LAMP 的可靠性进行验证。结果显示：最优反应参数为内外引物浓度比为 8∶1，Bst DNA 聚合酶用量为 4.8U，dNTPs 浓度为 0.96mmol/L，Mg^{2+} 浓度 3.6mmol/L，最佳反应时间和温度分别为 63℃ 和 60min；较普通 PCR 相比，其检出限低，为 1CFU/mL；6 株非副溶血性弧菌为阴性，26 株副溶血性弧菌阳性，特异性 100%；人工污染虾样本无假阳性、检出限为 1CFU/mL。

马骉等利用荧光染料钙黄绿素的特性，基于 DNA 结合染料叠氮溴化丙锭（PMA），建立了一种可视化的 PMA-LAMP 检测方法，将该法与 PMA-qPCR 比较。结果显示：该 PMA-LAMP 方法灵敏度为 $5.0×10^2$CFU/mL，模拟样本为 $1.9×10^2$CFU/mL，结果同 PMA-qPCR 一致。该法的准确率高，纯菌到检测出结果仅需 2h。

环介导等温扩增技术（LAMP）快速、灵敏、适合食源性疾病暴发时间的快速处置检测。

5. 免疫学检测法

吴美娇等以胶体金纳米粒子（CP-AuNPs）为抗体标记探针、以野生型 VP 为抗原制备单克隆抗体建立了一种快速检测 VP 的免疫层析试纸法，该法基于双抗夹心原理，可肉眼观察。通过对海产品白蛤、鲜虾和梅子鱼等进行副溶血性弧菌检测，对其方法进行评价，结果显示：该法的检测限为 $4.77×10^3$CFU/mL，灵敏度高，同时检测时间短、特异性强。该法是一种快速、有效检测海产品中副溶血性弧菌检测的方法。

（三）诊断

按照《副溶血性弧菌食物中毒诊断标准及处理原则》（WS/T 81—1996）执行。

1. 流行病学：副溶血性弧菌食源性疾病的特点是同一人群在相近时间内有共同进餐史。食品主要为水产品、咸菜等与该菌相关的食源性疾病高发食品。该菌疾病暴发具有季节特点，夏秋季节高发，冬春季等温度较低的季节时段，少发或不发。

2. 临床表现：副溶血性弧菌食源性疾病的发病较为突然，多数疾病患者有呕吐腹泻、腹痛的症状，腹痛呈阵发性，主要集中在肚脐靠近上腹部。腹泻样呈水样便或脓血黏液便。有发热现象，但一般出现较晚，一般在 37~38℃。多数病人在多次的呕吐和腹泻过程中出现脱水症状，以及皮肤干燥、眼窝凹陷等症状。由于其临床症状和菌痢较为相似，因此对于非暴发事件的散发疾病患者，常被误诊。

3. 细菌学检验：要能从引起食源性疾病的可疑食品、环境（食品加工器具表面）或疾病患者生物标本（呕吐物、粪便、肛拭子）中检出副溶血性弧菌。同时鉴定血清型是否为同一型别。

4.血清学试验：副溶血性弧菌急性期（1~2）血清效价为1∶40~1∶320，7d后明显下降或消失。

5.动物试验：可进行兔肠袢结扎实验或新生兔经口实验，致病性副溶血性弧菌毒株可使兔小肠段出现坏死或肿胀，也可使新生兔死亡。

五、治疗与预防控制

（一）治疗

1.抗生素治疗：苯丙醇类（氯霉素）是治疗副溶血性弧菌疾病的首选药物。

2.补充水分、纠正电解质紊乱。

3.对症治疗。

（二）预防控制

1.对涉水海产品，包括海鱼、海虾、海贝等，一定要加热完全再食用。尤其对于海蜇这类人们较为喜爱该产品的凉拌菜，一般不经过加热即进行食用，容易造成食源性疾病的发生，因此在食用该类产品时，要彻底用清水处理，亦可食醋浸泡处理。

2.卫生监督部门应加强对食品生产企业和餐饮行业从业人员的监督，确保上述人员能严格遵守有关卫生法规。定期对上述人员进行带菌检查和体检，对带菌和患病的人员应及时调换工作岗位并及时治疗，待痊愈后才能返岗工作。

3.食品在经烹调加工后，贮藏时间不宜太久。不吃隔夜剩菜剩饭，如若一定要吃，必须要彻底加热处理。

4.肉食在烹饪时，要尽量保证肉块较小。对于久置的熟肉制品，再次食用前一定要彻底加热。

5.烹饪加工的食物要生熟分开，防止交叉污染。

6.该菌在低温条件下容易死亡，因此食品的储存最好在冰箱等低温条件下进行。尤其是食源性疾病高发食品涉水海产品。

第十一节　河弧菌食源性疾病

一、病原生物学

河弧菌（*Vibrio fluvialis*）广泛存在于河流或海水中，它能致使人类发生肠炎，引起腹泻和食源性疾病的暴发，其致病性仅次于霍乱和副溶血性弧菌，是重要的引起公共卫生安全事件的病原菌。

河弧菌是兼性厌氧、G-短杆菌，其在5℃和43℃下生长繁殖，在37℃条件下生长良好。该菌嗜盐，在NaCl浓度1%~8%范围内均能生长繁殖，6%时生长最好，0%和10%不生长。该菌有Ⅰ型和Ⅱ型两种生物型，其中前者多见于人类粪便，后者多见于动物粪便（兔、猪、牛等），亦少有从人类粪便中分离出的情况。该菌有O和H两种抗原，其中O为特异性抗原，H为共同抗原，依据O抗原可将其进行血清型划分，这对食源性疾病事件的暴发及其流行病学的调查有重要意义。据报道，人类粪便中分离出的河弧菌，其血清型有1、7、8、9、11、25和28。健康人和腹泻患者河弧菌的带菌率分别为0.25%、3.75%。

河弧菌的生物学特性及其致病性可参考副溶血性弧菌。

二、流行病学

1.季节性：多发生在夏秋季。

2.引起食源性疾病食品：主要是由鱼、虾、蟹、贝类等海产品，其次是被海产品或加工器具污染的熟食品。据报道，近海鱼的带菌率为1.5%~30%。

3.食品被污染和食源性疾病发生的原因：生鱼或海产品加热处理不彻底，未能杀死本菌，或熟海产品又被本菌重复污染，本菌大量繁殖，食后引起本菌食源性疾病。肉类熟食品受到海产品污染或在烹调制作过程中，处理和盛装海产品的工具和容器受本菌污染，未能彻底洗刷消毒，再处理和盛装肉类熟食品而受到本菌交叉污染，均能引起本菌食源性疾病发生。

三、临床表现

河弧菌引起食源性疾病的发生，其潜伏期一般为13~14h，最长19h，最短6h。症状包括腹泻和呕吐，腹泻多持续2d，一般1~4d，主要以水样稀便为主，少有黏液和血液；少数患者呕吐。该菌的疾病患者由于腹泻和呕吐，会出现不同程度的脱水症状，需及时对症治疗。此外，有的病人会出现发热症状，但不多；亦少有发生肠道出血和腹痛的情况。

四、实验室检测及诊断

（一）实验室检验

实验室检验参见副溶血性弧菌检验。

（二）河弧菌的快速检测

河弧菌是一种新发现的致病性弧菌，可引起急性腹泻或食源性疾病。它广泛分布于河流、港口和其他水域，因此被命名为河弧菌（也称为F弧菌或EF6弧菌），其特征介于弧菌和气单胞菌之间。目前，该细菌已在20多个港口国家被发现，福建、浙江沿海地区以及上海、徐州、沈阳、新疆等地也有病例报告。其快速检测方法主要是PCR。针对河弧菌 $toxR$ 基因设计引物，可以建立一种快速检测分离河弧菌同其他病原菌及弧菌的实时PCR法。

有报道根据河弧菌 $toxR$ 基因的保守序列设计引物。对引物和探针的浓度进行优化，对优化后建立的方法分别进行实验室内的灵敏度和特异性评价，并与常规PCR比较。建立了检测河弧菌的实时PCR方法，并优化该方法选择。引物的浓度为100nmol/L，探针浓度为200nmol/L；该方法对纯菌的检测下限为 $4.17×10^2$ CFU/mL，比常规PCR高1000倍；针对 $toxR$ 基因建立的河弧菌实时PCR方法，对8种其他弧菌和肠道细菌的染色体无扩增。

（三）诊断

1.根据流行病学特点，有进食海产品史。参照《副溶血性弧菌食物中毒诊断标准及处理原则》（WS/T 81—1996）执行。

2.临床表现以腹泻、呕吐为主，类似霍乱的临床表现。

3.细菌学检验：参照副溶血性弧菌检验操作。从剩余的可疑引起食源性疾病食品与病人吐、泻物中分离出生物型或血清型相同的菌株。

五、治疗与预防控制

（一）治疗

1.抗生素治疗：可选用对其敏感的氯霉素、庆大霉素、阿米卡星等。对新霉素、霉素、红霉素、麦迪霉素、头孢唑啉等耐药。

2.脱水者应予补充水分，并注意纠正电解质紊乱。

（二）预防控制

参见副溶血性弧菌食源性疾病的预防控制。

第十二节　创伤弧菌食源性疾病

一、病原生物学

创伤弧菌（*V.vulnificus*）属弧菌属，是其中的一个种。该菌广泛分布于沿海及其海湾水域、内陆盐湖或海底的沉积物中。创伤弧菌是一种革兰氏阴性，逗号状，单极鞭毛细菌，最适生长温度为37℃。它需要在含 NaCl 和 8%~10%NaCl 蛋白胨的水中生长，但在 8%~10% 中生长良好。其生化特性与副溶血性弧菌和河弧菌不同之处在于它可以发酵乳糖。

其致病性及生物学特性参照副溶血性弧菌。

二、流行病学

1.季节性：多发生在 4~11 月。

2.引起食源性疾病食品：海洋软体动物，尤指牡蛎。生吃或未煮熟的牡蛎会引起这种真菌的食源性疾病。据国内报道，部分地区海产品中检出创伤弧菌，占检出致病性弧菌的 2.1%。

3.食品被污染和食源性疾病发生的原因：主要是牡蛎等海产软体动物带染创伤弧菌。食入生的或半生不熟的牡蛎等引起本菌食源性疾病。1995 年辽宁报道，在甲壳类、贝壳类海产品中本菌检出率为 2.8%。交叉污染亦可引起本菌食源性疾病。

三、临床表现

潜伏期为 24~48h。

1.胃肠炎型：恶心、呕吐、腹痛、腹泻、水样便，一般无发热。本型不多见。

2.凶险型：该型疾病的病死率很高，达 60%。感染初期表现为发热，伴有寒战的出现，同时出现肌肉痛或痉挛性腹痛；随着病程的发展，出现败血症、出血性大疱或休克，严重者发生死亡。

肝病患者及免疫功能低下者易发生本菌食源性疾病。

四、实验室检测及诊断

（一）实验室检验

实验室检验参见副溶血性弧菌检验。

（二）创伤弧菌快速检测方法

创伤弧菌（vibriovulnificus）是一种革兰氏阴性嗜盐型海洋致病菌，与霍乱弧菌、肠炎弧菌同属致病性弧菌人群通过食用该菌污染的海产品或因伤口接触该菌而感染，可导致坏死性筋膜炎、败血症和急性胃肠炎等。研究发现，创伤弧菌可产生表面抗原、蛋白酶、磷脂酶和溶细胞毒素等多种毒力相关的物质。该菌疾病的发生，主要通过口感染或者海水接触伤口感染，不同的感染途径症状不同。口感染常导致败血症或菌血症，伤口感染常导致骨髓炎、蜂窝织炎等。感染该菌疾病后病死率很高，需要及时治疗。

创伤弧菌致病特征：起病急、进展快、病情重、有季节性与区域性。用于创伤弧菌快速检测有显色培养法、改良传统生化方法、免疫学方法、气相色谱法和分子生物学等检测方法。

1.显色培养：将3%碱性蛋白胨水增菌的样品接种于弧菌显色培养基，37℃培养18~20h后，创伤弧菌为蓝绿色至土耳其蓝色菌落。申科敏根据创伤弧菌其代谢特点及特有的综合酶系统和对某些抑菌剂的抵抗力，设计开发出一种对创伤弧菌具有较好的选择性和特异性的VvDM显色平板。创伤弧菌在VvDM显色平板经37℃培养16~24h，菌落为黄色，其他致病菌菌落为绿色或不生长，检出限为10^1CFU/mL。较传统培养法相比，显色培养基在细菌分离、鉴别、计数等过程特异性强、敏感高，易于观察，减少了其他致病性弧菌干扰，操作简单，降低了检测成本，提高了检测效率和鉴别能力。

2.生化鉴定系统：通过对常见弧菌的9种生化试验（阿拉伯糖、纤维二糖、蔗糖、甘露醇、赖氨酸、水杨苷、鸟氨酸、氧化酶、无盐胨水）编写弧菌科细菌鉴定编码，可以对20种弧菌进行鉴定。与API20E比较，所能鉴定的细菌种类多，鉴定正确率高。

3.免疫学检测技术

（1）酶联免疫吸附（ELISA）：ELISA现广泛应用于微生物的检测，具有检测时间短、灵敏度高和特异性强优点。该法也存在缺点，在检测前需要对目标菌增菌富集，对于一些杂菌多影响目标菌生长的体系，很难做到对目标菌的检测。因此，如果做到与其他检测方法的结合，不增菌便能检测，将会提高该技术的使用。

（2）胶体金免疫层析法：是固相免疫技术，因其快速简便已被用于各种病原菌的检测。严智敏等建立了一种快速检测创伤弧菌的胶体金试纸，20~30min便可完成检测，其原理是基于双抗夹心。胶体金技术稳定性好，特异性高，较其他分子生物学技术、生化检查和常规方法能够实现快速可视化检测，可以用于食品检验和临床中该菌的快速检测。

4.分子诊断技术：相比传统的生物学扩增，分子生物学技术可将靶基因通过体外扩增的方式百万倍放大，极大提高了目标基因检测的速度、灵敏度和特异性。分子生物学技术能广泛用于实验室创伤弧菌的快速检测。

（1）PCR法：PCR技术可将微量的目标基因以扩增的方式百万倍放大，具有较高的灵敏度和特异性，缩短了检测时间，相比免疫法酶联免疫吸法更快。国外学者Rolg等利用潜在与人类致病性相关的pilF基因，建立了一种能够鉴别对人类健康潜在危害的菌种的PCR方法。Baker-Austin等依据pilf基因设计引物，建立了一种敏感度高、特异性强、快速检测致病性创伤弧菌的实时PCR法。

多重PCR技术是在普通PCR基础上，增加多个病原菌或不同致病基因引物，通过优化条件进行扩增，以达到检测和鉴定目的，该法具有快速，特异性强，敏感性高优点。Hidemasa等依据基因atpA建立了一种多重PCR方法，能鉴别创伤弧菌、副溶血弧菌和霍乱弧菌，选取 133 株弧菌种及其他病原菌进行检测验证，结果显示有 3 株弧菌被检测出，该法能够用于弧菌的鉴定。Han 等基于创伤弧菌种特异性 *vvhA* 基因、荚膜多糖操纵子 CPS、16SrRNA 和毒力基因 *vcg* 等建立了两种不同条件的多重 PCR，优化程序后，对 80 株牡蛎中分离菌株及 10 株创伤弧菌菌株进行鉴别及评价，结果显示：两种多重 PCR 法能够实现上述菌株的检测及鉴别，准确率 100%。有学者针对创伤弧菌 *vvhA* 基因，副溶血弧菌、霍乱弧菌 *toxR* 基因建立了一种检测该三种弧菌的多重 PCR 法，通过对 82 株副溶血弧菌、12 株创伤弧菌、322 株霍乱弧菌、20 株其他弧菌和 17 株其他病原菌进行检测，结果显示：上述菌株可 100% 检测和鉴别，该法可以用来相关弧菌的检测，对于食源性疾病的暴发处置及预防有重要意义。

实时定量 PCR 技术。李宏利等利用多重荧光定量 PCR 方法对溶藻弧菌、创伤弧菌、副溶血性弧菌和霍乱弧菌等 17 株菌进行检测，并与普通 PCR 法比较，结果显示多重荧光定量 PCR 法特异性强，灵敏度高，创伤弧菌为 450CFU/mL、副溶血性弧菌为 100CFU/mL、霍乱弧菌为 280CFU/mL。结果显示：多重荧光定量 PCR 法适用于快速检测样本中溶藻弧菌、创伤弧菌、副溶血性弧菌和霍乱弧菌。Tebbs 等建立了一种检测海产品和水生贝壳类产品中副溶血弧菌、创伤弧菌和霍乱弧菌的多重实时 PCR 方法，该方法能在同一个反应体系中进行，具有准确、快速、成本低的特点。Wang 等对提取于蛎组织中的 DNA 酶研究，发现其能够干扰和抑制创伤弧菌实时定量 PCR，通过活性炭去除牡蛎中 DNase 和其他相关 PCR 抑制剂，可以实现检测单位牡蛎组织中创伤弧菌的量。

潘军航等针对创伤弧菌 *vvhA* 基因设计引物，建立了一种快速检测创伤弧菌的实时荧光定量 PCR 法。通过对牡蛎等海产品增菌 5h 的样本提取 DNA 进行检测，结果发现：建立的方法能在 8h 内完成检测，其灵敏度高，为 1.4CFU/mL，特异性强等特点。吴增辉等针对创伤弧菌 *vvhA* 基因设计引物、Taq-Man 探针，建立了一种快速检测创伤弧菌的实时荧光定量 PCR 法。经过验证，该法能够实现对感染伤口和血液样本中创伤弧菌的检测，具特异性高、敏感性强，为 0.01ng，稳定性好等的特点，但对粪便样本却不能实现检测，这可能和粪便样本成分复杂相关。该法能够用于临床样本创伤弧菌的快速检测。

（2）基因探针技术：该技术敏感度高、检测速度、特异性强，与杂交技术结合后，可有效进行定性及定量分析。美国食品药品监督管理局推荐针对创伤弧菌 *vvhA* 基因建立出该菌的定量技术方法，目前阶段，因实验条件等方面的限制，而未被广泛应用。

（3）环介导恒温扩增技术（LAMP）：该技术在等温条件下可进行快速、高效扩增，较普通的 PCR 方法相比不需特殊试剂、易于检测、特异性高；操作简单，不需要 PCR 仪；检测限更低，靶序列 30~60min 内会被扩增至 10^9~10^{10} 倍。Han 等取生蚝组织样本，对其进行 6h 增菌，利用 LAMP 技术对其进行检测，对灵敏度观察，结果发现该法对创伤弧菌含量 1CFU/g 的样本组织均检出阳性。李永军等针对创伤弧菌 *vcg* 基因建立了一种可检测创伤弧菌非毒力株和毒力株的 LAMP 方法，该法具有简便、准确和灵敏的特点。Surasilp 等基于创伤弧菌 *rpos* 基因，结合横向流动试纸条法（LFD）建立了一种快速检测创伤弧菌菌株的 LAMP-LFD 法，该法的特异性较高，能对 14 种创伤弧菌进行准确判断；纯菌培养物和未增菌样本的检出限分别为 1.5×10^3CFU/mL、1.2×10^4CFU/g。LAMP 检测技术可广泛用于创伤弧菌的检测。

（4）变性高效液相色谱技术（DHPLC）：该技术应用广泛，在DNA片段大小测定、细菌鉴定和基因突变检测领域都有应用，特异性和敏感性较高。刘彤等建立了一种DH-PLC和PCR技术结合快速检测创伤弧菌的方法，优化条件后，在DHPLC非变性温度下对创伤弧菌PCR产物进行分析，结果显示，该方法操作简单、用时短、特异性好、灵敏度高，检测限最低为124CFU/mL，可有效用于创伤弧菌的检测。

（三）诊断

1.根据流行病学特征，有生吃或未煮熟的牡蛎和其他海洋软体动物史。参照《副溶血性弧菌食物中毒诊断标准及处理原则》（WS/T 81—1996）执行。

2.当肝病患者出现发烧、蜂窝组织炎或出血性大疱以下症状时，应注意其是否有进食生牡蛎史，这可能导致这种细菌的食源性疾病的发生。

3.细菌学检验：参照副溶血性弧菌检验程序，从剩余可疑引起食源性疾病食物中与病人粪便中检出形态、生化反应一致的菌株。

4.血清学试验：①血清凝集试验：采集病人恢复期（15d）血清与分离菌做凝集试验。②血清型别鉴定。

5.动物（小白鼠）试验：具有毒性。

五、治疗与预防控制

（一）治疗

1.抗生素治疗：按照药敏试验结果，选用抗生素。药敏试验前，可试用第三代头孢菌素（头孢他啶、头孢噻肟、头孢曲松等），蜂窝织炎可试用第四代头孢菌素（头孢立啶等）。

2.对症和支持治疗。

（二）预防控制

参见副溶血性弧菌食源性疾病的预防控制。

第十三节　霍乱弧菌食源性疾病

一、病原生物学

霍乱弧菌是一种革兰氏阴性菌，菌体短小呈逗点状，有单鞭毛、菌毛，部分有荚膜。它共分为139个血清群，其中O1群和O139群可引起霍乱。霍乱弧菌是人类霍乱的病原体。霍乱是一种古老且流行广泛的烈性传染病，曾在世界上引起多次大流行。霍乱主要是由于摄入的食物或水受到霍乱弧菌污染而引起，病发高峰期在夏季，主要表现为剧烈的呕吐、腹泻、失水，死亡率甚高。

（一）致病性

霍乱弧菌的致病性主要表现在其产生的霍乱肠毒素、菌毛和鞭毛。

（二）致病物质

霍乱弧菌的致病物质主要包括霍乱肠毒素、菌毛和鞭毛。霍乱肠毒素是迄今发现的最为强烈的致泻毒素。菌毛使细菌定植于小肠，而鞭毛有助于细菌穿过黏膜表面的黏液。这些致病机制与ETEC（*Enterotoxigenic Escherichia coli*，产肠毒素性大肠杆菌）的

LT（heat-labile toxin，热不稳定毒素）相似，但作用更为强烈。

（三）生物学特性

1.形态与染色：霍乱弧菌为革兰氏阴性短小杆菌，形状呈逗点状或弧形，直径约0.3~0.6μm，长1.5~3.0μm。它具有单鞭毛和菌毛，部分菌株有荚膜。在暗视野悬滴镜检下，可以观察到细菌呈穿梭状运动。

2.培养特性：霍乱弧菌对生长条件要求不高，可在各种环境和pH值下生长繁殖。常用的培养基包括选择培养基和鉴别培养基。它在5%~6%的NaCl溶液中生长良好，最适生长温度为37℃，最适pH值为8.4~8.6。

3.生化反应：霍乱弧菌能够进行多种生化反应，包括氧化酶、硫化酶、尿素酶等阳性反应以及糖发酵如葡萄糖、麦芽糖等阴性反应。生化反应在鉴定细菌和分型中具有重要意义。

4.抗原结构与分型：霍乱弧菌具有O抗原和H抗原，O抗原是分类依据，H抗原可用来鉴定不同血清群。目前已知的霍乱弧菌血清群有139个，其中O1群和O139群可引起霍乱。O1群分为古典生物型和ElTor生物型，二者均可产生强烈毒素。O139群具有与O1群不同的抗原结构，可引起与O1群不同的症状和流行病学特征。

5.变异性：霍乱弧菌具有遗传变异性，可产生抗药性和毒力变异。抗药性变异是指细菌对抗生素等药物产生抵抗力的现象；毒力变异是指细菌在感染宿主时，产生的致病力的变化，毒力变异可能会导致更严重的感染症状和更大的传播范围。

6.抵抗力：霍乱弧菌对理化因素的抵抗力较弱，对常用消毒剂敏感，50℃存活不超过10min，但在自然环境中的生存能力较强，在河水、海水中可存活数周至一年以上。抵抗力的大小对治疗霍乱弧菌感染具有重要意义。

二、流行病学

霍乱弧菌的流行特征具有明显的季节性、地区性和散发性质。由于高温高湿的环境，有利于病菌的繁殖和传播，往往会出现更多的病例。

1.季节性：发病主要发生在夏、秋两季。

2.引起食源性疾病食品：被霍乱弧菌污染的食物，主要是鱼、虾、贝类等海产品以及蔬菜等农产品和加工食品。

3.食品被污染和食源性疾病发生的原因：由于饮食卫生等问题，仍可能导致食物受到霍乱弧菌的污染，进而引发霍乱的食源性传播甚至暴发。这种情况下，食物的制备、烹调及食用方式都可能影响霍乱弧菌的传播。例如，在沿海地区，生食、半生食、盐腌生食等食用方式可能导致更多的人感染霍乱弧菌。在自然环境中存活并传播。例如，海水产品，如甲壳类、贝壳类等，是近年来中国霍乱发病的主要危险因素。这类产品在加工过程中若处理不当，极易导致霍乱弧菌的污染。

三、临床表现

霍乱弧菌是一种常见的食源性致病菌，其感染引起的症状主要包括腹泻和呕吐、脱水、电解质紊乱、休克、肾功能受损以及免疫反应等方面。

1.腹泻和呕吐：腹泻和呕吐是霍乱弧菌感染最常见的临床症状，通常在发病初期出现。患者的大便呈现水样，严重者可为喷射状。呕吐物多为胃内容物，严重者可带有血液、胆汁或咖啡样物质。

2.脱水：随着腹泻和呕吐的加重，患者体液大量流失，导致脱水。患者可能出现口干、眼窝下陷、皮肤弹性消失等症状。严重者可出现意识模糊甚至昏迷。

3.电解质紊乱：霍乱弧菌入侵可导致体内电解质紊乱，使患者出现肌无力、抽筋、低血压等严重症状。若不及时治疗，可能导致电解质平衡失调加重，威胁患者生命安全。

4.休克：电解质紊乱进一步发展可能导致休克，表现为皮肤苍白、呼吸加速、尿量减少等。若不及时治疗，患者将面临生命危险。

5.肾功能受损：霍乱弧菌可引起急性肾功能衰竭，导致血尿、蛋白尿、高血压等肾损害症状。长期未得到有效治疗，将威胁患者生命健康。

6.免疫反应：霍乱弧菌入侵人体后，人体免疫系统会被激活，产生抗体。这些抗体可以中和霍乱弧菌，帮助人体恢复健康。

四、实验室检测及诊断

（一）实验室检验

1.检验程序：见图5-22。

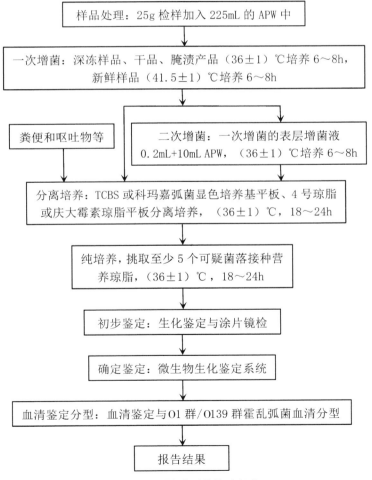

图5-22 霍乱弧菌检验程序

2.仪器与试剂

（1）设备和材料

实验室常规仪器、全自动微生物鉴定系统。

（2）培养基和试剂

碱性蛋白胨水、硫代硫酸盐-柠檬酸盐-胆盐-蔗糖（TCBS）琼脂、4号琼脂、庆大霉素琼脂。

3.样品采集、送检及保存

（1）样品的采集：

①食源性疾病样品：采集剩余的食物并将其放入无菌容器中。

②患者呕吐物、粪便：将呕吐物和粪便（未服用抗生素的患者）放入无菌容器中，对于直肠和肛门拭子，可以将拭子头切成含有少量无菌生理盐水的试管并送去检测。每个样本都应记录、标记和登记详细的背景信息。

（2）样品的保存与运输

标本应4~8℃冷藏保存、运输，4~6h内送检。

4.检验方法

（1）样品处理

①食品样品：称取25 g样品放入无菌均质袋中，加入225mL碱性蛋白胨水。用拍击式均质器拍打1~2min。冷冻产品，在45℃以下放置15min，或2~5℃解冻18h。

将深冻样、干品、腌渍产品于（36±1）℃培养6~8h，新鲜样品（41.5±1）℃培养6~8h（如无明显的细菌生长现象则继续培养，但不能超过20h）。

②疑似病人标本：直接划线接种选择性平板，于（36±1）℃培养18~24h。

（2）二次增菌

同时吸取上述一次增菌的表层增菌液0.2mL，加入10mL碱性蛋白胨水管中，（36±1）℃培养6~8h。

（3）分离

①在所有显示生长的一二次增菌管中用接种环蘸取一环表层增菌液，分别于TCBS（或科玛嘉弧菌显色培养基）平板、4号琼脂（或庆大霉素琼脂）平板上划线分离。于（36±1）℃培养18~24h。

②各种平板上霍乱弧菌的典型菌落特征见表5-37。

表5-37　霍乱弧菌在不同选择性琼脂平板上的菌落特征

选择性琼脂平板	霍乱弧菌
TCBS	圆形、变换半透明而中央不透明、表面光滑的黄色菌落，直径约3mm
科玛嘉弧菌显色培养基	蓝色，蓝绿色到绿色菌落
4号琼脂培养基	圆形、半透明、光滑湿润、灰黑色水滴样菌落、直径约3mm
庆大霉素琼脂平板	较大的灰褐色、半透明、扁平或稍凸起的菌落。48h后，菌落呈黄色，中心呈黑色

③纯培养　每个平板上各挑取5个或以上可疑菌落（少于5个全部挑取），接种于营养琼脂斜面（或平板），（36±1）℃培养18~24h。

（4）初步鉴定

①氧化酶试验：挑选单个菌落的纯培养物完成氧化酶试验，霍乱弧菌为阳性。

②黏丝试验：挑选纯培养的单个菌落进行黏丝试验，霍乱弧菌为阳性。

③涂片镜检：将可疑菌落涂片，进行革兰氏染色，镜检观察形态。霍乱弧菌为革兰氏阴性，呈弧形、逗点状等多形态，无芽孢。

④挑取纯培养的单个菌落，接种至三糖铁琼脂斜面，（36±1）℃，培养18~24h。观察在三糖铁琼脂中底层的反应为底层变黄不变黑无气泡，斜面颜色变黄。初步生化试验结果依据表5-38来进行判断。

表5-38　霍乱弧菌初步生化试验结果依据表

试验项目	结果
革兰氏染色镜检	＋
氧化酶	＋
黏丝试验	＋
动力	＋
蔗糖	＋
葡萄糖	＋
分解葡萄糖产气	－
乳糖	－/＋
硫化氢	－

注：＋阳性；－阴性。

（5）确定鉴定

初步鉴定结果相符者用微生物生化鉴定系统或商品化生化鉴定试剂进行系统鉴定。

（6）血清鉴定分型

①血清鉴定：自营养琼脂斜面上挑取纯培养物与O1群及O139群霍乱弧菌诊断血清做玻片凝集试验。玻片凝集用血清的效价一般应为1：40~1：50。可疑菌落纯培养物血清中出现明显凝集，生理盐水对照不凝集，结果为阳性。均不凝集直接报告未检出O1群及O139群霍乱弧菌。

②O1群霍乱弧菌血清分型上述确定为O1群霍乱弧菌的培养物，进行小川型、稻叶型血清凝集试验，并完成生理盐水凝集试验。

（二）霍乱弧菌的快速检测

1.免疫学检测方法：免疫学检测具有高特异性和高灵敏度，因此在霍乱弧菌快速检测中受到广泛关注。近年来，研究者开发出多种特异性抗体，通过与抗原的特异性结合，能够快速、准确地检测出霍乱弧菌。此外，免疫学检测方法的另一个优势是可以在样品中直接进行，不需要经过微生物培养，因此大大缩短了检测时间。

2.分子生物学检测方法：随着分子生物学技术的发展，尤其是基因组学和生物信息学的应用，分子生物学检测方法已成为霍乱弧菌快速检测的一个重要研究方向。例如，通过设计针对霍乱弧菌特异基因的引物和探针，利用聚合酶链式反应（PCR）技术可以在短时间内快速扩增目的基因，从而实现霍乱弧菌的快速检测。此外，基于核酸序列的分子生物学检测方法还具有高特异性和高灵敏度，能够在极低浓度下检测出霍乱弧菌。

3.新兴检测技术：除了上述几种常见的快速检测技术外，近年来还出现了一些新兴的检测技术，如生物传感器和免疫磁珠等。这些新兴技术通过将生物识别元件（如抗体、酶、核酸等）与信号放大装置（如光、电、化学等）相结合，能够实现对霍乱弧菌的快速、准确和灵敏检测。此外，这些新兴技术还具有操作简便、仪器化程度高等优点，有望在霍乱弧菌快速检测中发挥越来越重要的作用。

（三）诊断

1.临床表现主要包括急性腹泻、呕吐、低血压引起的头晕、心悸、脸色苍白等，当病情严重时，患者可能会出现休克症状，如呼吸加速、脉搏微弱等。患者还有可能会出现肾功能不全症状，如尿毒症、高血压等。

2.细菌学检验：从剩余的可疑引起食源性疾病食品与病人吐、腹泻物中分离出的菌株。

五、治疗与预防控制

（一）治疗

霍乱弧菌是一种引起急性腹泻和呕吐的病原菌，需要及时采取治疗措施。

1.补充液体：对于轻度脱水的患者，可以口服补液盐，同时需要注意饮食调整，多吃易消化的食物。对于严重脱水的患者，需要采用静脉补液的方法，同时密切关注患者的尿量和血压等生命体征。

2.抗生素：抗生素是治疗霍乱弧菌感染的常用药物。常用的抗生素包括四环素类、氨基糖苷类、喹诺酮类等。在使用抗生素时，需要注意用药剂量和用药时间，以避免耐药性的产生。

3.营养支持：霍乱弧菌感染患者常常会出现食欲不振和消化不良等症状，因此营养支持也是治疗中不可忽视的方面。可以通过肠内和肠外营养支持的方法来补充营养，以满足患者的营养需求。

（二）预防控制

霍乱弧菌的传播途径主要是通过粪口传播，因此预防传播也是非常重要的方面。需要注意个人卫生，如勤洗手、不喝生水等。此外，加强环境卫生和旅行卫生也是预防传播的重要措施。

1.饮食卫生：食物要彻底煮熟，特别是海产品、肉类、蛋类等高风险食品。其次，切菜板、刀要清洗消毒，避免交叉污染。此外，避免直接接触不洁食品，如用手抓取食物或用口尝试食物等。

避免直接食用生冷食品，如生蔬菜、生鱼片等。在食品加工过程中，要注意食品的加热和烹调温度，确保食品煮熟煮透。应该选择新鲜、无变质、无污染的食品，避免购买过期或假冒伪劣食品。此外，避免过度冷藏食品，因为这可能会导致食品变质或滋生细菌。

2.饮食习惯：养成良好的饮食习惯对于预防霍乱弧菌食源性疾病非常重要。首先，避免生食海鲜，因为这可能会导致霍乱弧菌感染。其次，保持良好的个人卫生，如勤洗手、戴口罩等，以避免食品污染。再次，定期消毒餐具，确保餐具的清洁卫生。

第十四节 气单胞菌食源性疾病

一、病原生物学

气单胞菌属（*Aeromonas*）是常见的腐物寄生菌，广泛地分布于自然，可以从淡水、污水、土壤、冷血动物、家禽和家畜等温血动物以及健康人和腹泻病人粪便中分离。气单胞菌属分类上归于弧菌科，革兰氏阴性短杆菌，需氧或兼性厌氧，4~45℃均能生长，最适生长温度为30℃，pH 5.5~9。在6.5%的NaCl中不生长。

气单胞菌属（*Aeromonas*）是一种常见的寄生真菌，广泛分布于自然界，可从水、土壤等环境中以及冷血动物、家畜等温血动物中分离，也可从健康人群和腹泻患者的粪便中分离。气单胞菌在分类上属于弧菌科。革兰氏阴性短杆菌是兼性厌氧细菌，最适生长温度为30℃，可在0~45℃生长，生长适宜pH值为5.5~9。在6.5%的NaCl中不生长。

气单胞菌属包括4个种，分别为嗜水气单胞菌、温和气单胞菌、豚鼠气单胞菌、杀鲑气单胞菌。气单胞菌可以产生不耐热的肠毒素，这些肠毒素在60℃、30min可破坏。中国已有多篇由嗜水气单胞菌和温和气单胞菌引起食源性疾病的报道。以嗜水性单胞菌引起食源性疾病为例。

（一）致病性

以往人们认为气单胞菌是一种对人类低毒的条件病原菌，只会在免疫功能低下的人群中引起机会性感染。然而，近年来，越来越多的报道称这种细菌会导致健康人腹泻。嗜水气单胞菌可引起食源性疾病，包括肠内和肠外感染。肠道感染主要导致健康个体的食源性疾病，如传染性腹泻。防御功能下降的慢性病人感染后可导致败血症、胆囊炎、腹膜炎等其他疾病，死亡率很高。

（二）致病物质

1.肠毒素：大约95%的嗜水气单胞菌、温和气单胞菌可以产生肠毒素。从腹泻患者粪便中分离的菌株中，80%~90%是产生毒素的菌株，而在环境和非腹泻患者中分离的毒株中，只有41%能产生毒素。目前，人们发现这种细菌可以产生至少3种不同类型的肠毒素：霍乱样肠毒素、细胞刺激性肠毒素和细胞毒性肠毒素。

气单胞菌霍乱样肠毒素、霍乱肠毒素出现交叉反应，其发病机制与霍乱肠毒素相似。细胞刺激性肠毒素不耐热，并且与霍乱肠毒素没有交叉反应，可以激活肠上皮细胞上的腺苷酸环化酶，导致细胞内cAMP水平升高，导致肠上皮细胞分泌过多。细胞毒性肠毒素，对Vero细胞具有毒性作用，并具有溶血活性。

2.黏附性：引起腹泻的肠道致病菌对肠黏膜的黏附性是其致病的第一步。研究证明，气单胞菌能产生可溶性的血凝素，并与霍乱弧菌的血凝素相似。产生血凝素的菌株可黏附到颊黏膜上皮细胞以及Hep-2细胞上。

3.侵袭性：气单胞菌的侵袭性与其生物型有关。嗜水气单胞菌和温和气单胞菌均有侵袭性的菌株，而豚鼠气单胞菌无侵袭性。感染带有侵袭性的气单胞菌的患者往往产生痢疾症状。

（三）生物学特性

1.形态与染色：气单胞菌是革兰氏阴性的杆菌或弧菌，单个或成对或短链排列，呈平直状或微弯曲，两端钝圆。长约1~4μm，有时呈长8μm丝状，通常为极端鞭毛，有时可见侧身鞭毛，有两个种无动力。无荚膜，不产生芽孢。

2.培养特性：气单胞菌是兼性厌氧菌。最高生长温度为38~41℃，最低为0~5℃。因而分为嗜温群和嗜冷群。大多数生化试验的最适温度是30℃。最适生长pH 5.5~9.0。多数气单胞菌在血琼脂平板上生长旺盛，呈β溶血。菌落圆形，隆起，微白半透明。在普通琼脂平板上，在普通琼脂平板上，有特殊芳香味，淡黄色或无色，微凸、光滑，菌落大小因培养时间及温度不同而存在差异，大的2~3mm，小的为针尖状。在麦康凯、SS琼脂平板上均能生长。不嗜盐，在6.5% NaCl中不生长。气单胞菌的绝大部分种对β-内酰胺类的抗生素具有多重耐药性，大量使用青霉素可为气单胞菌的富集创造条件。气单胞菌对热不稳定，56℃、5min，100℃、1min失活。对含氯消毒剂敏感。

3.生化反应：气单胞菌发酵葡萄糖产气。发酵麦芽糖、蔗糖、阿拉伯糖、果糖、海藻糖和甘露醇。不发酵木糖、侧金盏花醇、卫矛醇、肌醇和山梨醇。产生DNA酶、RNA酶、酯酶。精氨酸脱羧酶和精氨酸双水解酶阳性，鸟氨酸脱羧酶阴性。水解淀粉、液化明胶。氧化酶和触酶阳性。V-P试验阳性。还原硝酸盐为亚硝酸盐，尿素酶阴性。抗氨苄西林阳性。

4.免疫性：血清学分型有异质性。

5.抵抗力：致腹泻的气单胞菌可产生不耐热肠毒素，加热60℃，30min即可失去活性。

二、流行病学

1.季节性：春、夏、秋季均可发生。

2.引起食源性疾病食品：熟肉类、淡水鱼等。淡水鱼体内带染本菌，可引起淡水鱼暴发性败血症。据报道，熟肉制品气单胞菌带菌率为39.6%，其中嗜水气单胞菌为23.8%、温和气单胞菌为36.4%。另据报道，熟盐水虾的嗜水气单胞菌带菌率为5%，淡菜（带壳）为11.1%。从消毒奶中也分离出嗜水气单胞菌。据报道，在85℃牛奶中，30s仍能生存，1min才能完全被杀灭。

3.食品被污染和食源性疾病发生的原因：淡水及淡水鱼体内均可带染本菌，加工烹调过程中未有被彻底杀灭。腹泻病人的嗜水气单胞菌检出率为7.25%。砧板、盘子的气单胞菌检出率为48.5%。销售熟肉从业人员手上气单胞菌检出率为53.5%。熟肉制品内嗜水气单胞菌未被杀死或其被炊具、餐具重复污染，食后均可引起食源性疾病。

三、临床表现

气单胞菌感染的潜伏期1.5~20h之间，通常为8~13h。感染可分为两种临床类型。

1.急性胃肠炎型：主要症状为腹痛、腹泻和发烧。脐下疼痛，不严重。大多数患者低烧或不发烧，而少数成年人和一些婴儿可能会发高烧。腹泻多为水样大便，约30%~50%的病人有黏液性大便。儿童可能会出现痢疾样症状，伴有恶心、呕吐或血便，每天

3~8次不等。个别重症病人可能出现霍乱样症状。大多数病人症状较轻，病程较短，可在1~4d内自行痊愈。少数人可能会延迟数周。

2.败血症：经常发生在患有一些原发性慢性疾病和身体抵抗力降低的人群中。感染后，细菌进入血液后会引起败血症，并可影响多个器官，引起扁桃体炎、肺炎、胆囊炎、腹膜炎、心内膜炎、脑膜炎、坏死性肌炎、化脓性关节炎、脊髓炎以及皮肤和软组织脓肿。预后不佳。

四、实验室检测及诊断

（一）实验室检验

1.检验程序：见图5-23。

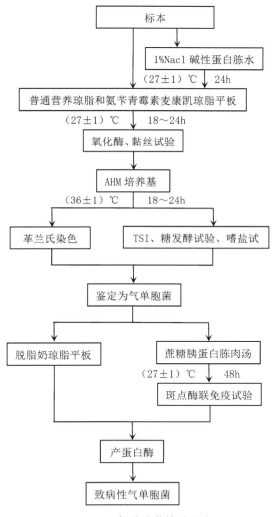

图5-23 气单胞菌检验程序

2.器材与试剂

（1）微生物实验室的常规无菌培养箱。

（2）0.2μm硝酸纤维素或者醋酸纤维素滤膜。

（3）1% NaCl碱性蛋白胨水氨苄西林麦康凯琼脂、营养琼脂、三糖铁琼脂、肌醇、枸橼酸盐、水杨素、甘露醇、阿拉伯糖、七叶苷、靛基质脱脂奶蔗糖胰蛋白胨琼脂蔗糖蛋白胨肉汤、含吐温-20的磷酸盐缓冲液、AHM鉴别培养基、嗜盐性试验培养基、氧化酶试剂、粘丝试验试剂和API 20E试条或VITEK GNI鉴定卡等产品。

3.样品的采集、送检与保存

用于检测气单胞菌的样本通常是肛拭子、粪便、血液、水或鱼类、蛙、禽类或牲畜肉皮肤或病变部位。

（1）粪便样本采集：在急性腹泻期间和患者接受抗生素治疗之前，应尽早进行粪便样本采集。取黏液或脓血部分液体粪便，取1~2mL絮凝物形成粪便至少取蚕豆大小的粪便，放入无菌容器或保存介质中进行检查。

（2）肛拭子采集：当无法获得粪便时，可以使用直肠拭子方法进行采集。用保存液或无菌生理盐水润湿棉拭子后，小心地将其插入直肠括约肌约2.5cm处，并轻轻旋转拭子。

（3）鱼类、蛙类或者其他动物的标本：可以无菌采集皮肤溃疡部位、肠道内容物或病变组织，并将其放置在无菌容器或保存培养基中进行检查。其他标本的采集可以根据常规微生物检测进行。

（4）样本采集后应尽快送去检查：如果不能立即送去检查，可以将其接种到运输培养基中，以保持细菌存活。在样品运输过程中，应使用适当的包装材料，以确保没有泄漏或引入外部污染。

4.检验方法

（1）分离鉴定

①增菌培养

A.粪便和血液标本，按1：10的比例增菌于1%氯化钠碱性蛋白胨水中。置（27±1）℃培养24h。

B.固体标本可取表面组织、肠内容物或病变部位组织按1：10的比例增菌于1%NaCl碱性蛋白胨水中，均质60s。放置于（27±1）℃培养（24±1）h。

C.水标本，将20mL水样经0.2μm微孔滤膜过滤。过滤后，将滤膜放置于1% NaCl碱性胨水中，于（27±1）℃培养（24±1）h。

②分离：将增菌后的培养液接种到营养琼脂平板、氨苄青霉素-麦康凯琼脂平板上，在（27±1）℃，培养18~24h。气单胞菌在营养琼脂上的菌落特征为光滑、微凸的圆形、无色或浅黄色的菌落。在氨苄西林-麦康基琼脂平板上菌落特征为乳白色菌落。将可疑菌落接种在营养琼脂斜面或平板上进行纯培养，（27±1）℃孵育24h。

③鉴定

A.氧化酶试验：试验结果为阳性。

B.黏丝试验：试验结果为阴性。

C.AHM鉴别试验：取少量纯培养物，用接种针将其穿刺接种到AHM培养基中。在（36±1）℃，培养24h。气单胞菌在AHM鉴定培养基的生化结果：上层紫色，底部为浅黄色，沿穿刺线以刷状生长，动力阳性。

D.嗜盐试验：分别在0%、3%和6%的氯化钠蛋白胨水中接种纯培养物。气单胞菌在蛋白胨水NaCl浓度为0%、3%时生长良好，在6%时则不生长。

E.靛基质试验：试验结果为阴性。

F.糖发酵试验：将纯培养物接种到TSI、阿拉伯糖、甘露醇、柠檬酸盐、肌醇、水杨酸培养基。在（27±1）℃，培养24h。气单胞菌在TSI斜面紫色或者黄色，底层黄色，不产气，不产H_2S。甘露醇、阿拉伯糖、水杨酸、七叶皂苷、肌醇和柠檬酸盐结果呈阳性。

气单胞菌属和弧菌属、邻单胞菌属的鉴别见表5-39，气单胞菌属和邻单胞菌属的生化反应见表5-40。

表5-39 弧菌属、气单胞菌属和邻单胞菌属的鉴别

试验	气单胞菌属	弧菌属	邻单胞菌属
O/129敏感试验（10μg/150μg）	R/R	S/S	S/S
TCBS生长	-	+	-
0% NaCl	+	-/+	+
6% NaCl	-	+	-

注：不同生产厂家的TCBS的选择性有明显差别，在试验中予以注意。

表5-40 气单胞菌属和邻单胞菌属的生化反应

试 验	嗜水A.	豚鼠A.	温和A.	维隆A.	简达A.	舒伯特A.	易损A.	类志贺邻单胞菌
氧化酶	+	+	+	+	+	+	+	+
O/129（10μg/150μg）	R/R	R/R	R/R	R/R	R/R	R/R	R/R	S/S
TCBS	-	-	-	-	-	-	-	-
0% NaCl	+	+	+	+	+	+	+	+
6% NaCl								
靛基质	+	+	+	+	+	-	+	+
葡萄糖产气	+	-	+	+	+	-	+	-
赖氨酸	+	-	+	+	-	-	+	+
精氨酸	+	+	+	-	+	+	-	-
鸟氨酸	-	-	-	+	-	-	-	+
V-P	+	-	+	+	-	-	-	-
阿拉伯糖	+	+	-	-	+	+	-	-
乳糖	-	+	-	-	-	-	-	-
蔗糖	+	+	+	-	-	-	-	-

续表

试 验	嗜水A.	豚鼠A.	温和A.	维隆A.	简达A.	舒伯特A.	易损A.	类志贺邻单胞菌
肌醇	−	−	−	−	−	−	−	−
甘露醇	+	+	+	+	+	−	+	−
水样素	+	+	−	+	−	−	+	v
七叶苷	+	+	−	+	−	−	+	−
β溶血	+	−	+	+	+	v	v	−

注：+：90%以上为阳性；−：90%以上为阴性；v：20%~80%阳性；R：耐药；S：敏感。以上生化试验可用VITEK GNI鉴定卡、API 20E鉴定系统等代替。

（2）气单胞菌的致病性鉴别

①脱脂奶平板试验：挑取少量纯培养物，在1%脱脂乳蔗糖胰蛋白酶平板上分离。放置于（27±1）℃，培养24h。观察结果：若菌落周围出现清晰、透明的溶蛋白圈，判定为阳性。

②斑点酶联免疫试验

A.挑取纯培养物少许，接种于蔗糖胰蛋白胨肉汤中。于（27±1）℃摇床30r/min培养（48±1）h。然后离心10min（1000r/min），取5μL上清液，点种于硝酸纤维素膜光面上，在（36±1）℃下干燥。再放入20%脱脂奶中，37℃封闭1h。

B.将硝酸纤维素膜在含吐温−20的磷酸盐缓冲液中洗涤5次，每次2min。放置于1：50兔抗气单胞菌蛋白抗血清中，（36±1）℃作用1h。重复上述洗涤5次，放置于1：10酶标羊抗兔抗血清中，（36±1）℃作用1h。重复上述洗涤5次，加入3,3−二氨基联苯胺和过氧化氢中观察显色。斑点显色出现后，加入离子水终止显色反应。（阴性对照为灭菌肉汤，阳性对照为蛋白酶阳性的气单胞菌，阳性对照推荐使用A.hydrophila ATCC 7966）。

C.结果观察：斑点显色出现后，加入离子水终止显色反应。出现明显棕色斑点者为阳性反应。

注：气单胞菌菌株致病性判定：脱脂奶平板试验、斑点酶联免疫试验其中一个试验结果为阳性，即可判定该受试菌株具有致病性。

附：培养基

1.AHM培养基

酵母提取物3.0g，蛋白胨5.0g，胰蛋白胨10.0g，L−盐酸鸟氨酸5.0g，肌醇10.0g，甘露醇1.0g，硫代硫酸钠0.4g，溴甲酚紫0.02g，枸橼酸铁胺0.5g，琼脂3.0g，蒸馏水1000mL。将以上成分均匀混合，加热溶解。温度降至20~25℃，调pH至6.7后分装，112℃高压灭菌15min。

2.脱脂奶蔗糖胰蛋白胨琼脂

磷酸二氢钾10.0g，蔗糖5.0g，氯化钠1.5g，脱脂奶粉10.0g，胰蛋白胨5.0g，琼脂15.0g，蒸馏水1000mL。将以上成分均匀混合，加热溶解。温度降至20~25℃，调pH至

7.0后分装，112℃高压灭菌15min。

3.蔗糖蛋白胨肉汤

磷酸二氢钾10.0g，蔗糖5.0g，氯化钠1.5g，脱脂奶粉10.0g，胰蛋白胨5.0g，蒸馏水1000mL。将以上成分均匀混合，加热溶解。温度降至20~25℃，调pH至7.0后分装，112℃高压灭菌15min。

（二）气单胞菌快速检测方法

气单胞菌，广泛存在于水生环境中，常从动物、食物和土壤环境中分离得到。目前，在气单胞菌属中，已确认的表型和基因种数量分别为14和16。气单胞菌的毒力因子包括：黏附因子、胞外酶和具细胞毒性、肠毒性和溶血性的外毒素。气单胞菌可引起人类急性胃肠炎和人类感染性腹泻，亦可造成肠道之外的感染，是自然界中重要的病原菌。引起人畜共患病气单胞菌的主要代表种包括温和气单胞菌、嗜水气单胞菌和豚鼠气单胞菌。气单胞菌耐药性形势日益严峻，多数菌株产生β内酰胺酶。大多数气单胞菌对青霉素、替卡西林、氨苄青霉素耐药，对先锋霉素、氨基糖苷类、碳青霉烯、四环素、氯霉素、复方新诺明和喹诺酮类敏感。目前，针对气单胞菌PCR快速检测方法主要依据温敏胞外蛋白酶（eprCAI）、丝氨酸蛋白酶（ahp）、细胞兴奋性肠毒素（alt）、细胞毒性肠毒素（act）和气溶素（aer）等基因。

气单胞菌的检测方法，除了传统的生化检测，还可以使用Biolog系统、API 32E系统、ATB Expression自动细菌鉴定仪ID 32E试剂条等鉴定方法。除此之外通过分子生物学的方法鉴定，通常使用PCR的鉴定方法，检测气单胞菌的7种细胞外毒基因，如气溶素（aer）、丝氨酸蛋白酶（ahp）、细胞毒性肠毒素（act）、温敏性细胞外蛋白酶（eprCAI）、热稳定细胞兴奋性产毒素（ast）和热不稳定细胞兴奋性肠毒素（alt）、溶血素（hly）。

章乐怡等对采用系统鉴定和分步筛选方法对食品样本中气单胞菌进行检测，分别用PCR法检测毒素基因aerA和hlyA，血平板法检测溶血现象，蛋白酶试验检测气单胞菌蛋白酶。通过对298份食品样本的检测，检出55株气单胞菌，阳性率18.46%；检出率由高到低依次为维罗纳气单胞菌温和生物变种和嗜水气单胞菌，分别为8.72%（26/298）和6.04%（18/298）；气单胞菌中，溶血菌株47.27%；蛋白酶阳性率30.91%，aerA和hlyA基因的阳性率分别为23.64%和21.82%。

王源等针对气单胞菌16S rRNA、丝氨酸蛋白酶ahp基因和气溶素aer基因设计引物建立了一种多重PCR检测法。该法可在同一反应体系中实现对16S rRNA、ahp基因、aer基因的同时检测，避免了普通PCR的漏检；该法只扩增致病性嗜水气单胞菌，细菌DNA模板的检出限为100fg，具有特异性好，敏感性高的特点。

王蓉等针对嗜水气单胞菌溶血素hlyA基因，建立了一种快速检测水产品病变部位和病人腹泻物嗜水气单胞菌的荧光定量PCR方法，该法耗时短、灵敏度高、特异性好，能对目标菌进行定量检测，通过对20株相关细菌和嗜水气单胞菌ATCC7966标准菌株的检测评价其灵敏度、特异性和重复性。结果显示：该方法对标准菌株能特异性检测，与其他相关菌株无交叉，4个浓度梯度目标菌的测定批内标准差在0.08~0.14间；定量的线性范围为$5.4×10^3$~$5.4×10^8$CFU/mL；检测用时30min。建立的方法在30min左右能够实现对水产品病变部位和病人腹泻物中嗜水气单胞菌的定量检测。

张新艳等针对温和气单胞菌和嗜水气单胞菌 16S rDNA 序列建立了一种快速检测上述细菌的 PCR 方法。用相关气单胞菌和其他病原菌进行验证性检测，结果显示：温和气单胞菌和嗜水气单胞菌有特异性扩增，其他几种常见的病原菌，包括杀鲑气单胞菌、易损气单胞菌、豚鼠气单胞菌、鳗弧菌、溶藻弧菌、创伤弧菌和副溶血弧菌无特异性扩增，说明建立的方法可以用于快速检测温和气单胞菌和嗜水气单胞菌，能够用于病原调查、病害预警和食源性疾病暴发处置等多个领域。

喻蔚利等针对嗜水气单胞菌 tbpA 基因设计引物，建立了一种快速检测嗜水气单胞菌的 LAMP 方法，优化反应体系 Mg^{2+} 浓度、时间和温度对其灵敏度和特异性进行了评价分析。结果显示：LAMP 的等温条件 59℃、扩增 40min，检测限能够达到 1pg/μL，其他菌株阴性，嗜水气单胞菌阳性，该法具有较好的特异和灵敏度，检测用时短，能够用于快速检测嗜水气单胞菌。

（三）诊断

1.大部分患者有食用鱼类或者其他水产品、熟肉制品等情况，主要临床表现是腹痛、腹泻、少部分患者有呕吐、恶心。

2.实验室检验：从患者粪便、剩余可疑食品中检出气单胞菌菌株。

3.血清学试验。

4.动物（小白鼠）试验：具有毒性。

（1）血清凝集试验：采取病人急性期与恢复期（病后 2 周左右）血清做凝集试验，恢复期凝集效价明显增高。

（2）交互吸收凝集试验：证实从引起食源性疾病食品与病人粪便牛分离出的菌株之间的抗原关系。

五、治疗与预防控制

（一）治疗

一般情况无需治疗。轻症给予口服补液、对症治疗即可，一般不用抗生素治疗。若病情严重，应及时补液，选用抗菌药物治疗。

（二）预防控制

烹调鱼类时应煮熟煮透，尽量不生食淡水鱼。防止淡水鱼与其他熟食的交叉污染。经冷藏贮存的熟海产品、熟肉制品，一定要彻底加热后食用。

第十五节　类志贺邻单胞菌食源性疾病

一、病原生物学

类志贺邻单胞菌（P.shigelloides，PS）属于弧菌科的邻单胞菌属（Plesiomonas），是邻单胞菌属唯一的一个种。

类志贺邻单胞菌在自然界广泛存在，在人类、家养动物、野生动物和水环境中均能分离到该菌，在动物和水中更为常见。该菌能够引起人类的肠胃炎、败血症、脑膜炎、腹泻和食源性疾病。是新的食源性致病菌。

类志贺邻单胞菌为兼性厌氧的G-直杆菌，最适生长温度为37℃，适宜pH范围是6.4~10，最佳pH为8.4。

（一）致病性

该菌可引起食源性疾病，是近年来发现的新的食源性致病菌。目前，多个国家从散发和暴发的食源性疾病腹泻患者粪便、脑脊液、血液样本中分离到该菌，且其趋势愈加明显。现阶段，人类受到感染引起疾病多由摄入被水污染的食物和鱼类引起，这类现象在非洲和东南亚地区更为多见。类志贺邻单胞菌食源性疾病最常见的症状为胃肠炎，表现为呕吐、腹泻、腹痛，其中腹泻较多见，其发病不分年龄，潜伏期一般为几小时或者一周。

（二）致病物质

类志贺邻单胞菌的致病性近年来引起国内外学者的关注，由该菌引起食源性疾病的报道屡见不鲜。Sanayal等的研究中，此菌存在耐热性及易热性二种肠毒素。Muq等的研究中，从腹泻病人分离的菌株虽然都有耐热性肠毒素，但只有76%的菌株有易热性肠毒素。关于类志贺邻单胞菌的致病机制尚未得到充分探讨，是否产生肠毒素也尚未确定。

（三）生物学特性

1.形态与染色：类志贺邻单胞菌是圆端直杆菌，大小为（0.8~1.0）μm×3.0μm，革兰氏染色为阴性。在显微镜下排列成单链、双链或短链形状，无荚膜，在电子显微镜下可见丛毛，大部分为2~5根短鞭毛。

2.培养特性：类志贺邻单胞菌是一种兼性厌氧细菌，SS平板上的菌落特征为圆形、光滑、无色、半透明且中等大小。在MAC平板上的菌落特征为圆形、透明、无色。在血琼脂平板上形成光滑、不溶血灰色菌落，在TCBS平板上不生长。

3.生化反应：该菌靛基质、氧化酶试验、硝酸盐还原试验、鸟氨酸脱羧酶、赖氨酸脱羧酶、精氨酸双水解酶和动力阳性；发酵麦芽糖、葡萄糖和肌醇；不发酵蔗糖、甘露醇；不液化明胶；不水解七叶苷；对O/129敏感。

二、流行病学

1.季节性：食源性疾病多发生在夏、秋两季，冬季最低。

2.引起食源性疾病食品：主要是由淡水鱼以及甲壳类、贝壳类海产品，以及禽肉畜肉等。国内外报道，淡水鱼带菌率最高，其他依次为禽肉、甲壳类海产品、畜肉。

3.食品被污染和食源性疾病发生的原因：是由于人和动物的粪便中携带该菌，污染水源和环境，导致食品受到污染。据相关报道，腹泻病人本菌的带菌率为1.7%~2.9%。生食、烧烤和腌制海产品等饮食习惯，加上受污染的水源及海产品是类志贺邻单胞菌引食源性疾病发生的重要原因之一。

三、临床表现

潜伏期最短2.5h，最长23h。主要表现为腹痛、腹泻，部分病人有恶心、呕吐等胃肠道不适症状，均无头痛、发热等其他不适症状。腹泻为水样便，每日3~5次。少数患者有发热、头晕等。临床症状轻的患者，病程较短，多为1~2d。

四、实验室检测及诊断

（一）实验室检验

1.检验程序：常用的检验方法是细菌分离培养、生化鉴定、血清学分型。实验室检测严格按照生物安全规定进行，检验程序见图5-24。

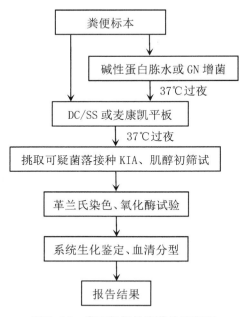

图5-24 类志贺邻单胞菌检验程序

2.样品的采集、送检：采集腹泻患者的新鲜粪便，水样便采集1~3mL，成形粪便采集1~2g，也可采集肛拭子（注：采集时注意采样位置和棉拭子大小，避免采样量过少）。采集标本后立即接种碱性蛋白胨水送检，如不能立即检测，用Cary-Blair运送培养基保存送检。

3.检验方法

（1）分离鉴定

①培养：对于腹泻患者通常同时进行直接分离和增菌后分离培养。

直接分离：取粪便标本，直接接种在MAC、SS或DC（改良的柠檬酸脱氧胆酸钠）琼脂平板上，在37℃过夜培养。

增菌分离：用无菌棉签蘸取0.5~1.0g粪便，或直接将肛门拭子接种到碱性蛋白胨水中。在37℃下培养16~18h，然后取增菌液的上层培养物，将其划线接种到MAC、SS或DC琼脂板上。

②鉴定：类志贺邻单胞菌在选择性平板上的菌落特征：在MAC琼脂平板上圆形、无色、半透明菌落。在SS琼脂平板上，透明小菌落。在DC琼脂平板上圆形、光滑、湿润，直径2mm大小蓝色菌落（菌落中心颜色较深，周围颜色浅）。

可疑菌落接种三糖铁琼脂斜面和肌醇，在37℃下培养18~24h。将底层发酵葡萄糖，不产气，H_2S阴性，肌醇发酵产生酸的菌株，进行氧化酶检测。如果氧化酶呈阳性，革兰氏染色为阴性，再进行进一步的生化试验。

AHM鉴别培养：接种针挑取单个氧化酶试验阳性菌落，于AHM鉴别培养基上穿刺接种。37℃、24h培养。实验结果：顶部仍为紫色或部分菌株为黑色，底部淡黄色；穿刺线动力阳性，呈刷状生长。

生化鉴定：初筛试验为阳性的菌株，经纯培养后进行下列系统的生化试验，脱脂奶平板试验阳性或斑点酶联免疫试验阳性，可确定类志贺邻单胞菌。可使用API20E或API20NE或细菌全自动鉴定系统，进行生化鉴定。该菌与气单胞菌和弧菌属细菌区别鉴定见表5-41。

表5-41　邻单胞菌属和弧菌属、气单胞菌属的鉴别

试　验	邻单胞菌属	气单胞菌属	弧菌属
O/129敏感试验（150μg）	S	R	S
TCBS生长	−	−	+
0% NaCl	+	+	−/+
3% NaCl	+	+	+
6% NaCl	−	−	+
氧化酶	+	+	+
O/F试验	F	F	F
甘露醇	−	+	+
肌醇	+	−	−
酯酶	−	+	+
明胶酶	−	+	+
赖氨酸	+	v	v
鸟氨酸	+	−	v
精氨酸	+	+	v

注：类志贺邻单胞菌对10μg和15μg的O/129均敏感，肌醇阳性，可与气单胞菌属鉴别。在不含盐的蛋白胨水中生长，在TCBS平板和6%盐水中不生长，可与弧菌属鉴别。氧化酶阳性、动力阳性可与志贺菌属鉴别。

（2）血清分型：

采用纯培养物做血清凝集试验。先做多价血清凝集，结果为阳性的再做单价血清的凝集。与O多价血清不凝集的菌株，可与单价O17再做凝集，仍不凝集视为未定型菌株。

附：培养基

改良去氧胆酸钠枸橼酸钠琼脂（DC）：分别称取胰蛋白胨10g，去氧胆酸钠5g，牛肉膏3g，琼脂15~20g，甘露醇10g，枸橼酸钠20g，枸橼酸铁铵1g，将各成分溶于蒸馏水中，调整pH 7.4，加蒸馏水至1000mL，分装压力蒸汽灭菌备用。临用时加入乳糖10g和指示剂，0.5%酸性复红15mL，1%溴麝香草酚蓝10mL。

（二）类志贺邻单胞菌快速检测方法

类志贺邻单胞菌（Plesiomonas shigelloides，PS）是近年来新发现的一种引起食源性

疾病的病原菌，国内外学者针对其检测方法、病原特性、对人及动物致病性、生态分布等进行了深入研究，该菌同弧菌属、气单胞菌属和假单胞菌属的生化特性和形态生理相近。在血清学方面，类志贺邻单胞菌会与侵袭大肠埃希菌和痢疾志贺菌发生交叉凝集，区别主要在类志贺邻单胞菌氧化酶试验阳性，在其引起的食源性疾病患者中，不会有里急后重症状的发生。

生化鉴定技术：李槿年等对28株分离自某水产养殖场内发病蟹、鳖、鱼体内的致病菌用G-菌编码鉴定培养基鉴定，结果显示26株菌可鉴定到种属水平，仅2株菌未能鉴定。该生化编码鉴定法克服了自动化生化鉴定仪器设备昂贵的缺点，同时较传统的生化鉴定相比，更准确、快捷、简便，实用价值高。目前，使用较多的自动化生化鉴定系统有：BI-OLOG全自动微生物鉴定系统、ATB细菌鉴定系统、BD PhoenixTM100全自动细菌及药敏鉴定系统、ID32E微量鉴定系统和API细菌鉴定系统，上述系统都可以用来进行对类志贺邻单胞菌的生化鉴定。全自动生化鉴定系统有高效、灵敏、准确、快捷等多种优点，但因其成本高，基层难以推广。

免疫学诊断技术：该技术基于抗原与抗体间特异性结合，具有快速、灵敏度高、特异性强特点，广泛应用于鱼类疾病病原菌检测。张新艳等通过制备效价1:1.28×10^{5}的兔抗类志贺邻单胞菌血清，建立了一种间接ELISA检测类志贺邻单胞菌的方法，结果显示，该方法制备的抗体特异性强，与其他水产常见弧菌科病原菌无交叉，可用于类志贺邻单胞菌的检测。

分子生物学检测技术：该技术主要通过对病原菌目标基因进行鉴定，以达到区分和鉴定病原菌的目的，具有灵敏度高、快速、准确的特点。目前，常见的分子生物检测技术有PCR、荧光定量PCR、序列对比和核酸杂交技术等。Levin等利用PCR技术对牡蛎和蛤蚌中类志贺邻单胞菌进行检测，对不同处理方式（DNA纯化、添加BSA和添加甲醛）进行研究，结果表明：添加BSA、DNA纯化可将PCR的灵敏度提高为2×10^{5}CFU/g；牡蛎和蛤蚌未经富集处理其灵敏度为200CFU/g，但将0.1%BSA加入PCR反应后灵敏度提高为60CFU/g；牡蛎和蛤蚌未经富处理，PCR反应明显受到其组织样本的抑制作用，灵敏度为6×10^{5}CFU/g，加入4.0%甲醛后，PCR反应的抑制明显降低，灵敏度提高为6×10^{2}CFU/g；通过比较不同处理方式，包括甲醛+BSA+DNA纯化处理、甲醛+DNA纯化和甲醛+BSA，得出其灵敏度均为2×10^{2}CFU/g。

Gonzalez-Rey等针对类志贺邻单胞菌基因23Sr R NA（C-906，G-1189）设计引物，建立了一种区分与上述基因密切相关的病原菌类志贺邻单胞菌、气单胞菌、弧菌和变形杆菌的方法，利用建立的方法可以很好地实现检测人类食源性疾病、动物和水生环境中的类志贺邻单胞菌。孟双等针对类志贺邻单胞菌基因*hugA*设计了一种特异性高、灵敏度强、快速检测类志贺邻单胞菌的LAMP方法，选取33株非类志贺邻单胞菌的病原菌进行检测对其方法评价，结果显示上述病原菌均未被检出；该法的灵敏度较普通PCR高100倍，能灵敏、快速检测类志贺邻单胞菌。

（三）诊断

1.流行病学和食源性疾病表现：有食用淡水鱼及其制品或受其污染食品史，症状表现轻微，以腹痛、腹泻、恶心、呕吐为主。

2.细菌学检验：从剩余可疑食源性疾病食品或炊具与病人粪便中分离出生化反应一致的菌株。

3.血清学试验：用类志贺邻单胞菌O1~O50及多价血清进行分型。从引起食源性疾病食品与病人粪便中分离出的本菌血清型相同。

4.动物（小白鼠）试验，具有毒性。

五、治疗与预防控制

（一）治疗

1.一般无须抗生素治疗。如需抗生素治疗，可选用氯霉素、土霉素、卡那霉素、阿米卡星、庆大霉素、头孢菌素等，对其敏感。对青霉素、氨苄西林、红霉素、多黏菌素B、克林霉素等有不同程度的耐药性。

2.对症和支持治疗。

（二）预防控制

同气单胞菌食源性疾病的预防控制。

第十六节　空肠弯曲菌食源性疾病

一、病原生物学

空肠弯曲菌属螺旋菌科弯曲菌属，为微嗜氧G-菌，其最适生长条件为10% CO_2、2.5%~5% O_2环境，不能在厌氧及有氧条件下生长。

空肠弯曲菌是常见的食源性人畜共患病病原菌，可引起胃肠炎，表现为恶心、发烧、腹泻和腹痛等症状，多数感染为自限性，少数特定型别可引起格林-巴利综合征，简称GBS，该综合征严重时会使人呼吸麻痹死亡。目前，与人类感染有关的弯曲菌主要有大肠弯曲菌、空肠弯曲菌和胎儿弯曲菌胎儿亚种等。

空肠弯曲菌广泛存在于自然界，在动物和人粪便中可存活4周，水中可存活5周，能从多种动物中分离出来，引起人类感染的动物主要是鸡，该菌在25℃条件下不能生长，在37℃、43℃能生长良好，它的血清型众多，在我国多见的型别为1型、2型、4型、9型和36型。

（一）致病性

空肠弯曲菌是引起人类腹泻的主要致病菌之一，它也是重要的食源性致病菌，可通过食物链感染人，主要引起人的发热和急性肠胃炎、格林-巴利综合征（GBS），可通过肠黏膜入血从而引起心内膜炎、脑膜炎、关节炎、骨髓炎、肾盂肾炎等全身性疾病。

（二）致病物质

目前，因动物模型染毒后常表现为无症状排菌，而无临床症状出现，故其致病机制还尚不清楚。有证据表明，空肠弯曲菌的毒力因素包括毒素、侵袭性和黏附性和定植性等4个方面，其中Fla、Pebl、CadF等与吸附和定植相关；CiaB、PldA等与侵入相关；内毒素、外毒素、细胞紧张性毒素和细胞致死性膨胀毒素与入侵宿主后产生症状相关。

（三）生物学特性

1.形态与染色：空肠弯曲菌是弯曲、细长、不形成芽孢、无荚膜的G-小杆菌。其形态多样，表现为长约0.5~5μm、宽约0.2~0.8μm的弯曲杆状或螺旋形，亦有海鸥状或"S"出现。该菌有动力，运动活泼，有2~3倍菌体长度的鞭毛，一般生长在菌体两端或单端。空肠弯曲菌在培养时间超48h后，菌体衰老且形态多为球状，繁殖能力丧失。

2. 培养特性：空肠弯曲菌最适生长温度37~42℃，微需氧，在5%O_2、10%CO_2、85%N_2气体环境条件下长势最好。该菌对培养条件要求高，普通培养基上难以生长，一般选用血琼脂平板，例如哥伦比亚血琼脂平板。选择性琼脂培养基通常选用mCCDA琼脂平板、Skinow血琼脂平板。在mCCDA琼脂平板上的菌落通常为深灰色，有金属光泽、潮湿、扁平，呈扩散生长的倾向，Skinow血琼脂平板上的菌落为灰色、扁平、湿润有光泽，沿接种线向外扩散。

3. 生化反应：空肠弯曲菌不水解尿素和明胶；过氧化氢酶、氧化酶阳性、可还原硝酸盐；V-P、MR试验阴性；不产生色素、无脂酶活性；不发酵糖类、代谢无中性或酸性产物。

4. 抗原构造：空肠弯曲菌抗原同肠杆菌相似，可分为O、H和K抗原，依据O抗原的可将其血清型划分为45种，以O抗原为基础，按照空肠弯曲菌的热稳定性（HS）抗原进行分型，即Penner分型方法，可以将空肠弯曲菌分成近100个血清型。中国导致格林-巴利综合征的空肠弯曲菌菌株的血清型主要为HS:19，腹泻患者感染菌株的血清型主要为HS:37，HS:6，HS:7等。

5. 抵抗力：空肠弯曲菌对外环境抵抗力弱，56℃加热5min、弱消毒剂、日光照射和干燥环境等条件下即被杀灭。培养物放置冰箱中很快死亡，干燥环境中仅存活3h。对红霉素、新霉素、庆大霉素等抗生素敏感。近年发现了不少耐药菌株。

二、流行病学

1. 季节性：全年均可发病，多发生在夏、秋季节（5~10月）。

2. 引起食源性疾病食品：鸡肉是引起人类空肠弯曲菌食源性疾病的主要禽类。其主要污染途径为：①受到生鲜鸡肉污染的食品。②未经彻底煮熟的鸡肉或其他禽肉。③被空肠弯曲菌污染的水源。④未经充分加热的牛奶及其制品。

3. 食品被污染和食源性疾病发生的原因：与沙门氏菌引起的食源性疾病类似。空肠弯曲菌广泛存在于猪、牛、羊等家畜类和鸡、鸭、火鸡和野生鸟类等禽类的肠道中。据相关报道，禽类的带菌率较高，其中鸡的携带率为57.7%，鸭为30.8%，鹅为63.4%，其次是畜类，猪的带菌率为58.8%，奶牛为29.4%。而健康人群的带菌率是0~1.3%，腹泻患者细菌的检出率是5%~10.4%。由此可见，空肠弯曲菌污染食物的重要原因是动物粪便。因此，用于处理被该菌污染肉类的工具和盛放容器可能会存在没有彻底清洁和消毒的情况，导致交叉污染熟食。

三、临床表现

空肠弯曲菌疾病患者的临床表现多为发热38~40℃、腹泻、呕吐或肌肉痛。潜伏期为1~11d，一般为2~5d，病程约7~10d。其症状主要表现为发热、腹痛、黏液或水样便腹泻，严重者有血便。该菌会引起局部并发症，包括胃肠出血、腹膜炎、胰腺炎和胆囊炎等；对于一些免疫力低下的人群，包括老人、婴幼儿疾病患者有时会出现菌血症。该菌引起的感染大多为自限性，少数特定型别可引起格林-巴利综合征，预后不佳。

四、实验室检测及诊断

（一）实验室检验

1.检验程序：见图5-25。

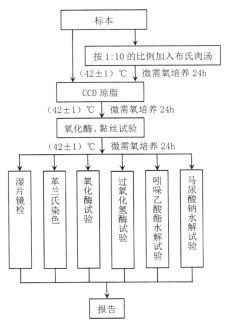

图5-25 空肠弯曲菌检验程序

2.器材与试剂：微生物实验室常规无菌条件。

仪器：培养箱、均质器或微需氧培养设备（微需氧条件为：5%O$_2$、10%CO$_2$、85%N$_2$）、厌氧罐、蜡烛缸、微需氧袋、0.2~0.45μm醋酸纤维素或硝酸纤维素滤膜、全自动微生物鉴定仪。

Cary-Blair运送培养基、布氏肉汤、CCD琼脂、哥伦比亚琼脂（含5%去纤维血）、API生化鉴定系统。

3.样品采集、送检及保存：空肠弯曲菌检验的标本有受污染的食品、家禽、家畜及粪便、肛拭子、血液等。要特别注意的是：

（1）粪便、肛拭子及血液标本应尽量在患者未使用抗生素治疗前采集。

（2）空肠弯曲菌在25℃条件下，其存活时间不到24h，因此标本在原始分离前需放冰箱或冷藏保存。

（3）标本采集后尽快检验，尽量在2h内完成。不能及时检测的标本，用Cary-Blair半固体培养基，在4℃下运输和保存。

（二）检验方法

1.显微镜检查

（1）将可疑菌落涂片作革兰氏染色：本菌为革兰氏阴性菌，大小约为(0.3~0.4)μm×(1.5~3)μm，呈逗点状，两菌体的末端相接时呈S形、海鸥展翅形或螺旋状。在固体培养基上培养时间过久，或在不适条件下培养的培养物则常常呈球形菌。

（2）挑取可疑菌，以生理盐水制作湿片，在油镜或相差显微镜下观察，弯曲菌动力明显，呈螺旋样运动。

2.分离鉴定

（1）增菌

①不同标本的增菌培养

A.粪便和肛拭子：将约0.1g粪便接种布氏肉汤，肛拭子可直接放入布氏肉汤，（42±1）℃微需氧培养24~44h。

B.血液、脑脊液等标本：将血、脑脊液接种硫乙醇酸钠肉汤培养基，（42±1）℃微需氧培养24h。（因空肠弯曲菌只生长在硫乙醇酸钠肉汤表层下2~5mm处，表层或深层均不生长，分离培养时，必须取此部位的增菌液划线分离）。

C.其他固体标本：按1：10的比例加入布氏肉汤，在25r/min摇床缓慢摇动5min或在乳钵中均质后，置（42±1）℃微需氧培养24~44h。或取10g标本加入90mL灭菌生理盐水，用乳钵研磨，静止20min，3000r/min离心10min，取其沉淀物进行增菌。

D.水标本：取水标本至少100mL，用孔径为0.45μm的醋酸纤维素或硝酸纤维素滤膜过滤，然后将滤膜与适量的布氏肉汤混合，置（42±1）℃微需氧培养24h。

②增菌培养的注意要点

A.空肠弯曲菌对pH十分敏感，当标本加入布氏肉汤后应以1~2mol/L的NaOH调整pH至7.5±0.2，以利于空肠弯曲菌的生长。

B.当原始标本存在大量杂菌时，建议将标本进一步10倍稀释2~3次后，再作增菌培养。这样不但可使增菌液中的抗生素更有效地抑制杂菌，同时能使空肠弯曲菌充分利用微需氧环境生长。

C.不新鲜或曾置于冰箱保存的标本，在增菌培养前推荐采用预增菌的方法。预增菌的方法：将标本加入增菌液中，在微需氧条件下，30℃培养3h，再在（36±1）℃培养2h。或在微需氧条件下，在（36±1）℃培养4h。若条件允许应置水浴摇床中培养。然后再移至（42±1）℃，培养20~44h。

D.增菌用的容器应留有适当的空间，瓶口不能太密闭，以便于微需氧气体充分渗透到大容积的标本中，为空肠弯曲菌提供适宜的生长条件。

（2）分离培养

液体标本、拭子或增菌液四区划线接种至CCD琼脂平板，微需氧条件下，41℃±1℃、48h培养。在CCD平板上弯曲菌呈湿润、灰色、不规则圆形菌落；结肠弯曲菌为突起、湿润、奶油灰色菌落；空肠弯曲菌为有或无金属光泽、灰绿色菌落。

3.生化试验：将可疑菌落划线接种到哥伦比亚血琼脂平板上分纯，置（42±1）℃微需氧培养48h。挑取纯培养物作生化试验。

（1）过氧化氢酶试验：空肠弯曲菌过氧化氢酶阳性。

（2）氧化酶试验：空肠弯曲菌氧化酶阳性。（做氧化酶试验时不得使用含铁接种环，否则会出现假阳性反应。在含活性炭的培养基平板上分离的空肠弯曲菌，会出现假阴性反应，需特别注意）。

（3）马尿酸盐水解试验：用接种环自哥伦比亚血琼脂平板上刮取菌苔，接种到

0.4mL的1%马尿酸钠溶液中，振摇试管以分散培养物，置（36±1）℃中培养2h。然后加入0.2mL茚三酮试剂，（36±1）℃放置10min，出现紫色或蓝色者为阳性反应，无色或灰色为阴性反应。以阴性菌株和阳性菌株做对照。空肠弯曲菌为阳性反应。

（4）吲哚乙酯水解试验：取50μL 10%吲哚乙酸酯溶液，湿润直径为60mm的纸片，将纸片在空气中晾干。挑取可疑菌落的纯培养物，直接涂抹在纸片上，同时加一滴灭菌蒸馏水，观察5~10min。纸片显示蓝绿色为阳性反应。空肠弯曲菌为阳性反应。

（5）弯曲菌的生化鉴别：见表5-42。

表5-42 弯曲菌属生化特性

	触酶	硝酸盐	亚硝酸盐	氢气需要	脲酶	硫化氢	马尿酸盐	吲哚	15℃生长	25℃生长	42℃生长	3.5%氯化钠	1%甘氨酸	麦康凯	萘啶酸	噻孢霉素
空肠C.空场亚种	+	+	-	-	-	-	+	+	-	-	+	-	+	+	S	R
空肠C.多氏亚种	v	-	-	-	-	-	v	+	-	-	+	-	+	-	S	S
结肠C.	+	+	-	-	-	-	-	+	-	-	+	-	+	+	S	R
直肠C.	+	+	+	+	-	-	-	-	-	-	v	-	+	ND	S	ND
胎儿C.胎儿亚种	+	+	-	-	-	-	-	-	+	-	-	-	+	+	v	S
胎儿C.爱神亚种	+	-	-	-	-	-	-	-	+	-	-	-	+		R	S
海鸥C.	+	-	-	-	-	v	-	-	-	-	+	-			R	R
乌普拉萨C.	v	+	-	-	-	-	-	+	-	-	+	-	v	-	S	S
豚肠C.	+	+	-	v	-	+	-	-	-	-	+	-	+		R	S
唾液C.唾液变种	-	+	+	-	-	+	-	-	+	-	-	-	-		R	S
唾液C.牛变种	-	+	+	-	-	+	-	-	-	-	-	-	-		R	S
唾液C.粪变种	+	+	+	-	-	+	-	-	-	-	-	-	+		R	S
瑞士C.	-	+	ND	-	ND	-	-	-	-	-	v	v	ND		R	
黏膜C.	-	+	+	-	-	+	-	-	-	-	-	-	+		R	S
简洁C.	-	+	+	-	-	+	-	-	-	-	+	-	+		R	R
西洼C.	-	+	ND	-	+	-	-	-	-	-	+	-	ND		R	S
弯C.	-	+	+	-	-	+	-	-	-	-	+	-	+		ND	S	ND

注：v：多数阳性；ND：无资料；S：敏感；R：不敏感。

4.血清学分型：可疑菌落经生化反应确认为空肠弯曲菌后，通过玻片凝集和被动血凝试验进行血清学分型。1985年有国际会议建议弯曲菌的血清学分型采用Lior和Penner系统，Lior通过玻片法检测活菌不耐热抗原，Penner通过被动血凝试验测定弯曲菌耐热抗原，故将其称为HL和HS系统。

（1）Lior活菌玻片凝集试验

取待测菌，用多价因子血清与其做玻片凝集试验，确定多价组，再用多价组的单价血清逐一试验，确定菌型。

（2）Penner被动血凝试验

①盐水浸出抗原的制备：将待检菌接种于5%不加抗生素的羊血布氏琼脂培养基，微需氧42℃、24~48h培养，刮取新鲜菌苔制成$1×10^9$CFU/mL菌悬液，100℃加热1h，离心取上清液低温保存。

②红细胞：用磷酸盐缓冲盐水（氯化钠6.5g、磷酸氢二钠3.5g、蒸馏水1000mL，盐酸调pH至7.0），取绵羊红细胞用戊二醛处理后洗涤3次，最后一次3000r/min、10min离心，弃去上清液，沉淀PBS配成1%红细胞悬液。

③致敏：将1%羊红细胞与抗原上清液（必要时须用PBS稀释）等量混合，置于37℃条件下，时长摇动，1h后离心弃上清液，沉淀用PBS洗3次，最后制成0.5%红细胞悬液。

④血凝试验：分别将稀释后的多价血清滴加到U型板各孔内（每孔25μL），同时加入等量的致敏红细胞，振荡1~2min，静置36℃、2h，观察结果，用+或−表示并记录凝集强弱结果。若某个多价血清凝集，再利用该多价血清中包含的单价血清逐一试验，直至确定菌型。

5.生物学分型：在缺少血清分型的条件下，可对空肠弯曲菌进行生物分型。

（1）Merbert生物学分型：见表5-43。

表5-43　空肠弯曲菌生物学分型（Merbert）

生物型	马尿酸水解	碱性磷酸酶	DNA酶
1	+	+	+
2	+	+	−
3	+	−	+
4	+	−	−
5	−	+	+
6	−	+	−
7	−	−	+
8	−	−	−

（2）Lior生物学分型：见表5-44。

表5-44　空肠弯曲菌生物学分型（Lior）

试验方法	1	2	3	4
马尿酸水解	+	+	−	−
产生硫化氢	−	+	−	+
茶啶酮酸	+	+	+	−

6.分子生物学分型：空肠弯曲菌的分子生物学分型技术主要为脉冲场凝胶电泳（PFGE）技术，标准操作方法来自国家食品安全风险评估中心《食源性疾病监测工作手册》，详见第六章第一节。

（三）空肠弯曲菌快速检测

空肠弯曲菌是引起人类食源性腹泻的主要病原菌之一，快速及特异地检测该致病菌对控制弯曲菌病传播至关重要。近年来，基于核酸、蛋白水平的空肠弯曲菌的快速检测技术包括PCR、荧光PCR、免疫技术、LAMP等，由于简便快速、敏感性高、特异性强等特点被广泛应用实际。

CAM试验是梅里埃公司自动荧光免疫分析仪系统VIDAS中的快速检测弯曲菌的试验，该试验可以实现对增菌2d后食品中lari弯曲菌、空肠弯曲菌和大肠弯曲菌的检测。针对空肠弯曲菌保守序列基因包括23S、*mapA*、*hipO*和*gyrA*设计引物，可以建立弯曲杆菌的多重PCR检测方法，对菌悬液的检出限为8~15CFU/mL。建立弯曲菌的免疫吸附磁珠技术，可不增菌捕获样本中的目标菌；针对弯曲菌马尿酸酶基因*hipO*、鞭毛蛋白A基因*flaA*设计引物，建立的IMC-FPCR检测方法，检出限最低达10CFU/mL，可实现在24h内完成检测。

Masdor等利用鼠单克隆抗体和兔多克隆抗体建立了一种双抗夹心检测空肠弯曲菌的方法，该方法与其他非空肠弯曲菌无交叉，对制备的空肠弯曲菌菌悬液检出限为150CFU/mL；Wang Hong等建立了一种检测禽肉中空肠弯曲菌的荧光免疫测定方法，该方法基于量子点-荧光共振能量转移的原理，所建立的方法在2h以内即可完成检测，检出限为30~50CFU/mL。

何蕊等针对弯曲菌*ceuE*、*mapA*和*16S rRNA*设计引物，建立了一种能检测结肠弯曲和空肠弯曲菌的双重*PCR*法，该方法可将上述两种目标菌分别扩增，对其他弯曲菌不扩增。Kamei等针对*cdt*基因，建立了一种能同时检测*C.lari*、*C.hyointestinalis*、*C.upsaliensis*、*C.coli*、*C.fetus*和*C.jejuni*等6种弯曲菌的多重PCR方法，通过比较扩增产物大小对不同种致病菌进行区分；对*C. lari*、*C. coliC.*和*C.jejuni*中特异性基因*glyA*和*asp*扩增，可以实现对上述三种菌的检测，其中检测*C.lari*的灵敏度为0.016 ng/PCR，检测*C.coli*和*C.jejuni*的灵敏度为0.017ng/PCR。

Mayr等建立一种快速检测*C.lari*、*C.jejuni*和*C.coli*的多重实时荧光PCR方法，检测*C.coli*、*C.lari*和*C.jejuni*的灵敏度分别为500fg、50fg和50fg。利用上述三种弯曲菌人工污染食品样本并进行检测，结果显示，增菌前的检出限为1~10CFU/25g；增菌48h后，利用该方法对400份食品进行弯曲菌检测，在2d内可给出结果，检出率较传统的方法高，为55.4%。Kamei等针对基因*cdt*设计通用引物对*C.upsaliensis*、*C.helveticus*、*C.lari*、*C.hyointestinalis*、*C.fetus*、*C.coli*和*C.jejuni*进行扩增，通过对扩增后的产物片段长度多态性分析，可以达到检测分离上述弯曲菌的目的。Persson等针对*gyrB*基因设计引物建立了一种实时荧光PCR法，结合焦磷酸测序技术，可以实现对粪便样本中不同弯曲菌，包括*C.fetus*、*C.upsaliensis*、*C.lari*、*C.coli*和*C.jejuni*的检测。

Yamazaki等建立了一种LAMP检测方法，可实现对*C.coli*和*C.jejuni*的检测，利用该方法检测人类粪便样本，发现其灵敏度分别为$4.8×10^3$CFU/g和$5.6×10^3$CFU/g；利用该法对 90 份粪便样本进行检测并同传统培养法比较，特异性和灵敏度分别为 96.6% 和 81.3%。

（四）诊断

1.根据流行病学调查，确定发病与食物的关系再依据临床表现初步诊断。

2.细菌学检验，按空肠弯曲菌检验方法操作。采取剩余可疑引起食源性疾病食品和病人粪便。在病人未服用抗生素前采取，并必须在 2~3h 内检验，因本菌存活的时间取决于温度，在 25℃条件下，其存活不到 24h 或更少。因此，样品需注意冷藏。此外，发热的病人可同时采血进行培养。

3.血清学试验

（1）采取病人急性期和恢复期血清，同时采健康人血清作对照。本菌食物食源性疾病病人恢复期血清凝集效价明显升高，其凝集效价较健康者高达 4 倍以上。

（2）血清学分型试验。

五、治疗与预防控制

（一）治疗

1.抗生素治疗：本菌对红霉素、庆大霉素、氯霉素敏感。

2.对症和支持治疗。

（二）预防控制

同沙门菌食源性疾病的预防控制。

第十七节　溶血性链球菌食源性疾病

一、病原生物学

链球菌在血琼脂培养基上生长繁殖时会产生大小不一的溶血环，根据其产生溶血环的特性将其分为甲、乙和丙三种型别。其中，乙型链球菌表现出完全的溶血性，能在菌落周围形成透明、界限分明、2~4mm 宽的溶血环。根据上述特征，我们将该类细菌称为溶血性链球菌。

溶血性链球菌（*Streptococcus hemolyticus*）是大小为 0.6~1.0μm，无芽孢、无鞭毛、需氧或兼性厌氧的革兰氏阳性球菌，常呈长短不一的链状排列，链的长度与生长环境和细菌种类相关。该菌生长繁殖时对营养的要求较高。它在自然界广泛分布，在空气、水、土壤和健康人及动物的粪便、鼻腔、口腔等部位均能检出。该菌疾病的传播方式包括黏膜或皮肤伤口感染传播、空气飞沫传播和直接接触传播。除此之外，被污染的食品如肉及其制品、蛋及其制品和奶及其制品也可以成为人类感染溶血性链球菌的途径。其中，食品受到该菌污染的主要来源是人畜化脓性感染部位及上呼吸道感染患者对食品的接触。溶血性链球菌可引起扁桃体炎、咽喉炎、中耳炎、皮肤感染和猩红热等多种疾病，它还可以引起其他严重的并发症，如急性肾炎和风湿热。其治疗通常要使用抗生素，如头孢类、青霉素类等。

（一）致病性

溶血性链球菌具有一定的致病性，可以引起多种感染和疾病。其主要致病机制包括以下几个方面：

1.毒力因子：溶血性链球菌产生多种毒力因子，包括溶血素、透明质酸酶、蛋白酶、超抗原等。这些毒力因子可以破坏宿主细胞、组织，干扰免疫系统的正常功能，引起病理损伤和炎症反应。

2.细菌附着和侵入：溶血性链球菌通过其表面的黏附蛋白和纤毛抗原与宿主细胞表面受体结合，从而实现细菌在宿主组织上的附着和侵入。这使得细菌可以进一步繁殖和扩散，导致感染的扩展和严重程度的增加。

3.免疫逃避：溶血性链球菌可以通过改变菌体表面结构、释放免疫抑制因子等方式逃避宿主免疫系统的攻击。这使得细菌能够在宿主体内持续感染，并导致病情恶化。

（二）致病物质

溶血性链球菌（*Streptococcus pyogenes*）是一种具有高度致病性的细菌，引起多种感染和疾病。它产生多种致病物质（*virulence factors*），这些物质可以协同作用，让细菌更容易侵入和破坏宿主组织。溶血性链球菌的一些主要致病物质及其作用如下：

1.溶血素：溶血性链球菌产生两种主要的溶血素，即β溶血素和S溶血素。这些溶血素可以破坏红细胞、白细胞和其他细胞，导致细胞溶解和组织损伤。

2.M蛋白：M蛋白是溶血性链球菌表面的一种重要蛋白质。它具有多种功能，包括抗吞噬作用（抵抗宿主免疫细胞的吞噬），抗体识别性（使细菌能够逃避抗体的识别和攻击）以及激活免疫反应等。

3.组织蛋白酶：这些蛋白酶可以分解宿主的组织蛋白，破坏细胞黏附和连接，促进细菌侵入宿主组织。

4.超抗原：这些超抗原可以激活大量的T细胞，并引发过度的免疫反应。这可能导致炎症反应、组织损伤和疾病的严重性增加。

（三）生物学特性

1.形态与染色：溶血性链球菌（*Streptococcus hemolyticus*）是大小为0.6~1.0μm，卵圆形或圆形、无芽孢、无鞭毛、需氧或兼性厌氧的革兰氏阳性球菌，常呈长短不一的链状排列，链的长度与生长环境和细菌种类相关。当链球菌被中性粒细胞吞噬后或进入老龄培养期时，它们会从革兰氏阳性转变为阴性。

2.培养特性：溶血性链球菌是一种需氧或兼性厌氧菌，在普通培养基上会生长不良，对营养的要求高，需要在培养基中补充腹水、血液和血清等营养物质，绝大多数菌株在生长时需要烟酸、维生素B_6和核黄素等生长因子。该菌在20~42℃的范围内可以生长，最适生长温度为37℃，最适pH为7.4~7.6。溶血性链球菌在固体培养基中常呈短链生长，而在液体培养基中常呈长链生长，通常情况下，该菌的链不能无限延长，因链球菌能够产生一种叫作脱链酶的酶。在血清肉汤培养基中培养2~4h，大多数菌株会形成透明质酸的荚膜，随后在继续培养后会逐渐消失。在血平板上，呈直径0.5~0.75mm的圆形、边缘整齐、光滑、灰白色或半透明菌落，能在菌落周围形成透明、界限分明、2~4mm宽的溶血环。不同溶血性链球菌菌株对红细胞的溶血能力有所差异。

3.生化反应：溶血性链球菌触酶阴性、能发酵葡萄糖，产酸但不产气。对棉子糖、山梨醇、水杨苷、甘露醇、乳糖和七叶苷等的分解能力在不同菌株之间存在差异。通常情况下，溶血性链球菌不分解菊糖，并且不会被胆汁溶解。

4.抗原构造及免疫性：溶血性链球菌具有多个重要的抗原构造，核蛋白抗原（P抗原）、多糖抗原（C抗原）、蛋白质抗原（M抗原）等。

P抗原：亦称核蛋白抗原，各种链球菌都具有相同的P抗原，它不具备群特异性。与此同时，P抗原与葡萄球菌存在交叉反应，因此无法将其用于对链球菌的分类。

C抗原：C抗原是具有群特异性的多糖抗原，它存在于细菌的细胞壁中，根据其该特征可以将链球菌分为20个不同的血清群，其中，90%的致病菌株属于A群，其余为B群。

M抗原：M抗原是具有型特异性的蛋白抗原，它位于多糖抗原之外，是链球菌细胞壁的蛋白成分。根据其特征A群链球菌可以被细分为100多个血清型。M蛋白能够干扰宿主免疫系统的识别，使得溶血性链球菌对抗宿主的免疫攻击。

5.抵抗力：溶血性链球菌的抵抗力较弱，对热和化学消毒剂均敏感，60℃条件下加热30min；2g/L漂白粉溶液浸泡1min、10~20g/L石炭酸溶液浸泡1~5min、2%~3%来苏水溶液浸泡1~2min既被杀灭。乙型溶血性链球菌对磺胺、四环素、氯霉素、红霉素和青霉素等抗生素敏感。青霉素通常是处理链球菌感染的首选药物，而且很少出现耐药性的情况。

6.致病性

（1）该菌致病性与其产生的毒素（溶血素、致热外毒素、杀白细胞素）和侵袭性酶（透明质酸酶、链激酶、链道酶）有关。

①溶血素：分为O溶血素和S溶血素，其中O溶血素是一种具有抗原性的含–SH蛋白质，而S溶血素是分子量较小的多肽，不具有抗原性。

②致热外毒素：又称猩红热毒素或红疹毒素，是导致人类患猩红热疾病的主要毒性物质。它会引起人体局部或全身性的红疹、恶心、呕吐、疼痛、发热和全身不适的症状。

③杀白细胞素：该毒素能够使白细胞丧失运动能力，成为球状，最终破裂而亡。

④透明质酸酶：也被称为扩散因子，它能够将细胞间质中的透明质酸分解，使得细菌的侵袭能力增加，使得病原菌能够更容易地在组织中扩散、蔓延。

⑤链激酶：该酶促进血液中无活性的纤维蛋白酶原转换为有活性的酶，使得细菌在组织中的扩散能力增强。该酶具有较强的耐热性，即使100℃加热50min仍具有活性，不易失活。

⑥链道酶：也被称为链球菌DNA酶，该酶能够使机体内的脓液变得稀薄，从而促进病原菌在机体内的扩散、蔓延。

（2）免疫性：当人和动物感染链球菌后，它们可以产生特定的免疫反应。由于链球菌存在多个不同的型别，各型之间并没有交叉免疫作用，因此可以反复被感染。然而，同一型别之间可以产生持久的免疫保护。

二、流行病学

1.季节性：溶血性链球菌食源性疾病的发生没有特定的季节性，一年四季均可发生。

2.引起食源性疾病食品：溶血性链球菌主要存在于携带该细菌的人类的皮肤和咽喉中，通常与食品直接传播较少。然而，某些食品如熟肉制品、奶制品、蛋制品、海鲜、沙拉、糕点等，在加工或保存过程中如果受到细菌污染和不适当的储存条件，可能成为潜在的溶血性链球菌食源性疾病传播途径。

3.食品被污染的原因：食品可能被污染的原因包括食品接触被感染人的不洁手或呼吸道飞沫、受到感染动物的粪便污染、食品生产加工环节的卫生不达标等。

4.食源性疾病发生的原因：溶血性链球菌食源性疾病的发生通常与细菌在食品中的生长和产生毒素有关。当食品不适当地保存在适宜的温度下，细菌会迅速繁殖，并产生引起食源性疾病的毒素。食用受污染的食品后，人体摄入了溶血性链球菌产生的毒素，导致食源性疾病的发生。

三、临床表现

在某些情况下，如果食品被溶血性链球菌污染并不充分加热或处理不当，可能导致食源性疾病的发生。常见表现为消化道症状、发热和全身不适。

1.消化道症状：食源性溶血性链球菌感染通常引起胃肠道症状，包括恶心、呕吐、腹痛和腹泻。症状可能发生较短时间，通常在数小时到一天内出现。

2.发热：感染后，患者可能会出现发热的症状，体温可升高。

3.全身不适：有些患者可能会感到乏力、倦怠和身体不适。

需要注意的是，溶血性链球菌引起的食源性疾病一般比较轻微，症状通常持续时间较短，并且在一至两天内可以恢复。绝大多数患者经过充分休息和摄取足够的液体后可以自行康复，无需特殊治疗。然而，对于老年人、儿童、孕妇、免疫系统受损或患有其他基础疾病的个体来说，可能会出现更严重的症状，并有可能引发严重的并发症。如果出现持续高热、严重腹泻、脱水、昏迷等症状，应及时就医求诊。

四、实验室检测及诊断

（一）实验室检验

1.检验程序：见图5-26。

2.器材与试剂

（1）设备和材料：恒温培养箱、厌氧培养箱或厌氧发生器、天平和显微镜等。

（2）培养基和试剂：运送培养基、商业血培养瓶或匹克增菌液、肉浸液葡萄糖肉汤、6.5%NaCl肉汤、胆汁-七叶苷培养基、3%过氧化氢、羊血琼脂平板、杆菌肽含药纸片（0.04U/片）、API20 STREP链球菌鉴定试剂盒、特异抗原胶乳凝集试剂盒、无乳链球菌标准菌株 ATCC 27956、化脓链球菌标准菌株 ATCC 19615、金黄色葡萄球菌标准菌株 ATCC 29213。

3.样本采集、运送与保存

（1）样本采集

①临床样本的采集：涉及不同疾病需要采集相关标本。常见的样本包括咽拭子、炎性分泌物、脓汁、痰液、血液和脑脊液等。

a.对于炎性分泌物、脓汁和咽拭子，置于Stuart运送培养基送检。

b.采集痰液时，让疾病患者使用温水漱口，清洗口腔及其咽喉，然后深呼吸咳出痰液，置于25~50mL的无菌螺旋管中，保证痰液的量在1~2mL，如若总量不足，则需要重复上述步骤继续采集，直至样本量足够。

c.采集血液和脑脊液时，需要将其接种到双相培养基、匹克增菌液或肉浸液葡萄糖肉汤中增菌。

d.对于怀疑是B群链球菌感染的临床样本检测，使用无菌拭子采集晚期妊娠妇女阴道的分泌物，接种到含有15μg/mL萘啶酸和10μg/mL多黏菌素的选择性培养肉汤中，并于37℃增菌培养24h后进行分离。

e.风湿热患者可以提取血清来进行抗链球菌溶血素O抗体的检测。

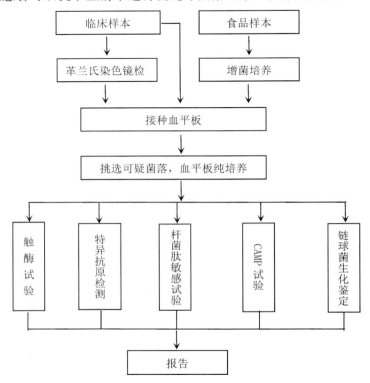

图5-26 溶血性链球菌检验程序

②食品样本的采集

a.固体食品：在无菌均质袋或无菌广口瓶中采集50~100g可疑食品（如熟肉制品、奶制品、蛋制品、海鲜、沙拉、糕点等）标本，预包装食品不拆分。

b.液体食品：在无菌均质袋或无菌广口瓶中采集50~100mL可疑食品（酸奶、鲜奶等）标本，预包装食品不拆分。

（2）运送与保存

标本在采集后，应该在室温条件下2h内送往实验室检测。

4.检验方法

（1）显微镜检查

对于脑脊液、炎性分泌物、咽拭子或脓汁等标本，可直接离心，对沉淀物涂片后进行染色镜检。如果在显微镜下观察到典型的链状排列，可将报告做"检出革兰氏阳性球菌，疑似链球菌"的初步描述。

（2）分离培养

①临床标本

a.对于炎性分泌物、脓汁和咽拭子等标本，可以在血平板上直接接种。为了对细菌做进一步的鉴定和区分溶血特性，通常选用羊血琼脂平板进行培养。

b.对于痰液标本，为将分离率提高，应挑取痰液中的带血或脓性部分，制备均匀薄片进行革兰染色检查。合格的痰液标本应在每个低倍镜视野中白细胞≥25个，鳞状上皮细胞≤10个。痰液标本在接种前，应对其进行均质化的处理，再进行接种，均质方法：将痰液与pH为7.6的1%胰酶溶液以相等比例混合，剧烈振荡5~10s。

c.对于血液和脑脊液等标本，需要接种到商业血培养瓶、匹克增菌液或肉浸液葡萄糖肉汤中，进行18h增菌后，再接种到血琼脂平板上。由于溶血性链球菌的生长繁殖速度较慢，所以要将其培养3周以上时间才能进行结果判断。不管是溶血性还是非溶血性的培养物和菌落，都应该进行革兰氏染色镜检，如果是革兰氏阳性的短链状球菌，则要进一步鉴定。

②食品样本：对于食品样本，在225mL灭菌生理盐水中称取食品样本25g，拍击式均质60s使样本均质完全，制备成匀浆悬液，在50mL匹克增菌液或肉浸液葡萄糖肉汤中加样品匀浆悬液5mL。

对链球菌进行初代分离时，需要在5%~10%的CO_2环境下及35~37℃条件下孵育培养24h，并对菌落的性状及形态进行观察。在血平板上，链球菌呈中等大小、圆形、突起、灰白色、周围有透明溶血环的菌落。其中，咽峡炎链球菌菌落较小，化脓性链球菌菌落较大；无乳链球菌溶血环同化脓链球菌的溶血环相比，无乳链球菌的相对模糊。对于存在的可疑菌落，进行镜检和生化鉴定。

（3）溶血性链球菌的鉴定

①溶血性检查：除对菌落周围的溶血性观察外，还可以采用以下方法进行确认：在羊血琼脂平板上将可疑菌落穿刺接种，保证接种到琼脂深处，35℃培养18~24h，对结果进行观察。如若在接种针处，羊红细胞被溶解完全，出现透明的溶血环，则判定为β溶血；如若羊红细胞不溶解或部分溶解，并出现草绿色的环，则判定为α溶血；如若不溶解并且没有出现溶血环，则判定为γ溶血。

②触酶试验：挑取适量可疑的菌落纯培养物，涂抹于干净的玻璃片上，在菌体上缓慢滴加1~2滴3%过氧化氢溶液，静置观察实验结果。如若在60s内有大量的气泡产生，则判定为阳性；如若没有气泡产生，则判定为阴性。需要注意的是，对于试验用的3%过氧化氢溶液，在每次使用前应该新鲜配制，如若短期内再次使用，应在棕色瓶中低温保存。

③血清学分类鉴定试验：目前，Lancefield血清学分类法是应用较为广泛的一种方法。依据链球菌细胞壁抗原特征，可以将其分为A、B、C、G和F群。可以选择商品化的胶乳凝集试剂盒进行血清学鉴定。

④杆菌肽敏感试验：从纯培养平板上挑取待检菌落接种于肉汤培养基进行增菌，将

无菌棉拭子浸入增菌液中使其布满菌液，在羊血琼脂平板上进行涂布接种，为避免假阳性结果的出现，应保证菌液接种量足够大。将0.04U杆菌肽药敏纸片贴在涂布接种菌液的羊血琼脂平板上，35℃过夜培养，观察结果。如果在纸片周围出现抑菌环，则表示菌株对该药敏感。化脓链球菌对杆菌肽敏感试验呈阳性反应，与A群小菌落链球菌（咽峡炎链球菌群）和其他PYP阳性的链球菌（海豚链球菌、猪链球菌）有所区别。

⑤PYP试验：该法是一种快速鉴定产吡咯烷酮芳基酰胺酶细菌的试验。它的原理是吡咯烷酮β-萘酰胺可以被细菌产生的吡咯烷酮芳基酰胺酶水解，当加入N，N二甲氧肉桂醛试剂后就会产生红色颜色反应。具体操作：在含吡咯烷酮-β-奈基酰胺的纸片上涂抹纯菌培养物，在35℃静置5min，然后在纸片上滴加显色剂，如果产生红色复合物，则判定试验为阳性，如果没有颜色改变，则判定试验为阴性。

⑥V-P试验：在V-P肉汤中接种2mL过夜培养的增菌液，6h培养，之后加入V-P试剂并迅速摇匀，持续30s。如果出现桃红色反应，则为阳性结果；如果没有颜色变化，则为阴性结果；该试验可以对β溶血链球菌中的A、C、G群进行区分。

⑦CAMP试验：金黄色葡萄球菌的溶血能力，可以在无乳链球菌产生的CAMP因子作用下增强。首先在血平板上划一横线接种能够产生β溶血的金黄色葡萄球菌，然后在该线上方垂直划线接种待鉴定菌、阳性对照菌（无乳链球菌ATCC27956）和阴性对照菌（化脓链球菌ATCC19615），金黄色葡萄球菌与后面接种的3条线接种线距离为5mm，35℃过夜培养。金黄色葡萄球菌β溶血素的活性在无乳链球菌产生的CAMP因子作用下增强，在两种菌划线接种的邻近处，如果出现箭头状的扩大溶血区，则表明试验结果为阳性。CAMP试验可以对无乳链球菌进行初步鉴定。

⑧七叶苷试验：在七叶苷培养基中接种待鉴定的菌株，在35℃条件下培养48h，如果斜面出现黑色，则试验结果为阳性；如果没有颜色变化，则试验结果为阴性。

⑨6.5%NaCl生长试验：在培养基平板或斜面上接种待鉴定的菌株，如果有菌落生长繁殖，并且平板或斜面变为黄色，则试验结果为阳性；如果无菌落生长繁殖，并且平板或斜面不变色，则试验结果为阴性。

⑩激活酶试验：取生理盐水稀释0.2mL草酸钠血浆，然后加入0.25mL 0.25%氯化钙溶液和0.5mL链球菌培养物，混合均匀。放入37℃水浴中，每隔数分钟观察结果一次，观察血浆是否有凝固现象产生，并记录血浆发生凝固到完全溶解的时间。一般情况下，血浆发生凝固到完全溶解的时间越短，表示有越多的链激酶产生。强阳性结果通常在血浆凝固后20min便开始溶解。可以在水浴中孵育4h，记录结果。如果没有溶解，则试验结果为阴性。

（二）溶血性链球菌的快速检测

为了快速检测溶血性链球菌的存在，可以使用PCR方法检测其毒素基因。常见的溶血性链球菌毒素基因包括纤维黏连结合蛋白编码*Fibro*基因、致热外毒素编码*speA*基因、*speB*基因和*speC*基因以及M蛋白编码*emm*基因。

周勇等针对β溶血性链球菌基因*spy1258*设计了4对引物，建立了快速检测β溶血性链球菌的环介导等温扩增（LAMP）方法，优化LAMP体系扩增条件，选取10份乳样品用标准方法和建立的方法检测，评价其灵敏度和特异性。结果显示：63℃时反应条件达到最佳，特异性强、灵敏度为100fg/μL，最低检出限为9.8CFU/mL，10份乳样品用标准方法和建立的方法检测的结果一致。表明建立的LAMP方法特异性强，灵敏度高，可以实现对食品中β溶血性链球菌的检测。

罗军等用细菌培养法和实时PCR法对350例妊娠晚期孕妇的临床标本进行检测，以了解妊娠晚期孕妇GBS的带菌状态，同时对两种的方法的特异度和灵敏度进行比较。结果显示：350份样本GBS的总体检出率为8.0%、细菌培养法和实时PCR法的检出率分别为1.7%、7.4%；特异度分别为93.6%、99.4%；TAT时间分别为（58.2±12.5）h、（10.3±6.1）h，其中实时PCR法的报告有72%能在当天出具。实时PCR法用时短，结果准确，能够很好地用于孕妇GBS的检测。

林霖等利用CLUSTALX软件针对兰氏A、C、G群溶血性链球菌的保守序列设计引物、探针，建立了一种检测A、C、G群溶血性链球菌的荧光PCR方法。通过方法比对实验、模拟实验和特异性实验对该方法的可靠性、检出限和特异性进行验证。结果为：利用国家标准方法和建立的方法检测对110份样本同时检测，显示两种检测方法的结果一致；模拟样本试验，对初始菌量分别为3、50、2CFU/mL的模拟样本增菌18h进行检测，显示均可检出A、C、G群链球菌；特异性实验中，A、C、G群链球菌均能实现特异性扩增。表明建立的荧光PCR方法能够用于检测食品中的溶血性链球菌。

魏莹等针对A族乙型溶血性链球菌 *Cep A* 基因设计引物、探针，建立快速检测该菌的重组酶介导核酸扩增技术（RAA）。利用对标准菌株金黄色葡萄球菌、志贺菌、大肠杆菌和沙门菌的检测评价该方法的特异性，构建含目的基因的质粒评价该方法的灵敏性。结果显示：建立的方法对标准菌株金黄色葡萄球菌、志贺菌、大肠杆菌和沙门菌等菌没有交叉现象，特异性良好；灵敏度为10copies/μL，灵敏度高；39℃条件下，20min内即可完成检测，速度快。建立的方法异性好、灵敏度高、用时短，能够用于快速检测A族乙型溶血性链球菌。

赵青凤针对A族乙型溶血性链球菌保守基因设计引物，选取乙型溶血性链球菌为试验株提取核酸，对目标基因进行扩增。以灭菌乳、面包为模拟样本进行加标检测，结果显示该方法能扩增出808bp的目标片段，最低检出限为83.8pg/μL，该方法灵敏度好、特异性强，可以用于食品中A族乙型溶血性链球菌的快速检测。

李泓馨等用传统培养方法和GAS抗原快速检测（胶体金）法对324份儿童医院采集的疑似链球菌感染标本咽拭子临床标本进行检测。结果显示：传统培养法和GAS抗原快速检测（胶体金）法分别检测到阳性样本95例、98例，后者检测方法的敏感性、特异性分别为90.5%、94.8%。表明GAS抗原检测（胶体金）法能够用于临床门诊和急诊链球菌感染的快速检测。

（三）诊断

1.流行病学：通过调查患者的饮食史，尤其是摄入可能被溶血性链球菌污染的食物，如禽类、海鲜等，以确定患者是否与食源性疾病有关。同时，了解其与其他患者之间的接触情况，以判断是否存在聚集性或流行性疾病。

2.食源性疾病表现：溶血性链球菌食源性疾病的表现可以包括食物中毒症状，如急性胃肠炎、呕吐、腹痛和腹泻。此外，还可以出现高热、咽痛、头痛等全身症状。注意到食源性疾病的发病时间窗通常较短，通常在摄入受污染食物后数小时到数天内出现症状。

3.血清学检测：血清学检测是诊断溶血性链球菌食源性疾病的重要方法之一。常用的方法包括血清凝集试验和抗原检测。血清凝集试验可检测患者血清中的抗体反应，以确定是否存在链球菌感染。抗原检测则可直接检测食物样品、患者的粪便或血清中是否存在链球菌抗原。这些检测方法可以帮助确认溶血性链球菌食源性疾病的诊断。

五、治疗与预防控制

（一）治疗

溶血性链球菌食源性疾病的治疗主要包括药物治疗和支持性治疗两个方面。药物治疗通常使用青霉素类抗生素，如青霉素G或阿莫西林等，以消除细菌感染。对于严重感染的患者，可能需要住院治疗，并根据具体情况使用更强效的抗生素。支持性治疗包括补液、退热、止痛等，以维持患者的生命体征。

（二）预防控制

预防控制溶血性链球菌食源性疾病的关键在于食品安全和个人卫生的控制。

1.食品安全：包括正确处理、烹饪和储存食物，确保食物在适宜的温度下保存，避免食物交叉污染等。

2.个人卫生：勤洗手，特别是在接触生肉、禽类和海鲜后；避免在生食和熟食之间交叉使用的切菜板和餐具；定期清洁和消毒厨房用具及其表面等。

3.教育宣传：提高公众对溶血性链球菌食源性疾病的认识，加强食品安全和个人卫生的教育宣传，推广正确的食品处理和烹饪知识。

4.监测与控制：加强食品源头和市场的监测，确保食品的质量和安全；对于发生疫情的地区，采取及时有效的控制措施，包括隔离病患、消除感染源和追踪接触者等。

第十八节　蜡样芽孢杆菌食源性疾病

一、病原生物学

蜡样芽孢杆菌（*Bacillus cereus*，BC）是一种革兰氏阳性大杆菌，在自然界广泛存在，能形成芽孢。该菌可在10~48℃温度范围内生长繁殖，其最适生长温度为28~35℃，在血琼脂上表现为β型溶血。该菌的存活形式多为芽孢，其耐受性极强，100℃ 30min仍可存活，干热120℃ 60min的处理才能被杀死。蜡样芽孢杆菌产生肠毒素的适宜条件为10~21℃、pH值6.0~8.5。

在1950年，一位挪威学者首次报道了蜡样芽孢杆菌（*Bacillus cereus*）引起食源性疾病的现象，从而引起了世界各国对这种食源性疾病的关注。在2004年，世界卫生组织（WHO）将蜡样芽孢杆菌确定为食品中常见的致病菌。蜡样芽孢杆菌广泛分布于土壤、水和尘埃中，并且在多种市售食品如淀粉制品、乳制品等中都可以检测到它的存在。该菌在适宜条件下可产生肠毒素，一般情况下，当人们摄入含有超过10^5CFU/g（mL）菌量的食物时，即可引起食源性疾病的发生，包括腹泻型和呕吐型。蜡样芽孢杆菌引起的食源性疾病时有发生，严重威胁人类健康，因此它被认为是引起毒素性食源性疾病的常见病原菌之一。

（一）致病性

蜡样芽孢杆菌引起的食源性疾病在中国位列第三，其致病性主要是肠毒素介导的食源性疾病，当人们摄入含有大量蜡样芽孢杆菌的食物时，菌体产生的肠毒素便会引发食源性疾病的发生，主要分为呕吐型和腹泻型两种，前者为摄入含有产生呕吐毒素的菌株的食物后，几小时内出现恶心、呕吐等症状，一般症状在24h内自行缓解；后者为摄入含有产生腹泻毒素的菌株的食物后，几小时到一天内出现腹泻、腹痛等症状，持续时间较长，可持续数天。

（二）致病物质

蜡样芽孢杆菌产生的肠毒素是导致食源性疾病的主要病原物质。当蜡样芽孢杆菌污染食品后，适宜的条件下会产生呕吐型和腹泻型肠毒素，人们在摄入该类食品后便会造成相应食源性疾病的发生，引起疾病患者出现恶心、呕吐、腹痛、腹泻。蜡样芽孢杆菌呕吐型毒素为耐蛋白酶、耐酸碱和耐热的多肽，其相关基因为 *EM* 1、*cer* 和 *ces*；腹泻型毒素包括细胞毒素 K、肠毒素 T、非溶血性肠毒素和溶血素 BL，其相关基因为 *cyt* K、*bceT*、*nhe* 和 *hbl*。

1、呕吐型肠毒素：蜡样芽孢杆菌呕吐型肠毒素，也被称为巴氏杆菌乳酸杆菌的呕吐毒素或 BFT，是蜡样芽孢杆菌释放的一种引起呕吐的毒素。该毒素通常在发酵食品，如米饭，以及其他易被污染的食物中产生。当这些食物被摄入后，毒素会在胃和小肠上产生毒性。呕吐型肠毒素在人体胃肠道内具有强烈的活性，能与肠壁细胞紧密结合，刺激神经末梢，导致刺激性信号传导至大脑，进而产生强烈的呕吐反应。

特别提示的是，这种毒素较难通过烹饪过程中的加热过程铲除，并且在环境中相对稳定，可在食品中长期保持其毒性。因此，防止巴氏杆菌的生长和毒素产生，主要通过在生产、处理和储存食品的过程中控制温度和湿度，防止菌落的生长和毒素的生成。尽量避免食用已被污染或疑似被污染的食材，注意食品检疫和食品储存安全也能大幅减少该毒素对人体的伤害。

2、腹泻型肠毒素：蜡样芽孢杆菌产生的腹泻型肠毒素可主要分为细胞毒素 K、非溶血性肠毒素 Nhe 和溶血性肠毒素 HBL 三类，除此之外肠毒素 T、肠毒素 FM 和肠毒素 Ⅱ 也有引起腹泻的作用，其中溶血性肠毒素 HBL 和非溶血性肠毒素 Nhe 被认为是引起腹泻的主要毒素。

（1）溶血性肠毒素：HBL是一种由溶血性肠毒素（hemolysin BL）亚基B和亚基L1、L2结合而成的三元复合体。该毒素具有细胞毒性和溶血性的特点，能够引起皮肤坏死和增强血管通透性。其中，亚基 B 的分子量为 37kDa，亚基 L1 的分子量为 38.5kDa，亚基 L2 的分子量为 43.5kDa。

HBL毒素的细胞毒性来源于其能够与宿主细胞的膜结合，进而破坏细胞的结构和功能。通过与宿主细胞相互作用，HBL毒素可以导致细胞的坏死和死亡。同时，溶血性肠毒素 HBL 也具有溶血性，即它能够破坏红细胞的膜结构，导致红细胞破裂和溶解。这种细胞毒性和溶血性的作用机制使得 HBL 毒素在感染过程中对宿主产生一系列不良影响，包括皮肤坏死和血管通透性的增强。这些病理变化可能会导致严重的炎症反应和组织损伤。

（2）非溶血性肠毒素：非溶血性肠毒素 Nhe 首次在 1995 年挪威的食源性疾病事件中分离出，该肠毒素具有与 HBL 相同的细胞毒性，它对于红血细胞并未产生直接的溶解作用，但可导致肠道细胞的疏松和坏死，导致水和电解质重吸收受阻，使患者出现腹泻等症状。

（3）细胞毒素 K：细胞毒素 K（CytK）为单体蛋白，其分子量为 34kDa，皮肤在该毒素细胞毒性和溶血活性的作用下逐渐坏死。其致病机理包括吸附和侵入、毒素释放、磷脂酶活性、细胞损伤和炎症反应以及胃肠道症状的发生。细胞毒素 K 进入机体后作用于细胞膜上的磷脂，导致细胞膜的破坏和损伤。这种细胞损伤和炎症反应引发肠道病理改变，最终导致胃肠道症状的发生，如腹泻、腹痛和呕吐等。

（4）肠毒素Ⅱ：肠毒素Ⅱ（HlyⅡ）对人类细胞具有双重毒性，包括细胞毒性和溶血性，该毒素单独存在时不会产生毒性作用造成机体腹泻，但当有细胞毒素 K 存在时，便会共同作用引起机体发生腹泻。有调查研究，肠毒素Ⅱ毒力基因在致病性蜡样芽孢杆菌中的检出率可达 29%。

（三）生物学特性

1.形态与染色：蜡样芽孢杆菌是一种 G+杆菌，大小为(1.0~1.2)×(3.0~5.0)μm。菌体无荚膜，两端钝圆，有鞭毛（多为周鞭毛），有动力，多排列为短链状。该菌能产生椭圆形的芽孢，芽孢一般位于菌体的中心位置，也有偏离中心位置偏向菌体一端的情况发生。

2.培养特性：蜡样芽孢杆菌是需氧菌，能在 20~45℃温度范围内生长繁殖，其最适的生长温度为 32℃，当低于 10℃时，该菌便生长缓慢或不生长。该菌在普通培养基便能生长，对营养要求不高，其菌落形态为表面粗糙、乳白色、不透明、边缘为毛玻状或蜡状的圆形、椭圆形菌落。该菌在普通的肉汤培养基上能够迅速生长繁殖，使得肉汤呈混浊样，能形成环状壁或菌膜，在培养基摇动时，观察到乳化现象。该菌能产生卵磷脂酶，可以分解卵磷脂，不能发酵甘露醇，在 MYP 平板上，该菌的典型形态为红色带有晕圈的菌落。

3.生化反应

（1）生化特性：在葡萄糖肉汤中厌氧培养产酸，从阿拉伯糖、甘露醇、木糖不产酸，分解碳水化合物不产气。大多数菌株还原硝酸盐，50℃时不生长。在 100℃下加热20min 可破坏这类菌。过氧化氢酶试验阳性，β溶血，能还原硝酸盐和液化明胶，不发酵阿拉伯糖、木糖和甘露醇，产生酪蛋白酶和卵磷脂酶，厌氧条件下可发酵葡萄糖。

硝酸盐还原试验：红色、阳性。

V-P 试验：将蜡样芽孢杆菌接种在改良 V-P 培养基中，然后在 35℃的条件下，进行 48h 培养。加入适量肌酸、V-P 试剂，在室温条件下静置 1h 后观察颜色变化，如果颜色为红色，则表示试验呈阳性，否则，为阴性。

酪氨酸分解试验：将蜡样芽孢杆菌接种在 L-酪氨酸琼脂培养基上，然后在 35℃的条件下，进行 48h 培养，如果培养基上有清晰的透明区域出现在菌落周围，则代表试验结果为阳性。对于阴性结果，应延长培养时间至 72h 后再进行观察。

葡萄糖发酵试验：将蜡样芽孢杆菌接种在酚红葡萄糖肉汤中，厌氧条件下，在35℃进行24h的培养，观察颜色变化，如果肉汤培养液变成黄色，代表试验结果为阳性，反之为阴性。

溶菌酶试验：将蜡样芽孢杆菌24h新鲜纯培养物接种在溶菌酶肉汤中，然后在35℃的条件下，进行24h的培养，如果蜡样芽孢杆菌在0.001%的溶菌酶肉汤中能生长，表示结果为阳性。若结果呈阴性，需要进行更长时间的培养后再观察。

（2）生化分型：根据对硝酸盐还原、枸橼酸盐利用、V-P反应、明胶液化和淀粉水解5项生化试验，将蜡样芽孢杆菌分成15个不同的型别，见表5-45。

表5-45　蜡样芽孢杆菌生化分型

型别	硝酸盐	枸橼酸盐	V-P反应	明胶液化	淀粉水解
1	+	+	+	+	+
2	+	−	+	+	+
3	+	+	+	+	−
4	−	−	+	+	+
5	−	−	+	+	−
6	−	+	+	+	−
7	−	+	+	+	−
8	+	−	+	+	−
9	+	−	+	+	−
10	+	−	−	+	+
11	+	+	−	+	+
12	+	+	−	+	−
13	−	−	−	−	+
14	−	+	−	+	−
15	−	+	−	+	+

（四）抗原构造及免疫性

蜡样芽孢杆菌根据其鞭毛抗原可分为1~23个血清型。引起腹泻食源性疾病的菌株的主要血清型为2、6、8、9和10型，引起呕吐食源性疾病菌株的血清型为1、3和5型。然而，非食源性疾病的菌株无法分型。蜡样芽孢杆菌的生化和血清学分型对食源性疾病的诊断和流行病学调查具有重要意义。一般来说，潜伏期长且有腹泻症状的食源性疾病菌株的血清型与潜伏期短且有呕吐症状的食源性疾病菌株的血清学不同。从腹泻型食源性疾病样本中分离的菌株的血清型为2、6、8、9、10和12。从呕吐型食源性疾病样本中分离的菌株的血清型为1、3、4和5。从中国食源性疾病中分离的大多数菌株是5型。

（五）抵抗力

蜡样芽孢杆菌100℃ 20min可被杀死；对酸碱不敏感，pH 6~11对本菌基本上不受影响，pH 5以下，生长可受到抑制。蜡样芽孢杆菌对75%酒精有很强的抵抗力，作用45min不能完全杀灭。对2%碘酒抵抗力弱，作用1min可将蜡样芽孢杆菌全部杀灭。

二、流行病学

1.季节性：蜡样芽孢杆菌食源性疾病在季节性方面具有明显的特点。研究发现，这类疾病在较暖和的季节，如春夏季节发生的频率更高。这与蜡样芽孢杆菌在适宜温度下生长迅速、产生耐热芽孢并污染食物的特性有关。在炎热的天气里，食品容易滋生细菌，所以食物的储存和处理方法不当更容易引发蜡样芽孢杆菌食源性疾病的发生。

2.引起食源性疾病食品：引起蜡样芽孢杆菌食源性疾病的食品范围很广泛，在国外主要是畜禽肉类制品、乳及乳制品、炒饭、米饭、色拉、调味汁、甜点心、豆芽、马铃薯、菜汤和蔬菜，偶见于冰激凌、鱼、酱等；国内主要是大米剩饭，其次是高粱米饭、小米饭等剩饭，因为本菌很容易在上述剩饭中生长繁殖，个别还有月饼、甜酒酿和米粉等。当蜡样芽孢杆菌污染食品后，不断生长繁殖产生大量活菌，适宜条件下产生肠毒素，人们在摄入该类食品后便造成食源性疾病的发生。当该菌引发食源性疾病时，被污染食品中目标菌的含量一般在 10^6~10^8CFU/g 或更多。与此同时，疾病的发生也与个体差异，食品摄入量、种类和菌株的毒力和类型相关。通常情况，当食品中的蜡样芽孢杆菌数量超过 10^5CFU/g 时，就可能引起食源性疾病的发生。

需要强调的是，当发生蜡样芽孢杆菌引起的食源性疾病时，这些食品通常没有腐败变质的迹象，除大米饭有时会带有些许异味、微微发黏或口感不佳外，大多食品的感官特征都是正常的，这点需要我们非常注意。引起食源性疾病的食品之所以没有感官性状的变化，同蜡样芽孢杆菌主要分解糖类密切相关。

3.食品被污染的原因：食品受本菌污染的机会很多，其中生米、乳与乳制品、豆腐、蔬菜水果带菌率较高，分别为67.7%~91%、23%~77%、54%、51%；其他食品中带菌率分别为肉及肉制品为13%~26%、饼干为12%、米饭为10%、炒饭为24%。灰尘、土壤因与蟑螂和苍蝇等昆虫接触，是该菌污染食物的主要来源；食品在加工、运输、储存和销售过程中不干净的容器、用具以及食品从业人员的污染，也是该菌污染食物的一个重要原因。

4.食源性疾病发生的原因：主要因为剩饭、剩菜尤其是大米饭，放置在温度较高的环境下，贮存时间较长，使蜡样芽孢杆菌在被污染的食品中不断繁殖；或者是因残存的芽孢在适宜条件下在食品中生长繁殖，而摄食前食品未充分加热灭菌导致。除此之外，还有一些其他引起食源性疾病的食品，包括乳及乳制品、畜禽肉类制品、马铃薯、豆芽、调味汁、色拉、蔬菜、菜汤和甜点心等。总体来说，国内因蜡样芽孢杆菌引起的食源性疾病以淀粉质食品为主。

三、临床表现

食源性疾病的临床症状表现可分为呕吐型和腹泻型两类。

1.呕吐型：这是蜡样芽孢杆菌所致疾病最常见的一种类型。患者在摄入受污染的食物后短时间内，通常在2~6h内开始出现症状。其主要症状表现为剧烈的恶心和呕吐，同时伴有腹部疼痛、乏力、头痛以及轻微的发热。尽管这种类型的食源性疾病会导致身体状况的急剧恶化，但如果得到及时的治疗和适当的护理，一般在24~48h内病情可得到明显改善。

2.腹泻型：腹泻型的蜡样芽孢杆菌食源性疾病与呕吐型的主要区别在于症状出现的

时间较晚，通常在摄取受污染之食物后 8~16h 开始症状显现。其主要症状为水样或黏液样腹泻、腹部疼痛和痉挛，同时也会伴有恶心、呕吐、乏力等体征。此外，疾病可能造成患者脱水严重，因此补充体液和电解质是治疗的主要组成部分。这种类型的食源性疾病通常需要 2~3d 的时间才能得到自然缓解。

需要提醒的是，无论哪一种类型，都需要密切关注病症的发展，及时就医，并避免将疾病传播给他人。同时，我们可以通过正确处理食物，比如彻底煮熟食物，减少在高温下长时间储存食物等，来有效预防这种食源性疾病的发生。

四、实验室检测及诊断

（一）实验室检验

1.检验程序：见图 5-27。

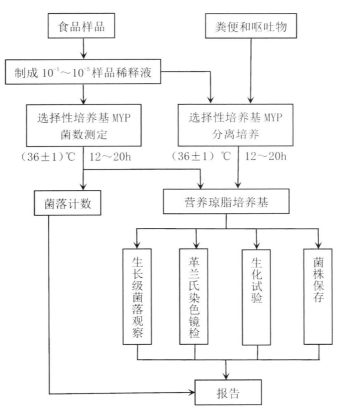

图 5-27 蜡样芽孢杆菌检验程序

2.器材与试剂

（1）设备和材料：实验室常规仪器、全自动微生物鉴定系统。

（2）培养基和试剂：肉浸液肉汤培养基、酪蛋白琼脂培养基、动力-硝酸盐培养基、缓冲葡萄糖蛋白胨水、血琼脂培养基、甲萘胺-乙酸溶液、对氨基苯磺酸-乙酸溶液、甘露醇卵黄多黏菌素（MYP）琼脂培养基、木糖-明胶培养基。

3.样品采集、送检及保存

（1）样品的采集

①食源性疾病样品：采集剩余的食物并将其放入无菌容器中。由于每克（或每毫升）食物中蜡样芽孢杆菌的含量≥10^5CFU对食源性疾病具有诊断意义，因此采集的残余食物量应超过25g，便于计数。

②患者呕吐物、粪便：将呕吐物和粪便（未服用抗生素的患者）放入无菌容器中，对于直肠和肛门拭子，可以将拭子头切成含有少量无菌生理盐水的试管并送去检测。每个样本都应记录、标记和登记详细的背景信息。

（2）样品的保存与运输

标本应4~8℃冷藏保存、运输，4~6h内送检。

4.检验方法

（1）样品处理

①固体、液体食物样品：取225mL无菌生理盐水或磷酸盐缓冲液于均质袋中，准确称取25g（mL）食品样本，拍击式均质60s使样本均质完全，将其制备成10^{-1}~10^{-5}样品稀释液。

②粪便和呕吐物：用无菌生理盐水或磷酸盐缓冲液做成混悬后，接种于选择性培养基甘露醇卵黄多黏菌素琼脂（MYP）平板，（36±1）℃培养12~20h。

（2）菌数测定

分别吸取0.1mL的10^{-1}~10^{-5}样品稀释液，接种2个MYP平板，用L棒均匀涂抹整个平板表面，（36±1）℃、12~20h培养。选取适当菌落数的平板，对粉红色、周围有粉红色的晕圈的可疑菌落进行计数。从计数的菌落中挑取5个可疑菌落做证实试验。根据证实的蜡样芽孢杆菌的菌落数，计算出该平板上的菌落数，再与稀释倍数相乘，即得出每克（每毫升）样品中蜡样芽孢杆菌的菌落数。如：将0.1mL 10^{-4}样品稀释液涂布于MYP平板上，其可疑菌落为25个，挑取5个鉴定，证实4个菌落为蜡样芽孢杆菌，则样品中所含蜡样芽孢杆菌菌落数［CFU/g（mL）］为25×4/5×10^4×10=2×10^6。

（3）分离培养

取剩余食物、粪便、呕吐物等样本，用无菌生理盐水制作混悬液，接种针挑取一环，四区划线接种于MYP平板，（36±1）℃、12~20h培养，挑取可疑菌落接种于营养琼脂平板和营养肉汤，纯培养。

（4）证实试验

包括菌体形态、菌落形态、革兰氏染色、培养及生化特性观察，凡与蜡样芽孢杆菌相似的可疑菌落做下述试验。

①生化性状及分型

a.生化试验：进行硝酸盐还原试验、过氧化氢酶试验、明胶液化试验、甘露醇、木糖、卵磷脂酶、酪蛋白酶、动力和厌氧条件下的溶血、葡萄糖发酵试验观察。

b.生化分型：根据蜡样芽孢杆菌V-P反应、枸橼酸盐利用、淀粉水解、明胶液化和硝酸盐还原试验，按表5-56所列生化对不同来源的目标菌进行生化分型及鉴定。

②与类似菌的鉴定

该菌与其他类似芽孢杆菌的区别见表5-46。

表5-46　蜡样芽孢杆菌与其他类似芽孢杆菌的鉴别

生化	蜡样B.	苏云金B.	炭疽B.	覃状B.	巨大B.
过氧化氢酶	+	+	+	+	+
动力	+/-	+/-	-	-	+/-
硝酸盐	+	+	+	+	-
酪蛋白分解	+	+/-	-/+	+/-	+/-
卵磷脂酶	+	+	+	+	-
葡萄糖利用（厌氧）	+	+	+	+	-
甘露醇	-	-	-	-	+
木糖	+/-	-	-	-	-
溶血	+	+	-/+	-/+	-
致病性	产生肠毒素	产生对昆虫致病内毒素结晶的	对人与动物强致病	假根样生长	无

该菌的生化特征与苏云金芽孢杆菌非常相似，可以通过在苏云金杆菌细胞中产生蛋白质毒素晶体来鉴定。试验方法如下：取纯营养琼脂培养基，用蒸馏水涂抹。自然干燥后，用火焰固定。在载玻片上加入甲醇。30s后，倒出甲醇。把它放在火上烘干。滴加0.5%碱性品红溶液。用酒精燃烧器加热，直到有轻微的蒸汽。保持1.5min。取下酒精燃烧器。放置载玻片30s。把染料溶液倒出来。用干净的自来水冲洗、干燥并检查。在油显微镜下检查是否有游离孢子和深染的菱形红色结晶体（如果没有形成游离孢子，应将培养物在室温下保存1~2d进行检查）。如果有的话，那就是苏云金芽孢杆菌，而蜡样芽孢杆菌是阴性的。

（5）全自动微生物鉴定系统鉴定

对分离出的菌株经纯化后，可用全自动微生物鉴定系统对分离菌株进行鉴定，操作按产品说明书进行。

（6）血清学分型

蜡样芽孢菌分型血清标记的SPA细菌试剂可以用来对蜡样芽孢杆菌血清型进行测定，方法为玻片凝集协同试验。用于实验的蜡样芽孢杆菌抗原的制备方法如下：在琼脂斜面上滴加无菌蒸馏水0.5mL（小管斜面上用0.2mL）使其湿润。将受试细菌接种在该琼脂斜面上，在（36±1）℃下培养14~18h。从斜面底部取一圈直径为3mm的培养物，放入2mL肉汤管中。在（36±1）℃下培养5~6h，这是用于玻片凝集试验的抗原，进行玻片协同凝集试验。

（7）蜡样芽孢杆菌快速检测

姜菲菲等针对蜡样芽孢杆菌entFM、cytK和nhe毒素基因设计引物，构建了能快速检测上述基因的多重PCR方法，并对其检测效果进行评价。结果表明建立的方法具有较好的灵敏度、特异性和稳定性。

马琳琳等根据蜡样芽孢杆菌基因gyrB为目标基因设计引物，以蜡样芽孢杆菌DNA为模板，以95℃ 5min、95℃ 15s、50℃ 30s、72℃ 30s、45个循环为反应程序，构建了一种快速检测食品中蜡样芽孢杆菌的荧光定量PCR方法，对该方法的灵敏度、特异性和检出限进行验证。结果表明：设计的引物中可以实现扩增，并可完成对蜡样芽孢杆菌的快速检测，重复性好；蜡样芽孢杆菌DNA及其活菌的检出限分别为0.01mg·L^{-1}、8.9×10^{2}CFU·mL^{-1}；蜡样芽孢杆菌和其他病原菌进行特异性检测，蜡样芽孢杆菌有扩增曲线，其他病原菌没有扩增曲线，表现出较好的特异性。

陈楷等对基质辅助激光解吸电离飞行时间质谱仪快速鉴定和区别产呕吐毒素蜡样芽孢杆菌的方法进行研究和探讨。通过分析标准品，重新定位特征峰并对灵敏度进行测定，用正交试验对不同培养条件下检验结果差异分析，最终确定最优条件，利用最优培养条件对3株标准菌株和49株野生蜡样芽孢杆菌进行特异性检验。结果表明：研究表明，基质辅助激光解吸电离飞行时间质谱仪（MALDI-TOF MS）可检测到呕吐毒素蜡样芽孢杆菌中呕吐毒素对应的m/z值为1191的［M+K］+和m/z值为1175的［M+Na］+加合物特征峰，灵敏度较高为0.01μg/mL，极差分析显示，选用MYP培养基30℃、12h培养后的菌落能获得响应值高（>10^4）、最稳定的检测结果。方法应用验证表明，49株野生菌株中47株未含有ces基因的蜡样芽孢杆菌菌株均未检出、2株含ces基因的蜡样芽孢杆菌检出。该研究建立的MALDI-TOF MS检测方法灵敏度高（0.01μg/mL）、特异性强（100%），可以实现呕吐毒素蜡样芽孢杆菌的快速检测，对于食品安全事故的快速精准分析和判断，该方法具有重要的意义。

王珍等为建立米饭中的蜡样芽孢杆菌微流控芯片恒温扩增快速检测方法，利用公开的蜡样芽孢杆菌hblA基因序列设计引物，通过SYTO-9荧光染料的加入，选取微流控芯片利用LAMP技术实时荧光读数，对24株菌株检测对其特异性进行验证；对阳性菌株和阳性质粒检测对其检出限、灵敏度和重复性进行验证。结果显示：22株非蜡样芽孢杆菌检测结果呈阴性，2株蜡样芽孢杆菌检测结果呈阳性；微流控芯片LAMP技术检测蜡样芽孢杆菌菌液和合成的蜡样芽孢杆菌阳性质粒样品，其灵敏度分别为170CFU/mL、10μL/1，可分别在35min内和15min内完成检测，较传统检测方法相比，灵敏度提高10倍；利用该法对人工污染米饭中的蜡样芽孢杆菌进行检测，检出限为570CFU/g，可在45min内完成。建立的微流控芯片LAMP技术在检测蜡样芽孢杆菌时异系数（CV）为2.02%，表现出较好的重复性，同时具灵敏度高、特异性好、结果准确的特点，能够用于该类食品对蜡样芽孢杆菌的检测。

贾慧建等构建了一种快速检测蜡样芽孢杆菌毒素基因entFM的胶体金方法。其具体做法为，试剂盒法提取蜡样芽孢杆菌DNA，以其毒素基因entFM为目标基因，采用NCBI primer-BLAST 5.0软件设计引物，并通过克隆转化鉴定PCR产物，建立并组装胶体金试纸条，对该试纸条的灵敏度、特异性和稳定性进行评价。蜡样芽孢杆菌DNA浓度为300mg·L^{-1}，纯度约为1.60。PCR产物阳性条带经切胶回收、克隆转化和测序比对，与GenBank数据库中已登记的entFM相似性为100%。在pH值7.0条件下，每100μL胶体金溶液加入3.3μg链霉亲和素浓度标记，检测线浓度为1/g·L^{-1}，质控线浓度为1.8/g·L^{-1}时，硝酸纤维素膜上检测线与质控线均可与PCR产物反应出现清晰的红色条带。按照最适条件组装成核酸试纸条，PCR产物6μL，样品展开液100μL，检测10/min后可观察结果。试纸条特异性与电泳结果一致，阳性结果只有蜡样芽孢杆菌，与其他病原菌沙门氏菌、大肠埃希菌、铜绿假单胞菌和金黄色葡萄球菌均无交叉，结果为阴性；灵敏度检测，核酸试纸条DNA质量浓度同时降至10^{-3}mg·L^{-1}仍可准确检测，普通PCR电泳结果显示DNA质量浓度同时降至10^{-1}mg·L^{-1}出现目的条带，核酸试纸条比普通PCR灵敏度提高100倍；评估核酸试纸条的稳定性，分别在第6、9和12个月进行了检测，发现结果保持一致。这表明核酸试纸条具有良好的稳定性。根据此结果得出结论，建立的检测蜡样芽孢杆菌毒素基因entFM的核酸试纸条法具有高灵敏度、强特异性和良好的稳定性，适用于快速鉴别蜡样芽孢杆菌毒素基因entFM的需要。

（三）诊断

按《蜡样芽孢杆菌食物中毒诊断标准及处理原则》（WS/T 82—1996）执行。

1.据流行病学调查，有吃剩饭史，中毒症状多为恶心、呕吐、腹痛等。

2.细菌检测必须按照检测程序进行。一般来说，它必须超过10^5CFU/g才能引起食源性疾病。从疑似食源性疾病的剩余食物和呕吐物或患者粪便中检测到具有相同生化类型和/或血清类型的蜡样芽孢杆菌。

3.血清学试验

（1）如有条件用蜡样芽孢杆菌H血清进行分型，可作为区别临床症状表现类型的参考。

（2）采取病人发病初期和恢复期血清，观察凝集效价。恢复期血清凝集效价较发病初期有显著升高。

五、治疗与预防控制

（一）治疗

1.一般无须治疗。本菌对氯霉素、红霉素、庆大霉素敏感，较重者考虑给予。本菌对青霉素、磺胺类等耐药。

2.对症治疗。

（二）预防控制

1.在食品加工过程中，应严格执行食品良好生产规范（GMP），以降低蜡样芽孢杆菌的污染率和菌量。这包括操作员的卫生要求，食品原材料的选择和处理，以及加工设备的清洁和消毒等方面。餐饮企业和食品加工企业应加强员工培训，提高他们对食品安全的认识，严格执行卫生操作规程，确保食品的安全和质量；加强原材料供应商的管理，选择有信誉和严格品质控制的供应商，确保所采购的食品原材料符合卫生标准；对于食品加工设备和器具，要定期进行清洁和消毒，避免交叉污染和细菌滋生的可能。

2.在进食剩饭之前，应该充分加热，一般加热至100℃以上，保持20min，以确保食品中的蜡样芽孢杆菌被有效杀灭。加热处理剩饭的方法可以参考预防葡萄球菌食源性疾病的建议。

3.对于剩饭等已熟食品，应在10℃以下短时间内进行贮存。这意味着剩饭应尽快冷却，并放置在冰箱或其他冷藏设备中储存，以防止蜡样芽孢杆菌的繁殖和生长。

4.定期对食品进行检测，尤其是对容易受到蜡样芽孢杆菌污染的食品进行重点监测，例如米饭和其他米制品。这有助于及早发现问题食品并采取相应的控制措施。

5.消费者应培养良好的食品卫生意识，避免购买过期或不新鲜的食品，同时储存和处理食品时要遵守卫生习惯，避免交叉污染。

6.对于预包装食品，要注意检查包装完整性和保质期，避免购买破损或过期的食品。

7.加强食品安全监管，对食品生产企业进行定期检查和抽样检测，以确保食品的安全和质量符合标准。

第十九节　肉毒梭菌食源性疾病

一、病原生物学

肉毒梭菌（*Clostridium botulinum*）是一种产生肉毒毒素的革兰氏阳性菌，该菌能够形成耐热耐酸的芽孢，使其在环境中具有很强的存活力。肉毒梭菌是产气厌氧菌，主要生长于低氧或无氧环境中，如土壤、水体底泥和肠道内。肉毒梭菌产生多种毒素，其中包括神经毒素、组织毒素和肠毒素。该菌产生的肉毒毒素是其主要致病因子，可分为A、B、C、D、E、F和G七个亚型，它们都是神经毒素，具有高度的毒力。肉毒毒素主要通过摄入感染进入人体，在肠道内被吸收并进入血液循环，随后影响神经递质的释放，导致肌肉麻痹和瘫痪。肉毒梭菌感染主要通过食物中的毒素或伤口感染入侵人体，而不是自体感染。由于其强大的毒力和广泛的分布，肉毒梭菌是一种严重的病原菌，会引起严重的肉毒症。

肉毒梭菌不同抗原型别的致病性和作用对象不同，其中A、B、F、G四型毒素对人产生致病性，C、D、E仅对禽、畜致病而对人不致病。在中国，由肉毒梭菌引起的食源性疾病多为A型引起，B、F和G型较少（表5-47）。

表5-47　肉毒梭菌型别与致病性

型别	易感机体	所致疾病	致病物
A	人、鸡	食物中毒、鸡软颈病	家制发酵豆、谷制品、肉制品、罐头
B	人、马、牛	食物中毒	家制发酵豆、谷制品、肉制品、罐头、饲料
C	水禽	鸡麻痹症、野鸭食物	池沼腐败植物
D	牛、马、貂	牛马中毒	饲料、动物尸体、鲸肉
E	牛	非洲牛跛脚	动物尸体
F	人	食物中毒	家制发酵豆、谷制品、鱼、海生哺乳动物
G	人	食物中毒	鹿肉、家制发酵制品

肉毒梭菌是一种嗜温性细菌。该菌的最适产毒温度和适生长温度分别为20~35℃、25~37℃；最适生长繁殖的pH范围为6~8.2。在pH低于4.5或高于9，亦或温度低于15℃或高于55℃时，该菌便不能进行正常的生长繁殖，亦不能有毒素产生。肉毒梭菌毒素的产生和生长繁殖受到高浓度盐的影响，但高浓度的盐并不能对已经产生的毒素产生破坏

作用。增加食物的酸度可达到抑制肉毒梭菌生长繁殖和毒素形成的目的，举例来说，该菌芽孢在2%醋中不能发芽。在10%高盐食品中该菌也不能生长繁殖。在所有产毒型别肉毒梭菌中，E型肉毒梭菌在3~5℃时可生长并产生毒素，具有嗜冷性。尽管该细菌在耐热性方面较为脆弱，80℃条件下加热10~15min便会死亡，然而，一旦形成芽孢，其对外界环境的抵抗力就会变强。芽孢的抵抗力因不同的毒力型而异，A、B型的耐热性较强，而E型的耐热性较弱（表5-48）。肉毒梭菌的最小水分活性要求为0.95，即较高的水分活性条件下才能繁殖。

表5-48 不同温度下杀灭不同型别肉毒梭菌芽孢所需时间

单位：min

型别	80℃	90℃	100℃	105℃	110℃	115℃	120℃
A、B型			360	120	36	12	
E型	30	5	1				4
F型					10		

肉毒毒素是已知的最强毒性的生物毒素之一，也被认为是最强的化学毒素之一。它通过抑制乙酰胆碱在神经末梢的释放，导致机体产生肌肉松弛型麻痹。当机体摄入肉毒毒素后，神经系统在其作用下会被破坏，从而引起头晕、复视、斜视、眼睑下垂、肌肉乏力、吞咽困难和呼吸困难等症状。对于中毒较为严重的疾病患者，呼吸麻痹可能会造成死亡。需要补充的是，肉毒毒素产生的麻痹作用是由于它阻断了神经肌肉之间的信号传导。这使得肌肉无法正常收缩，导致肌肉松弛。麻痹的严重程度取决于毒素摄入的量和活性，以及个体的敏感性。肉毒毒素的这一特性使得其在医学和美容领域被广泛应用，用于治疗特定神经肌肉疾病和美容途径。

肉毒毒素本质是蛋白质，毒素A、B、F和G都含有无毒的红细胞凝集素和神经毒素两种蛋白质成分，纯化后的上述毒素是由重链（H）和轻链（L）连接而成的未断裂的双链和单链混合物。肉毒毒素耐低温、耐酸、但对碱比较敏感（表5-49）。肉毒梭菌产生的神经毒素（肉毒毒素）是导致人和动物发生肉毒中毒的原因。尽管不同类型的该菌毒素在致病性上具有相似性，但每种毒素只能被相应的抗毒素中和，各型之间不会发生交叉免疫，这一点对肉毒毒素食源性疾病的治疗和抗毒素的使用意义重大。不同类型的肉毒毒素在对热的抵抗力上有着不同的差异，要将肉毒毒素完全破坏，肉毒毒素A需要在60℃条件下加热2min；肉毒毒素B和E需要在70℃条件下加热2min；肉毒毒素C和D需要在90℃条件下加热2min，该两种型别对热的抵抗性更高。此外，肉毒毒素在酸性条件下较为稳定，不易被破坏；在碱性条件下不稳定，易被破坏。在适宜的条件下，部分类型的肉毒毒素可以通过胰酶的活化而增强其毒性。这意味着一些肉毒毒素在特定环境下，如胰酶活跃的胃肠道中，可能更容易发挥其毒性。需要补充的是，确保适当处理和煮熟食物可以有效破坏肉毒毒素，从而减少中毒的风险。此外，在适当的条件下储存和处理食物，以避免肉毒梭菌的生长和毒素产生也是非常重要的。

表5-49　破坏肉毒梭菌毒素所需温度和时间

毒素型别	温度（℃）	时间（min）
A	60	2
B、E	70	2
C、D	90	2
各型	80	30
各型	100	10~20

（一）致病性

肉毒梭菌产生的外毒素被称为肉毒毒素，其本质是一种蛋白质，该种蛋白质的分子量较大。依据肉毒毒素特有的抗原特异性，它们被分为A、B、C、D、E、F和G七种类型，与之对应的肉毒梭菌被归类为同样的七种型。其中，四种肉毒毒素即A、B、F、G型毒素对人体会产生不同程度的致病性。

（二）致病物质

肉毒梭菌主要通过其神经外毒素发挥作用。肉毒梭菌毒素的作用机制是通过影响胆碱能运动神经末梢并干扰钙离子的功能，从而阻止乙酰胆碱的释放，使肌纤维无法收缩。这个作用是高度特异的，只影响与肉毒菌毒素类型相匹配的神经肌肉接头。其他神经和肌肉系统在该类型的肉毒毒素下仍然正常运作。肉毒毒素的作用是可逆的，通常在数月内会被人体分解和代谢，导致肌肉功能逐渐恢复。肉毒梭菌毒素对神经兴奋的传导并不会造成阻断，故而肌肉本身对神经的传导性和兴奋性不会产生影响。

（三）生物学特性

1.形态与染色：肉毒梭菌属于厌氧性梭状芽孢杆菌属，革兰氏染色阳性（老龄菌是阴性），约为4×1μm的大杆菌，多单个存在，偶见成双或短链，直杆状或稍弯曲，两端钝圆，两侧平行，卵圆形芽孢大于菌体的宽度，一般情况下在菌体的一侧，也有位中央的情况，当芽孢位于菌体一侧时，菌体呈现网球拍状。通常情况，常伴有很多游离芽孢的出现。该菌有4~8根周生鞭毛，运动迟缓，无荚膜。

2.培养特性：肉毒梭菌是最严格的厌氧菌。生长适宜温度为28~37℃，最适生长温度为35℃，pH 6.8~7.6，产毒的最适pH为7.8~8.2。肉毒梭菌的培养特性极不规律，在不同类型、同类型菌株甚至同一菌株之间的培养特征发生显著变化。不同菌型产毒的最适培养温度不完全相同。C、D型温度高些为宜，35℃培养3d即可。而E型细菌在温度较低环境下可形成不规则边缘、半透明、大小3mm的圆形菌落，该菌落界线不明显，呈颗粒状或光滑，向外扩散形成菌苔。在疱肉培养基中培养24~48h，生长良好，浑浊、产生大量气体（G型除外），蛋白质分解株可以消化肉渣，使其变黑并散发出奇怪的气味。而在葡萄糖鲜血琼脂平板上，菌落较小，扁平，颗粒状。中央低，边缘不规则，有的菌落还有大的溶血环。在含有肉渣的液体或者半流动培养基中，肉毒梭菌生长旺盛且产生大量气体，A、B、F三型表面浑浊，底部有粉状和颗粒状沉淀，并能消化肉块，变黑有臭味；而C、D、E三型表明清亮，絮片状生长，粘贴于管壁。

3.生化反应：肉毒梭菌的生化特性较为不规律，通常能够分解葡萄糖、果糖和麦芽糖，并产酸产气。具有对凝固蛋白、凝固血清和明胶的分解作用，并引起液化。肉毒梭菌不会形成靛基质，但能够产生 H_2S。

4.抗原构造及免疫性：肉毒毒素是主要的抗原构造，根据肉毒毒素的抗原性肉毒梭菌可以分为7个型。引起人群中毒的，主要有 A、B、E、F 四型。

5.抵抗力：本菌芽孢抵抗力强，不耐热，90℃ 2min 可完全破坏；不耐碱，溶解在 pH 为11的碱性溶液中 3min 灭活肉毒毒素溶液加 0.6% 的福尔马林 37℃下作用1月以上可失去毒性，但仍保持抗原性和免疫原性，成为类毒素。对乙醇稳定，但可被卤素灭活。在酸性条件下较稳定，胃液中 24h 内不被破坏。毒素溶液在 pH 6.0、4℃下保存效价可保持半年不变。

二、流行病学

1.季节性：肉毒梭菌引起的食源性疾病不受季节限制，可以在一年的任何季节都发生。然而，发病的频率和季节性有一定的关系。在一些地区，夏季和秋季是食源性肉毒梭菌中毒的高发季节。这是因为在温暖的天气条件下，食物更容易受到细菌的污染和滋生。

2.引起食源性疾病食品：肉毒梭菌引起的食源性疾病的食品种类与个人的饮食习惯密切相关，因为不同地区和不同人群的饮食习惯和膳食结构存在差异。

在中国，一些家庭制作的豆类和谷类发酵制品，例如豆豉、豆瓣酱、面酱和臭豆腐，是主要的食源性疾病来源。与此相比，由罐头食品或肉类制品引起食源性疾病的案例较少，例如豇豆罐头、花生米罐头、病死畜肉和干牛羊肉。欧洲各国主要的中毒食品有腊肠、火腿和其他肉类制品。在美国，家庭制作的蔬菜罐头和水果是主要的中毒来源。另外，日本较为常见引的起食源性疾病的食品为鱼类制品。

3.食品被污染的原因：肉毒梭菌主要存在于土壤及海洋沉淀物中，偶尔存在于动物的粪便中。食品被肉毒梭菌污染的主要来源是土壤，被泥土污染的粮食、蔬菜、水果、肉、鱼等，就有可能带有肉毒梭菌或其芽孢。

4.食源性疾病发生的原因：肉毒梭菌食源性疾病是由于进食被肉毒梭菌芽孢污染的食物而导致的。这种疾病通常发生在食品加工和保存过程中出现问题的情况下。肉毒梭菌通常存在于土壤、水体和动物的肠道中，并且可以通过肉类、鱼类、蔬菜和水果等食物传播到人体。其中，罐头食品和腌制或发酵食品等高温加工和保存过程不当的食物尤其容易受到肉毒梭菌的污染。一旦食物被肉毒梭菌污染，芽孢会在无氧条件下发芽生长，并产生毒素。

三、临床表现

当人体摄入含有肉毒梭菌毒素的食物后，可能发展为肉毒梭菌食源性疾病。临床症状通常在食物摄入后 12~36h 内开始出现，但有时可能在几小时到几天后才会显现。本菌食源性疾病的潜伏期比其他细菌性食物食源性疾病潜伏期长。中国本菌食源性疾病的潜伏期较国外报道的长。通常情况下，潜伏期越短，发病越急，同时死亡率也越高。

神经系统表现：肉毒毒素对神经系统有强烈影响，引发一系列神经系统症状。这包括双眼复视（双重视像）、模糊视觉、瞳孔扩大，眼睑下垂，面部及眼球周围肌肉无力等。

其他系统表现：肉毒梭菌中毒临床症状轻重不一，轻者仅有轻微不适，重者可于24h内死亡。口腔症状：口干、喉干、吞咽困难是常见的症状，同时可能伴有语言模糊和舌肌无力；消化系统症状：恶心、呕吐、腹泻或便秘常常出现。在有些情况下，可能有腹痛的症状；呼吸系统症状：随着疾病的进展，肉毒毒素会影响到呼吸系统，导致呼吸困难、短气乃至呼吸暂停，这是最严重的症状，可能危及生命；全身症状：患者可能会感到疲劳、肌肉无力且全身感觉不舒适。

以上症状的严重程度和速度可能依赖于摄入的毒素量和个体的健康状况。尤其要注意的是，肉毒毒素可严重影响呼吸肌肉，导致呼吸衰竭，必须尽快治疗。如出现以上症状，伴有食品中毒的疑似情况，应尽快寻求医疗救助。

四、实验室检测及诊断

（一）实验室检验

1.检验程序：见图5-28。

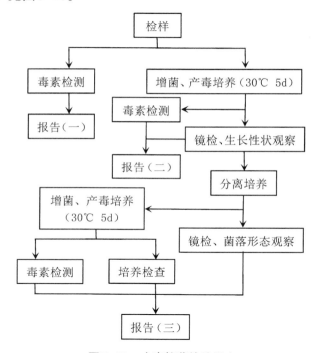

图5-28 肉毒梭菌检验程序

2.器材与试剂

（1）设备和材料

实验室常规设备、小白鼠12~15g。厌氧培养装置（常温催化除氧式或焦性没食子酸除氧式）、全自动微生物鉴定仪（VITEK）及厌氧菌鉴定卡（ANC）。

（2）培养基和试剂

胰酶、明胶磷酸盐缓冲液、疱肉培养基、肉毒分型抗诊断血清、卵黄琼脂培养基。

3.样品采集、送检及保存

（1）样品的采集

①剩余的食物和食物：收集剩余的食物并将其放入无菌容器中。应特别注意收集罐头食品和其他密封保存食品，以及发酵产品。如果没有剩余食物可以采集，可取无菌棉拭子，用无菌生理盐水润湿，大面积涂抹食物容器内表面以尽可能收集可能存在的菌落，完毕后置于无菌生理盐水采样管中保存送检。

②引起食源性疾病的食品原料：采集食源性疾病食品的原材料置于无菌的容器内。炊事用具的采集包括砧板、铲子、抹布、刀和锅等可用无菌棉拭子大面积涂抹采集，采集完毕后置于无菌生理盐水采样管中保存送检。砧板样本的采集可以用刀刮取砧板表面的碎屑物置于无菌容器内保存送检。

③体液、粪便和组织样本：从疾病早期未接受抗毒素治疗的患者身上采集血液，采集的血液量应足够分离血清15~20mL。胃内容物、呕吐物、粪便（对婴儿肉毒素中毒诊断尤为重要）及其他组织样本置于无菌容器内，送检。

④水生动物标本：主要采集消化道标本。

⑤土壤：采集食源性疾病家庭周围的土壤样本，收集地表以下10~20cm的土壤，放置在无菌容器中进行检查。每个样本都应记录、标记和登记详细的背景信息。

（2）样品的保存与运输

采集的标本4~8℃保存、运输，4~6h内送检。

4.检验方法

（1）样品的处理

①固体、膏状样品（食品及原材料、发酵制品、胃内容物、粪便及组织样品等）：约50g，加入适量明胶磷酸盐缓冲液（1~10倍），浸泡至样本完全软化、拍击式均质60s，离心取上清进行毒素测定，沉淀物进行细菌培养。

②罐头食品（和其他密封保存食品）：未开启的样品先用水清洁外包装表面，消毒后，无菌开启，取出内容物按上述固体样品的方法进行检验。如仅有罐头空盒、空容器，以盐水洗液做细菌培养。注意外观形状和感官性状的检查并记录。

③土壤样本：加入等量或5~10倍的明胶缓冲液，充分搅匀，待泥沙自然沉淀，取上部澄浆离心，离心沉淀物做细菌培养。

④液体样本：可直接离心，上清液做毒素测定沉淀或液体原液做细菌培养。

⑤血清：可直接作毒素检测，无须处理和加胰酶激活。

（2）肉毒毒素检测

肉毒毒素检测的标准方法是小白鼠腹腔注射法。使用胰酶对上清液进行处理，可以将其中可能存在的肉毒毒素E激活。

E型毒素的激活方法如下：取适量经处理过的样本，离心后取上清液，将其pH调节至6.2，加入活力为1∶250的胰酶溶液，比例为1∶9，即1份上清液，9份胰酶溶液。完毕后进行充分振荡，确保其充分混匀，于（37±1）℃条件下静置60min，以备进行后续的检测。

①检出试验步骤如下：取三只健康的小白鼠，分别注射0.5mL制备好的处理液，完毕后观察，连续观察4d。如果存在毒素，通常小鼠在注射后在24h内出现发病并死亡。其症状主要表现为瘫痪、毛发耸立、呼吸困难、呼吸呈风箱式、腰部凹陷（类似蜂腰

状），最终导致呼吸麻痹和死亡。如果小鼠的症状不明显，需要重新取 1：250 的胰酶溶液处理上清液并注射。

②确证试验：针对能导致小鼠发病死亡的样本，可以采取以下步骤进行鉴定。将样本取适量分为 3 份。第一份同多种型别混合的肉毒抗毒素血清等量混合，并于 37℃条件下反应静置反应 30min。第二份同明胶磷酸盐缓冲液等量混合，并在煮沸状态下加热 10min。第三份同明胶磷酸盐缓冲液等量混合，不进行它任何处理。处理完毕后，取 3 只健康的小白鼠，分别注射 0.5mL 制备好的处理液，完毕后观察，连续观察 4d，如果只有注射了未经任何处理液的健康小白鼠死亡，而其他注射了处理液的健康小白鼠存活，便可确定处理的样本中有肉毒毒素的存在。必要的情况下，还需进行毒力测定试验和毒力定型试验。

③毒力测定：为了对样品中肉毒毒素的毒力水平进行评估，可以采取以下步骤。取已确认含有肉毒毒素样品的离心上清液，将其制备成 50、500 和 5000 倍的稀释液，使用明胶磷酸盐缓冲液进行稀释。随后，取三只健康的小白鼠，分别注射 0.5mL 制备好的稀释液，完毕后观察，连续观察 4d。通过小白鼠的死亡情况，可大致计算出肉毒毒素的毒力，毒力单位以 MLD/mL（g）来表示。举例来说，注射了 5 倍、50 倍和 500 倍稀释液的健康小白鼠如若全部死亡，而注射了 5000 倍稀释液的健康小白鼠全部存活，则可推断出该样本的肉毒毒素水平大致在 1000~10 000MLD/mL 范围之间。通过该方法，可以初步评估样品中肉毒毒素的毒力水平。需要注意的是，这个结果是一个大致的估计，具体的毒力水平需要进一步测试和测定。同时，也要确保在进行实验过程中，遵守实验室的安全规范，并确保动物的福利和保护。

④定型试验：使用明胶磷酸盐缓冲液作为稀释液，依据毒力测定的结果将样品上清稀释到毒力水平在 10~1000MLD/mL 的范围内，取准备好的各单型肉毒抗毒素诊断血清与稀释液等量混合，在 37℃条件下反应 30min。之后，取每种混合液 0.5mL 分别注射到健康小白鼠体内，完毕后观察，连续观察 4d。同时，以明胶磷酸盐缓冲液 0.5mL 注射到健康小白鼠体内，作为阴性对照。如果健康小白鼠在注射了特定的肉毒抗毒素诊断血清后，没有出现死亡和发病，则便能确定样品中的肉毒毒素型别同所使用的肉毒毒素诊断血清一致。通过这种方法，可以确定样品中肉毒毒素的型别。

为了加快结果的得出，可以同时进行毒力测定的各项试验。如果未经胰酶激活处理的样品在毒素检出试验或确证试验中呈阳性结果，那么可以省去胰酶激活处理液的使用，无需进行毒力测定和定型试验。此外，在定型试验中，可以根据需要酌情省略 C、D、F 和 G 型的测试。动物试验的观察时间可以根据阳性结果的出现进行即时结束，以缩短观察时间。但是，如果出现阴性结果，仍需保留足够充分的观察时间。

（3）肉毒梭菌检验

①增菌产毒培养试验：进行增菌产毒培养试验时，首先准备 3 支疱肉培养基。将这 3 支培养基煮沸 10~15min。然后按照以下方式进行处理：a.第一支培养基：培养基急速冷却后，接种样品均质液 1~2mL。b.第二支培养基：培养基在冷却至 60℃后，接种样品均质液 1~2mL，于 60℃条件下静置保持 10min，急速冷却。c.第三支培养基：培养基接种样品均质液 1~2mL，然后将其煮沸 10min，急速冷却。将上述处理过的培养物置于

30℃条件下培养5d，如果在此期间没有生长，则再继续培养10d。如果观察到有菌落生长，则取培养液将其均质混匀并进行离心，获取上清液。使用得到的上清液进行毒素试验，方法同上。如果检测结果呈阳性，那么可以确认样品中有肉毒梭菌的存在。

②分离培养：为了分离和鉴定肉毒梭菌，可以按照以下步骤进行：a.取经毒素检测确认的含有肉毒梭菌的增菌产毒培养物。b.在卵黄琼脂平板和血平板上进行接种。将培养物在厌氧条件下，（35±1）℃培养48h。在这些培养基上，肉毒梭菌会显示出特定的生长特征和反应。c.挑选可疑的菌落，在疱肉培养基中种育。在厌氧条件下，（30±1）℃培养5d。观察菌落的生长特性和形态。d.进行毒素检测和确证试验，以确认菌株中是否存在肉毒毒素。生化参考表5-50中的一般生化特征。

③毒素检测：毒素检测的方法同上。

④培养特性检查：为了检查肉毒梭菌的培养特性，可以按照以下步骤进行：取两个卵黄琼脂平板，分别接种含有肉毒梭菌的培养物，一份在（35±1）℃条件下厌氧培养48h。另一份在（35±1）℃条件下有氧培养48h。观察培养物的菌落形态和生长情况。值得注意的是，在卵黄琼脂平板上，肉毒梭菌只有在无氧条件下才会生长繁殖并形成特征性菌落。而在有氧条件下则无法生长。

⑤全自动微生物鉴定仪（VITEK）鉴定：对分离出的菌株，纯培养后，用VITEK厌氧菌鉴定卡（ANC）鉴定系统做进一步鉴定，按产品说明书进行操作。

表5-50　常见梭菌的鉴别特征

菌种	芽孢	卵磷脂酶	明胶	吲哚	牛乳消化	葡萄糖	乳糖	麦芽糖	甘露醇	蔗糖
肉毒I组	OS	-	+	-	+	+	-	-	-	-
肉毒I组	OS	-/+	+	-/+	+	+	-	v	-	-
肉毒III组	OS	-	+	-	-	+	-	+/v	-	+/v
产气荚膜C.	OS									+
破伤风C.	RT	+	+	-	+	+	+	+	-	-
双酶C.	OS	+	+	+	+	+	+	v/-	-	-
丁酸C.	OS	-	-	-	-	+	+	+	-/+	-
艰难C.	OS	-	+	-	-	+	-	-	+/-	+
无害C.	OT	-	-	-	-	+	+	-	+	+
类腐败C.	OT	-	-	-	-	+	+	+	-	-
溶组织C.	OS	-	+	-	+					
败毒C.	OS	-	+	-	+	+	+	+	-	-
生孢C.	OS	-	+	-	-	+	-	-/v	-	-
尸毒C.	OT	-	+	+	+	+	-	-	-	-
泥渣C.	OS	+	+	-	+					
诺维AC.	OS	+	+	-	-	+	-	v	-	-
诺维BC.	OS	+	+	+/-	+	+	-	v	-	-

注：+：阳性；-：阴性；v：不定。

（4）分子生物学方法

随着分子生物学技术的不断发展，分子生物学检测方法和手段逐渐成熟。已有报道使用PCR技术检测A~F型肉毒梭菌。然而，由于食源性疾病样本的特殊性，目前主要使用PCR技术来确认食物中的致病菌，以便缩短病原菌鉴定的时间。

（5）免疫学方法

目前肉毒梭菌检测的标准方法是小鼠致死中和试验，但这种方法存在一些不足之处，例如小鼠可能出现非特异性死亡，并且试验所需时间较长。因此，免疫学方法被引入来替代动物体内法（生物学），以检测肉毒毒素的存在。免疫学方法包括ELISA、放射免疫试验、沉淀素试验、反向被动血凝试验等。

（二）肉毒梭菌快速检测

肉毒梭菌的检测方法从1947年开始，基于不同来源肉毒毒素对蛋黄琼脂的反应存在差异，该菌的检测有多种多样的方法。

（1）传统培养方法

这是最初并且最常用的肉毒梭菌检测方法，需要将样品在无氧环境中种植在特殊培养基上。通过观察微生物生长的形态和速度，可以初步确定样本中是否存在肉毒梭菌。然而，这种方法的缺点是需要较长时间，且检测的准确性较低。

（2）分子生物学方法

①PCR：PCR是一种基于DNA复制原理的技术，可以在短时间内对特定DNA进行百万甚至亿倍的扩增。对于要检测的肉毒梭菌来说，具有特异性的引物被设计用来扩增肉毒梭菌的基因序列，通过检测这种扩增，我们可以快速、准确地判断样本中是否存在肉毒梭菌。

②实时荧光PCR：该方法在传统PCR的基础上，通过引入荧光标记，能在DNA扩增的过程中实时监测PCR的进展，具有更高的灵敏度和准确性，能更快速地检测出肉毒梭菌。

③RT-PCR：如果想要检测某些肉毒梭菌特有的RNA，那么就需要使用反转录PCR。其首先将RNA反转录成cDNA，然后再进行PCR扩增，以检测RNA的存在。

（3）毒素检测方法

①ELISA：ELISA测试可以直接检测样本中的肉毒素，是检测肉毒梭菌感染的一种有效方法。它利用特异的抗体-抗原反应，结合酶催化反应，产生可视化的信号，以此来间接测定样本中肉毒素的含量。

②质谱分析：质谱法能精确地检测复杂样本中的肉毒毒素。通过电离样品，产生带电的粒子（离子），然后根据离子的质/电荷比进行测量，可以得到对应物质的质谱图，从而准确鉴定肉毒毒素。

③生物活性检测：尽管鼠毒试验因具有较高的灵敏度和特异性而被广泛使用，但出于道德和动物福利的考虑，此项测试方法正逐渐被非动物测试方法替代。

（4）免疫学方法

①免疫层析试纸条：这是一种便携式，经济和用户友好的检测方法，使用抗体与抗原进行特异性结合，对应反应区会显示颜色变化，表示样本中存在肉毒梭菌。

②免疫荧光：该方法以荧光物质标记的抗体与肉毒梭菌或毒素结合，通过荧光强度便能快速地定性或定量检测。

③免疫磁珠分离：该方法利用抗原或抗体包被的磁性微珠与靶标物质特异性地结合，通过磁场分离，可以快速、高效地从复杂样本中分离浓缩肉毒梭菌。

（5）实时便携式检测仪器

作为新兴的检测设备，这些仪器具有携带方便、使用简单等优点，如便携式 PCR 仪器能够在现场实时对样本进行肉毒梭菌检测，极大地提高了检测效率。

近年来还出现了一些新型的分子生物学检测技术，如基于核酸序列的二代测序（NGS）技术。NGS 技术有着显著的优势，因为它既可以全面描述肉毒梭菌的基因组，也可以进行毒力基因分析，提供更深入的数据和洞察。NGS 技术的高通量特性使其能广泛地测定肉毒梭菌基因中的大量序列，几乎可以无遗漏地展示全基因组的信息。该方法不仅能用于快速识别和分型肉毒梭菌，而且还可以识别还未知的新型菌株或毒素基因，极大地拓展了我们对肉毒梭菌的认识。值得注意的是，NGS 技术非常适合分析肉毒梭菌的毒力基因。它可以将复杂的基因信息在有限的时间内进行全面深入的分析，使得我们在了解肉毒梭菌种类的同时，还能获取毒素基因的详细信息，从而更精准地预判肉毒梭菌的危害程度。这项技术的另一个显著特点是其较高的分辨率和精确性。以前的技术可能仅能鉴别出肉毒梭菌的大体类型，而 NGS 可以精细至单一菌株水平，提供更详尽的菌株生物信息。这对于掌握肉毒梭菌的遗传多样性和克隆群体的扩散情况至关重要。在食品安全和公共卫生领域，NGS 技术的应用显得尤其重要。毒素基因的高效检测可以确保食品的安全，及时发现和控制肉毒梭菌的暴发疫情。同时，通过深入研究肉毒梭菌的遗传多样性和致病机制，我们可以设计出更有针对性的检测方法和治疗策略。因此，NGS 已经成为肉毒梭菌疾病风险评估和防控的重要工具。

吴玲玲等人构建了一种检测食源性疾病样品中肉毒毒素基因的快速荧光 PCR 方法。对样本进行预处理直接提取 DNA。针对肉毒梭菌 A、B、E 和 F 型保守区域设计引物、探针，并进行荧光 PCR 检测。结果显示，臭豆腐样本经脂肪和去蛋白预处理后，可直接提取总 DNA，经荧光 PCR 检测后，检测出了含有 A 型、B 型毒素基因的肉毒梭菌。这项研究为食源性疾病样品中肉毒毒素基因的快速检测提供了可靠方法，为食品安全监测和毒素类型鉴定提供了重要技术支持。

黄英等针对肉毒梭菌 A/B 设计引物、探针，构建了一种检测肉毒梭菌的 RQ-PCR 检测系统，利用该法对粪便样本进行检测，结果显示 A 型毒素、B 型毒素的检出限分别为 $1.71×10^3$copies/μL 和 $2.14×10^3$copies/μL。吴玲玲等人对臭豆腐样本进行预处理，提取出特异性基因，针对其设计引物、探针，进行荧光 PCR 检测，成功地检测出了样本中肉毒梭菌的存在。

杨大伟等将 PCR 与变性高效液相色谱（DHPLC）技术结合，以 A 型肉毒毒素基因设计引物进行 PCR 扩增，用 DHPLC 技术对产物进行快速检测。利用不同稀释浓度 A 型肉毒梭菌 DNA 检测灵敏度；利用产气荚膜梭菌等23株参考菌株和非 A 型肉毒梭菌进行特异性检测。结果显示：同传统检测方法相比，建立的方法检出限最低为 111ng/tube，灵敏度较高，特异性强。这项研究为 A 型肉毒梭菌的快速检测提供了一种新的方法，通过结合PCR和DHPLC技术，不仅能够提高检测的特异性和灵敏度，而且能够在较低的DNA浓度下实现可靠的检测结果。

（三）诊断

按《肉毒梭菌食物中毒诊断标准及处理原则》（WS/T 83—1996）执行。

1.流行病学调查：有进食家庭自制豆、谷类发酵食品或其他食品史。

2.临床表现：本菌食源性疾病特有的神经症状如眼症状、延髓麻痹、分泌障碍等。

3.细菌学检验：主要目的是检出肉毒毒素。从剩余可疑食品中检出肉毒毒素并确定其型别，是重要的诊断依据。如未采集到可疑食品，可采取患者粪便或血液检测肉毒毒素。

肉毒梭菌食源性疾病的诊断，在食源性疾病现场，主要是根据流行病学调查和特有的临床表现进行诊断，而不要等待毒素检验和菌株的分离来进行诊断，以便及时救治。

五、治疗与预防控制

（一）治疗

1.一般治疗

（1）催吐：在中毒发生后的短时间内，催吐可以促使患者将胃中尚未吸收的毒素排出。

（2）洗胃：使用0.05%高锰酸钾溶液进行胃灌洗，这种方法可以排出胃内的毒素来清洁胃肠道。

（3）导泻：使用硫酸钠等导泻剂来刺激肠道蠕动，促进肠道排空，以清除尚未吸收的毒素。

2.肉毒抗毒素治疗

在诊断肉毒梭菌食源性疾病时，分离肉毒梭菌或检测肉毒毒素通常都要花费较长时间。然而，对于肉毒梭菌食源性疾病来说，抗毒素的治疗越早越好，并且要使用足够的剂量。因此，当流行病学和临床表现提示可能患有肉毒梭菌食源性疾病时，不应对肉毒毒素检测结果进行等待，而是应立即开始抗毒素治疗。

首次注射时，每型（A、B、E型）肉毒抗毒素的剂量为1万~2万U。一旦确定了中毒型别，只需注射相应型别的肉毒抗毒素即可。之后根据病情，以1万~2万U剂量每5~10h进行一次注射，直到病情开始好转，然后可以逐渐减少剂量或延长注射间隔时间。停药的时机选择可以在肌力恢复正常、脑神经损伤症状消失之后。成人与儿童和的剂量相同。在静脉注射前，应将肉毒抗毒素在约37℃的温水中加热片刻，以防止由于温度过低而引起不良反应。注射时要注意缓慢滴注，开始时流量不应超过1mL/min，之后不得超过4mL/min。在静脉注射过程中如有异常反应的出现，应立即停止注射，改为全量肌内注射。

对那些与发病者共同食用可疑食物但尚未发病的人来说，为了安全起见，也可以考虑注射肉毒抗毒素以进行预防。预防注射可以选择肌内或皮下注射方式。每型（A、B、E型）肉毒抗毒素的剂量为1000~2000U。如果中毒型别已确定，则只需注射相应型别的肉毒抗毒素1000~2000U即可。

肉毒抗毒素在使用前将附带的稀释液按照瓶签上的指示加入对其进行溶解，并充分摇匀以备后续使用。使用前应按照规定进行血清过敏试验。对于阴性的患者，可以直接进行注射；对于阳性的患者，需要进行脱敏注射。

过敏试验法：吸取血清制品0.1mL，使用无菌生理盐水10倍稀释至1mL。随后，将0.1mL稀释后的血清溶液皮内注射到前臂掌侧，观察10~30min。如果出现皮丘和红肿，表示为阳性反应；如果没有出现皮丘和红肿，则为阴性反应。

脱敏法：吸取血清制品，使用无菌生理盐水10倍稀释，分次注射于皮下每次注射后观察10~30min。初始注射量为0.2mL。在观察期间，如果没有出现发绀、气喘、脉搏加速和明显的呼吸短促等症状，可以逐渐增加注射量。总共需要进行3次以上的注射观察，如果仍然没有异常反应的出现，就可以将全量血清制品肌内或皮下注射。

3.对症和支持治疗

（1）病人需要静卧休息，根据病情轻重决定休息的时长，同时需要注意保暖。

（2）如果病人出现吞咽困难或呛食的情况，应采取鼻饲方式进行喂养，确保足够的营养和水分摄入。需要同时静脉和胃肠方式补液。

（3）应静脉滴注大量5%葡萄糖盐水、维生素B族和维生素C。

（4）对于呼吸困难或呼吸肌麻痹的患者，应及时进行吸氧和吸痰，如果出现呼吸衰竭，需要使用呼吸兴奋剂，并做人工呼吸。在必要的情况下，可以进行气管切开或气管插管，有条件的情况下可以使用人工肺。

（5）如果患者出现便秘，可以进行灌肠，一方面可以对腹胀进行缓解，另一方面也可以加速毒素的排出。

（6）为了预防继发性感染和吸入性肺炎，可以适当给予抗生素治疗。

（二）预防控制

肉毒杆菌中毒的发生一般包括以下几种情况：食品生产中使用的原料中含有肉毒梭菌芽孢，在食品加工或储存过程中，芽孢未被完全杀死。在食品加工或储存过程中，温度高，缺氧，适合芽孢繁殖和产生毒素；煮熟的食物在食用前没有彻底加热，导致毒素完全破坏。因此，可以采取以下措施来预防这种疾病的发生：

①食品制造前，应将食品原料清洗干净，去除泥土和粪便，并用优质饮用水彻底清洗。特别是在肉毒杆菌病高发地区，土壤和动物粪便的携带率较高，要求更严格。

②罐头食品的生产不仅要建立严格合理的工艺流程和卫生制度，防止污染，还要严格遵守杀菌操作规程。罐头食品在储存过程中变得油腻或破裂时不能食用。制作发酵食品时，应在发酵前将谷物、谷物和豆类等原料彻底蒸熟，以杀死肉毒杆菌孢子。

③加工肉类和鱼类产品应避免再次污染，并在更高的温度下储存，或在缺氧条件下储存。腌制或熏制肉类或鱼类时，原材料应新鲜清洁；加工后，食用前不再加热的食品应小心防止污染并彻底冷却。

④肉毒梭菌毒素不耐热，在80℃加热30min或在100℃加热30min会对各种类型的毒素造成损害。因此，通过彻底加热可疑食物可以破坏肉毒杆菌毒素，该种方法是可靠的预防肉毒毒素中毒的措施。

⑤要预防婴儿肉毒杆菌中毒，第一步是防止不干净的物体进入口腔。所有可能进入婴儿口腔的东西（如手指、乳头、玩具等）都应该仔细清洁，以避免通过口腔感染。婴

儿的辅食，如水果和蔬菜，应去皮或清洗消毒，不得食用变质的剩奶或蜂蜜。

第二十节　产气荚膜梭菌食源性疾病

一、病原生物学

产气荚膜梭菌（*C. perfringens*）广泛存在于自然界，在污水、土壤、家畜、垃圾、昆虫及人的粪便中均可检测到。在产气荚膜梭菌食源性疾病的患者中，该菌的平均检出率为83.2%；健康人体肠道携带本菌的比例较低，约为2%~5%，但个别情况下可高达15%~25%；不同动物的带菌率因种类不同而存在差异，大致在10%~40%之间；污水和土壤中本菌检出率为3%~10%。

产气荚膜梭菌（Clostridium perfringens）是一种革兰氏阳性短杆菌，具有许多特殊的特征。它是厌氧菌，可以在缺氧环境中生长和繁殖，并能形成耐热的孢子，这使得它能在不适宜的条件下存活并传播。它能存在于人类和动物的肠道中，作为正常的肠道菌群的一部分，也可以存在于一些食物中，如生蔬菜、脱水汤汁和生肉等，因此常常被认为是食源性疾病的病原体之一。该菌能对人及动物造成多种疾病，在人体中，引起食源性疾病、肝肾损害、胃肠紊乱和气性坏疽；在动物中，尤其是猪和家禽，引起坏死性肠炎、肠毒血症和坏疽性皮炎等疾病。产气荚膜梭菌在猪肉及其及制品、禽产品及其制品中能快速生长，并且对温度适应性较强，在较高温度（45℃）下也能良好繁殖生长，若摄入了该菌污染的食品，则会引起食源性疾病的发生。

依据产生致死性外毒素的能力，产气荚膜梭菌可分为A、B、C、D、E5种型别。其中，A型和C型是对人类致病的类型，A型最为常见，可引发食源性疾病和气性坏疽；C型可引发坏死性肠炎。近年，产气荚膜梭菌的耐药性随着抗菌药物的广泛使用日益增强，特别是对红霉素、林可霉素和四环素，同时临床强毒株也出现了多重耐药的趋势，这种情况对人类健康和食品安全构成了潜在威胁。

产气荚膜梭菌肠毒素本质是蛋白质，等电点为4.3，分子量大小约为36±4kDa。该肠毒素热抵抗性较差，60℃、100min即破坏；100℃即灭活；酸抵抗性弱，耐抵抗性强，pH值低于4时会被破坏；在空肠液中不会被破坏，并且对于木瓜蛋白酶、糜蛋白酶、胰蛋白酶等酶具有稳定性。

（一）致病性

1.侵入和生长：产气荚膜梭菌能够侵入宿主细胞或组织，并在组织中生长和繁殖，从而导致各种感染。

2.组织损伤：这种菌株的多种毒素具有破坏细胞和组织的能力，从而导致炎症、出血、坏死和水肿等病变。

3.炎症反应：产气荚膜梭菌的毒素可刺激宿主产生炎症反应，释放炎症因子，导致组织损伤，并使病情恶化。

4.毒素-抗毒素平衡：产气荚膜梭菌感染时，菌体逐渐产生和释放毒素，同时宿主体内产生抗毒素。毒素和抗毒素的平衡对病程有很大影响；毒素净增长过快，感染的症状会加重。

5.创伤感染：在外伤、手术等创伤条件下，产气荚膜梭菌可侵入健康组织，引发感染性疾病，如气性坏疽。

（二）致病物质

产气荚膜梭菌的致病性主要与其产生的致病物质相关，包括荚膜和各种毒素。

1.荚膜：产气荚膜梭菌可以形成荚膜，这种特殊的材料可以保护细菌免受宿主免疫系统的攻击和抗生素的影响。荚膜有助于菌体在宿主组织中侵袭和生长。

2.毒素：产气荚膜梭菌可以产生多种毒素，包括：①α产气荚膜溶解毒素：这种毒素具有磷脂酶活性，可以破坏宿主细胞膜并导致细胞内的磷脂颗粒四散，引起炎症反应和组织损伤。②θ产气荚膜溶解毒素：这种溶血毒素能破坏红细胞和宿主细胞膜，导致溶血性贫血和血红蛋白尿。③肠毒素 A 和 B：这些肠毒素能刺激肠道上皮细胞，引起水和电解质的分泌增加，从而导致严重的腹泻症状。④类胃毒素：这种毒素可以刺激胃肠道蠕动增加，引起腹痛、腹胀和腹泻等症状。产气荚膜梭菌的致病性和致病物质共同作用，在人体内导致炎症、组织损伤和功能障碍，并引起临床上的多种病症。

（三）生物学特性

1.形态与染色：产气荚膜梭菌为大小(1~1.5)μm×(3~5)μm、无鞭毛、单个或成双排列、偶见链状的革兰氏阳性粗短杆菌。能产生卵圆形芽孢、较菌体直径大，通常位于菌体近端或中央。在人和动物活体组织或是含有血清的培养基中生长时会形成荚膜。

2.培养特性：产气荚膜梭菌为不严格的厌氧菌。37~47℃为其最适生长温度，每代繁殖时间仅为 8min，因此可以利用高温条件下培养的方式对其进行选择和分离。如在 45℃、3~4h 培养，可以迅速得到该菌的纯培养物。

在普通的琼脂平板上，产气荚膜梭菌的形态呈现为半透明、表面光滑、直径 2~4mm、凸起的圆形菌落。该菌经过多次传代后会形成 R 型菌落，表现为带放射状条纹或锯齿状边缘。在血琼脂平板上呈 β 溶血，溶血环似靶状，但在含马血的琼脂平板上表现不明显。该菌为浅灰褐色或略带灰黄色菌落，在含铁牛乳培养基中培养时会产生"暴烈现象"，因产气会使深层葡萄糖琼脂破碎，在疱肉培养基中生长数小时后就会产生大量气体，呈粉红色肉渣，但无法将其消化。

3.生化反应：产气荚膜梭菌能液化明胶、还原硝酸盐，发酵葡萄糖、蔗糖、乳糖及麦芽糖、产酸产气；产生靛基质；不分解卵磷脂；能还原亚硫酸盐为硫化物，在含铁盐的琼脂中形成黑色菌落。

4.抗原构造及免疫性：产气荚膜梭菌的菌株之间通常具有不同的菌体抗原血清型，各株菌株具有特异性免疫血清。产气荚膜梭菌菌体抗原依据 Hobbs 分类法，可分为 1~24 型，但仍不能覆盖所有分离的菌株。因此，菌体抗原的分型在血清学分类方面的意义有限。然而，在由同一产气荚膜梭菌引起的食源性疾病事件中，从疾病患者粪便和中毒食物中分离出的病原菌应为同一菌株，血清型也应一致。因此，血清型分类方法常被用于食源性疾病细菌学诊断和病原学调查。

5.抵抗力：产气荚膜梭菌（Clostridium perfringens）作为一种厌氧菌，具有较强的抵抗力。它在不同环境中表现出以下特点。

（1）耐热性：产气荚膜梭菌的芽孢形式能够抵抗低温，并具有一定的耐热性。它们可以在较高温度下存活，但不能长时间抵抗高温（例如121℃的高压蒸气消毒）。

（2）耐酸、碱性：产气荚膜梭菌对酸和碱具有一定的耐受力。它们能够在pH 5~9的环境中生存，但在极端的酸碱环境下，抵抗力较低。

（3）耐抗生素性：产气荚膜梭菌的不同菌株对抗生素的耐药性存在差异。一些菌株可能对某些抗生素表现出较强的耐药性。对于感染的治疗，需要根据菌株的具体情况进行药敏试验，并选择合适的抗生素。

（4）耐干燥性：产气荚膜梭菌的非芽孢形式及菌体在干燥环境中存活能力较弱，容易被干燥条件下的环境影响。而芽孢形式的菌在干燥的条件下相对较为耐受，可以在一定时间内保持活性。

（5）耐紫外线和化学消毒剂：产气荚膜梭菌的芽孢形式较为耐受紫外线和一些常见的化学消毒剂。然而，非芽孢形式的菌相对较为敏感。使用经充分验证的消毒剂和正确操作的消毒程序，可以有效杀灭产气荚膜梭菌。

二、流行病学

1.季节性：多发生在夏、秋季。

2.引起食源性疾病的食品：引起产气荚膜梭菌食源性疾病的食品主要为鱼类、畜禽肉类。该菌的芽孢长期存在于土壤及其沉淀物中，牛肉、猪肉、羊肉、鸡、火鸡、焖肉和红烧蔬菜中都可分离到。据安徽省对街头食品的调查显示：卤牛肉、卤猪肉、卤鸡鸭该菌的检出率分别为17.65%、14.89%、11.11%。

3.食品被污染的原因：产气荚膜梭菌在食品中的来源主要包括两方面。一方面，是来自人和动物的健康带菌者，它们通过与食品接触对食品造成污染。另一方面，土壤中存在的产气荚膜梭菌也可能污染食品，尤其是在畜、禽在屠宰过程容易受到该菌的污染。

4.食源性疾病发生的原因：食源性疾病食品（大块肉、整只鸡、整只鸭）通常在食用前一天或几个小时煮熟，并在室温下储存一天或五个多小时。如果冷食或加热不彻底，就会发生食源性疾病。因为这种细菌是一种厌氧细菌，它的孢子具有很强的耐热性，可以承受100℃的加热1~4h。经过烹饪和加热，这种细菌的孢子仍然可以保留一部分食物。烹饪后，其中的氧气减少，为剩余孢子的生长和繁殖提供厌氧条件。烹饪后，它们通常被储存在有盖的密封容器中，并缓慢自然冷却，使厌氧条件得以继续。此时，温度可以慢慢冷却到50℃，为孢子的生长和繁殖提供最佳温度，使食物中剩余的孢子大量繁殖。在烹饪过程中，一些孢子可能还活着。当达到适当的温度时，孢子会由于加热活化而繁殖。长期缓慢冷却和非冷冻储存可以促进它们的繁殖。

三、临床表现

A型或C型产气荚膜梭菌污染的食物被人体食用后，引起疾病的潜伏期一般为8~24h，患者在发病时会经历剧烈的下腹痛和腹泻，并且这种感染一般是自限性的，即一般情况下在1~2d内会自行恢复。但是对于老年人、营养不良的儿童和虚弱患者来说，偶尔可能导致严重后果甚至致死。另外一种疾病是由C型菌β毒素引起的坏死性肠炎，该种疾病感染的潜伏期不到24h，起病急剧，伴有剧烈的腹痛和腹泻，这种情况会导致肠道黏膜出血性坏死，粪便中带血。同时，还可能发生周围循环衰竭、腹膜炎、肠梗阻等并发症，有高达40%的病死率。

四、实验室检测及诊断

（一）实验室检验

1.检验程序：见图5-29。

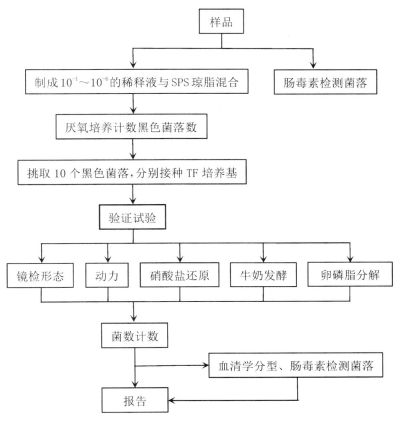

图5-29　产气荚膜梭菌检验程序

2.器材与试剂

（1）设备和材料

实验室常规设备、厌氧培养装置（常温催化除氧式或碱性焦性没食子酸除氧式）、全自动微生物鉴定仪（VITEK）及厌氧菌鉴定卡（ANC）鉴定卡。

（2）培养基和试剂

庖肉培养基、0.1%蛋白胨水、卵黄琼脂培养基、含铁牛奶培养基、动力-硝酸盐培养基、液体硫乙醇酸盐培养基（FT）、亚硫酸盐-多粘菌素-磺胺嘧啶琼脂（SPS）、硝酸盐还原试剂、产芽孢培养基（DS）。

3.样品采集、送检及保存

（1）样品的采集

①剩余食物：无菌方式采集剩余食物置于无菌容器内送检。

②患者粪便：尽量采集2d内、未服用抗生素患者的粪便置于无菌容器内送检。

③每个样品均应记录详细的背景资料，并做好标识和登记。

（2）样品的保存与运输：

采集的标本4~8℃保存、运输，4~6h内送检。

4.检验方法

（1）病原菌检验

①样品处理（固体、液体食品）：取225mL 0.1%蛋白胨水中于均质袋中，准确称取25g（mL）食品样本，拍击式均质60s使样本均质完全；用0.1%蛋白胨水制备不同梯度10^{-1}~10^{-6}样本稀释液。

②粪便：取45mL 0.1%蛋白胨水中于均质袋中，准确称取5g粪便样本，拍击式均质60s使样本均质完全；用0.1%蛋白胨水制备不同梯度10^{-1}~10^{-6}样本稀释液。

③活菌计数：准确吸取不同梯度样本稀释液1mL，每个稀释度接种两个平板，倾注15~20mL SPS琼脂，缓慢摇晃使其混匀，待琼脂凝固后，（36±1）℃、24h倒置培养。产气荚膜梭菌有还原亚硫酸盐的特性，当在含有亚硫酸盐的SPS琼脂培养基上培养时，会形成黑色的菌落。为了方便进行菌落计数，可以选择黑色菌落数30~300的琼脂平板。

④确证试验：挑取典型的黑色菌落10个，不足10个的全部挑取，分别接种在FT培养基中，在（36±1）℃条件下培养18~24h。

a.染色镜检：产气荚膜梭菌属于G+粗大杆菌，菌体上有卵圆形芽孢，位于近端或中央部位。

b.动力、硝酸盐还原试验：在动力-硝酸盐培养基上接种产气荚膜梭菌，于（36±1）℃条件下培养24h。观察培养物是否有动力。然后，分别先后滴加甲萘胺液和对氨基苯磺酸液0.5mL，并观察颜色的变化。如果在30s内出现红色，表示硝酸盐还原试验为阳性反应。需要说明的是，产气荚膜梭菌属硝酸盐还原试验为阳性、没有动力。

c."暴烈发酵"试验：将1mL FT培养液接种到含有铁的牛乳培养基中，并将其置于46℃的水浴中培养。在培养2h后观察牛奶是否出现剧烈的发酵"暴烈"现象。如果没有发生发酵，继续培养并观察，如果超过5h仍然没有发酵"暴烈"现象，则结果为阴性。产气荚膜梭菌具有发酵牛奶中乳糖的能力，还能凝固酪蛋白并产生大量的气体。这种发酵作用会导致含有铁的牛乳培养基发生剧烈的发酵"暴烈"现象，但在培养过程中培养基本身不会发生变黑。

d.卵磷脂分解试验：将FT培养液点种在卵黄琼脂平板上，每个平板点接种10个以上的菌点，置于（36±1）℃、24h厌氧培养并观察。如果在接种点的底部及周围有乳白色浑浊带的出现，则表示卵磷脂酶为阳性反应。需要说明的是，产气荚膜梭菌能够产生卵磷脂酶，卵磷脂酶试验阳性。

⑤菌数计算：依据黑色菌落计数和确证试验符合的结果计算每克（每毫升）被检样本中的菌数。例如：10^{-4}稀释液SPS琼脂平板上有100个黑色菌落，确证试验10个可疑菌落有8个被证实，则每克（每毫升）被检样本中目标菌数为：$100×8/10×10^4=8×10^5$CFU/g（mL）。

⑥全自动微生物鉴定仪（VITEK）鉴定：分离出的目标菌经纯培养，可用VITEK厌氧菌鉴定卡（ANC）鉴定系统对分离菌株作进一步的鉴定，操作按产品说明书进行。

⑦菌体抗原血清学分型：产气荚膜梭菌菌体抗原血清学分型具有重要的应用价值，主要用于调查食源性疾病食品中的病原体抗原与患者粪便中的病原菌菌体抗原是否相同，从而为食源性疾病的诊断提供实验室依据。

通常，分型会使用 Hobbs 型诊断血清。当无法获得完整的成套诊断血清或缺乏现成的血清时，可以选择从不同来源样品中分离的菌株，分别用这些菌株免疫家兔，然后使用免疫血清进行凝集反应试验，以检测抗原特性是否相同。

a. 制备免疫血清的方法与一般菌体凝集免疫血清制备的方法相同。

b. 凝集反应试验（玻片法）的步骤如下：使用生理盐水菌悬液作为抗原。在玻片上滴加免疫血清和菌悬液各 1 滴，混合均匀，并在 30s 内观察反应并进行结果判定。如有自凝现象发生，可将目标菌接种于 1% 葡萄糖肉汤，36℃、18h 培养，吸取 10mL 培养液离心取上清，沉淀用无菌生理盐水重悬，用该重悬菌液作凝集试验。

（2）肠毒素的检测

针对食源性疾病样品和从多个样品来源中分离的产气荚膜梭菌，应进行肠毒素的检测。

①样品中产气荚膜梭菌肠毒素的检测

a. 家兔肠袢试验（标准方法）：取患者粪便样品并加入少量生理盐水，室温孵育 30min。然后将样品在 4℃ 下进行离心，离心速度为 10 000r/min，离心时间为 20min，取上清液进行试验。准备一只体重为 2kg 的健康家兔，术前禁食，并仅饮水 2d。在麻醉的情况下剖腹，结扎回肠，每段长度为 10~12cm，最多结扎 6 段，分别在回肠中注入检样液、阴性对照液（生理盐水）、阳性对照液（产气荚膜梭菌肠毒素）和中和对照液（检样液与产气荚膜梭菌肠毒素免疫血清混合，室温放置 45min），每种注入液体积为 2mL（中和对照液中血清的体积可增加）后，进行缝合复位。18h 后重新开腹，测量各试验段的长度（cm）和积液量（mL）。当阴性对照和中和对照试验段的（V/L）小于 1.0 或肉眼观察不到明显反应，而检样和阳性对照试验段的积液量与长度之比（V/L）大于或等于 1.0 时，判定为阳性结果。

b. 反向间接红细胞凝集试验（辅助方法）：先将每克（毫升）样品加入 9mL 生理盐水并充分搅拌。然后室温静置 30min，再在 4℃ 下进行离心，离心速度为 10 000r/min，离心时间为 20min。取上清液，并放入微孔板 U 形孔内。使用蛋白胨缓冲液（0.15mol/L，pH 7.2，含有 0.25% 牛血清白蛋白）或树胶缓冲液（0.5mol/L，pH 7.5，含有 0.1% 吐温 80 和 0.01% 阿拉伯胶）进行系列稀释。每个孔中加入 0.025mL 稀释液，并加入相同缓冲液稀释的 1% 致敏红细胞的 0.025mL。将检样加入非致敏红细胞作为阴性对照，使用经过纯化的产气荚膜梭菌肠毒素加致敏红细胞作为阳性对照。充分摇匀后，室温放置 2h。出现明显凝集现象时，判定为阳性结果。如果阴性对照孔出现凝集现象，将检样加入等量 10% 非致敏红细胞后，充分摇匀，室温放置 30min。再在 4℃ 下进行离心，离心速度 3000r/min，离心时间为 10min。取上清液，并按照前述方法进行试验。

②分离菌株肠毒素的检测：首先，将分离得到的菌株接种到疱肉培养基中，在 37℃ 培养 24h，得到原始菌种。然后将原始菌种按照 1%（V/V）的比例接种到 FT 培养基中，保温 75℃ 处理 20min，冷却后再在 37℃ 培养 18h。如果芽孢形成不多，可以重复进行 1~2

次上述处理和培养步骤。其次，按照1%（V/V）的比例接种到FT培养基中，在37℃下培养8h，获得产毒种子。将产毒种子按照0.5%~1%（V/V）的比例接种到产芽孢培养基（DS）中，保温46℃处理20min，然后立即转换到37℃继续培养24~30h。再次，将培养液在4℃进行离心，离心速度为10 000r/min，离心时间为20min，取上清液进行肠毒素的检测，采用前述的肠毒素检测方法。此外，除了上述描述的方法，肠毒素的检测还可以采用PCR、ELISA、豚鼠皮肤试验、小鼠致死实验、琼脂双扩散法等检验方法。建议参考相关资料以进行实验。

（二）产气荚膜梭菌的快速检测方法

产气荚膜梭菌是自然界常见的致病菌，广泛分布于人类和动物的胃肠道、食品和环境中，已被美国、欧盟部分国家及日本列为食源性疾病暴发的主要原因之一。近年来产气荚膜梭菌感染在全球呈上升趋势。产气荚膜梭菌的快速检测方法多种多样，涵盖分子生物学和免疫学领域内的技术。其中，聚合酶链反应（PCR）是一种常用的分子生物学方法，它依赖于特定引物与产气荚膜梭菌的基因序列的匹配来扩增目标基因片段，然后通过凝胶电泳对扩增后的产物进行检测。如果凝胶中出现了特定大小的目标条带，那么就可以确定样本中存在该菌。免疫学技术方面，最常使用的是酶联免疫吸附试验（ELISA）。这项技术利用针对产气荚膜梭菌的特定抗原的特异性抗体，在酶标板上形成复合物。随后，底物的添加会引发比色反应或发出荧光，检测这些反应产物的生成，从而判断样品中是否存在产气荚膜梭菌。除此之外，现代的快速检测技术还在研究中，如光学传感技术、电化学传感技术和质谱技术等，这些方法都能在更短的时间内，更为灵敏地检测出产气荚膜梭菌的存在，从而立即采取应对措施。

梁光军等采用国标方法对275份食品和346份粪便样本中的产气荚膜梭菌进行分离鉴定，又利用多重PCR方法鉴定其基因型。结果显示：食品样本和粪便样本分别分离到产气荚膜梭菌97株、69株。通过多重PCR方法和生化试验的鉴定，这些分离出来的产气荚膜梭菌均被确认为A型，并且其中53株携带β2毒素。

赵耘等针对产气荚膜梭菌cpa、cpb、etx及iA毒素基因设计了四对引物，构建了一种多重PCR方法来对产气荚膜梭菌进行定型鉴别，通过对A、B、C、D、E各型产气荚膜梭菌参考菌株进行实验，成功扩增出了相应的预期条带，而破伤风梭菌、腐败梭菌和诺维梭菌的扩增结果为阴性。利用这种多重PCR方法，对来自不同动物的13株产气荚膜梭菌进行了定型鉴定，同时将毒素中和试验鉴定的结果同该试验结果进行比较，结果显示两种方法的符合率较高。

李林海等以产气荚膜梭菌16S rDNA基因为模板。针对其保守区域设计引物、探针，构建了检测产气荚膜梭菌的实时荧光定量PCR法，利用建立的方法检测，与其他24种相关的细菌等均无交叉，具有高度特异性。该方法整个过程只要3h，菌悬液的灵敏度为9×10²CFU/mL。

贺连华等针对产气荚膜梭菌α毒素基因设计引物和探针，探针的5′端用FAM荧光剂标记，进行灵敏度和特异性分析，同时，还使用了10种细菌作为对照。结果显示：仅产气荚膜梭菌显示出特异的荧光信号，其他细菌均没有荧光信号，同时与其他细菌无交叉出现。对40份食品样品的检测结果显示，该方法只需要2h便可完成检测，有3份样品进行PCR检测时呈阳性，其余均为阴性。对上述3份阳性样本利用传统的培养方法进行培养鉴定，检测出2份阳性。结果表明：建立的方法灵敏度、特异性强、快速，可用于产气荚膜梭菌所引起的食源性疾病的快速检测和诊断。

姜侃等研究人员设计了一种基于α毒素基因序列的引物，开发了一种新的快速检测方法，用于检测食品中的产气荚膜梭菌。这种方法基于环介导等温扩增（LAMP）技术，能够快速而准确地检测样品中的产气荚膜梭菌。结果显示，设计的引物特异性良好，5株产气荚膜梭菌都出现扩增，而13株非产气荚膜梭菌未出现扩增，不存在假阳性或假阴性情况的发生，该法的灵敏度为10fg/μL并在1h内可完成检测，是一种重要的快速检测产气荚膜梭菌的技术方法。

（三）诊断

按《产气荚膜梭菌食物中毒诊断标准及处理原则》（WS/T 7—1996）执行。

1.流行病学调查：有进食缓慢冷却的熟肉制品或再加热不彻底的熟肉制品史。

2.临床表现：以腹泻为主，伴有腹痛，少有呕吐和发热。

3.细菌学检验

（1）从可疑食源性疾病食品与患者粪便中检出血清型相同且数量异常多的产肠毒素性本菌。

（2）从患者粪便（最好是发病2d内的）中检出本菌肠毒素〔按（WS/T 7—1996）附录A操作〕。

五、治疗与预防控制

（一）治疗

对症治疗：腹泻严重者，应予补充水分及纠正电解质紊乱。必要时，给予头孢孟多或头孢呋辛等第二代头孢菌素。

（二）预防控制

1.加强食品加工和餐饮行业的卫生监督管理是预防产气荚膜梭菌食源性疾病的重要措施。在屠宰、加工、运输和贮藏过程中，需要严格控制该菌的污染。要防止肉尸在屠宰过程中受到皮毛、肠内容物和盛装容器等的污染。严格禁止病死家畜肉的流通和食用。对于肉类食品来说，防止其受到污染最重要的环节即是生产的牲畜群不带产气荚膜梭菌，这就要求不带产气荚膜梭菌的饲料和母畜群，同时保证牲畜养殖的卫生环境良好。屠宰后的肉尸，应用有盖，清洁的容器或包装在塑料薄膜内。

2.烹调和加工食品可以显著降低产气荚膜梭菌的污染风险，因此，预防该菌食源性疾病的基本环节是做好烹调卫生工作。对于剩余的食品，在食用前应当再次进行加热处理，以将可能存在的繁殖型产气荚膜梭菌破坏。

3.经过充分加热处理后的熟肉类食品，应尽快冷却并应在低温下储存，尽量让储存时间不要过长。同时，还需要注意防止切生肉的刀具、容器等与熟肉的交叉污染。此外，避免生肉与其他食品直接接触可以减少交叉污染的风险。

4.个人卫生也是预防产气荚膜梭菌食源性疾病的重要措施。保持良好的手卫生习惯，定期洗手，尤其是在接触生肉、禽蛋、生鲜蔬菜等食材后要彻底清洗双手。此外，避免生食未煮熟的食品也是减少风险的措施之一。

第二十一节　布鲁氏菌食源性疾病

一、病原生物学

布鲁氏菌（Brucella）是一类革兰氏阴性菌，属于埃希菌科（Enterobacteriaceae）布鲁氏菌属（Brucella）。布鲁氏菌是人类和动物的重要致病菌之一，能引起布鲁氏菌病（brucellosis），这是一种世界范围内的慢性传染病。

布鲁氏菌主要寄生在家畜（如牛、羊、猪和狗等）以及野生动物（如鼠、狐狸和鹿等）的生殖道、乳腺和胎盘等组织中。人类主要通过与感染了布鲁氏菌的动物直接接触或食用未经处理的感染动物产品（如生乳、未熟肉和未加工牛奶等）而感染。布鲁氏菌在人体中的病原生物学过程包括以下几个关键步骤：首先，布鲁氏菌进入人体通过消化道、呼吸道、黏膜或皮肤的破损处侵入。其次，它能够逃避宿主的免疫监视，通过抑制宿主免疫反应和减少表面抗原的表达来逃避宿主免疫系统的攻击。再次，布鲁氏菌通过入侵宿主细胞内生存和复制，形成内生菌体。最后，它可以在巨噬细胞和其他宿主免疫细胞中存活，并利用宿主细胞内的营养物质进行生长和复制。

布鲁氏菌病的临床表现因个体差异而有所不同，症状包括发热、乏力、关节痛、头痛、盗汗、肌肉痛、脾脏和肝脏肿大等。严重感染可能导致心脏、神经系统和生殖系统的并发症。布鲁氏菌病通常是一种慢性病，往往需要长期治疗才能痊愈。

布鲁氏菌具有较强的存活能力，可以在环境中长时间存活，尤其是在温暖湿润的土壤和水中。这使得布鲁氏菌具有一定的传播风险，尤其是在养殖业和食品生产过程中。因此，正确的动物疫苗接种、严格的食品安全措施和个人防护措施非常重要，以减少布鲁氏菌病的传播和感染风险。

（一）致病性

布鲁氏菌通过逃避宿主免疫系统、细胞内存活和复制、感染巨噬细胞以及调节宿主免疫和炎症反应等机制，表现出一定的致病性。这些特点使得布鲁氏菌能够在宿主体内建立长期的感染状态，并引发布鲁氏菌病的发生。

1.免疫逃避：布鲁氏菌具有逃避宿主免疫系统的能力，通过多种机制来干扰和抑制宿主的免疫反应。它可以抑制宿主免疫细胞的活性和功能，降低免疫应答的效力，以逃避宿主的免疫攻击。

2.细胞内存活和复制：布鲁氏菌进入宿主细胞内，形成内生菌体，在宿主细胞内存活和复制。通过利用宿主细胞的营养物质和细胞内环境，布鲁氏菌能够在宿主细胞内持续生存，繁殖并且躲避宿主免疫系统的攻击。

3.感染巨噬细胞：布鲁氏菌对巨噬细胞具有特殊的亲和性，能够感染和存活于巨噬细胞内。这种感染过程使得布鲁氏菌能够避免被巨噬细胞的吞噬作用，并在巨噬细胞内形成隐匿感染，从而维持长期的感染状态。

4.免疫抑制和炎症调节：布鲁氏菌会分泌一系列物质，包括毒素和免疫调节因子，这些物质能够干扰和调节宿主的免疫和炎症反应。它们可以抑制宿主免疫细胞的激活和细胞因子产生，降低炎症反应的强度和持续时间，从而为布鲁氏菌的生存创造有利条件。

（二）致病物质

布鲁氏菌通过分泌脂多糖、细胞因子、免疫抑制因子和抗吞噬因子等致病物质，参与调节宿主免疫系统的功能，影响炎症反应的产生和处理。这些致病物质在布鲁氏菌的致病过程中起到重要的作用，帮助该菌逃避宿主免疫攻击，定居在宿主体内，引发并维持布鲁氏菌病的发生。

1.脂多糖（LPS）：布鲁氏菌的LPS是其外膜的主要组分，其结构特点包括内核酰胺，内核醇和长链脂肪酸。LPS是布鲁氏菌与宿主细胞相互作用的关键因子。它能够激活宿主免疫系统，引发炎症反应，并通过调节炎症分子的产生和免疫细胞的活化状态来影响免疫应答。

2.细胞因子：布鲁氏菌感染后，它能够激活宿主免疫细胞产生多种细胞因子，如肿瘤坏死因子-alpha（TNF-α）、白细胞介素-1（IL-1）、白细胞介素-6（IL-6）等。这些细胞因子参与了免疫和炎症反应的调节，对细胞间的信号传递和炎症介质的产生具有重要作用。

3.免疫抑制因子：布鲁氏菌产生的一些分子可以抑制宿主免疫系统的功能。例如，它可以产生免疫抑制蛋白、免疫调节细胞因子和其他调节因子，来抑制宿主的免疫细胞活化和免疫反应的效力，从而帮助菌体逃避宿主免疫系统的攻击。

4.抗吞噬因子：布鲁氏菌具有抗吞噬能力，它可以逃避巨噬细胞的吞噬作用，并在巨噬细胞内生存和繁殖。布鲁氏菌能够干扰巨噬细胞的活化状态，抑制巨噬细胞的吞噬机制，从而保持其持续感染的状态。

（三）生物学特性

1.形态与染色：布鲁氏菌为大小(0.5~0.7)μm×(0.7~1.5)μm的革兰氏阴性菌，菌体一般呈短杆状、短球状或卵圆形，偶见链状排列。无菌毛、无鞭毛、不形成芽孢。在涂片标本中，它们没有特定的排列方式，通常是单个存在，很少见到两个相连或短链排列。

2.培养特性：布鲁氏菌是需氧生物，生长温度约37℃，培养时间通常需要5~7d。在培养过程中，需要提供酵母、烟酸胺和硫胺素等生长素和充足的氧气。复合氨基酸、甘油和葡萄糖对其生长有促进作用，可以促进布鲁氏菌的生长，对于某些布鲁氏菌，赤鲜醇和泛酸钙亦能对其生长有促进作用。对于来自人或动物的标本，最好在血液培养基或胰酶消化液进行接种。初代培养牛种的布鲁氏菌时，需要对其提供5%~10%的CO_2。布鲁氏菌的生长速度较慢，特别是初次分离的菌株生长更为缓慢，一般需要5~7d，有时更长，甚至需要20~30d。实验室保存的布鲁氏菌生长时长通常在24~72h，相比于弱毒株，强毒株的生长速度较慢。在固体培养基上，布鲁氏菌形成表面光滑、边缘整齐、无色或半透明、圆形、大小2~3mm的菌落。有时，菌落可能呈现干燥的硬皮样或黏液样。布鲁氏菌在血琼脂平板上不溶血，在液体培养基生长时没有菌膜形成，呈均匀混浊状，对于某些种如犬种布鲁氏菌，其在液体培养基生长时有黏液状沉淀产生。布鲁氏菌在培养特性上通常没有特殊的微生物学特征，如产生特殊气体或气味等。

3.生化反应：布鲁氏菌能够利用葡萄糖和其他糖类作为碳源，但其产酸能力较弱。

为了测定糖的发酵能力，需要使用半固体培养基进行糖发酵试验。不同生物种的布鲁氏菌能分解尿素，但尿素酶活性随种的不同而异；对糖类的分解能力不同，它们不分解甘露醇、不利用枸橼酸盐、不液化明胶、不凝固牛乳、不产生靛基质，甲基红试验阴性、V-P试验阴性，硝酸盐还原试验阳性；有些种能产H_2S；羊种布鲁氏菌和森林鼠种布鲁氏菌的过氧化氢酶试验为阴性，其余种为阳性，并以猪种活力最强。

4.抗原构造及免疫性：布鲁氏菌的抗原构造主要包括两种：羊布鲁氏杆菌抗原（M抗原）和牛布鲁氏杆菌抗原（A抗原）。不同型菌株中，这两种抗原的含量比例不同。羊布鲁氏杆菌的M抗原与A抗原的比例约为20∶1，而牛布鲁氏杆菌则为1∶20。通过对单因子的A和M血清凝集，可以将其用于鉴别不同的菌型。此外，还有其他种类的布鲁氏杆菌，其抗原构造可能有所差异。

布鲁氏菌的免疫性较强，它能够诱导机体产生特异性免疫反应。感染或接种布鲁氏菌后，机体会产生相应的抗体来对抗细菌入侵。人类和动物在感染后会产生免疫球蛋白M（IgM）和免疫球蛋白G（IgG）等抗体。这些抗体不仅可以参与直接抗菌作用，还能调节免疫反应，促进细胞毒性作用和增强巨噬细胞的吞噬能力。

5.抵抗力：布鲁氏菌在物理和化学因素方面的抵抗力较弱。暴露在直射阳光下数分钟至4h即被杀灭；干热条件下，100℃持续1~2min、60℃持续30min被杀灭；湿热条件下，100℃持续1~2min、60℃持续80min被杀灭；然而，布鲁氏菌对低温的抵抗力较强，在-15℃可以存活43d，在土壤、水、皮毛和粪便中存活时间可达数月以上；对化学消毒剂敏感，2g/L漂白粉溶液浸泡1min、10~20g/L石炭酸溶液浸泡1~5min、2%~3%来苏水溶液浸泡1~2min既被杀灭。布鲁氏菌对磺胺类药物、庆大霉素、四环素、链霉素等抗生素敏感，对头孢类、青霉素类等抗生素不敏感。

6.致病性：布鲁氏菌的毒性物质为内毒素，是一种脂多糖，其毒性由高到低依次为羊布氏杆菌内毒素、猪布氏杆菌内毒素和牛布氏杆菌内毒素。

二、流行病学

1.季节性：布鲁氏菌变引起的食源性疾病一年四季皆可发生，其季节性在不同地区可能有所不同。一般来说，布鲁氏病的发病季节与动物的繁殖季节相关。在一些地区，布鲁氏病的发病率可能在春末夏初达到高峰，这通常是因为在这个时候动物繁殖季节活动增加，从而增加了与感染动物接触的机会。然而，需要注意的是，布鲁氏病并非仅限于特定季节发生，它可以全年都有感染发病的可能性。感染布鲁氏菌的主要途径包括食用、接触感染的动物或其分泌物、组织等。因此，无论什么季节，与潜在感染源的接触和摄入其相关产品都可能带来患病的风险。

2.引起食源性疾病食品：引起布鲁氏菌病的食品呈多样化，主要包括生乳，生牛乳、生羊乳和未经巴氏杀菌的乳制品等；未煮熟的肉类包括牛肉、羊肉、猪肉和家禽肉等；未经充分加热或煮熟的肉制品包括生肉、生酱肉、生肉馅和未熟透的火腿等。上述未经充分处理或煮熟的感染动物产品有可能含有布鲁氏菌从而造成布鲁氏菌病。

3.食品被污染的原因

（1）感染动物携带细菌：布鲁氏菌主要存在于感染动物的体液、分泌物、组织和排泄物中。未经充分处理或检疫的感染动物及其产品会成为布鲁氏菌的潜在来源。

（2）不当的食品处理和保存：食品加工过程中如果存在不洁净的环境、不合规的卫生措施，或者食品保存条件不当（如在适宜温度下保存时间过长），会增加食品被布鲁氏菌污染的可能性。

（3）交叉污染：在食品生产和加工过程中，如果感染动物和非感染动物的产品、工具或设备没有得到适当的分隔和清洁，就可能导致布鲁氏菌的交叉污染。这包括在加工厂、超市、餐馆等环节。

（4）无证的供应链和非法贸易：一些食品供应链可能存在无证或非法贸易，缺乏监管和检测，从而增加了食品被感染动物产品或未经检疫的食材所污染的风险。

4.食源性疾病发生的原因：食用未经充分煮熟或处理的感染动物及其产品是引起布鲁氏菌食源性疾病的主要途径。感染动物，如牛、羊、猪和家禽等，可能携带着布鲁氏菌，并将其传播到其体液、分泌物、组织和排泄物中。当人类食用未经充分处理的感染动物肉类、乳制品或其他相关产品时，就有可能摄入布鲁氏菌，导致疾病发生。

三、临床表现

布鲁氏菌病的潜伏期平均为2周，一般为1~3周，对于个别病例潜伏期可达1年之久。布鲁氏菌病的临床症状多样，常见症状包括发热（波浪式起伏）、疲劳、头痛、关节痛和出汗过多。患者可能出现消化系统症状，如食欲下降、恶心、呕吐、腹泻或腹痛。在某些情况下，病菌可能扩散至神经系统，导致神经系统症状，如头晕、失眠、注意力不集中、抑郁等。部分患者可能出现皮疹、皮肤发红或其他皮肤损害，布鲁氏菌病症状的严重程度因个体差异而不同。

四、实验室检测及诊断

（一）实验室检验

1.检验程序：见图5-30。

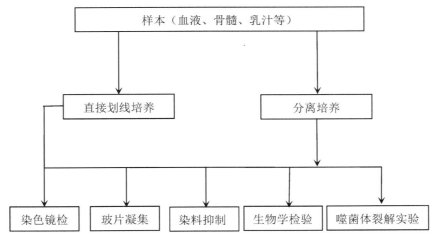

图5-30　布鲁氏菌检验程序

2.器材与试剂

（1）设备和材料：CO_2培养箱、水浴箱、恒温培养箱、显微镜等。

（2）培养基和试剂：1%甘油肉汤；10%葡萄糖；5%枸橼酸钠；布氏杆菌噬菌体；

双相培养基；A、M、R诊断血清；平板凝集抗原；试管凝集抗原。

3.样品采集、送检及保存

（1）样本采集

①病人：病人和疑似病人的静脉血采集3~5mL；如需采集关节液或脑脊液，采集1mL。

②病畜：从病畜的颈部静脉采集血液5~10mL。

③乳汁：将家畜的乳房洗干净，消毒动物的每个乳头，最初的几滴乳汁挤出，由外侧至里侧采集每个乳头奶液15~20mL装于灭菌离心管中，混匀。3000r/min条件下离心10min，取表层和沉渣各在两个选择性平皿上接种。

（2）送检与保存

为了确保实验结果的准确性，建议在采集样品后尽快送往实验室。如果可能的话，在24h内将样品送达实验室。为了保持样品的稳定性，可以将其放置在冷藏保温盒中运送，确保样品的温度保持在适宜的范围内。这样可以最大程度地保持样品的原始状态，确保实验结果的可靠性。在样品的采集过程中要注意进行个人防护，并使用防渗材料密封包装所运送的样品。如果在24h内无法送达实验室，可将样品冷冻处理，并将其置于加冰的保温盒中运送。样品在送达实验室后，应在24h内进行核酸提取。如果无法及时提取，应将样品置于4℃冰箱并于48h内完成。提取的核酸于−20℃冰箱保存备用。

4.检验方法

（1）分离鉴定

①分离培养

a.双向培养法：采用双向培养法进行如下操作：取1mL全血分别接种于两个大号试管中含有双相培养基的试管中，或者将2mL全血接种于两个双相培养瓶中。轻轻摇匀并倾斜试管或培养瓶，使血液均匀分布在琼脂斜面上。一支标本5%CO_2、37℃培养，一支标本37℃培养，于3d后观察。

b.病畜血、关节液和脑脊液：接种同上述方法一样。

c.乳汁：接种环挑取乳汁直接四区划线接种于两个平皿，一个平皿5%CO_2、37℃培养，另一个平皿37℃培养，于5~20d后观察。

如果在斜面上观察到菌落生长，挑取单个菌落将其纯化后进行进一步的鉴定。如果在斜面上无菌落生长，再次倾斜血液或其他标本使其再次于斜面表面均匀分布，然后继续培养并每天观察一次生长情况，如果在培养进行20d仍然未分离出任何菌落，则判定阴性。

②菌种、生物型鉴定

a.菌体形态和染色：布氏杆菌为革兰氏阴性，小短杆菌或小球杆菌，多散在，很少见到两个成对或多个链状排列。

b.血清凝集试验：将0.03mL阳性血清A、M分别滴加在脱脂玻璃片上，接种针挑取可疑菌落纯菌培养物少许并使其和阳性血清混合均匀，在5min内观察结果，若出现凝集反应则为阳性结果。同时使用无菌生理盐水做对照试验。请注意，标准布氏菌和粗糙型布氏菌血清不会发生凝集反应，因此需要使用粗糙型布氏菌血清（R型）做凝集试验，或者进行三胜黄素凝集试验。有一些病原菌与布氏菌抗原存在交叉反应，可能会与诊断血清发生凝集反应，如若发生上述情况，可根据菌落形态特点进行排除。

c.三胜黄素凝集试验：将一滴1：500三胜黄素水溶液滴加在清洁的脱脂玻璃片上，接种针挑取可疑菌落48h纯菌培养物少许并使其和上述水溶液混合均匀，对实验结果进行立即观察。如果在观察过程中出现了絮状物或凝集颗粒的沉淀，说明试验结果为阳性，表明细菌有变异的发生。这种沉淀现象的出现可以作为判断细菌变异的指标；如果在2~3min内没有出现絮状物或凝集颗粒沉淀，则试验结果为阴性。需要注意：在涂菌过程中应保证菌量不宜过多，以免影响结果观察。

通常布氏菌属细菌的鉴定可以通过菌落生长时间、菌体形态、革兰氏染色和血清凝集试验来确定。而布氏杆菌的菌种、生物型鉴定需要通过噬菌体裂解、H_2S产生和染料抑菌等试验来确定。

d.噬菌体裂解试验：挑取可疑菌48~72h纯菌培养物制备$10^9CFU/mL$菌悬液，吸取0.1mL菌悬液分别加入到两个空平皿，加入50℃半固体琼脂并轻摇混匀，在每个琼脂平板上滴加1滴布氏杆菌噬菌体，一个平皿在5%CO_2、37℃条件下培养，另一个平皿在37℃条件下持续培养3~5d。噬菌体试验结果阳性为平皿上有噬菌圈出现，且圈内没有布氏杆菌的生长。

e.尿素酶活性测定：尿素酶活性测定是布氏菌种型鉴定的辅助方法。布氏杆菌在生长繁殖过程中会产生一种特殊的酶，称为尿素酶。这种酶能够将尿素分解为糖和氨，从而引起培养基的酸碱度发生变化，同时使得指示剂有不同颜色出现。尿素酶的量和产生速度因布氏杆菌种型的不同而异，因此可以根据尿素的分解程度和速度来对其种型进行区分。

在进行尿素酶活性测定时，首先挑取可疑菌48~72h纯菌培养物制备$10^9CFU/mL$菌悬液，在尿素培养基中滴加1mL上述菌悬液，并在37℃条件下进行培养，在培养时间的30min、1h、2h、6h和14h分别观察结果。如果培养基变为红紫色或红色，表示尿素被成功分解，结果呈阳性。在布氏菌属中，尿素酶活性较强的为猪种布氏菌，该型的大多数菌株可以使培养基在2h内完全变红。羊种布氏菌的红色反应较慢，牛种布氏菌的红色反应更慢。对于某些菌株则无法分解尿素，培养基保持黄色不变，表示结果阴性。

f.H_2S产生试验：布氏菌在生长繁殖过程中会分解培养基中含有硫的氨基酸，产生H_2S、脂肪酸和氨等物质。滤纸条上的醋酸铅会与产生的H_2S反应生成黑色的铅硫化物。不同种型布氏菌产生H_2S的量不同，因此可以根据滤纸条变黑的程度来对不同种型的布氏菌进行区分，该方法是一种布氏菌种型鉴定的辅助方法。

在进行H_2S产生试验时，首先挑取可疑菌48~72h纯菌培养物制备$10^9CFU/mL$菌悬液，然后使用接种针在琼脂斜面上进行接种，于管壁和斜面之间夹好醋酸铅滤纸条并确保其不接触斜面，在37℃条件下培养，每隔2d、4d和6d观察一次结果。如果滤纸条变黑，则表示结果为阳性。猪1型布氏菌产H_2S持续时间长达10d，产生的H_2S量最多，滤纸条的变黑部分可达19~20mm；沙林鼠种布氏菌、9型和1~4型牛种布氏菌产生H_2S的量中等，滤纸条的变黑部分为5~8mm；6型和7型牛种布氏菌的某些菌株也可以有少量H_2S的产生；除上述外，其余种型的布氏菌均没有H_2S产生。

g.染料抑菌试验：某些染料在不同浓度下对不同种型的布氏菌具有不同的抑制效果和能力，因此可以依据不同染料的抑制作用和效果对不同种型布氏菌进行鉴别。

在进行实验时，制备含有不同浓度碱性复红染料和硫堇染料的琼脂平皿，每个平皿分隔成4~6个格子。挑取可疑菌48~72h纯菌培养物制备10⁹CFU/mL菌悬液，然后将菌悬液在不同浓度的琼脂平皿上接种，每个格子接种1株菌。在37℃条件下培养，每隔2d、4d和6d分别观察结果。如果在染料抑制下仍然有菌落或菌苔的生长，则表示该菌对染料不敏感，不被抑制，结果为阴性。如果没有出现菌落的生长，则结果为阳性。

（2）免疫学与血清学检验

①试管凝集试验（SAT）：SAT是一种特异、敏感和定量的试验方法，主要用于感染布氏杆菌后产生的特异性抗体检查。

a.待检血清稀释：在进行试验前，需要进行待检血清的稀释。每份血清使用5支口径为8~10mm的小试管。第1支试管中加入苯酚盐水2.3mL，第2支试管不加任何试剂，第3、4、5支试管分别加入苯酚盐水0.5mL。在第1支试管中准确加入待检血清0.2mL混匀，在第2、3支试管中准确加入0.5mL第1管中的血清，混匀，在第4支试管中准确加入0.5mL第3管中的血清，混匀。最后，从第4支试管中弃去0.5mL。经过上述稀释步骤后，从第2支试管到第5支试管的血清稀释度为1：12.5，1：25，1：50和1：100。

b.加抗原：在加入抗原的过程中，首先需将抗原原液适当稀释。通常使用0.5%苯酚盐水进行稀释（一般为1：10）。稀释后的抗原加入每个血清管中，每个管中加入0.5mL（第1管不加抗原作为血清对照）。在抗原添加后，每个管的总体积为1mL，从第2管到第5管的血清稀释度分别为1：25、1：50、1：100和1：200。从第1管中再准确吸取0.5mL并丢弃，留下1mL。

c.对照：在试验过程中需要设置对照。阳性血清对照：将阳性血清稀释至原始效价，然后加入抗原0.5mL。抗原对照：将0.5mL苯酚盐水加入至适当稀释的抗原中。阴性血清对照：阴性血清中加入抗原0.5mL。每次试验都需要准备比浊管，结果判断依据管中上层液体清亮度和下层凝集度来进行。

d.比浊管配制方法：为了配制比浊管，需要取本次试验使用的抗原稀释液5~10mL，并添加适量的0.5%苯酚盐水进行稀释。具体的比例可以参考表5-51。

表5-51　比浊管配制判定

管号	抗原稀释度	0.5%苯酚盐水（mL）	清亮度	标记
1	0	1	100%	++++
2	0.25	0.75	75%	+++
3	0.5	0.5	50%	++
4	0.75	0.25	25%	+
5	1	0	0%	－

充分振荡对照管、比浊管和其他所有试管，使其混合均匀，完毕后将上述所有试管放置在37℃温箱中静置孵育20~22h，后再将其放置在室温条件下静置2h。最后，以比

浊管为参照，根据各个试管中上层液体的清亮程度对试验结果进行记录。请注意，对于50%清度（++）的结果，一定要与标准比浊管进行对比后才能做出判定。

e.结果判定如下：

++++：100%清亮，边缘褶皱卷曲，凝集完全。

+++：75%清亮，凝集块沉于管底，几乎凝集完全。

++：50%清亮，凝集明显。

+：25%清亮，凝集微量。

-：不清亮，没有凝集。

注意：人血清1∶50和1∶100为"++"及以上判断为可疑。

②平板凝集实验（PAT）：准备干净的玻片并划分为6个格。第1格中加入0.08mL待检血清，第2格加入0.04mL待检血清，第3格加入0.02mL待检血清，第4格加入0.01mL待检血清，第5格加入0.08mL阳性血清对照，第6格加入0.08mL盐水对照。然后，向每个格中加入0.03mL抗原，并用接种针混匀。随后，将玻片置于反应箱中，均匀加温使其温度至30℃，在5min后记录结果。

结果判定如下：

++++：完全透明，有大的凝集片或小的粒状沉淀物出现，凝集100%。

+++：几乎透明，有明显凝集片，凝集75%。

++：不透明，有可见凝集片，凝集50%。

+：混浊，少量粒状物，凝集25%。

-：均匀混浊，凝集0%。

根据出现"++"及以上的最高血清稀释度来对每份血清滴度进行确定。

③试管凝集试验与平板凝集试验关系：在平板凝集试验中，0.08mL血清同试管法1∶25血清稀释度相当；0.04mL血清同试管法1∶50血清稀释度相当；0.02mL血清同试管法中1∶100血清稀释度相当；0.01mL血清同试管法1∶200血清稀释度相当。当人血清中0.02mL出现"++"及以上的凝集时，结果判定为阳性；当人血清中0.04mL出现"++"及以上的凝集时，结果判定为可疑。

④虎红平板凝集试验（RBPT）：该技术适于大面积检疫筛选。具体方法为：在清洗干净的脱脂玻片上滴加待检血清0.03mL，然后再滴加0.03mL虎红抗原，充分混匀后在5min内进行观察，以出现凝集反应为结果阳性。

（3）PCR技术检测

①模板的制备：

a.取编好号的2mL Eppendorf管，加入NET缓冲液100μL，加入待检乳样500μL，混匀。

b.加入20%的SDS溶液100μL，混匀。在沸水浴中孵育10min，结束后置于冰盒中冷却5~10min。

c.根据Eppendorf管中样本的量添加一定体积的RnaseA酶，使其终浓度为75ug/μL，50℃水浴中孵育2h，再加入蛋白酶K使其终浓度为325ug/μL，50℃水浴中孵育2h。

d.加入等体积的酚-氯仿-异戊醇溶液（配比为25∶24∶1），振荡混匀，4℃条件下

7000r/min 10min离心。

e.缓慢吸取上清液，移入新的Eppendorf管中。

f.重复步骤d、e，向其中加入2.5倍液体体积的预冷无水乙醇溶液，在-20℃条件下静置30min，12000r/min 10min离心，吸取上清液，弃去。

g.加入70%乙醇1mL，重悬并振荡混匀，12000r/min 2min离心，弃去上清液，继续用70%乙醇漂洗2~3次。

h.室温下静置，观察沉淀物中乙醇及水分蒸发情况，待完全干燥后加入无菌ddH₂O溶解，-20℃条件下保存备用。

BIOTECON Diagnostics 试剂盒法

a.取50mL离心管，加入4%柠檬酸三钠二水合物溶液20mL，加入等体积的待检乳样20mL，振荡混匀。

b.9000r/min 5min离心，弃去上清液，并除去管壁附着的脂肪。倒置离心管，使其水分完全沥干。

c.加1%TritonX-100溶液1mL，将离心管底沉淀完全混合，混合液转移至新的1.5mL Eppendorf管中，9000r/min 5min离心，取上清，加入200μL StarPrep Three裂解液重悬沉淀，振荡混匀（或移液枪吹打混匀）。

d.加入100μL预混合的试剂P和Tris缓冲液溶液，振荡混匀。

e.70℃水浴中孵育15min，沸水浴中孵育10min。

f.室温下静置5min，漩涡混匀，13000r/min 2min离心。

g.小心吸取上清液（DNA模板）于新的Eppendorf管中，-20℃条件下保存备用。

②PCR检测的引物及序列：见表5-52。

表5-52　PCR检测的引物及序列

引　物	序　列
Bp1	5′-CGT GCC GCA ATT ACC CTC-3′
Bp2	5′-CCG TCA GCT TGG CTT CGA-3′
Bp3	5′-GAT GCT GCC CGC CCG ATAA-3′
Bp4	5′-GCA CCG AGC GAG CCT TGA AA-3′

③PCR反应体系：

第一次PCR扩增：模板4μL，Taq DNA聚合酶0.25μL，dNTP 4μL，BP1和BP2引物各1μL、10xPCR buffer（含Mg2+）5μL，无菌双蒸水34.75μL。总反应体积为50μL。

第二次PCR扩增：模板2μL，Taq DNA聚合酶0.25μL，dNTP 4μL，BP3和BP4引物各1μL、10xPCR buffer（含Mg2+）5μL，无菌双蒸水36.75μL。总反应体积为50μL。每个反应体系设置两个平行反应，同时设阳性对照和阴性对照，以水代替模板作为空白对照。

④PCR反应参数：第一次PCR扩增：95℃ 5min、94℃ 1min、49℃ 1min、72℃ 1min、35个循环，72℃ 10min；第二次PCR扩增：94℃ 30s、51℃ 1min、72℃ 1min、20个循环，72℃ 6min。

⑤PCR产物的琼脂糖凝胶电泳检测：将适量50×TAE稀释成1×TAE溶液，配制溴化乙锭含量为0.5μg/mL的1.0%琼脂糖凝胶，均匀铺板使其厚度为3~5mm。取5μL二次PCR扩增产物在1.0%琼脂糖凝胶上电泳。根据电泳槽长度，电压控制在5~10V/cm。凝胶成像分析系统记录和分析电泳检测结果。

⑥结果判定及报告：如果阴性对照、空白对照和受试标本没有出现任何扩增条带，而阳性对照出现了预期大小的扩增条带，那么可以判断布鲁氏菌检测结果为阴性，结果报告为未检测到布鲁氏菌基因片段。如果阴性对照和空白对照未出现条带，阳性对照和受试标本出现预期大小的扩增条带，则可判定布鲁氏菌检测阳性，检出布鲁氏菌基因片段。

（二）布鲁氏菌快速检测

布鲁氏菌（*Brucella*）是一类可以感染多种动物和人类的细菌。布鲁氏菌感染可以引起布鲁氏菌病，这是一种全球性的人畜共患病，对人类和动物的健康造成了重大威胁。布鲁氏菌感染的快速检测方法包括细菌培养、血清学检测、分子生物学检测、抗原检测。不同的方法在操作时间、准确性和适用环境方面存在差异。根据具体情况，可以选择适合的检测方法，以便及早发现和控制布鲁氏菌感染。

1.细菌培养：传统的布鲁氏菌检测方法包括对样本进行培养，并通过观察菌落形态和进行生化试验来确诊。这种方法需要培养时间长，但可获得详细的菌株信息。

2.血清学检测：这是一种常见的检测方法，可以通过检测患者或动物的血液中的抗体来诊断布鲁氏菌感染。传统的血清学检测方法包括琼脂凝胶沉淀试验（RBT），补体结合试验（CFT）和酶联免疫吸附试验（ELISA）。这些方法需要较长的检测时间，但具有较高的准确性。

李树军等选取了489例疑似布鲁氏菌病患者标本对酶联免疫吸附（ELISA）、标准试管凝集试验（SAT）和虎红平板凝集试验（RBPT）检测布鲁氏菌的特性及诊断效能进行研究。结果在这489例疑似布鲁氏菌病患者中，确诊183例（37.42%），利用ELISA、RBPT和SAT检测的阳性率分别为195例（39.88%）、148例（30.27%）和234例（47.85%），ELISA法的特异性、灵敏性、阴性预测值、阳性预测值和准确性分别为98.69%、78.69%、88.56%、97.30%和91.21%；SAT法的特异性、灵敏性、阴性预测值、阳性预测值和准确性分别为95.10%、98.36%、98.98%、92.31%和96.32%；RBPT法的特异性、灵敏性、阴性预测值、阳性预测值和准确性分别为80.39%、95.08%、96.47%、74.36%和85.89%。结果表明：SAT和RBPT法灵敏度、ELISA法的特异度性高，在实际检测中，可用前两种方法进行初筛，再用后者方法复核，可得到准确的结果。

3.抗原检测：近年来，一些快速抗原检测方法被开发出来，可以直接检测样本中的布鲁氏菌抗原。这些方法包括免疫层析试纸和荧光免疫分析。它们操作简便、结果迅速，适用于野外和资源匮乏的环境。

李巧玲等对3种胶体金试纸条、cELISA试验和虎红平板凝集试验检测羊布鲁氏菌病的效果进行了比较和评价。结果显示，3种胶体金检测羊布鲁氏菌的特异性好，与其他病原菌无交叉；敏感性为5IU，较虎红平板凝集试验高；对已知的阳性和阴性血清进行重复试验，结果一致，重复性好。3种胶体金试纸条符合率分别为86.96%、93.48%和

83.70%，均高于cELISA和虎红平板凝集试验。结果表明，试验中的3种胶体金试纸条不仅特异性强、敏感性高，且符合率较cELISA和虎红平板凝集试验高，适合用于羊布鲁氏菌病的初筛检测。

王海丽等将猪种布鲁氏菌S2株OMP25外膜蛋白表达纯化，对SPA蛋白A胶体金标记并于玻璃纤维上喷涂，制备了一种快速检测羊布鲁氏菌的胶体金试纸条。结果表明：金标垫SPA标记物浓度7.8μg/mL；SPA蛋白A标记胶体金溶液pH 5.6；质控线、检测线的包被条件分别为1.60mg/mL羊IgG、1.20mg/mL外膜蛋白OMP25；点膜仪速度40mm/s，1.0μL/cm；待检样本血清20倍稀释；该试纸条能完成对羊布鲁氏菌的检测，与其他病原菌无交叉，具有较高的特异性；检测灵敏度与ELISA一致；将试纸条在室温保存6个月、4℃保存9个月，特异性和敏感性不变。利用制备的胶体金试纸条检测320份临床采集的血清样品，发现其与ELISA方法相比，特异性和敏感性符合率分别为97.0%、95.8%。该法敏感度高、特异性强、操作简洁、结果快速，适用于野外及现场羊布鲁氏菌的检测。

4.分子生物学检测：PCR（聚合酶链式反应）技术可以检测布鲁氏菌的DNA，从而快速、准确地确认感染。PCR方法可以在短时间内完成，特异性强，但需要实验室设备和专业操作人员。

张立安等针对布鲁氏菌16SRNA基因序列设计引物，通过选取退火温度、引物量和退火时间三种因素建立正交试验，确定最优的反应组合条件以确定反应程序，建立了一种布鲁氏菌的荧光定量PCR检测法。结果显示最优条件为引物1μL、上下游引物各0.8μL、无菌双蒸水7.4μL和Sybr Green qPCR mix 10μL，在该反应条件下灵敏度为220CFU/mL，特异性好，可以快速有效的对布鲁氏菌进行检测。

范玉等对五种检测布鲁氏菌的实时荧光PCR检测试剂盒的检测能力和一致性进行了比较评价。选用38份临床检出的阳性布鲁氏菌血液样本，24份健康人血液样本，肺炎克雷伯菌、铜绿假单胞菌、河弧菌、溶藻弧菌和潘氏变形杆菌的核酸各一份，分别用编号为A、B、C、D、E的五种试剂盒进行检测，对其批内重复性和阳性检出率进行比较。结果显示：编号为A、B、D、E试剂盒的符合率为100%，C的符合率为98.51%。5种试剂盒在浓度1、2、3水平下批内Ct值变异系数不高于5%。在浓度4、5的水平下，试剂盒A、B、D和C、E的检出能力分别为91.7%、66.7%。上述5种试剂盒的灵敏度、符合性存在差异，但特异性较好，不与其他病原菌产生交叉，对于布鲁氏菌样本的检测，应用多种试剂盒复核，以保障检测结果的准确性。

董浩等针对布鲁氏菌per基因、IS711插入序列和bcsp31基因设计引物、探针，建立了检测上述基因的布鲁氏菌的三重荧光定量PCR方法，并对其特异性、敏感性和重复性进行比较，同时对63份临床样品检测以比较其检测效果。结果显示：建立的三种荧光定量PCR法与其他病原菌无交叉且具有较好的敏感性，方法间和方法内的变异系数菌不高于5%。对临床样本的检测结果显示，上述三种方法的敏感性均比套式PCR高，其中以IS711荧光定量方法最为敏感，相比较而言，该方法更适合核酸含量低的样本检测。

（三）诊断

1.流行病学：了解患者或动物的与布鲁氏菌感染相关的暴露史，包括近期的旅行史、接触史（如与感染动物接触）和食品来源等。这有助于对疑似病例的初步筛查和定位。引起布鲁氏菌疾病的食品多为未经充分煮熟或处理的感染动物及其产品，这些食品既可以是室温下贮存的，亦可以是冰箱冷藏的。

2.食源性疾病表现：布鲁氏菌病的典型症状包括发热、全身不适、乏力、关节痛、头痛和睾丸肿大等。此外，布鲁氏菌病也可能导致肺炎、心内膜炎、脑膜炎等并发症。

3.血清学检测：通过检测患者或动物的血清中的抗体来进行诊断，包括琼脂凝胶沉淀试验（RBT）、补体结合试验（CFT）、酶联免疫吸附试验（ELISA）等。这些检测方法可用于初筛和确诊，但需要进行血清学动态监测以确定感染状态。细菌分离与培养：通过从体液、组织或分泌物中分离出布鲁氏菌，并进行培养和鉴定，可以确诊。但细菌分离和培养的过程耗时且技术要求较高。

4.分子生物学检测：利用PCR技术检测布鲁氏菌的特定基因或DNA片段，可以快速、准确地进行诊断。PCR方法对于早期感染和难以培养的菌株诊断十分有用。

五、治疗与预防控制

（一）治疗

布鲁氏菌病主要采用抗生素治疗，如多西环素、利福平和链霉素等。疗程通常较长，一般为6周至几个月，并需在医生的指导下进行。在治疗过程中，应密切关注患者的临床症状和血清学指标，根据具体情况调整治疗方案。

（二）预防控制

1.食物安全：布鲁氏菌可以通过食物传播给人类，因此，确保食品安全对于预防传播至关重要。消费者应购买经过检疫的动物产品，避免生食和未经充分加热的食品，同时注意个人卫生。

2.动物防控：对于布鲁氏菌感染的动物，应采取有效的预防措施，如接种疫苗、隔离病畜、定期检测和监测动物群体等。此外，加强兽医卫生监管，防止从感染动物到人的接触，也是重要的防控措施。

3.工作场所安全：对于容易接触到布鲁氏菌的职业人群，如兽医、农民和实验室工作人员，需要加强个人防护措施，如佩戴防护手套、面罩和隔离衣物，并定期进行健康监测。

4.教育宣传：通过教育和宣传活动，提高公众对布鲁氏菌病的认知，促进早期发现和诊断，减少感染风险。此外，加强专业人员培训，提高诊断和治疗水平也是预防控制的重要环节。

第二十二节　椰毒假单胞菌酵米面亚种食源性疾病

椰毒假单胞菌（Burkholderia pseudomallei）是一种潜伏在土壤和水中的致病菌，被公认为重要的微生物性病原体之一。该菌的存在广泛分布于热带和亚热带地区，尤其在东南亚地区是造成严重食源性疾病的主要原因之一。椰毒假单胞菌引起的食源性疾病，俗称为酵米面亚种食源性疾病，是一种从食物中摄入该菌引起的感染性疾病。该疾病主要通过摄入受污染的土壤或水果、蔬菜等食材引起。在烹调过程中，未经彻底加热的食物可能成为传播病原体的媒介。本食源性疾病发病急，发展迅速，病情复杂，病死率高，至今尚无特效的治疗方法。酵米面亚种食源性疾病可能导致一系列严重的健康问题，包括发热、皮肤疹、肺炎、败血症、内脏器官损伤等。尤其对于免疫功能较弱的人群，如老年人、儿童以及患有慢性疾病的人，病情可能更加严重。

一、病原生物学

自20世纪中期以来，在中国广东省、广西壮族自治区、浙江省、云南省及东北三省发生了多起由椰毒假单胞菌酵米面亚种产生的米酵菌酸毒素引起的食源性疾病事件。在1977年的东北酵米面食源性疾病事件中，科学家成功分离并确定了一种黄杆菌，并确认其为臭米面食源性疾病的病原菌。直到1987年，这种病原菌被命名为椰毒假单胞菌酵米面亚种，常简称为椰毒假单胞菌。这种菌主要存在于薯类制品、谷物类发酵制品、变质银耳及外界环境中。

椰毒假单胞菌酵米面亚种产生两种毒素，分别是米酵菌酸（Bongkrekic Acid，BA）和毒黄素（Toxoflavin，TF）。其中，米酵菌酸不会产生臭味或异味，导致受污染的食物在肉眼下无法被辨别出来。此外，高温烹饪也不能去除米酵菌酸，即使人体摄入微量的米酵菌酸，也有可能引起严重的食源性疾病。

（一）致病性

椰毒假单胞菌（Burkholderia pseudomallei）是一种地生细菌，广泛存在于土壤和水环境中，尤其在热带和亚热带地区。该细菌引起的感染称为麦迪贝型病（Melioidosis），具有极高的致病性和病死率。

1.入侵和侵袭能力：椰毒假单胞菌具有强大的入侵和侵袭能力，进入机体后可通过不同途径引发感染，如皮肤破损、呼吸道进入肺部、摄取受污染的食物或水源等。一旦进入机体，椰毒假单胞菌能通过分泌系统产生黏附因子黏附和侵袭宿主细胞，破坏宿主的组织屏障。

2.生物膜形成能力：椰毒假单胞菌有能力形成生物膜，使其在宿主内部形成持久性感染。生物膜提供了一种保护机制，可以阻碍宿主免疫细胞的识别和杀伤，使细菌在宿主体内长期存活。

3.抗凋亡和免疫抵抗能力：椰毒假单胞菌具有抗细胞凋亡的能力，可以避免被宿主的免疫细胞识别和消灭。此外，它还能通过多种策略逃避和抵抗宿主免疫系统的攻击，如产生抗原变异以避免免疫识别、调节宿主的免疫应答等。

4.毒力因子：椰毒假单胞菌产生多种毒力因子，如细菌毒素、蛋白酶和质量毒素（lipopolysaccharide，LPS）。这些毒力因子能直接破坏宿主细胞、诱导炎症反应及伤害组织，导致感染扩散和器官损害。

5.细菌内生存能力：椰毒假单胞菌能够在宿主细胞内生存，克服宿主的免疫攻击。它可以进入巨噬细胞等宿主细胞内部，并利用宿主细胞的营养和生存条件来生长和复制。

6.免疫调节：椰毒假单胞菌通过多种机制调节宿主免疫系统，包括干扰细菌识别和处理的信号通路、抑制炎症反应、改变免疫细胞的功能等。这些机制帮助细菌避免被宿主清除，使感染持续存在。

（二）致病物质

椰酵假单胞菌本身没有致病性和感染性，其在污染高糖和高淀粉食品后，在适宜条件下，会产生毒黄素和米酵菌酸外毒素，从而引起食源性疾病的发生。椰毒假单胞菌通过多种致病物质对宿主产生致病作用。

1.内毒素（LPS）：内毒素是椰毒假单胞菌细胞外膜上的主要致病物质之一。内毒素主要由脂多糖结构组成，可以激活宿主的免疫系统，引发炎症反应。椰毒假单胞菌的LPS具有高度毒力，可以导致免疫系统的过度激活，损伤宿主组织。

2.多糖胶囊：椰毒假单胞菌表面具有多糖胶囊，这是一层由多糖分子组成的黏性外层。多糖胶囊有助于椰毒假单胞菌逃避宿主免疫系统的检测和清除，增加其在宿主体内存活的能力。同时，多糖胶囊还可以干扰宿主免疫细胞（如巨噬细胞）的吞噬作用和产生抗菌活性物质的能力。

3.细菌毒素：椰毒假单胞菌产生多种毒力蛋白质，其中包括：①泡泡酶（Thermolabile hemolysin）：泡泡酶是一种溶血毒素，能溶解红细胞和其他细胞。泡泡酶的活性使得椰毒假单胞菌能够破坏宿主细胞，促进其进入和扩散于宿主深层组织。②外毒素A（Exotoxin A）：外毒素A是一种蛋白质毒素，具有细胞毒性。它通过破坏宿主细胞的蛋白质合成和调节细胞信号传递来导致细胞损伤和死亡。

4.蛋白质分泌系统：椰毒假单胞菌具有多种蛋白质分泌系统，包括Ⅰ型、Ⅱ型和Ⅲ型分泌系统。这些分泌系统能够将多种细菌致病因子，如蛋白酶、毒素和抗生素等分泌到胞外或直接传递到宿主细胞内。

5.抗氧化酶：椰毒假单胞菌产生多种抗氧化酶，如超氧化物歧化酶、过氧化氢酶和催化酶，可以中和宿主的氧化应激反应。这些抗氧化酶帮助细菌在宿主体内存活和繁殖，提高其对宿主的适应性和致病能力。

这些致病物质相互作用，使椰毒假单胞菌能够侵入宿主、逃逸免疫攻击，并引发炎症反应和组织损伤，导致严重的麦迪贝型病感染。

（三）生物学特性

1.形态与染色：椰毒假单胞菌酵米面亚种为两端钝圆、$0.4\mu m \times (1.0\sim2.5)\mu m$ 大小、有动力、无芽孢的革兰氏阴性短杆菌。该菌兼性厌氧，不分解蔗糖、氧化酶阴性。

2.培养特性：椰毒假单胞菌酵米面亚种是兼性厌氧菌，但在有氧条件下更好地生长。它的适宜生长温度范围为26~37℃，最适生长繁殖温度为30~36℃，而最佳产毒温度为26~28℃。该菌在pH值为5~7的条件下生长较好。在改良马铃薯葡萄糖琼脂平板（PDA）上培养24h，呈紫色、湿润、边缘整齐、光滑、直径1~2mm的圆形菌落，在培养时间超过48h后，少数菌落中心呈凸起状；培养时间超过72h，菌落会产生黄绿色色素，并扩散到培养基内，在365nm紫外灯下照射，可观察到菌落周围出现黄绿色荧光。在卵黄琼脂平板上培养24h，呈现直径大小2~3mm、光滑、湿润的白色圆形菌落；培养时间超过48h后，在菌落周围有乳白色混浊环的产生，斜射光下可观察到彩虹现象。在沙氏、KingA、KingB培养基上培养48h，会产生黄绿色色素。在PCFA培养基上培养

24h呈现光滑润、灰白色、边缘整齐、0.5~1mm大小菌落。

3.生化反应：分解葡萄糖产酸不产气，有动力，氧化酶、淀粉酶、硫化氢、靛基质试验阴性，尿素酶、过氧化氢酶、卵磷脂酶、精氨酸脱羧酶、柠檬酸利用试验阳性，能分解侧金盏花醇、肌醇、卫矛醇，液化明胶。上述性状可将此菌与相似的假单胞菌和肠杆菌科细菌进行鉴别，在生化鉴定实验时，采用半固体培养基（类似O/F试验）进行试验和观察，效果更好，详细生化特性见表5-53。

表5-53　椰毒假单胞菌酵米面亚种生化特性

试验	结果	试验	结果	试验	结果
动力	+	MR	−	半乳糖	+
O/F	O	VP	−	阿拉伯糖	+
过氧化酶	+	精氨酸	+	蔗糖	−
卵磷脂酶	+	苯丙氨酸	−	乳糖	−
硝酸盐	+	石蕊牛奶	K.P	棉子糖	−
氧化酶	−	5℃生长	−	鼠李糖	−
明胶	+	41℃生长	−	甘露醇	+
淀粉酶	−	枸橼酸盐	+	肌醇	+
尿素	+	葡萄糖	+	卫矛醇	+
靛基质	−	果糖	+	侧金盏	+
硫化氢	−	木糖	+	山梨醇	+

注：K：产碱；P：牛奶胨化。

4.抵抗力

该菌抵抗力不强，在56℃、5min就能杀死，对常见的各种消毒剂抵抗力也不强。

二、流行病学

（一）季节性

该菌引起的食源性疾病一年四季均可发生，臭米面食源性疾病多发生在夏、秋季，7、8月最多，银耳食源性疾病多发生在夏季和冬季，主要是6、7月和11月。

（二）地区性

除东北三省外，近年来，进食臭米面引起该菌的食源性疾病全国各地均有发生，北方主要在河北、山西、陕西等省，南方主要在广西、湖北、广东、四川、江苏等省；进食变质银耳引起该菌的食源性疾病发生在山东、河南、河北等省。该菌引起的食源性疾病多发生在农村，特别是山区、半山区较多。

（三）引起食源性疾病食品

椰毒假单胞菌酵米面亚种最早在东北地区的酵米面食源性疾病中被发现，并得到了相关研究和命名。随着时间的推移，人们发现该菌引起的食源性疾病也出现在其他地区，并且涉及到的食物类型逐渐扩展，引起该菌食源性疾病的食物主要分为三类。

1.谷类发酵制品：这包括发酵玉米面、发酵玉米淀粉、发酵糯小米、醋凉粉等。谷类发酵制品在制作过程中可能暴露于椰毒假单胞菌酵米面亚种，并且提供了适宜的条件供其繁殖。

2.薯类制品：甘薯淀粉、马铃薯粉条、山芋淀粉等薯类制品也可能受到椰毒假单胞菌酵米面亚种的污染。这些制品在加工过程中可能与该菌接触，从而成为潜在的感染源。

3变质木耳和银耳：变质的木耳和银耳是被发现与该菌相关的另一类食物。当这些真菌食物因不恰当的处理和储存而变质，椰毒假单胞菌酵米面亚种可能存在于其表面或内部，引发食源性感染。

需要强调的是，这些食物仅在它们受到椰毒假单胞菌酵米面亚种污染的情况下可能成为感染源。准确的食品处理和储存措施可以降低椰毒假单胞菌的传播和感染风险。在购买、处理和烹饪这些食物时，请注意确保食材的新鲜度、卫生条件和适当的加热处理，以预防和减少椰毒假单胞菌酵米面亚种引起的食源性疾病。

（四）食品被污染的原因

椰酵假单胞菌引发的食源性疾病在经济相对落后、偏远的地区更为多见，这与当地居民的饮食习惯密切相关。由于这些地区居民的食物储存方式不当或储藏期过长，导致食品易被椰酵假单胞菌等微生物污染，从而引发食源性疾病。除了可能受椰酵假单胞菌等致病性微生物污染外，食品还可能受到其他非致病性微生物的污染，该类微生物数量通常比致病性微生物多，给检测人员的检测带来了巨大困难，因为在检测过程中，大量的非致病菌很容易掩盖致病菌的存在，导致无法准确检测出不合格的产品，使得被致病菌污染的产品流入市场。对于食品加工企业来说，其产品被污染的原因有多种，包括原材料的污染、杀菌工艺参数设置不当、生产过程未达到标准控制、食品安全意识不足、质检质量不达标、贮藏及运输管理不当等因素。

（五）食源性疾病发生的原因

受椰毒假单胞菌污染的原料制作成食品后，在易于产毒的条件下存储造成毒素的产生，食用该类食品是引发食源性疾病的重要原因之一；食用变质的银耳以及马铃薯粉条、甘薯淀粉、山芋淀粉等薯类制品也会引起类似疾病。调查显示，中国相关食品中椰酵假单胞菌的污染严重程度依次为鲜银耳、谷物、酵米面和干银耳。

三、临床表现

潜伏期一般为4~22h，短则1~2h，长则48~72h。因食用银耳或臭米面引起的本菌食源性疾病，临床症状表现相同，只是后者引起的症状重，并且病死率相对高。

发病初期的症状多为胃部不适、恶心、呕吐、头痛、头晕、全身无力、心悸等。大部分患者体温正常，只有少数患者于发病后有中等度发热。后期则表现为心、肝、脑、肾等实质性脏器的损害。

（一）消化系统症状

消化系统症状出现最早，通常在进食后数小时后。多见于胃部不适、恶心、呕吐、腹胀、食欲减退、轻微腹泻，部分患者有便秘或血便，肠鸣音消失。多在病后2~3d出现黄疸。此时肝脏肿大，伴有肝区痛、压痛。严重者黄疸，肝脏多不肿大，但表现为广泛性出血、肝功能受损严重，以致肝性脑病而死亡。

（二）神经系统症状

症状出现较早，可在进食后不久即出现，也可迟至24~48h出现，最常见症状为头痛、头晕、精神不振。严重患者嗜睡、意识模糊、狂躁不安、谵语、抽搐、惊厥或昏迷。部分患者有眼球突出、球结膜水肿、视神经乳头水肿和脑压升高等脑水肿症状。神经系统症状通常伴随出血、休克，是危重表现之一。

（三）循环系统症状

以休克、低血压为常见。在最初阶段，可能会出现心悸、心音亢进，但休克也可能很快发生，大多数人会死亡。也有个别出现血压升高者。有些患者出现心脏增大、心脏杂音和期前收缩，以及各种心电图改变（T波平坦、倒置，ST-T变化，U波出现，Q-T间期延长，右侧束支传导阻滞，房室束支传导阻滞，结性心律等）。

（四）泌尿系统症状

大多数患者表现出不同程度的肾脏损伤。一般在早期尿中出现红细胞、白细胞、蛋白及管型。在严重的情况下，可能会出现少尿、无尿、血尿、水肿和血压升高。血液中非蛋白氮的增加和电解质紊乱（酸中毒最常见）最终导致肾衰竭，导致死亡。

（五）呼吸系统症状

发绀、呼吸困难、出现中枢性呼吸衰竭的症状。呼吸节律不整、双吸气、抽泣样呼吸、叹息样呼吸及下颌呼吸最后呼吸停止。后期也可能发生肺水肿。

（六）皮下及黏膜出血

消化道黏膜、脑膜、肝、肾等实质脏器均可能发生出血情况。

上述各系统症状可以在一个病人身上先后出现，但并非每个患者都出现上述各种系统症状。也可能以其中某一系统症状为主，兼有其他系统症状。只出现胃肠症状的患者，很少死亡。然而出现神经系统症状的患者多数迅速发展到不可救治。若出现肝损害或肾脏损害单一症状患者，及时治疗，部分患者仍然可以康复。出现两个系统以上症状患者，尤其是因肝肾、肝脑、脑肾、或肝肾脑受损害时，治疗方法上相互冲突，导致疾病进展迅速，救援工作往往无效，容易死亡。

根据临床表现的程度，可分为轻度、中度和重度：

1.轻型：患者只有胃部不适、恶心、呕吐、腹胀、腹泻或便秘等胃肠道症状，以及头晕、头痛和全身无力。轻度发热、轻度黄疸或无黄疸，肝肾功能可保持不变或略有改变。

2.中型：症状和体征很明显。肝肾功能有一定程度的损害，但经过紧急治疗后，往往不会继续恶化，也不会危及生命。

3.重型：同时对多脏器损害显著，表现为休克、无尿、抽搐、昏迷等。病情发展迅速，尽管得到了抢救，但很难避免死亡。

以上三种类型是临床症状从轻到重发展的不同阶段，并不是完全分离的，而是可以相互转化的。

本菌食源性疾病一旦发生，病死率非常高，一般在50%以上，最高可达100%。死亡最早发生在进食后3~5h，通常发生在发病后的1~2h。影响预后的因素有很多，病死率非常高，其中最主要的是与食源性疾病后发现的早晚和采取的急救措施有关。进食后早期发现并及时彻底呕吐、洗胃和肠道清洁预后较好，而晚期发现或洗胃和肠清洁延迟或不完全预后较差。

四、实验室检测及诊断

（一）实验室检验

1.检验程序：见图5-31。

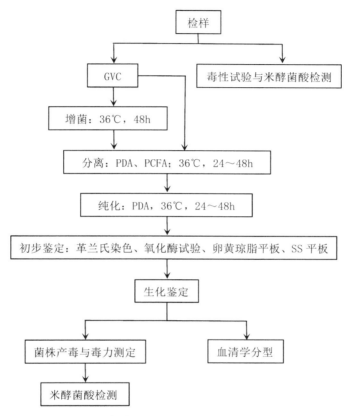

图5-31　椰毒假单胞菌酵米面亚种检验程序

2.器材与试剂

（1）设备和材料

-20℃冰箱、恒温培养箱、恒温水浴锅、普通生物显微镜、低速离心机、天平（感量0.1g）、培养皿、I玻璃棒、玻璃纸、灌胃器、小白鼠（18~20g）。

（2）主要培养基和试剂

①马铃薯葡萄糖琼脂（PDA）、卵黄琼脂、SS琼脂、Hugh-Leifson培养基（O/F试验用）、糖发酵管、半固体琼脂、明胶培养基、尿素琼脂、硝酸盐培养基、氧化酶试验、革兰氏染色液等。

②椰毒假单胞菌酵米面亚种选择性培养基（PCFA）、马铃薯葡萄糖半固体琼脂、GVC增菌液、石蕊牛乳试验等配制见本节附。

3.样品采集、送检及保存：以无菌方式采集可疑食物、患者呕吐物/胃内容物进行毒素检测和食源性疾病诊断同时采集加工食物原料、半成品和相关环境样品，如生的酵米面、汤圆粉、粉条、变质鲜银耳、加工酵米面的粮食、银耳栽培原料、发生食源性疾病场所泥土、加工半成品和存放半成品的器械与容器等，进行病原分离或毒素检测。样品用无菌器皿盛装，并做好标识和登记，尽快送相关实验室进行检验，在运送过程中注意避光（必要时）和生物安全。

4.检验方法

（1）病原菌检验

①增菌：取225mL GVC增菌液于均质袋中，准确称取25g（mL）样本，拍击式均质60s使样本均质完全；当选用银耳样品，可取20mL GVC增菌液，称取1g样本均质；于（36±1）℃、48h培养。

②分离培养与观察：取引起食源性疾病样品液（直接分离）和增菌液，分别四区划线接种PCFA平板、PDA平板，（36±1）℃、24~48h培养。观察是否有可疑菌落生长，其菌落特征见表5-54。

表5-54　椰毒假单胞菌酵米面亚种在不同平板上的菌落特征

培养基	菌落特征
PCFA平板	1~1.5mm大小、边缘整齐、红色或粉红色、微凸、光滑湿润、圆形；平板无色透明
PDA平板	1~2mm大小、边缘整齐、灰白或乳白色、光滑湿润、圆形；培养时间超过48h，菌落中心呈突起，菌落周边的培养基呈黄绿色
SS平板	不生长
卵黄琼脂平板	湿润、光滑；培养时间超过48h后，菌落周围呈乳白色浑浊环，日光斜射可见彩虹环状

③纯培养：接种针挑取单个可疑菌落，划线接种PDA平板，（36±1）℃、24~48h培养。观察菌落特征并判断其是否为纯菌培养物。

④初步鉴定：挑取24h新鲜纯培养物的单个菌落革兰氏染色，同时进行氧化酶试验和过氧化氢酶试验。取革兰氏染色、氧化酶试验阴性，过氧化氢酶试验阳性的纯菌培养物划线接种SS琼脂平板和点种卵黄琼脂平板，同时接种PDA斜面，（36±1）℃，24h、48h分别培养。观察平板菌落特征（见表5-56），PDA培养物以备后续试验使用。

⑤生化试验：对于初步鉴定试验结果符合椰毒假单胞菌酵米面亚种特征和性状的可疑菌株，进行生化鉴定和结果判定，见表5-57。

⑥血清学分型鉴定当生化结果符合时进行血清学鉴定和产毒试验。

a.菌体抗原的制备：用5mL无菌生理盐水将PDA斜面纯培养物洗下，菌悬液煮沸2h，室温冷却后离心取沉淀，再用适量无菌生理盐水将菌体沉淀重悬，制备成$5×10^8~5×10^9$个/mL菌悬液，即为菌体抗原。

b.菌体抗原的鉴定：取生理盐水做阴性对照，另取多价血清进行玻片凝集，凝集者用O单价血清因子Ⅲ、Ⅳ、Ⅴ、Ⅵ、Ⅶ、Ⅷ分别凝集。

根据玻片凝集试验判断菌体型别，对于生化特征符合，但不能与上述血清凝集的菌株，需要做进一步鉴定（表5-55）。

表5-55 椰毒假单胞菌酵米面亚种与其他相似菌的鉴别

试验	椰毒假单胞菌	椰毒伯克霍尔德菌	铜绿假单胞菌	洋葱假单胞菌
O/F试验	O	O	O	F
动力	+	+	+	+
过氧化酶	+	+	+	+
卵磷脂酶	+	+	−	−
氧化酶	−	−	−	+
硝酸盐	+	+	−	−
明胶	+	+	−	−
尿素	+	+	−	−
硫化氢	−	−	−	−
靛基质	−	−	−	+
MR	−	−	−	−
VP	−	−	−	−
精氨酸	+	+	+	+
苯丙氨酸	−	−	−	+
石蕊牛乳	K.P	K.P	K	AC.P
5℃生长	−	−	−	−
41℃生长	−	−	−	−
枸橼酸盐	+	+	+	−
葡萄糖	+	+	+	+
果糖	+	+	+	+
木糖	+	+	+	−
半乳糖	+	+	+	+
阿拉伯糖	+	+	+	−
甘露醇	+	+	+	+
肌醇	+	+	−	−
卫矛醇	+	+	+	+
侧金盏花醇	+	−	−	−
山梨醇	+	+	−	−

注：K：产碱；P：牛奶胨化；AC：产酸。

⑦毒性试验：生化结果符合椰毒假单胞菌酵米面亚种的菌株，应进行产毒试验，在食源性疾病诊断实验中，可在初步鉴定结果符合时进行产毒试验。

a.产毒培养：将椰毒假单胞菌酵米面亚种划线接种PDA斜面培养基，（36±1）℃、24h培养，用3mL无菌生理盐水将PDA斜面纯培养物洗下，制备成10^{10}个/mL菌悬液。取PDA琼脂平板铺一层无菌玻璃纸，中央滴加0.5mL上述菌悬液，L棒涂布均匀，正置于（26±1）℃培养箱培养5d。移去PDA平板上的玻璃纸，将其置于100℃流动蒸气中灭菌30min，结束后再将其置于-30~-20℃过夜。取过夜的半固体产毒平板，置于室温融

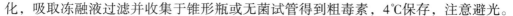

化，吸取冻融液过滤并收集于锥形瓶或无菌试管得到粗毒素，4℃保存，注意避光。

b.毒力试验：取沸水浴处理的5~10倍浓缩液或粗毒素0.5mL，灌胃体重18~20g的小白鼠3只，连续观察7d。如果摄入了含有产生米酵菌酸的菌株的食物，则在灌胃后在20min至24h内，就可能出现中毒症状并导致死亡。中毒小鼠的表现主要包括竖起毛发、步态异常、无力、不精神、过度兴奋、肌肉抽搐、肢体无力、麻痹、呼吸加速等症状，最终可能导致死亡。

（2）毒素检测

对食源性疾病相关样品进行快速毒性试验和米酵菌酸检测。

①毒性试验：对采集的可疑食物（汤圆、银耳等）、患者呕吐物和胃内容物、生的半成品、食物原料等，用无菌生理盐水做适当稀释并均质、浸泡，过滤，按上述毒力试验方法制成粗毒素，并进行毒力试验，以便尽快开展食源性疾病诊断。

②米酵菌酸毒素测定：取引起食源性疾病样品和菌株产毒粗毒素，按照《食品安全国家标准 食品中米酵菌酸的测定》（GB/T 5009.189—2016）方法测定。

附：椰毒假单胞菌酵米面亚种专用培养基

1.椰毒假单胞菌酵米面亚种选择性培养基（PCFA）

（1）成分：磷酸二氢钾1.14g，磷酸氢二钠0.7g，氯化钠4g，二氯化钙0.005g，硫酸镁（$MgSO_4 \cdot 7H_2O$）0.2g，硫酸亚铁（$FeSO_4 \cdot 7H_2O$）0.000 5g，氯化铵1g，卫矛醇15g，葡萄糖0.05g，胱氨酸0.01g，硫酸多黏菌素B 50 000U，林可霉素30 000U，氯化三苯四氮唑（TTC）0.5g，琼脂12g，蒸馏水1000mL，pH 6.5。

（2）制法：除抗生素和TTC，其余按成分配方配制，调pH 6.5，分装，110℃灭菌15min，倾注平板前加入抗生素和TTC混匀。

2.GVC增菌液：按PDA配方（不加琼脂）配制PD水，经灭菌后，以无菌操作加入甲紫水溶液（最终浓度1/10万）和氯霉素水溶液（最终浓度20μg/mL）混匀，分装。

3.马铃薯葡萄糖半固体琼脂：根据PDA配方，将琼脂量减至0.5g/100mL进行配制。

4.石蕊牛乳试验：新鲜脱脂牛奶100mL，加2%石蕊水溶液100mL，分装试管，110℃灭菌。

（二）椰毒假单胞菌酵米面亚种快速检测

椰醇假单胞菌酵米面亚种是一种新型的引起食源性疾病的病原菌，该菌食源性疾病的发生主要是摄入了被其污染的酵米面、玉米、银耳和其他谷类食品等。在食品安全和公共健康领域，快速检测方法对于及时发现和控制椰毒假单胞菌酵米面亚种的存在至关重要。椰毒假单胞菌酵米面亚种是一种可以引发食源性疾病的细菌，其感染可能导致严重的健康问题。因此，快速准确地检测出椰毒假单胞菌酵米面亚种的存在，对于确保食品安全和保护公众健康至关重要。

过去，传统的检测方法可能需要较长的时间且操作繁琐，限制了检测的效率和实施性。然而，随着科学技术的不断进步，快速检测方法应运而生，实现了对椰毒假单胞菌酵米面亚种的迅速检测和监测。这些快速检测方法通过利用特定的分子生物学技术、免疫测定技术和快速培养方法，能够在较短时间内提供准确可靠的检测结果。

快速培养方法是一种基于培养技术的检测方法，用于快速鉴定椰毒假单胞菌酵米面亚种的存在。该方法使用富含特定培养基和抑制其他菌生长的抗生素的培养皿，促进椰毒假单胞菌酵米面亚种的生长。培养时间通常为24~48h，之后通过观察菌落形态和特定的生物学特征，如色素产生情况和生长模式，来确认椰毒假单胞菌酵米面亚种的存在。尽管该方法相对于分子生物学检测方法而言较为耗时，但对于一些实验室设备相对有限的场景仍然具有重要意义。

菌落PCR检测法是一种快速、灵敏和特异性高的方法，用于检测椰毒假单胞菌酵米面亚种的存在。该方法通过提取样品中的DNA，与特定引物结合，利用聚合酶链反应（PCR）扩增目标基因片段。随后，通过凝胶电泳或其他分析方法检测PCR产物，从而确定椰毒假单胞菌酵米面亚种是否存在。菌落PCR检测法相对简便且快速，通常在几小时内即可获得结果，适用于实验室和食品安全检测领域。

实时荧光PCR检测法是一种基于PCR反应和荧光探针的快速检测方法，用于确定椰毒假单胞菌酵米面亚种的存在。该方法结合了PCR反应的扩增能力和实时荧光技术的监测能力，通过检测PCR反应过程中特定荧光信号的增加来判断目标基因的存在与否。相比传统的菌落PCR检测法，实时荧光PCR检测法具有更高的灵敏度和准确性，并且结果可以实时获取。该方法适用于大规模样品筛查和迅速准确的结果获取。

免疫测定方法如酶联免疫吸附试验（ELISA）和免疫层析试剂盒是常用的快速检测椰毒假单胞菌酵米面亚种的方法之一。这些方法基于特异性抗体与椰毒假单胞菌酵米面亚种相关的抗原结合，形成可见的颜色或荧光信号，从而判断目标细菌的存在。免疫测定方法需要较短的时间，且易于操作，适用于快速筛查和检测大样本量的情况。然而，免疫测定方法的灵敏度和特异性可能相对较低，因此在结果解读时需要谨慎。

赵梦馨等人对唐菖蒲伯克霍尔德氏菌的3种检测方法进行了评估和比较研究。结果显示，相比于传统的生化鉴定方法，MALDI-TOF-MS法和recA序列分析法表现出更准确和快速的特点。在现有数据库信息的基础上，测序技术和普通PCR技术能够对椰酵假单胞菌酵米面亚种进行准确鉴定，但基因在经过聚合酶链式反应扩增之后，其最终的序列信息要通过凝胶电泳、纯化产物、基因测序等3个步骤才能够取得，这将导致花费较长的时间及高额的成本，有碍于该方法的快速应用。

林捷等人建立了一种快速检测椰毒假单胞菌酵米面亚种的方法，该方法基于椰毒假单胞菌酵米面亚种16SrRNA~18SrRNA基因设计引物和探针。实验结果表明，该方法对菌悬液和DNA模板基因的灵敏度分别达到了$1×10^2$CFU/mL和250fg/μL，具有较高的灵敏度和准确性，同时该法的抗干扰能力较强。

王晓雯等人设计了基于米酵菌酸生物合成基因bonM的探针和引物，开发了一种用于唐菖蒲伯克霍尔德氏菌椰毒假单胞菌酵米面亚种的实时荧光PCR快速检测方法。该法在菌悬液和DNA模板基因方面具有较高的灵敏度，分别为$6.5×10^2$CFU/mL和$4.8×10^{-4}$ng/μL。实时荧光PCR技术较普通PCR检测更简便、快捷，可满足该菌食品安全公共卫生事件现场快速、准确检测的需求。

马晓燕等人针对椰毒假单胞菌已知的16S~23SrRNA序列，设计引物及其探针建立了一种环介导等温扩增（LAMP）检测椰毒假单胞菌方法，将普通PCR方法同建立的该法比较，研究结果显示，建立的LAMP检测方法特异性强，敏感性高。过对经人工污染的银耳样本和椰毒假单胞菌的纯菌菌悬液样本的检测，其检出限分别为76CFU/g和5.4CFU/mL，较普通PCR方法比较，敏感性调高了1000倍。环介导等温扩增（LAMP）检测技术具有特异性高、等温快速扩增、对设备要求低、检测时间短的特点，因此被认为是一种具有较高应用价值的快速检测应用技术。

李会杰等人设计了针对椰毒假单胞菌的16~23S rRNA序列的探针和引物，并成功构建了一种微滴式数字PCR检测方法，用于检测椰毒假单胞菌。该方法具有良好的重复性和高灵敏度的特点。在菌悬液模拟样本的检测中，该方法的检出限为361CFU/mL，而实时荧光PCR法在相同条件下却无法检测出目标菌种。与实时荧光PCR相比，微滴式数字PCR具有更高的灵敏和度准确性，可以降低食品中微量毒性物质引发食品安全事件的风险。

（三）诊断

依据《椰子假单胞菌发酵米粉亚种食物中毒诊断标准及处理原则》（WS/T 12—1996），该菌食源性疾病具有发病急、多器官损害、病情复杂、进展快、死亡率高、诊断早等特点。在食源性疾病容易感染这种菌的地区，应随时注意食源性疾病的发生。本菌食源性疾病的最初临床表现往往是比较隐匿的，经常被误诊为"感冒"。尤其是儿童的表达能力有限，更容易被误诊。因此，我们应该更加警惕这种细菌引起的食源性疾病。一旦发现疑似食源性疾病，应立即进行现场流行病学调查。

1.有食用发酵米粉或银耳制成的食物的历史，同餐进食人员可能会在同一时间或相似的时间内患病。

2.最初的临床表现包括胃部不适、食欲下降、恶心、呕吐等胃肠道症状，以及头痛、头晕、全身无力等神经系统症状。这两种类型的症状可以同时发生，也可以依次发生。随后，可能会发生肝、肾、脑和心脏等多器官损伤。这种疾病发展迅速，尤其是儿童在发病后更严重，更容易在治疗期间或入院后不久死亡。

3.细菌学检验：该菌是从发臭米粉及其制品（或银耳）中检出的，并进行血清学分型。

4.米酵菌酸测定：按（GB/T 5009.189）操作，从可疑引起食源性疾病食品或菌株培养物中检出米酵菌酸。

5.动物（小白鼠）试验，具有毒性。

五、治疗与预防控制

（一）治疗

在本菌食源性疾病发生后，应立即组成急救组织，将患者分成轻、中、重型，于不同病房分别进行急救与治疗，避免互相干扰。必须抓住一切时机进行急救，并要求有专人监护和密切观察每个患者和食客的病情变化。在急救和治疗过程中，要根据患者的病情进行具体分析，抓住主要矛盾，辨证施治。

根据现场经验，急救与治疗原则有以下三项：

1.危重症患者的重点急救，轻症患者应按重症治疗，未发病者应按一般患者治疗。在该菌食源性疾病发生时，医务人员忽视了未发病者，未及时彻底地洗胃和清肠。那些没有发病的人可能会突然发病，或者在轻度病例中病情恶化，导致死亡。因此，我们必须采取危重症患者优先急诊、轻症患者视为重症、非病患者视为患者的原则。

2.排除毒物要及早、坚决和彻底。洗胃、清肠以排除本菌食源性疾病病人的体内毒素，应当作为急救与治疗的首要措施。这项措施执行的早晚和彻底与否，与预后关系甚大。在臭米面食源性疾病现场常见到进食量相同，危重程度亦相近，其他条件也类似，其预后可以完全不同。洗胃、清肠越彻底，病死率可以大大降低。因此，一旦发生本菌危重，凡进食者，不论其是否发病、轻重程度、发病早晚、发病迁延多久，甚至2~3d，只要是未有彻底排除毒物的，一律都要洗胃、清肠。不能认为中毒时间较久，毒素已吸收进入体内，就无须洗胃、清肠了。曾有进食臭米面食品后48~72h死亡的病人，尸检时胃内仍有大量的臭米面食物。这可能与胃肠麻痹，胃肠排空能力降低有关。因此，我们在排毒措施上，一定要抓早、抓彻底，可以收到事半功倍的效果，提高治愈率。发现患本菌食源性疾病者后，应立即令其用各种方法刺激咽部催吐。催吐不成则应反复、彻底地洗胃。洗胃以用洗胃器（机）为宜，一定要把臭米面残渣和黏液彻底洗出来。洗胃后口服或注入硫酸钠25~30g，以便清肠。投予药物而来排便者，则应考虑重复给药。也可在洗胃同时用温肥皂水高位灌肠。油类泻剂以不用为宜。

3.保肝、护肾、防止脑水肿是对症治疗的重点。本菌食源性疾病病人，常出现不同程度的多种脏器损害。一旦出现肝、肾损害时，治疗上多有矛盾。因此，在保肝、护肾方面要早期采取措施，而不要等待症状出现后再给予处置。其中护肾尤为重要，如果一旦出现肾功衰竭，各种药物的应用十分困难。

4.控制感染：本菌食源性疾病病人机体抵抗力大为降低，很容易感染，如一旦发现则很难控制，常迅速发展，引起死亡。对于插管、导尿必须严格注意消毒与无菌操作，对于呼吸道感染亦必须予以注意。

（二）预防控制

1.应该积极向公众宣传不制作、食用臭米面的重要性，因为除了可能导致食源性疾病的危险之外，这也是对粮食的浪费。此外，要提高辨别良质和变质干银耳的能力。良质的干银耳经过充分的水发处理后，外观应该完整，质地弹性良好，并且没有异味。菌片呈现白色或微黄色。相反，变质的干银耳则呈现深黄色或黄褐色。

2.要妥善保管粮食。粮谷应该存放在干燥、清洁且通风良好的地方。特别要严防潮湿，以防止粮食发霉和变质。潮湿环境会给粮谷带来潜在的食品安全风险，因此确保储存环境的干燥和通风非常重要。此外，存放粮食的容器和设施也应该保持清洁，以防止污染和细菌滋生。

3.对于变质严重的粮谷，不宜进行淀粉加工或制作粉条等食品。变质的粮谷可能含有有害物质或细菌，食用后可能对人体健康造成危害。因此，我们应该谨慎判断粮谷的质量，严守食品安全原则，避免使用变质的粮谷进行加工食品。在购买和使用粮谷时，务必仔细检查，避免使用变质或有质量问题的粮谷。

第二十三节　铜绿假单胞菌食源性疾病

铜绿假单胞菌（Pseudomonas aeruginosa）是一种常见且潜在危险的食源性病原菌。它可以被发现于各种食品、水和环境中，并且具有一系列引人注目的病原生物学特性。近年来，由铜绿假单胞菌引起的食源性疾病在全球范围内逐渐引起了人们的关注。食源性疾病是通过摄入被污染食物或水源而引起的感染性疾病。铜绿假单胞菌可以在食品加工、储存和处理的过程中存在，并且具备适应各种环境条件的能力，从而增加了其引发食源性疾病的潜在风险。

对于患者来说，铜绿假单胞菌感染可能导致一系列严重症状，如腹泻、恶心、呕吐和腹痛等。尤其是对于免疫系统较为脆弱的人群，如老年人、婴幼儿和免疫缺陷患者，其感染风险更大，并可能导致严重后果。

一、病原生物学

铜绿假单胞菌（Pseudomonas aeruginosa）是一种条件致病性细菌，具有复杂而多样的病原生物学特性。它具有多种适应性，能在各种不同的环境中存活，并在人体和动物体内引发感染。该菌广泛分布于自然环境中，包括土壤、水体和植物表面等。它能适应不同的生长条件，如温度、pH值、氧气变化和营养物质的可利用性。此外，铜绿假单胞菌也可以在人体和动物体内找到，尤其是在患有长期病情或免疫系统受损的个体中。在医疗环境中，铜绿假单胞菌常见于医院的水源、设备和感染控制不严格的区域。它是一种专性需氧菌，生长温度范围在 25~42℃，最适生长温度为 25~30℃。铜绿假单胞菌产生水溶性的色素，绿脓素和荧光素等。

（一）致病性

铜绿假单胞菌（Pseudomonas aeruginosa）具有强大的致病性。它产生多种外毒素，包括溶血素、细菌素和脂质 A 等，能够破坏宿主细胞的结构和功能，并诱导炎症反应。此外，铜绿假单胞菌具有高度的黏附能力和生物膜形成能力，使得它能够附着于宿主组织和医疗设备表面，从而增加感染的概率。铜绿假单胞菌还表现出多重耐药性，包括对抗生素的耐药和机体免疫系统的攻击逃避能力，使得治疗和控制感染变得困难。免疫系统受损的个体，如免疫缺陷患者、慢性病人以及烧伤和创伤伤者，更容易受到铜绿假单胞菌感染的侵袭。

（二）致病物质

铜绿假单胞菌可产生的致病物质包括内毒素、菌毛、荚膜和多种酶等。这些物质在人体中具有重要的影响。内毒素是铜绿假单胞菌产生的一种重要致病物质，它可以引起发热、休克、弥散性血管内凝血和急性呼吸窘迫综合征等。菌毛是铜绿假单胞菌的另一种致病物质，它可以粘附在人体各种器官表面，引起局部损伤和感染症状。荚膜是铜绿假单胞菌的另一种重要致病物质，它可以保护细菌免受人体免疫系统的攻击，从而引起深部感染。此外，铜绿假单胞菌还能产生多种酶，例如碱性蛋白酶、脂酶等，这些酶能够破坏人体的组织，引起局部炎症和感染症状。

（三）生物学特性

1.形态与染色：铜绿假单胞菌的细胞呈短杆状或球形，大小为$(1.5\sim3.0)\mu m\times(0.5\sim1.0)\mu m$。细胞排列呈单排列、双排列、短链状或成堆状。在固体培养基上生长时，菌落呈圆形或椭圆形，边缘整齐，表面光滑，半透明或乳白色。在显微镜下观察时，可见细菌呈蓝绿色或荧光绿色。

2.培养特性：铜绿假单胞菌（Pseudomonas aeruginosa）是一种革兰氏阴性杆菌，通常在一般的培养基如营养琼脂平板或肉汤培养基能够良好地生长，但在无营养或低营养的培养基上生长较差。在培养过程中，铜绿假单胞菌需要充足的氧气，以促进其代谢和繁殖。在自然界中，铜绿假单胞菌主要存活于水中，也可以在土壤、植物表面等处存活。它的生长温度范围相对较宽，通常在25~42℃，最适生长温度为37℃。

3.生化反应：铜绿假单胞菌氧化酶试验呈阳性，能发酵葡萄糖、木糖，产酸不产气；不发酵乳糖、甘露醇、麦芽糖和蔗糖。此外，该菌液化明胶，可分解尿素并还原硝酸盐为亚硝酸盐并产生氮气。其培养特性包括营养要求不高，气体环境专性需氧，最适生长温度为35℃，4℃不生长。在普通琼脂平板上，铜绿假单胞菌会形成圆形大小不一、边缘不整齐、扁平、隆起、光滑湿润且常呈融合状态的菌落。而在血液琼脂平板上，它会形成扁平、湿润、有特殊气味的灰绿色或蓝绿色菌落，周围有透明溶血环。

4.抵抗力：铜绿假单胞菌对多种抗生素具有耐药性，包括青霉素、头孢菌素、氨基糖苷类等。该菌可以产生多种抗生素泵出系统，如MexAB-OprC、MexCD-OprJ等，这些泵出系统可以将抗生素泵出细胞外，从而降低抗生素的作用效果。此外，铜绿假单胞菌还可以通过改变抗生素的作用靶点或通过产生钝化酶来抵抗抗生素的作用。

5.细菌的变异性：铜绿假单胞菌的变异性主要包括基因突变和基因转移两种方式。基因突变是指细菌基因组发生碱基对的替换、插入或缺失，导致基因结构和功能的改变。基因转移是指细菌之间通过接合、转化、转导等方式进行基因的转移和交流，从而产生新的基因型和表型。铜绿假单胞菌的变异性对其生物学特性和致病性等方面产生了重要影响。

二、流行病学

1.季节性：铜绿假单胞菌食源性疾病的发病率通常在温暖季节（春季和夏季）较高。这可能与季节性气候变化、食品储存条件以及人们在户外活动和野餐等活动的增加有关。温暖的气温和湿度为铜绿假单胞菌的繁殖提供了有利条件，同时在这些季节，人们更倾向于食用生食或经不完全加热处理的食物，增加了感染的风险。

2.引起食源性疾病食品：铜绿假单胞菌食源性疾病可通过多种食品传播。常见的食品包括生肉（如生海鲜、生牛肉、生鸡肉）、奶制品、水果和蔬菜等。特别是未经过充分烹饪的海鲜，如生蚝和生鱼片等，容易成为铜绿假单胞菌污染和传播的食品。这些食品可能在生产、加工、储存和运输过程中受到菌源污染，通过摄入受污染的食物，人们可能感染铜绿假单胞菌。

3.食品被污染和食源性疾病发生的原因：饮用了被污染的水源中，如井水、自来水等，当机体抵抗力降低时，易引起食源性疾病。食用了被该菌污染各种食品，如肉制品、乳制品、蔬菜、水果等，特别是在食品加工、运输、贮藏等过程中，如未能严格执行卫生标准，便可能造成铜绿假单胞菌的污染，从而引起食源性疾病。包装材料清洗消毒不到位也可能成为铜绿假单胞菌的传播途径，从而导致食源性疾病的发生。

三、临床表现

铜绿假单胞菌引起的食源性疾病临床表现多样，包括胃肠炎、发热、头痛、肌肉疼痛、关节炎、疲劳和乏力以及呼吸系统等症状。

四、实验室检测及诊断

（一）实验室检验

1.检验程序：见图5-32。

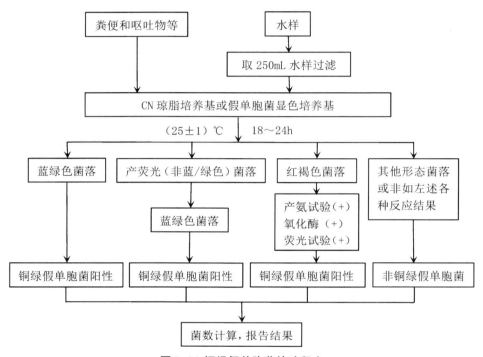

图5-32 铜绿假单胞菌检验程序

2.仪器与试剂

（1）设备和材料

除微生物实验室常规仪器设备外，其他设备和材料如下：紫外灯（360~20）nm、滤膜（微孔径为0.45μm）建议使用一次性无菌滤膜。显微镜：10~100x。

（2）培养基和试剂

CN琼脂培养基、乙酰胺肉汤、氧化酶试剂、金氏B（King's B）培养基、营养琼脂、纳氏试剂。

3.样品采集、送检及保存

（1）样品的采集

①食源性疾病样品：采集剩余的食物并将其放入无菌容器中。

②患者呕吐物、粪便：将呕吐物和粪便（未服用抗生素的患者）放入无菌容器中，对于直肠和肛门拭子，可以将拭子头切成含有少量无菌生理盐水的试管并送去检测。每

个样本都应记录、标记和登记详细的背景信息。

（2）样品的保存与运输

标本应4~8℃冷藏保存、运输，4~6h内送检。

4.检验方法

（1）样品处理

①水样过滤在生物安全柜完成试验操作。用已灭菌的镊子将无菌滤膜光滑面朝下，贴放到已灭菌的过滤设备上，固定好过滤器，用0.45μm的滤膜将250mL水样过滤，过滤后将滤膜轻轻平铺在CN培养基中心上，防止在滤膜和培养基之间产生气泡。

②疑似病人标本：直接划线接种选择性平板，于（36±1）℃培养18~24h。

（2）培养

将CN培养基平板置于（36±1）℃，培养40~48h。

（3）结果观察

在培养24h和48h后，观察和计数滤膜上的菌落生长情况。对于绿色（绿脓色素）和蓝色菌落，将其判定为铜绿假单胞菌。使用紫外灯对滤膜检查，将滤膜上所有不产绿脓色素但是发出荧光的可疑菌落全部记数，最后使用乙酰胺肉汤做验证；对于其他不发荧光的、红褐色的菌落，进行氧化酶试验，同时使用金氏B培养基、乙酰胺肉汤培养24h观察试验结果并进行验证。

依据式（1）对铜绿假单胞菌进行最终计算记数。生长在CN琼脂上的菌落的选择及其验证见表5-56。

表5-56 在CN琼脂上生长的菌落选择和验证步骤

CN琼脂上的菌落形态	氧化酶	在金氏B培养基上产生荧光	乙酰胺肉汤	是否判定为铜绿假单胞菌
蓝色/绿色	NT	NT	NT*	是
有产荧光（绿、非蓝）	NT	NT	+	是
红褐色	+	+	+	是
其他形态	NT	NT	NT	是

注：NT表示不用测试。

（4）确证性试验

①营养琼脂

挑取单个可疑菌落，四区划线接种营养琼脂，（36±1）℃、20~24h培养。

②氧化酶试验

取干净的滤纸一张，放在一次性无菌培养皿中，将新鲜配制的氧化酶试剂滴加在滤纸上2~3滴，接种针挑取新鲜纯培养物少许缓慢涂抹在滤纸上，观察10s内的颜色变化，如若出现蓝色，则结果判定为阳性。

③金氏B培养基

在金氏B培养基上接种氧化酶试验阳性的纯培养物，（36±1）℃、1~5d培养。每天在紫外灯下进行观察，记录产生荧光的菌落，如若菌落连续5d都有荧光产生，则判定为阳性。

④乙酰胺肉汤

将纯培养物接种到乙酰胺肉汤管中，（36±1）℃、24h培养。将1~2滴钠试剂分别滴加在每个肉汤管中，对产产氨的情况进行观察。出现深黄色到砖红色的颜色变化，则判定为阳性。

⑤产绿脓色素、氧化酶阳性、产荧光并产氨的菌落都被确认为铜绿假单胞菌。计数结果根据滤膜上的菌落计算得出。

⑥结果说明

每个滤膜上的菌落，如果经特定验证试验证实为铜绿假单胞菌，则应在计算菌落数时考虑验证试验的比例，并应使用250mL的水样进行测试，包括泉水、矿泉水和其他瓶装水等。

菌落计数按式（1）计算

$$N=P+F\left(C_F n_f\right)+R\left(C_R/n_r\right) \quad\quad\quad\quad\quad （1）$$

式中：

P-蓝/绿色菌落数（被证实的所有铜绿假单胞菌菌落数）；

F-荧光菌落数；

R-红褐色菌落数；

n_F-产氨试验中有荧光的菌落数；

C_F-产氨试验中有荧光的阳性菌落数；

n_R-产氨试验、氧化酶试验、金氏B培养基上有荧光的红褐色测试菌落数；

C_R-产氨试验、氧化酶试验、金氏B培养基上有荧光的红褐色测试菌落数经验证后确认为阳性的菌落数。

⑦报告

铜绿假单胞菌数量依据蓝/绿色菌落数计数及确证试验来计算。

（二）铜绿假单胞菌的快速检测

铜绿假单胞菌是一种常见的环境污染菌，也是医院感染的主要致病菌之一。它具有多重耐药性，容易造成治疗困难，因此快速准确地检测铜绿假单胞菌对于防控感染和指导治疗具有重要意义。本文将从分子生物学方法、生物传感器技术、色谱分析技术、免疫分析技术、机器学习应用、融合技术和质谱分析技术等方面，探讨铜绿假单胞菌快速检测的研究进展。

1.分子生物学方法：分子生物学方法已经成为铜绿假单胞菌检测的新兴技术。其中，实时荧光定量PCR具有特异性高、灵敏度好、能够快速得到定量结果等优点，为铜绿假单胞菌的快速检测提供了新的选择。基因芯片技术也可以实现铜绿假单胞菌的快速检测，通过将多个特异性探针集成在芯片上，实现对病原菌基因的并行检测。

2.生物传感器技术：生物传感器技术在铜绿假单胞菌检测方面也展现出良好的应用前景。免疫传感器利用抗体或抗原的特异性识别来实现对目标分子的检测，具有灵敏度高、选择性好等优点。多功能传感器则可以同时检测多种指标，包括铜绿假单胞菌及其他相关微生物，实现对复杂样本的快速筛查。

3.色谱分析技术：色谱分析技术在铜绿假单胞菌检测中也有一定的应用。高效液相色谱可以用于分析铜绿假单胞菌产生的代谢产物，帮助判断其种属和耐药性。气相色谱则可以用于分析铜绿假单胞菌中挥发性有机化合物的含量，为环境监测和流行病学调查提供依据。

4.免疫分析技术：免疫分析技术在铜绿假单胞菌检测中也有广泛应用。传统沉淀反应操作简便、结果直观，可以用于初步筛选疑似病例。现代免疫传感器则结合了免疫学和传感器技术，提高了检测的灵敏度和特异性，为铜绿假单胞菌的快速检测提供了新的手段。

5.机器学习应用：随着机器学习技术的发展，其在铜绿假单胞菌检测中也展现出潜力。神经网络和支持向量机等机器学习算法可以用于分析生物样本中的基因表达谱数据，帮助识别和分类铜绿假单胞菌与其他微生物，提高诊断的准确性。

6.融合技术：融合技术在铜绿假单胞菌检测中也是一种新兴策略。深度学习和卷积神经网络等先进技术的结合，能够从复杂的样本中提取有效信息，结合免疫学、生物化学等多学科知识，实现对铜绿假单胞菌的快速、准确检测。

7.质谱分析技术：质谱分析技术在铜绿假单胞菌检测中具有广阔的应用前景。飞行时间质谱和多级质谱等技术可以用于分析铜绿假单胞菌的蛋白质组学和代谢产物组学，从而了解其生物学特性和耐药机制，为防控和治疗提供科学依据。

（三）诊断

1.临床表现主要包括发热、咳嗽、咳痰、呼吸困难等症状。

2.细菌学检验：从剩余的可疑引起食源性疾病食品与病人吐、泻物中分离出的菌株。

五、治疗与预防控制

（一）治疗

铜绿假单胞菌引起的食源性疾病是一种常见的肠道感染，通常表现为急性胃肠炎。该病的治疗需要采取综合措施，包括抗生素治疗、调节免疫、保持卫生等方面。

1.抗生素治疗：抗生素治疗是铜绿假单胞菌食源性疾病的重要治疗手段。铜绿假单胞菌对多种抗生素敏感，如氟喹诺酮类、头孢菌素类、氨基糖苷类等。常用的药物有左氧氟沙星、环丙沙星、头孢噻肟、庆大霉素等。对于严重的感染，可以采取联合用药的方式，如左氧氟沙星+头孢哌酮舒巴坦等。在抗生素治疗过程中，需要遵循医生的建议、足量、足疗程用药，以彻底清除病菌。

2.保持卫生：保持个人卫生和环境卫生对于预防和治疗铜绿假单胞菌食源性疾病非常重要。患者应该注意勤洗手、避免用手触摸口鼻眼等部位，同时要保持居住环境的清洁和通风。在饮食方面，应选择清洁卫生的餐饮店和食品供应商，避免食用不洁或过期食物。

（二）预防控制

预防铜绿假单胞菌引起的食源性疾病应从多个方面入手，包括加强水源保护、提高食品卫生质量、增强人群免疫力、培养良好饮食习惯、严格控制生产过程中的卫生条件以及加强对包装材料的清洗和消毒等。

第二十四节　克罗诺杆菌属食源性疾病

一、病原生物学

克罗诺杆菌属原名为阪崎肠杆菌，该菌在自然界中的分布较为广泛，尤其在食品、饮料、加工原料、生产环境等方面，都可能分离到该菌。其主要生活于人和动物肠道内。它是一种兼性厌氧菌，具有较高的耐热性和耐干燥性，可以长时间生存在干燥环境中。克罗诺杆菌属是条件致病菌，特别对6个月以下的婴儿具有较高的感染风险，可引发新生儿脑膜炎、菌血症等严重疾病。奶粉冲调、存放时操作不当，就可能被环境中的克罗诺杆菌属污染。

（一）致病性

克罗诺杆菌属对大多数人来说是非致病的，但对于婴儿、老人和免疫力低下人群却能引起严重症状。特别是对于早产的婴儿、免疫力低下的婴幼儿及老人来说，如果感染了铜绿假单胞菌，可能会引发坏死性小肠结肠炎、脑膜炎、菌血症等疾病。其中，脑膜炎可引发脑梗、脑脓肿和脑室脑炎等并发症，患者常遗留有严重的神经系统后遗症，病死率高达40%~80%。

（二）致病物质

克罗诺杆菌是一种兼性厌氧的革兰氏阴性杆菌，它没有芽孢，能运动，并具有周身鞭毛。该菌主要在肠道内寄生，是引起婴幼儿死亡的重要条件致病菌。其致病物质主要包括以下几个方面：

1.黏附素：克罗诺杆菌可以黏附在肠道上皮细胞上，与细胞表面受体结合，从而损伤肠道黏膜，引起肠道感染。

2.侵袭性物质：克罗诺杆菌可以产生一系列侵袭性物质，如溶血素、细胞毒素等，这些物质可以破坏细胞膜，影响细胞的正常生理功能。

3.肠毒素：克罗诺杆菌可以产生肠毒素，导致肠道蠕动加快，分泌增多，出现腹泻等消化道症状。

（三）生物学特性

1.形态与染色：克罗诺杆菌属形态为革兰氏阴性杆菌，属于肠杆菌科，是一种兼性厌氧菌。其形态特征为杆状，大小约为$(0.6\sim1.0)\mu m\times(1.2\sim3.0)\mu m$，不形成芽孢，无荚膜，有周生鞭毛。

2.培养特性：在培养条件下，克罗诺杆菌的菌落圆形、微凸、光滑湿润、黄色、边缘整齐，直径为2~3mm。大多数克罗诺杆菌的感染发生在低体重新生儿或早产儿中，其死亡率高达50%，但近年来已经降低到20%。

3.生化反应：分解乳糖产酸不产气，可形成H_2S，少数菌株产酸和产气。氧化酶试验阳性，不分解蔗糖、麦芽糖、山梨醇、甘露醇；硫化氢试验阳性、赖氨酸脱羧酶阳性；不分解硫代硫酸钠、不分解鸟氨酸；枸橼酸盐阴性，不利用枸橼酸盐作为唯一碳源。不水解淀粉。

4.抗原构造及免疫性：在抗原构造方面，克罗诺杆菌具有多种抗原性物质，如菌体抗原（O抗原）、鞭毛抗原（H抗原）和外膜抗原（K抗原）等。这些抗原成分具有免疫原性，可以在宿主体内刺激机体产生免疫应答，形成免疫保护。

免疫性方面，克罗诺杆菌具有一定的免疫原性，可以刺激机体产生特异性抗体。这些抗体可以与菌体表面的抗原成分结合，形成免疫复合物，参与免疫防御反应。此外，克罗诺杆菌还具有一定的抵抗免疫攻击的能力，可以逃避宿主的免疫杀伤作用。

5.抵抗力：克罗诺杆菌属的菌体可以在低温、干燥、高渗等不利条件下生存，其生命力非常顽强。例如，在低于70℃的水中，克罗诺杆菌依然可以存活。克罗诺杆菌对一些消毒杀菌剂也有比较强的抵抗能力。

二、流行病学

1.季节性：全年散发。

2.引起食源性疾病食品：该菌主要通过污染食物进行传播，如奶粉、奶酪、腌肉、蔬菜、大米、面包、茶叶、草药等多种食物都可能被污染。

3.食品被污染和食源性疾病发生的原因：在食品生产过程，如果原材料或加工环境不干净，或者使用未杀菌的原材料，都有可能导致食品被该菌污染。食品包装不严密，可能造成细菌污染。婴幼儿奶粉在冲调时，如果周围环境、器具或双手不卫生，都可能导致奶粉被细菌污染。食品加工完成后的处理过程不规范，也可能导致二次污染。

三、临床表现

患者常会出现持续性高热、头痛的症状；部分患者可能会出现肌肉和关节疼痛的症状；严重者可能会出现恶心、呕吐、咳嗽、咳痰、气短、颈项强直、意识障碍等严重的症状，导致脑膜炎、肺炎肝脏肿大、神经损伤及感染性休克等，引起肝肾功能衰竭，甚至死亡。

四、实验室检测及诊断

（一）实验室检验

1.检验程序：见图5-33。

2.仪器与试剂

（1）设备和材料

实验室常规仪器、全自动生化鉴定系统。

（2）培养基和试剂

缓冲蛋白胨水、mLST-Vm、显色培养基、TSA、细菌基因组DNA提取试剂盒、PCR反应预混液、生化鉴定卡等。

3.样品采集、送检及保存

（1）样品的采集

①食源性疾病样品：采集剩余的食物并将其放入无菌容器中。

②患者呕吐物、粪便：将呕吐物和粪便（未服用抗生素的患者）放入无菌容器中，对于直肠和肛门拭子，可以将拭子头切成含有少量无菌生理盐水的试管并送去检测。每个样本都应记录、标记和登记详细的背景信息。

（2）样品的保存与运输

标本应4~8℃冷藏保存、运输，4~6h内送检。

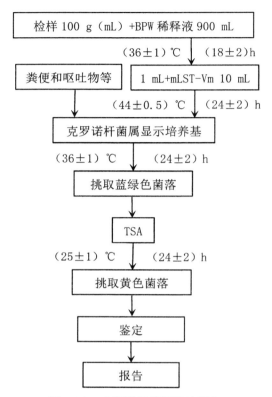

图5-33 克罗诺杆菌属检验程序

4.检验方法

（1）样品处理

①食品样品：称取检样100g（mL）加入已预热至（41±1）℃装有900mL缓冲蛋白水（如果检测样品为不含双歧杆菌的配方粉或谷物辅助食品，可使用无菌水作为稀释液）的无菌均质袋或锥形瓶中，均质器拍击1~2min或漩涡混匀器振荡1~2min，（36±1）℃，培养（18±2）h。取增菌液1mL接种于10mL mLST-Vm肉汤中，（41±1）℃，培养（24±2）h。

②疑似病人标本：直接划线接种选择性平板，于（36±1）℃培养18~24h。

（2）分离

①取mLST-Vm肉汤培养物，拍打使其形成菌悬液，接种环挑取一环，四区划线接种于显色平板，于（36±1）℃、24h培养。

②挑取可疑菌落5个，不足5个则全部挑取，全部划线在TSA平板上，于（25±1）℃、48h培养。

（3）鉴定

挑取TSA平板上白色、黄色新鲜培养物菌落（1/5的克罗诺杆菌没有黄色素产生，菌落呈白色），进行系统的生化鉴定。克罗诺杆菌属生化特征见表5-57。

表5-57　克罗诺杆菌属的主要生化特征

生化试验	特征	生化试验	特征
黄色素产生	+	D-山梨醇	（-）
氧化酶	-	L-鼠李糖	+
L-赖氨酸脱羧酶	-	发酵	+
L-鸟氨酸脱羧酶	（+）	D-蔗糖	+
L-精氨酸双水解酶	+	D-蜜二糖	+
柠檬酸水解	（+）	苦杏仁武	+

注：+ >99%阳性；- >99%阴性；（+）90%~99%阳性；（-）90%~99%阴性。

（二）克罗诺杆菌属的快速检测

分子生物学技术：分子生物学技术是基于DNA分子杂交的检测方法，具有高灵敏度、高特异性等优点。常用的分子生物学技术包括传统Southern杂交、Northern杂交、RFLP等。这些方法可用来检测克罗诺杆菌属特异性基因片段，为临床诊断提供可靠依据。

生物传感器：生物传感器能够实现生物分子信号识别和转换，选择性较高、灵敏度较好。现在，常用的生物传感器包括传统酶标生物传感器、电化学生物传感器等。这些方法可用来检测克罗诺杆菌属特异性抗原或抗体，能够在短时间内得到检测结果。

质谱技术：质谱技术是一种将样品离子化后，根据不同离子间的质荷比进行分离检测的技术。常用的质谱技术包括传统气质联用、液质联用等。这些方法可用来检测克罗诺杆菌属特异性代谢产物，为临床诊断提供帮助。

色谱技术：色谱技术是一种根据样品中不同成分间的物理或化学特性，将它们分离并进行定性和定量分析的技术。常用的色谱技术包括传统薄层层析、高效液相色谱等。这些方法可用来检测克罗诺杆菌属特异性抗原或抗体，将不同成分分离并进行分析，提高检测的准确性。

基因组学分析：基因组学分析是一种基于基因组技术的检测方法，可对样品进行定性和定量分析。常用的基因组学分析包括传统DNA序列分析、新一代测序技术等。这些方法可用来检测克罗诺杆菌属特异性基因序列，为临床诊断和菌种鉴定提供帮助。

蛋白质组学分析：蛋白质组学分析是一种基于蛋白质组技术的检测方法，可对样品中的蛋白质进行定性和定量分析。常用的蛋白质组学分析包括传统蛋白质印迹、二维电泳等。这些方法可用来检测克罗诺杆菌属特异性蛋白质，为临床诊断和菌种鉴定提供帮助。

代谢组学分析：代谢组学分析是一种基于代谢组技术的检测方法，可对样品中的代谢产物进行定性和定量分析。常用的代谢组学分析包括传统GC-MS、LC-MS等。这些方法可用来检测克罗诺杆菌属特异性代谢产物，为临床诊断提供帮助。

细胞生物学技术：细胞生物学技术是一种基于细胞生物学的检测方法，可对样品进行定性和定量分析。常用的细胞生物学技术包括传统细胞培养、显微技术等。这些方法可用来检测克罗诺杆菌属对细胞的影响，为临床诊断和菌种鉴定提供帮助。

（三）诊断

1.临床表现以持续性高热、头痛为主，可能会出现败血症、脑膜炎、大脑炎、坏死性小肠结肠炎等疾病，其中脑膜炎可引发脑梗、脑脓肿和脑室脑炎等并发症。

2.细菌学检验：从剩余的可疑引起食源性疾病食品与病人吐、泻物中分离出的菌株。

五、治疗与预防控制

（一）治疗

由于克罗诺杆菌属是兼性厌氧革兰氏阴性杆菌，因此可以使用广谱抗生素如氨苄青霉素、头孢菌素类抗生素、氟喹诺酮类抗生素等进行治疗。对于脑膜炎等严重感染症状，则可以使用一些高级抗生素，如碳青霉烯类抗生素进行治疗。

（二）预防控制

1.保持卫生：建议在食品加工、储存和食用等环节保持清洁卫生。例如，处理食品前彻底清洗双手，避免交叉污染；定期清洗厨房用具，如砧板、刀具等；定期清洗冰箱和储存容器，避免食品交叉污染等。

2.食品储存：食品储存不当会导致克罗诺杆菌属食源性疾病。建议储存温度适宜，避免阳光直射和潮湿环境，定期通风换气。例如，将食品存放在密封容器中，避免与地面接触；储存时间不宜过长，及时食用并储存于规定温度下；定期清理冰箱和储存室，避免细菌繁殖等。

3.烹饪温度：烹饪温度不够会导致克罗诺杆菌属食源性疾病。建议保证食品均匀受热，烹饪时间足够，避免反复冷冻和冷藏。例如，肉类应煮熟煮透，避免食用生肉或未煮熟的肉类；烹饪过程中保持足够的时间和温度，使食品彻底熟透；避免将煮熟的食品在室温下放置过长时间，及时冷藏或食用等。

第六章

食源性致病菌分子溯源及抗生素敏感性检测

由食源性致病菌引起的食源性危害是中国目前的主要食品安全问题，也是世界各国面临的共同挑战。在应对各种食源性致病菌引起的食源性疾病暴发事件中，快速精准地溯源引起疾病暴发的细菌致病性食品至关重要。传统的细菌性食源性疾病暴发病原的确认通常需要几周或更长时间，分子溯源技术可在较短的时间内确定病原菌，为及时监控、召回病因食品、有效诊治病患提供强有力的技术支持。因此分子技术已经成为国际上食源性致病菌鉴定，分型及溯源的关键技术。

脉冲场凝胶电泳分析（Pulsed Field Gel Electrophoresis，PFGE），也称之为PFGE分子分型（致病菌确认）技术，是中国目前在核酸和分子水平上鉴定细菌的主要手段。PFGE分子分型技术始建于1996年，美国的50个州、美国FDA、美国CDC及美国农业部食品安全检测局（USDA/FSIS）均为其成员。PFGE分子分型技术对食源性致病菌的DNA进行分型，被称为DNA指纹图谱（DNA fingerprinting），该技术可以进行DNA水平鉴定、区分常见的食源性致病菌。全基因测序技术的迅速实用化，促使美国、欧盟在未来5年内将采用全基因测序技术替代目前传统的食源性致病菌鉴定、分型及溯源技术。

2008年，美国FDA启动了国家微生物全基因组计划；2012年，美国FDA和美国CDC宣布启动"10万基因组计划"，该项目历时5年，旨在合作创建一个包含10万种食源性致病菌基因组的公共数据库，以加速食源性疾病暴发的细菌鉴定。该计划将对约10万种重要的食品来源的致病菌（包括沙门氏菌、李斯特菌和大肠杆菌等重要的致病菌）测序，并将测序信息序储存在美国国立卫生研究院下属的国家生物技术信息中心（NCBI）的公共数据库。该数据库将开放访问，提供能鉴定病原体及其来源的检测方法，可以快速准确辨识致病食品；2014年，美国启动了基于全基因组测序技术的高级生物学检测项目，采用全基因组测序技术用于单增李斯特氏菌的分子分型，以便快速准确鉴定可疑的致病食品；2015年，欧盟食品安全局（EFSA）已经将全基因组测序技术用于食品中重要食源性致病菌的鉴定、分子分型、耐药、血清分型等。

中国于2013年建立了全国食源性疾病分子追踪网络（TraNet），TraNet最初基于PFGE技术对食源性致病菌进行分子分析。2019年，基于全基因组测序技术建立了食源性疾病分子溯源网络。除此之外，单核苷酸多态性（SNP）和基质辅助激光解析电离飞行时间质谱法（MALDI-TOF-MS）等技术已被广泛应用于食源性致病菌鉴定分型。本章将从常见分型方法的原理入手，从分型能力和适用范围对不同分型方法进行分析，为食源性致病菌的溯源提供科学依据。

抗菌药物为临床治疗细菌性食源性疾病的重要药物，是临床最广泛应用药物之一。

但由于一些不合理的应用，使得细菌耐药性增长，出现多重耐药、广泛耐药，甚至全耐药菌。对于食源性致病菌国家食品安全风险评估中心每年都会开展细菌抗生物敏感性监测，通过分析食源性致病菌的细菌耐药现状，监测细菌耐药性变化，掌握耐药菌株在人群中的分布情况，制订遏制耐药菌传播的有效措施，为临床治疗感染、遏制细菌耐药性传播提供参考依据。

第一节　食源性致病菌脉冲场凝胶电泳

一、PFGE技术的原理及应用

（一）原理与步骤

PFGE的原理是根据不同病原之间染色体的差异特性，利用核酸内切位酶识别位点的差异，通过限制性内切酶将染色体核酸进行原位酶切，产生较大的DNA片段（10~20个），通过外加的正交脉冲场方向的改变，使不同大小的DNA片段泳动速度产生差异，得到清晰的DNA片段带谱。比较不同菌株产生的带型差异，来研究病原体的变异以及提示菌株之间存在的关联性。

许多细菌的PFGE已经经过了优化和评价，广泛应用于不同的实验室，已经相当成熟。PFGE操作流程可以分为11个基本步骤：细菌培养、制备菌悬液、制备样品小胶块、蛋白酶K消化、洗胶块、酶切、灌制电泳胶、电泳、染色脱色、读胶成像、条带分析等。不同细菌的PFGE操作流程基本相似，只存在5处不同：①细菌培养时使用的培养基和培养条件不同；②制备的菌悬液浓度不同；③革兰氏阳性菌需溶菌酶裂解，革兰氏阴性菌不需要；④酶切时所用的限制性内切酶不同；⑤电泳时使用的电泳参数不同。

（二）影响因素

PFGE是细菌分子分型的"金标准"。由于具有稳定性、可重复性以及网络化等方面的优势，此技术已可成熟运用于许多种细菌的分型实验中。但其操作过程繁琐，造成结果不好的因素很多，如缓冲液性质、电场强度、菌悬液浓度等。

1.在电泳样品的制备过程中，菌悬液浓度过大会导致样品负载过大并出现拖尾带。如果浓度过低，会导致样品加载量不足和条带不清晰，这两者都会影响电泳条带的识别。此外，根据致病菌种类选择合适的限制性内切酶对样品质量至关重要。不合适的核酸内切酶会导致PFEG带过多和电泳模式模糊。

2.电泳温度、脉冲时间和电场强度都会影响分子分型效果。电泳温度越低，DNA分子的分离速度越慢，分辨率越高。电场强度和脉冲时间是影响PFGE带型的重要参数。通常，降低电场强度和延长电泳时间有利于大DNA片段的分离，相反则有利于小DNA片段的分离；因此，为了获得良好的PFGE带型，有必要根据样品的特性选择合适的电泳参数。

电泳温度、脉冲时间以及电场强度均会影响分子分型效果。电泳温度越低，DNA

分子分离速度越慢，分辨力越高，通常比较理想的电泳温度为14℃；脉冲时间与电场强度是影响PFGE带型的重要参数，通常降低电场强度与延长电泳时间有利于大片段DNA的分离，相反则有利于小片段DNA的分离；因此，为获得较好的PFGE条带图谱，需根据样品特点选定合适的电泳参数。

（三）结果判定

PFGE结果是菌株染色体DNA的电泳图谱。目前，国内外通常使用GelDoc凝胶成像系统对图谱进行识别和拍照。使用BioNumerics数据库软件，选择未加权配对算术平均值（UPGMA）进行聚类分析。为衡量不同菌株电泳带之间的相似性，可以使用相似系数（F值），相似系数（F值）范围从0到1，1表示完全相似，0表示完全无关。

二、PFGE操作程序

鉴于PFGE技术影响因素的复杂性，本书以大肠埃希氏菌、非伤寒沙门氏菌、阪崎肠杆菌和志贺氏菌PFGE操作程序为例做以介绍，仅供读者参考使用。

范围：规定大肠埃希氏菌O157:H7、非O157:H7的产志贺毒素大肠埃希氏菌（STEC）、沙门氏菌、志贺氏菌（福氏志贺氏菌、宋内志贺氏菌）、阪崎肠杆菌PFGE的实验室标准操作程序，保证实验室结果的可比性。

生物安全：根据生物安全相关要求处理所有受污染的玻璃制品、塑料制品、移液管、刀片等。

第0天

菌株接种：挑选新鲜的纯菌培养物单菌落，在血琼脂平板上划线接种，（36±1）℃、14~18h培养。

第1天

1. plug的制备

1.1 将恒温振荡水浴箱打开，调整设定温度范围为54~55℃；恒温水浴锅，调整设定温度范围为55~60℃，准备比浊仪。

1.2 TE缓冲液的制备（见附二）。

注意：TE缓冲液用于制备plug琼脂糖和对裂解后plug的洗涤。

1.3 制备1% SeaKem Gold琼脂糖，用于制作plug。

（1）取干净、干燥的250mL锥形瓶，准确称取SeaKem Gold（SKG）琼脂糖0.5g（或0.25g）。

（2）缓慢加入TE缓冲液50mL（或25mL），轻摇使琼脂糖充分混匀。

（3）将锥形瓶置于电热炉上（盖上盖子，切勿太紧）缓慢加热，待琼脂糖溶液沸腾后移出，反复3次，确保琼脂糖溶解完全。

（4）将溶解完全的琼脂糖溶液置于55~60℃水浴中平衡15min以上，备用。

注意：①移取锥形瓶需戴隔热棉手套；②平衡时需加盖重力环，防止锥形瓶倾倒。

1.4 在比浊管上标记同菌株对应的编号。

1.5 制备细胞悬浮液（CSB）（见附二）。

1.6 在标记的比浊管中加 CSB 2~3mL，使用无菌棉签适量挑取 24h 新鲜纯菌培养物，均匀悬于 CSB 中制作菌悬液。

1.7 调节菌悬液浊度：

（1）bioMérieux Vitek 比浊仪：麦氏单位≈4.0~4.5（Falcon 2054 管）、透光度≈14%~15%；

（2）或使用分光光度计：610 nm，吸光度 1.35（范围 1.3~1.4）；

（3）或使用 Dade Microscan 浊度计：0.48~0.52（Falcon 2054 管）、0.68~0.72（Falcon 2057 管）。

1.8 将菌株编号标记在相应的 1.5mL 微量离心管和 plug 模具上。

1.9 在离心管（1.5 mL）中加入准备好的菌悬液 400μL。如若菌悬液温度低，则将其置于（36±1）℃水浴中进行 5min 孵育；如菌悬液处于室温，则无需温育。

1.10 取配置好的蛋白酶 K（20mg/mL），在每个微量离心管加入 20μL，加入后用枪头缓缓反复吹打使其完全混匀。

注意：蛋白酶 K 必须置于冰盒里。蛋白酶 K 应提前配制分装，使用时取适量并彻底融化，商品化产品根据说明书要求操作。

1.11 吸取 400μL 平衡好的 1% SKG 琼脂糖，加入到相应的离心管中，加入后用枪头缓缓反复吹打使其完全混匀，避免产生气泡。

注意：

（1）枪头轻轻吹打混匀，避免过度，以防止 DNA 降解。

（2）使用过程中，为防止凝固，应将溶化的 1% SKG 琼脂糖放置于 55~60℃水浴中，并加盖重力环防止锥形瓶倾倒。

（3）未使用完的 1% SKG 琼脂糖可以在室温条件下保存，但仅能重复使用 1~2 次。

1.12 在 plug 模具中立即加入混合好的 1% SKG 琼脂糖溶液，可多制作几个 plug，在制作过程中避免产生气泡。室温静置 10~15min 或 4℃静置 5min 使其凝固完全。

注意：

（1）可重复使用的 plug 模具，制作 plug 2 个。

（2）如若为一次性使用的 plug 模具，1% SKG 琼脂糖溶液 200μL、菌悬液 200μL、蛋白酶 K（20mg/mL）10μL，制作 plug 3~4 个。

（3）制备 plug 应尽快完成，以防在灌注的过程中琼脂糖凝固堵住枪头。

2. 细菌的裂解

在 50mL 的裂解管中可放入同一菌株的 plug，可重复使用模具 2 个，一次性模具 3~4 个。

2.1 将相应的菌株编号标记在 50mL 的螺帽离心管上。

2.2 细胞裂解液的配制（CLB）（见附件二）。

2.3 CLB及蛋白酶K配比见表6-1：每5mL CLB需25μL蛋白酶K（20mg/mL）。根据菌株数量，计算总体积。

表6-1　CLB及蛋白酶K配比表

菌株数量	CLB	蛋白酶K（20mg/mL）
1	5mL	25μL
11	55mL	275μL
15	75mL	375μL
20	100mL	500μL

注意：加入到菌悬液和1% SKG琼脂糖混合物中的终浓度为0.5mg/mL，与CLB中蛋白酶K溶液的终浓度（0.1mg/mL）不同。

2.4 取50mL离心管若干，分别在其中加入CLB/蛋白酶K缓冲液5mL。

2.5 plug制作过程中，如若模具顶部存在多余的胶，为了确保plug平整，需要用刀片将其缓慢削去。

（1）一次性模具：撕去模具下胶带，利用小胶铲轻触凝固好的plug胶块顶端，反复几次，将plug胶块移入到对应编号的螺帽离心管中。

（2）可重复使用模具：利用小胶铲轻触凝固好的plug胶块顶端，反复几次，将plug胶块移入到对应编号的螺帽离心管中。

①切勿将plug胶块贴在管壁上，保证plug在液面下。同时对试验过程中的模具、刀片、小胶铲、碎胶、胶带等应进行适当无害化处理。

②可重复使用的模具等应浸泡在消毒液中15min后清洗。

2.6 将螺帽离心管置于恒温振荡水浴箱中（54~55℃），转速150~175r/min，温育1.5~2h。注意：为确保裂解完全，应保证水浴箱液面高于裂解液的液面。

2.7 将足量的TE缓冲液和无菌超纯水置于54~55℃水浴中预热。

3. plug的清洗

实验证明在54~55℃下plug清洗很稳定，若发现plug存在缺口或断裂，可将恒温振荡水浴箱温度降至50℃。

3.1 从恒温振荡水浴箱中将螺帽离心管取出，然后盖上绿色滤帽，再倒掉CLB。

注意：在倾倒CLB的过程中，为了确保将管中的CLB倒干净，可取吸水纸若干，将螺帽离心管反向置于上面，缓慢多次吸干液体。

3.2 取预先平衡至54~55℃的无菌超纯水，分别在每个螺帽离心管中加入10~15mL，重新将其置于恒温振荡水浴箱中（54~55℃），转速150~175r/min，振荡10~15min洗涤。

注意：为了确保将plug清洗完全，要确保其在无菌水中，不要粘在管壁或者盖子上。

3.3 倒掉螺帽离心管中超纯水，用10~15mL预先平衡至54~55℃的无菌超纯水洗涤。重复3次。

3.4 倒掉螺帽离心管中的超纯水，加入预先平衡至54~55℃的TE缓冲液，分别在每个螺帽离心管中加入10~15mL，重新将其置于恒温振荡水浴箱中（54~55℃），转速150~175r/min，振荡10~15min洗涤。

3.5 倒掉螺帽离心管中TE，用10~15mL预先平衡至54~55℃的TE缓冲液洗涤，重复3次。

3.6 倒掉洗涤液后，可直接进行酶切；或加入无菌TE 5~10mL置于4℃保存备用。

第2天

4. 酶切 plug

4.1 取无菌1.5mL的微量离心管，做好编号，同时做好阳性对照管H9812的标注。

（1）根据表6-2将10×缓冲液1∶10稀释。

表6-2　10×缓冲液1∶10稀释表

试剂	μL/胶块	μL/12胶块	μL/13胶块	μL/16胶块
无菌超纯水	180	2160	2340	2880
10×缓冲液	20	240	260	320
总体积	200	2400	2600	3200

注意：

①取冰或冰盒将10×缓冲液预冷。

②限制性内切酶不同，则所使用的缓冲液不同，具体选择参照说明书。

（2）将200μL的1×缓冲液加入至1.5mL的微量离心管中。

（3）从TE中取出plug，置于洁净的培养皿上。

（4）使用刀片将宽度为2.0~2.5mm的胶块切下，转移至预先准备好的含1×缓冲液的微量离心管中，应保证胶块完全浸润在缓冲液当中，收集剩余胶块置于TE缓冲液中4℃保存。

注意：推荐用宽10mm的梳子，因在使用BioNumerics进行图谱分析时，比5.5mm的梳子更加准确且易于判断。

（5）将含有胶块的微量离心管室温条件下放置10~15min；或将含有胶块的微量离心管放入（36±1）℃水浴箱中水浴5~10min。

（6）平衡后将缓冲液吸出。

注意：防止损伤、吸出胶块。

4.2 按照表6-3，配制酶切混合液，混匀。

注意：

①按照表6-3，plug应先首选第一种酶酶切，当PFGE图谱条带无法区分时，再选择第二种或第三种酶酶切。

②H9812、大肠埃希氏菌、沙门氏菌、宋内志贺氏菌、阪崎肠杆菌将XbaⅠ作为第

一种酶，BlnⅠ作为第二种酶；

③福氏志贺氏菌将NotⅠ作为第一种酶，XbaⅠ作为第二种酶；

表6-3　酶切混合液配制表

致病菌	第一种酶	第二种酶	第三种酶
大肠埃希氏菌O157	XbaⅠ （50U/胶块）	BlnⅠ/AvrⅡ （30U/胶块）	SpeⅠ （30U/胶块）
非O157大肠埃希氏菌	XbaⅠ （50U/胶块）	BlnⅠ/AvrⅡ （30U/胶块）	SpeⅠ （30U/胶块）
沙门氏菌	XbaⅠ （50U/胶块）	BlnⅠ/AvrⅡ （30U/胶块）	SpeⅠ （30U/胶块）
宋内志贺氏菌	XbaⅠ （50U/胶块）	BlnⅠ/AvrⅡ （30U/胶块）	SpeⅠ （30U/胶块）
福氏志贺氏菌	NotⅠ （50U/胶块）	XbaⅠ （50U/胶块）	SpeⅠ （30U/胶块）
阪崎肠杆菌	XbaⅠ （50U/胶块）	BlnⅠ/AvrⅡ （30U/胶块）	SpeⅠ （30U/胶块）

（1）限制性内切酶XbaⅠ或NotⅠ（50U/胶块）

试剂	μL/胶块	μL/11胶块	μL/15胶块
无菌超纯水	175.5	1930.5	2632.5
10×缓冲液	20	220	300
100×BSA	2	22	30
XbaⅠ或NotⅠ（20U/μL）	2.5	27.5	37.5
总体积	200	2200	3000

（2）限制性内切酶AvrⅡ、BlnⅠ和SpeⅠ（30U/胶块）

试剂	μL/胶块	μL/11胶块	μL/15胶块
无菌超纯水	175	1925	2625
10×缓冲液	20	220	300
100×BSA	2	22	30
AvrⅡ、BlnⅠ和SpeⅠ（10U/μL）	3	33	45
总体积	200	2200	3000

注意：

①为确保限制性内切酶的活性，应将其保持在冰浴状态（放在冰中）。在使用前从冰箱（−20℃）中取出，使用完毕后立即放回。

②由于市面上不同品牌的限制性内切酶浓度存在差异，因此在使用时限制性内切酶

加入的量应根据浓度进行调整，使Xba I和Not I的终浓度为50U/plug，Avr II、Bln I和Spe I的终浓度为30U/plug。

③限制性内切酶不同，则所使用的缓冲液不同，具体选择参照说明书。

④配制酶切缓冲液时，为确保胶块酶切完全，需要添加1×BSA，若产品已含有BSA则无需添加。

4.3 取预先编号含有胶块的微量离心管，加入酶切混合液200μL。为确保酶切完全，应确保胶块浸润在酶切混合液液体中。

4.4 将微量离心管置于（36±1）℃水浴中孵育2h。

4.5 在酶切的过程中，可同时进行1% SeaKem Gold琼脂糖凝胶的制作，并置于56℃水浴中平衡备用。

5. 酶切片段的电泳

5.1 制胶

（1）将水浴箱的温度调节为55~60℃范围，一般选56℃。

（2）配制用于制胶和电泳液的0.5×TBE缓冲液（见本节附二实验试剂）。

（3）取配置好的0.5×TBE缓冲液配制1% SKG琼脂糖。

①取干净、干燥的500mL锥形瓶，准确称取SeaKem Gold（SKG）琼脂糖1.5g。

②缓慢加入TE缓冲液150，轻摇使琼脂糖充分混匀。

③将锥形瓶置于电热炉上（盖上盖子，切勿太紧）缓慢加热，待琼脂糖溶液沸腾后移出，反复三次，确保琼脂糖溶解完全。将溶解完全的琼脂糖溶液置于55~60℃水浴中平衡15min以上，备用。

注意：

①移取锥形瓶需戴隔热棉手套；

②平衡时需加盖重力环，防止锥形瓶倾倒。

（4）为封闭加样孔，取5mL离心管中加入2~5mL溶化好的1% SKG琼脂糖，置于55~60℃水浴中平衡备用。

注意：把21cm×14cm制胶模具放置在水平桌面上，使用水平仪调整胶槽使其水平。将梳子安装到梳子架上，通过调整梳子的高度，使梳子齿与胶槽底面接触。

（5）将酶切后的离心管从水浴中取出，缓慢吸出酶切混合液，注意不要将胶块吸出或吸破，然后在其中加入0.5×TBE 200μL，放置在室温条件下。

（6）在胶槽上面将梳子放置水平，取出酶切后的胶块，放置在梳齿上，利用工具将胶块同梳齿完全对齐，不能有歪斜现象。

①第1、5、10、15个梳齿上为H9812。

②将样品胶块放置于其他梳齿上，并记录放置顺序。

（7）将胶块上多余的缓冲液用无屑、无荧光的专用吸水纸吸干净；室温下放置3~5min使多余水分风干。注意时间不能太久，防止胶块失水。

（8）缓慢拿起梳子，垂直插入卡槽。

（9）将溶化的 55~60℃ 的 1% SKG 琼脂糖从胶槽的下部缓慢倒入。避免在倒入过程产生气泡，如有气泡出现，用枪头轻触消除，完毕后将胶板置于室温条件下 30~40min，待其完全凝固。

（10）两手紧抓梳子两边，同时缓慢用力，拔出梳子，后加入预先平衡好的 1% SKG 琼脂糖将加样孔封闭。

5.2 电泳

（1）在电泳槽中加入 2~3L 纯水，打开电泳仪运转 30min 清洗电泳槽及其管路，完毕后排出，重复一次。

（2）调整电泳槽底部平衡螺母，确保电泳槽放置水平，没有产生倾斜。

（3）在电泳槽内放置黑色胶框，同时加入新鲜配制的 0.5×TBE 2~2.2L，将电泳仪盖子盖好。

（4）打开电泳仪开关，设置冷凝器温度为 14℃，电泳液流速为 1L/min。

注意：

①电泳仪的正确开机顺序为主机—泵—冷凝器。

②手动梳理电泳仪管道，确保不存在折管现象，保证管道中电泳液循环正常。

③为防止温度过高造成电泳过程中 DNA 的降解，应保证冷凝器的预设温度为 14℃。

（5）将固定胶槽的旋钮逐个打开，拆除边框后取出已凝固好的胶块，用专用吸水纸擦除胶块底部和四周多余的碎胶，缓慢把胶块放置于电泳槽的黑色胶框中，并对齐无缝隙，盖上电泳槽的盖子。

注意：

①取校准过的温度计测量电泳液温度，确保其实际温度为 14℃。

②为防止 DNA 的降解，可加入适量硫脲。

③硫脲属于危化品，具有毒性，因此废弃的含硫脲的电泳液应进行规范处理。

（6）设置电泳参数。

①沙门氏菌和阪崎肠杆菌 XbaⅠ 或 AvrⅡ（BlnⅠ）酶切。

A. CHEF-mapper 型脉冲场凝胶电泳仪

"Auto Algorithm" 模式：

Low MW：30kb

High MW：700kb

按 "Enter" 选择默认值

Final switch time=63.8s

Initial switch time=2.16s

Run time：18~19h

B. CHEF DR-Ⅲ型脉冲场凝胶电泳仪

Initial switch time：2.2s

Final switch time：63.8s

Voltage：6V

Included Angle：120°

Run time：18~19h

②大肠埃希氏菌O157和宋内志贺氏菌XbaⅠ或AvrⅡ（BlnⅠ）酶切

A. CHEF-mapper型脉冲场凝胶电泳仪

"Auto Algorithm"模式：

Low MW：30kb

High MW：600kb

按"Enter"选择默认值

Run time：18~19h

Initial switch time=2.16s；final switch time=54.17s

B. CHEF DR-Ⅲ型脉冲场凝胶电泳仪

Initial switch time：2.2s

Final switch time：54.2s

Voltage：6V

Included Angle：120°

Run time：18~19h

③非O157大肠埃希氏菌XbaⅠ或AvrⅡ（BlnⅠ）酶切

A. CHEF-mapper型脉冲场凝胶电泳仪

"Auto Algorithm"模式：

Low MW——50kb

High MW——400kb

按"Enter"选择默认值

Run time：18~19h

Initial switch time=6.76s；final switch time=35.38s

B. CHEF DR-Ⅲ型脉冲场凝胶电泳仪

Initial switch time：6.76s

Final switch time：35.38s

Voltage：6V

Included Angle：120°

Run time：18~19h

④福氏志贺氏菌 Not I 或 Xba I 酶切）

A. CHEF-mapper 型脉冲场凝胶电泳仪

"Auto Algorithm" 模式：

Low MW：50kb

High MW：400kb

按 "Enter" 选择默认值

Run time：18~19h

Initial switch time=5s

Final switch time=35s

B. CHEF DR-Ⅲ 型脉冲场凝胶电泳仪

Initial switch time：5s

Final switch time：35s

Voltage：6V

Included Angle：120°

Run time：18~19h

（7）按 "START" 键开始电泳，记录电泳初始电流（通常为 110~150mA）。

注意不同实验室的仪器和试剂的差异使得电泳时间可能不同，因此可以通过调整电泳时间，使电泳凝胶中 H9812 的最小片段与凝胶底部的距离为 1.0~1.5cm。

第3天

6. 图像的获取

6.1 结束电泳：以冷凝器-泵-主机为顺序依次进行关机。

6.2 染色：戴上一次性隔离手套，缓慢取出胶块，注意保证胶块不被折断。缓慢将胶块置于盛有 EB 溶液的染色暗盒中，染色 15~30min。

注意：

①EB 是强致癌剂，其稀释液应在棕色瓶中储存并能反复使用 6~8 次。储存在棕色瓶中的 EB 稀释液可以重复使用 6~8 次。废弃的 EB 溶液要进行无害化处理。

②EB 储存原液浓度为 10mg/mL，在进行染色时应当对其进行 10 000 倍稀释处理。举个例子：200mL 水加 20μL EB 储存原液，便可制备成 10 000 倍稀释的 EB 染色液。

③可使用 GelRed 或其它染料替代 EB，储存在棕色瓶中的 GelRed 稀释液可以用 2~3 次。

6.3 脱色：缓慢倒出并收集使用完毕的 EB 稀释液，并将其装入到棕色的瓶子中，再次倒入纯水 500mL，置于暗盒中振荡脱色 20min。

6.4 排出电泳槽中的 TBE 电泳液，倒入 2L 超纯水，打开电泳仪运行 30min，清洗电泳槽及其管路，排出清洗液。反复清洗 3 次，保证仪器管路通畅。

6.5 用 GEL DOC 凝胶成像系统拍照，拍照时要注意调整焦距及明暗程度，同时要保证凝胶图谱充满整个视野，且加样孔朝上。

注意：如果背景干扰分析，可进一步脱色 30~60min。若用 GelRed 等替代染料，则无需脱色。

7. 数据分析

将 *.1sc 文件或 *.scn 文件转换成 *.tif 文件，以供导入 BioNumerics 软件分析。

附一　试剂储存液的配制

1. pH 8.0 1M Tris-HCl

方法一：

1.1 组分

超纯水、157.6g Tris HCl。

1.2 制法

准备称取 157.6g Tris HCl，于 1000mL 超纯水中溶解，调节 pH 至 8.0，121℃、15min 高压灭菌。

方法二：

1.1 组分

超纯水、80mL 6N HCl、121.1g Tris base。

1.2 制法

准确称取 121.1g Tris base，于 900mL 超纯水中溶解，加入 6N HCl 80mL，室温下将其 pH 调节至 8.0，最后补充纯水使其体积到 1000mL，121℃、15min 高压灭菌。

2. 10N NaOH

2.1 组分

超纯水、400g NaOH。

2.2 制法

穿戴适当的防护手套、护目镜，小心地将 400g NaOH 粉末慢慢加入 500mL 水中，边加边用玻璃棒缓慢搅拌，溶解完全后超纯水补水至 1L。注意，向水中倒入 NaOH 时会产生热量，所以要小心避免溅出或溅湿。

3. pH 8.0 0.5mol/L EDTA

3.1 组分

超纯水、50mL 10N NaOH、186.1g $Na_2EDTA \cdot 2H_2O$。

3.2 制法

于 1000mL 烧杯中称取 $Na_2EDTA \cdot 2H_2O$ 186.1g，缓慢加水 900mL，边加边搅拌使其溶解完全；取 10N NaOH 溶液，缓慢调节 pH 至 8.0。补水至 1L，121℃、15min 高压灭菌。

注意：EDTA 在 pH 8.0 时才能溶解完全。

4. 20% SDS（Sodium Dodecyl Sulfate，十二烷基硫酸钠）

4.1 组分

超纯水、20g SDS。

4.2 制法

在烧杯或其他盛装容器中准备称取 20g SDS，缓慢加入 80mL 超纯水，将烧杯置于 50℃温水浴中，缓慢摇动使其溶解完全。

5. 蛋白酶 K 溶液（20mg/mL）

5.1 组分

5mL 无菌超纯水、100mg 蛋白酶 K。

5.2 制法

取无菌的 10mL 离心管，准确称取蛋白酶 K 100mg，缓慢加入无菌超纯水，轻轻摇动混匀，−20℃保存备用。注意：蛋白酶 K 溶液不要反复冻融使用，可将配置好的蛋白酶 K 溶液小体积（2mL）进行适当分装，根据试验按需使用。

6. 溶菌酶溶液（20mg/mL）

6.1 组分

5mL 无菌超纯水、100mg 溶菌酶。

6.2 制法

取无菌的 10mL 离心管，准确称取溶菌酶 100mg，缓慢加入无菌超纯水，轻轻摇动混匀，−20℃保存备用。注意：溶菌酶溶液不要反复冻融使用，可将配置好的溶菌酶溶液小体积（2mL）进行适当分装，根据试验按需使用。

注：适用于革兰氏阳性菌，如：单核细胞增生李斯特氏菌、金黄色葡萄球菌。

7. 10% SLS（N-Lauroyl Sarcosine Sodium，十二烷基肌氨酸钠）

7.1 组分

90mL 超纯水、10g SLS。

7.2 制法

在烧杯或其他盛装容器中准确称取 SLS 10g，缓慢加入灭菌超纯水 90mL，轻摇使其溶解完全，备用。

8. pH 8.3 10×TBE 缓冲液（TBE buffer）

8.1 组分

超纯水、40mL pH 8.0 0.5mol/L EDTA、108g Tris base、55g 硼酸。

8.2 制法

准确称取 108g Tris base、55g 硼酸，加入 40mL pH 8.0 0.5mol/L EDTA，补水至 1L，121℃、15min 高压灭菌。如果在配置完成放置过程中有沉淀出现，则需要重新配置。

9. 1mol/L 硫脲

9.1 组分

超纯水、7.6g 硫脲。

9.2 制法

在烧杯或其他盛装容器中准确称取7.6g硫脲，缓慢加入超纯水100mL使其溶解完全。注意：在配制硫脲溶液时应佩戴手套和口罩。

附二　实验试剂

注意：配置下列试剂时，使用灭菌超纯水、灭菌玻璃瓶。

1. TE缓冲液（Tris：EDTA Buffer，TE）

1.1 组分

无菌超纯水、2mL pH 8.0 0.5M EDTA、10mL pH 8.0 1mol/L Tris-HCl。

1.2 制法

准备1000mL的盛装容器，按照上述比例吸取2mL pH 8.0 0.5mol/L EDTA 和10mL pH 8.0 1mol/L Tris-HCl，补水至1000mL，轻摇使其完全混匀。

1.3 作用

主要用于副溶血性弧菌、志贺氏菌、非伤寒沙门氏菌、阪崎肠杆菌和大肠埃希氏菌的脉冲场凝胶电泳中。其作用表现在以下几个方面：

①制作plug胶块时，使用TE溶液溶解并制备1% SeaKem Gold 琼脂糖溶液；②plug胶块裂解完毕后，进行胶块的清洗。

金黄色葡萄球菌、单核细胞增生李斯特菌的脉冲场凝胶电泳。其作用表现在以下几个方面：

①制作plug胶块时，使用TE溶液溶解并制备1% SeaKem Gold 琼脂糖溶液；②菌悬液的制备；③plug胶块裂解完毕后，进行胶块的清洗。

2. 细胞悬浮液（Cell Suspension Buffer，CSB）

2.1 组分

无菌超纯水、20mL pH 8.0 0.5mol/L EDTA、10mL pH 8.0 1mol/L Tris-HCl。

2.2 制法

准备100mL的盛装容器，按照上述比例吸取20mL pH 8.0 0.5mol/L EDTA、10mL pH 8.0 1mol/L Tris-HCl，补水至100mL，轻摇使其完全混匀。

2.3 作用

主要用于副溶血性弧菌、志贺氏菌、非伤寒沙门氏菌、阪崎肠杆菌和大肠埃希氏菌脉冲场凝胶电泳中上述菌种的菌悬液制备。

3. 细胞裂解液（Cell Lysis Buffer，CLB）

3.1 组分

375mL无菌超纯水、50mL 10% SLS、50mL pH 8.0 0.5mol/L EDTA、25mL pH 8.0 1mol/L Tris-HCl，2.5mL 20 mg/mL蛋白酶K。

3.2 制法

准备500mL的盛装容器，按照上述比例加入50mL 10% SLS、50mL pH 8.0 0.5mol/L

EDTA、25mL pH 8.0 1mol/L Tris-HCl，补水至500mL，在使用前加入蛋白酶K。注意：CLB溶液中蛋白酶K的终浓度为0.1mg/mL，即：5mL CLB加蛋白酶K 25μL。

3.3 作用

主要用于金黄色葡萄球菌、单核细胞增生李斯特氏菌、副溶血性弧菌、志贺氏菌、非伤寒沙门氏菌、阪崎肠杆菌、大肠埃希氏菌plug胶块的裂解。

4. 0.5×TBE buffer

4.1 组分

超纯水、100mL 10×TBE buffer。

4.2 制法

准备2000mL的盛装容器，加入100mL 10×TBE buffer原液，补水至2000mL，轻摇使其混合均匀。

4.3 作用

主要用于平衡酶切后的胶块plug和作为电泳工作液。

5. 超纯水

5.1 非灭菌超纯水

①"附一"中储存液的制备；

②"附二"中0.5×TBE缓冲液的制备；

③盛装瓶、梳子、制胶所用的模具、电泳槽等的清洗。

5.2 无菌超纯水

①"附二"中，除0.5×TBE的其他工作液配制；

②洗涤plug。

6. 溴化乙啶（Ethidium Bromide，EB）溶液

6.1 组分

超纯水、10mg/mL EB。

6.2 制法

准备500mL的盛装容器，加入10mg/mL EB储存液50μL，补水至500mL，制备成1:10 000的EB稀释液。在配置EB溶液时，应注意佩戴手套、口罩和帽子。

6.3 作用

用于对电泳后的胶块进行染色。

7. SeaKem Gold琼脂糖

①用于制备plug胶块。

②用于制备电泳的胶块。

附三 器材

1. 4℃冰箱、-20℃冰箱

2. 制冰机或冰盒

3. 恒温培养箱

4. 恒温水浴锅

5. 恒温振荡水浴箱

6. 比浊仪

①bioMérieux Vitek 比浊仪

②分光光度计或 Dade Microscan 浊度计

7. 重力环

8. 微量移液枪

9. 水平仪

10. Green Screened Caps

11. 电子天平

12. 梳子及胶槽等

13. 红外电磁炉

14. 纯水仪

15. 振荡器

16. 脉冲场凝胶电泳仪

17. GEL DOC 凝胶成像系统

18. 小型离心机

19. 计时器

附四 耗材

1. 平皿、一次性接种环等细菌培养器材

2. 棉签

3. 吸管

4. 试剂瓶

5. marker笔

6. plug模具

7. 温度计

8. 比浊管

9. 浮漂

10. 微量离心管（1.5mL）

11. 螺帽离心管（50mL）

12. 无菌枪头

13. 无屑无荧光滤纸、刀片

14. 胶铲

15. 铝箔纸

16. 塑料容器

17. 玻璃或塑料容器（盛放 EB 染液）

18. 量筒

19. 锥形瓶

20. 白大褂、口罩、帽子及一次性乳胶手套

21. 隔热棉手套

附五　配制分子量标准 Braenderup 沙门氏菌 H 9812 酶切混合液

1. 按照附表1将10×缓冲液1∶10稀释。

附表1　10×缓冲液1∶10稀释表

试剂	μL/胶块	μL/4胶块	μL/7胶块	μL/10胶块
无菌超纯水	180	720	1260	1800
10×缓冲液	20	80	140	200
总体积	200	800	1400	2000

2. 按照附表2对酶切混合液进行配制（50U/胶块，XbaⅠ为限制性内切酶）。

附表2　酶切混合液配制表

试剂	μL/胶块	μL/4胶块	μL/7胶块	μL/10胶块
无菌超纯水	175.5	702	1228.5	1755
10×缓冲液	20	80	140	200
100×BSA	2	8	14	20
XbaⅠ（20U/μL）	2.5	10	17.5	25
总体积	200	800	1400	2000

3. 水浴中孵育胶块，（36±1）℃，至少保证2h。

第二节　食源性致病菌全基因组测序

一、全基因组测序技术在食源性致病菌方面的应用

全基因组测序技术（Whole Genome Sequencing，WGS）是一种基于 DNA 测序原理的技术，借助计算机技术的辅助，用于测定未知基因组序列的分布。目前，WGS 主要包括第二代测序技术和第三代测序技术。该技术具有准确性高、通量高和操作方便等的特点，可以获取食源性致病菌的完整基因组序列信息，通过对食源性致病菌基因组特征分析，可以实现物种鉴定、功能基因注释、感染和致病力相关基因（毒力和耐药基因等）鉴定及食源性致病菌分型和比较基因组分析。随着全基因测序技术的不断发展，其在食源性疾病中的应用逐渐得到广泛关注。本书主要从以下几个方面阐述全基因测序技

术在食源性疾病中的应用。

随着全基因测序技术的不断发展，其在食源性致病菌的应用越来越广泛。本文主要从以下几个方面进行介绍：病原识别和鉴定、耐药性分析、溯源和流行病学调查、监测和预防、评估基因组进化和传播、食品安全性评估和疫苗开发。

（一）病原识别和鉴定

全基因测序技术在病原识别和鉴定的过程中，样本处理和纯化是至关重要的步骤。样本可能包含各种杂质和抑制因子，因此需要进行特定处理，如细菌培养和DNA提取，以获取高质量的菌株DNA样品。全基因组测序技术利用高通量测序仪对这些样品进行测序，产生大量的原始序列数据。随后，这些数据会经过处理和分析。首先，进行序列质控，去除低质量序列和适配体序列等，以保证后续分析的可靠性。其次，处理后的序列数据将与已知的基因组数据库进行比对和匹配。这包括比对算法和工具，如BLAST和Bowtie等。通过计算序列的相似性和差异性，可以确定病原菌所属的物种和亚种。此外，还可以利用全基因组测序数据进行进一步的分析，如构建系统发育树或进行群体遗传学分析。系统发育树可以揭示不同菌株之间的亲缘关系，帮助我们了解它们的起源和进化路径。群体遗传学分析则可以研究菌株间遗传变异的模式和传播途径，对食源性疾病的流行病学研究至关重要。

（二）耐药性分析

全基因测序技术可以通过对细菌基因组的测序和分析，准确地检测细菌的耐药性。首先，样本需要经过特定的处理和培养，以获得具有耐药性的菌株。其次，对这些菌株进行全基因测序，得到原始序列数据。最后，通过对这些数据进行比对和分析，可以发现与耐药性相关的基因和位点，以及耐药性的类型和程度。

（三）溯源和流行病学调查

全基因测序技术可以通过对微生物基因组的测序和分析，追踪食源性致病菌的来源和传播途径。首先，样本需要收集自不同地区、不同时间、不同人群的感染病例。其次，对这些样本进行全基因测序，得到原始序列数据。最后，通过对这些数据进行比对和分析，可以发现不同样本之间的亲缘关系和传播路径，从而追踪致病菌的来源和传播途径。

（四）监测和预防

全基因测序技术可以通过对食源性致病菌的监测和预防，有效控制其传播和流行。首先，通过对环境和食品中致病菌的监测，可以及时发现和预警潜在的感染源。其次，根据监测结果，可以采取针对性的预防措施，如加强食品加工过程的卫生监管、提高食品检验的准确性等。

（五）评估基因组进化和传播

全基因测序技术可以揭示食源性致病菌的基因组进化情况，为研究其传播和演化提供有用的信息。通过对不同地区、不同时间的致病菌进行全基因测序，可以得到它们的基因组序列数据。通过对这些数据进行比对和分析，可以发现基因组中的变异、重组等进化现象，以及这些现象与致病菌传播和演化之间的关系。

（六）食品安全性评估

全基因测序技术可以为食品安全性评估提供有用的数据支持。通过对食品中致病菌的基因组序列进行分析，可以了解其毒力因子、耐药性等特征。这些信息可以为评估食品的安全性提供依据，帮助及时发现和处理潜在的安全风险。同时，全基因测序技术还可以为制订更加科学和准确的食品安全标准和检测方法提供支持。

（七）疫苗开发

全基因测序技术可以为食源性致病菌的疫苗开发提供有用的数据支持。通过对致病菌的基因组序列进行分析，可以了解其重要毒力因子、免疫原性等特征。这些信息可以为设计和开发针对性的疫苗提供帮助，提高疫苗的有效性和针对性。同时，全基因测序技术还可以为疫苗生产和质量控制提供支持，帮助保证疫苗的安全性和有效性。

总之，全基因测序技术在食源性致病菌的应用可以帮助我们更好地了解和控制食源性疾病的传播和流行。通过对病原识别和鉴定、耐药性分析、溯源和流行病学调查等方面的研究，可以更好地了解食源性致病菌的特性和演化规律。同时，全基因测序技术还可以为食品安全性评估和疫苗开发等方面提供有用的数据支持。

二、食源性致病菌全基因组测序操作程序

为了保证实验室间测序结果的可比性，本书提供了TraNet实验室手工提取食源性致病菌全基因组DNA及质量控制的实验室标准操作程序供读者参考使用。实验室若使用自动提取方法或其他试剂盒，可根据说明书进行操作，应满足DNA质量控制的最低需求。根据相关生物安全要求，消毒处理所有接触细菌的塑料制品、玻璃制品等。接触可能有害的化学品时要注意个人防护。

（一）全基因组DNA提取和质控

第0天

菌株接种：挑取新鲜单个菌落，划线接种BHA非选择性培养基或接种到肉汤中，（36±1）℃、16~24h培养。

第1天

1. DNA提取

1.1 轻摇细菌肉汤培养液使其混匀，吸取1.8mL细菌培养液置于2mL的Collection Tube中，室温条件下10 000g离心30s，将上清弃去。为了确保能完全除去上清液，再次在室温条件下10 000g离心30s，使用枪头将上清液吸取干净。注意：离心过程中，某些细菌可能出现离心不够彻底的现象，出现此种情况时，可适当延长离心时间。

1.2 加入PowerBead Solution 300μL，旋涡振荡重悬菌体沉淀，重悬完成后将其转移至PowerBead Tube中。

注意：对于BHA琼脂划线培养的菌体纯培养物，可直接用接种环或无菌棉签刮取适量，在PowerBead Solution中研磨，制成菌悬液。

1.3 每个 PowerBead Tube 管中加入 SL 缓冲液 50μL。

1.4 在涡旋振荡器上保证水平放置 PowerBead Tube，在最大速度的情况下 10min 振荡。注意，在振荡过程中不要让 PowerBead Tube 与其他物体摩擦。

1.5 室温条件下 10 000g 离心 30s。

1.6 用移液器吸取上清液并转移至新的 Collection Tube 中。请注意，预计吸取的上清液量为 300~350μL。

1.7 每个 Collection Tube 中加入 IRS 溶液 100μL，漩涡振荡器上振荡 10s 混匀，在 4℃条件下静置孵育 5min。

1.8 室温条件下 10 000g 离心 60s。

1.9 用移液器吸取所有上清液，转移至新的 Collection Tube 中，在吸取过程中避免吸上沉淀。预计吸取的上清液量为 450μL。

1.10 每个 Collection Tube 中加入 SB 溶液 900μL 的，漩涡振荡器上振荡 10s 混匀。

注意：如果 DNA 的浓度不够，在 55℃条件下孵育 45~50s 后，然后再转移至吸附柱。

1.11 于 MB Spin Column 中加入上述混合液 700μL，室温条件下 10 000g 离心 30s 后弃去液体，将剩余的混合液全部加入至 MB Spin Column 中，再次离心并倒掉液体。

注意：每个样品可经 2~3 次过滤吸附。

1.12 每管中加入 CB 缓冲液 300μL，在室温下条件下 10 000g 离心 30s，倒掉液体，再离心一次，保证过滤柱中的液体离心完全。

1.13 将 MB Spin Column 再次放入新的 2mL 的 Collection tube 中。

1.14 向白色过滤膜的中央加入 50μL 的 EB 溶液。

注意：加入 EB 溶液后可以静置孵育几分钟，然后再进行离心。

1.15 室温下条件下 10 000g 离心 30s。

注意：某些菌可以将 EB 溶液分两次加入，然后静置孵育几分钟，再进行离心。

1.16 丢弃 MB Spin Column，并对提取的 DNA 进行保存。建议在 -20~-80℃条件下冷冻保存 DNA，因为 EB 溶液中不含 EDTA。

2. DNA 提取

2.1 准备工作

（1）提前对金属浴或水浴锅进行预热，使其温度保持在（56±1）℃；

（2）根据产品的使用说明书提前对试剂进行稀释准备。试剂在稀释时使用分子级 95%~100% 的无水乙醇，稀释完成后标注好配置的时间日期。

（3）pH 8.0 10mmol/L Tris-HCl 洗脱液的配置：于 990mL 超纯水中加入 10mL pH 8.0 1M Tris-HCl，反复多次颠倒混匀，在 2~8℃条件下保存。注意：在上述低温条件下，洗脱液可保存长达一年时间。

2.2 革兰氏阴性菌裂解

（1）取新的 1.5mL 微量离心管，做好标记和编号，在其中加入 ATL 缓冲液 180μL。

（2）接种环或无菌棉签挑取纯菌新鲜纯培养物，缓慢研磨制成菌悬液。

（3）每管中加入蛋白酶K 20μL，旋涡振荡10s使其混匀完全。

（4）将上述微量离心管置于（56±1）℃水浴或金属浴中，孵育1~3h，在孵育过程中每隔20min旋涡振荡一次，以促进细菌的裂解。

（5）每管中加入RNA酶A 4μL，旋涡振荡10s，在室温条件下静置3~5min。

（6）每管加入AL缓冲液200μL，旋涡振荡10s。

注意：为了提高DNA的产量，建议在加入缓冲液AL后立即进行涡旋，而不是等所有样品都加完缓冲液后再涡旋。

（7）每管加入95%~100%的无水乙醇200μL，旋涡振荡10s。

注意：在加入缓冲液AL后，可能会出现白色或透明的沉淀，需要将所有沉淀转移到新的离心柱中。

2.3 革兰氏阳性菌裂解

（1）制备酶裂解液（ELB），含20mmol/L的Tris-HCl，2mmol/L EDTA和1.2% Triton。

1mol/L Tris-HCl，pH 8.0	5 mL
0.5mol/L EDTA，pH 8.0	1 mL
Triton X-100	3 mL
无菌超纯水	241 mL

吸取Tris-HCl、EDTA和Triton，用超纯水稀释至250mL，轻轻混匀，室温保存1年。

（2）制备ELB-溶菌酶溶液，溶菌酶浓度为20mg/mL，分装前充分混匀。参考表6-4。

注意：室温条件下放置20~30min后使用效果更好；制备后24h内使用。

表6-4　ELB-溶菌酶溶液制备表

菌株数量+1	ELB（μL）	溶菌酶（mg）
5+1=6	1080	21.6
10+1=11	1980	39.6
18+1=19	3420	68.4
24+1=25	4500	90.0

（3）分别在标记的1.5mL微量离心管中加入180μL的ELB-溶菌酶溶液。

（4）用接种环挑取纯菌新鲜纯培养物至180μL的ELB-溶菌酶溶液中，旋涡振荡10s。

（5）将上述微量离心管置于（56±1）℃水浴或金属浴中孵育30min，在孵育的过程中每隔10min旋涡振荡一次，以促进细菌的裂解。

（6）每管中加入RNA酶A 4μL，旋涡振荡10s，在室温条件下静置3~5min。

（7）每个微量离心管加入25μL的蛋白酶K和200μL的AL缓冲液，旋涡振荡10s。

注意：为了提高DNA的产量，建议在加入缓冲液AL后立即进行涡旋，而不是等所有样品都加完缓冲液后再涡旋。

（8）（56±1）℃水浴或金属浴中孵育30min。

（9）每管加入95%~100%的无水乙醇200μL，旋涡振荡10s。

注意：在加入缓冲液AL后，可能会出现白色或透明的沉淀，需要将所有沉淀转移到新的离心柱中。

2.4 DNA洗脱

（1）将离心柱放入2mL的收集管中，并将所得的溶液及其沉淀物全部转入离心柱中。

注意：在转移至离心柱前应进行旋涡振荡使其充分悬浮混匀。

（2）在室温条件下10 000rpm离心60s，将收集管和flow-through弃去。

（3）取新的2mL收集管，再次将离心柱放入其中，在离心柱中加入缓冲液AW1 500μL。

注意：AW1缓冲液在使用前应充分混匀。

（4）在室温条件下10 000rpm离心60s，将收集管和flow-through弃去。

（5）取新的2mL收集管，再次将离心柱放入其中，在离心柱中加入缓冲液AW2 500μL。

注意：AW2缓冲液在使用前应充分混匀。

（6）在室温条件下13 000~14 000rpm离心3min，静置将离心柱膜上的液体晾干，丢弃掉收集管和flow-through。在离心的过程中，吸取菌株数+1所需的10mmol Tris-HCl pH 8.0至小管中，在（56±1）℃水浴或金属浴中将洗脱液预热到最佳的洗脱温度

（7）取新的1.5mL微量离心管，做好标记及编号，将离心柱放入其中，并加入预热的100μL的pH 8.0 10mmol/L Tris-HCl至过滤膜上，室温条件下静置3~5min。注意：在加pH 8.0 10mmol/L Tris-HCl的过程中，要注意枪头不能触碰到过滤膜。

（8）室温条件下13 000~14 000rpm离心60s，将洗脱下的DNA收集至新的微量离心管中。

（9）此时可对DNA的质量进行检测。如果在1周内进行测序，可将DNA存放在2~8℃，如果长期保存，可-20~-80℃保存，在保存的过程中要避免反复冻融的情况出现。

3. DNA的质量控制

3.1 Nanodrop 2000分光光度计测定DNA质量

（1）双击Nanodrop 2000的图标以打开软件。

（2）选择"Nucleic Acid"（核酸）选项，并按照提示完成初始化的步骤。

注意：在初始化过程中，确保Nanodrop的检测杆处于下方位置。

（3）提起检测杆，用含水的无纺布擦拭检测基座的顶部和底部。

（4）使用移液器吸取空白溶液1~2μL（如EB溶液或10mmol Tris-HCl pH 8.0），滴在检测基座上。放下检测杆，并在界面左上角勾选"Add to report"（加入报告），以便保存后续的测试结果。点击界面上的"Blank"（空白）开始测试。

注意：确保加样时没有气泡，以保证有准确的读数。

（5）当读取完空白后，提起检测杆，用干燥的无纺布擦拭检测基座和检测杆，准备对 DNA 样品进行测定。

（6）使用移液器吸取 1~2μL 未稀释的 DNA 样品，并滴在检测基座上。放下检测杆。

（7）在 "Sample ID"（样品编号）输入样品的名称，然后点击 "Measure"（测量）按钮。测试完成后，结果会在界面上显示。

（8）当第一个样品的测试完成后，会弹出提示，请根据提示保存结果，并进行下一个样品的检测。

（9）使用蘸有蒸馏水的无纺布，擦拭检测基座的顶部和底部，然后重复步骤（6）~（8）对所有样品完成检测。

（10）当所有样品完成检测后，点击界面左下角的 "Report"（报告）按钮，可以选择打印或导出报告。

（11）根据需要，可以导出电子报告或进行手动记录。DNA 的浓度应至少达到 30ng/μL。点击界面左下角的 "Report"（报告），选择 "Export"（导出），将结果保存到计算机或 U 盘中。

（12）DNA 的 260/280 比值应该在 1.75~2.05 之间，这表示提取的 DNA 相对纯净，适合进行全基因组测序。如果比值低于 1.75，可能存在蛋白质、苯酚或其他在 280nm 波长处具有较高吸收的污染物。如果使用其他型号的 Nanodrop 分光光度计测定 DNA 质量，请根据仪器的操作说明进行测定。

3.2 Qubit 2.0 荧光计测定 DNA 量

（1）标记并编号待测 DNA 样品、2 个标准所需的 0.5mL 微量离心管。

（2）根据样品的数量，1∶200 稀释 Qubit 试剂到缓冲液中。

试剂	1个样品	8个样品+2个标准
Qubit HS 或 BR 试剂	1μL	10μL
Qubit HS 或 BR 缓冲液	199μL	1990μL
总量	200μL	2000μL

（3）2 个标准：分装 190μL 的工作液，分别加入 10μL 的 Qubit 标准 1 和 2。

（4）DNA 样品：分装 198μL 的工作液，每管加入 2μL 的 DNA 样品。

（5）涡旋震荡 2~3s。

（6）室温条件下暗处静置孵育至少 2min。

注意：试剂应当避光保存，同时要求试验管要放在室温条件下，测试前不要握在手里，以免造成读数的偏低。

（7）轻轻触摸 Qubit 的荧光计屏幕，激活仪器。

（8）样品类型选择 "DNA"，实验类型选择 "dsDNA High Sensitivity"（双链 DNA 高灵敏度测量）。如果使用的 BS 试剂盒，选择 "dsDNA Broad Range"（双链 DNA 广泛

测量）。

（9）选择"Yes"（是），开始进行校正，插入Standard 1标准测试管，选择"read"，再插入Standard 2标准测试管，选择"read"。

（10）插入待测样品的样品管，盖上盖子，选择"read"。

（11）在读数显示后，选择"Calculate Stock Concentration"（计算浓度）。在滚动列表中选择样品体积为10μL，下拉框选择所需的浓度单位（ng/μL）。

（12）记录DNA浓度后，继续对其他DNA样品进行测试。DNA浓度应至少达到30ng/μL。如果使用其他型号的Qubit荧光计，可根据其操作说明相应调整操作步骤。

（二）文库建立和上机

根据不同的测序设备和试剂，文库建立和上机的要求会有所不同，因此应根据试剂和设备的说明书进行操作。在文库建立完成后，需要评估文库的大小、质量和污染物情况，以保证上机产出的数据的质量。

（三）测序要求

1.测序读长最短不低于150bp。

2.PE150及以上测序。

3.Q20高质量数据量（Clean data）≥1G。

4.基因组覆盖度≥95%，基因区覆盖度≥98%，整体覆盖深度≥100×。

5.碱基数据质量值Q20≥95%，Q30≥85%，SCAFFOLD数量<100个，Contig数量<200个，单碱基错误率低于1/10万。

第三节　基质辅助激光解吸电离飞行时间质谱（MALDI-TOF MS）

一、基质辅助激光解吸电离飞行时间质谱（MALDI-TOF MS）技术在食源性致病菌方面的应用

近年来，细菌性食源性疾病逐渐成为对公共卫生产生重大威胁的问题。准确、快速地鉴定和分析食源性致病菌对疫情控制和食品安全至关重要。传统的病原菌检测方法，如生化试验、分子生物学方法等，在速度、准确度和信息量方面存在局限性。因此，科研人员和行业专家致力于开发新的微生物检测和鉴定技术。基质辅助激光解吸电离飞行时间质谱（MALDI-TOF MS）技术正是其中一种具有广泛应用前景的技术。MALDI-TOF MS技术通过将待测样品与溶剂中的特殊基质混合，经过短暂的激光照射，使样品分子离解并携带正电荷。离解后的分子在电场加速器的作用下，根据其质量和电荷比进行分离，经飞行时间质谱仪测量和记录，最终得到质谱图谱。菌株的蛋白质质谱图谱具有良好的物种特异性，可以用来进行病原菌鉴定。MALDI-TOF MS技术克服了传统生化试验和分子生物学技术的局限，能迅速、准确地鉴定食源性致病菌，如沙门氏菌、大肠

杆菌、金黄色葡萄球菌等。经过培养的菌株提取蛋白并制成质谱图谱，与质谱数据库的已知菌株相比较，实现物种及亚种水平的鉴定。MALDI-TOF MS技术还具有扩展性，能通过更新数据库，适应新型病原菌的鉴定。与传统的检测方法相比，MALDI-TOF MS具有高度敏感、快速、通量大、成本相对较低的优点。此外，由于其基于蛋白质质谱分析，所以与基因型解析方法相比，更能体现菌株的生物学特性。这些优势使其在食源性致病菌鉴定、分析及研究领域得到广泛应用。该技术在食源性疾病的应用主要表现在以下几个方面：

（一）快速鉴定细菌

MALDI-TOF MS能够快速鉴定各种食源性致病菌，如沙门氏菌、志贺氏菌、大肠杆菌等。该技术首先将细菌裂解，释放出其中的蛋白质和小肽，然后将这些蛋白质和小肽与基质混合。通过激光激发混合物，形成蛋白质指纹图谱，再与已构建的菌株信息库进行对比分析，从而确定细菌的种类。

（二）鉴定耐药性

MALDI-TOF MS在鉴定细菌耐药性方面也有显著优势。通过分析耐药菌与敏感菌在质谱鉴定时的差异峰，可以发现耐药菌的特征峰，从而快速鉴定细菌的耐药性。例如，Edwards-Jones及团队对甲氧西林敏感的金黄色葡萄球菌（MSSA）和对耐甲氧西林的金黄色葡萄球菌（MRSA）进行研究，同时分析发现MRSA具有一些特征峰（m/z 891、1140、1165、1229和2127），而MSSA具有另一些特征峰（m/z 2548和2647），两者之间存在特征峰的差异。通过这一技术的应用，可以及时检测和追踪耐药菌株的传播和变异，为临床治疗和防控提供有力的支持。

（三）毒素检测

MALDI-TOF MS可以用于检测食品中的毒素，如细菌毒素、真菌毒素等。这些毒素可能在食品加工、储存或运输过程中产生，对人类健康构成威胁。通过MALDI-TOF MS检测毒素，可以及时发现并避免潜在的食源性疾病暴发。

（四）溯源分析

MALDI-TOF MS还可以用于食品的溯源分析。通过比较不同地区、不同品种的食品中微生物的特征谱图，可以追踪食品的来源和传播路径，帮助确定食源性疾病的来源。

总之，基质辅助激光解吸电离飞行质谱技术在食源性疾病的应用有助于提高食品的安全性，预防和控制食源性疾病的传播。

二、基质辅助激光解吸电离飞行时间质谱（MALDI-TOF MS）操作程序

本程序规定了生物标本或食品样品中分离的食源性致病菌的快速鉴定方法。

1.检验程序：见图6-1。

2.操作步骤

（1）分离培养

食品样品按照《食品安全国家标准》（GB 4789）进行。

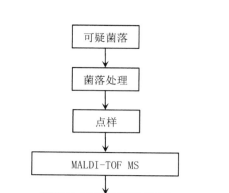

图6-1　MALDI-TOF MS检验程序

（2）可疑菌落的处理

可选用直接涂抹法或甲酸提取法进行可疑菌落的处理。如果直接涂抹得不到高质量的图谱，应继续选用甲酸提取法处理可疑菌落。

①直接涂抹法：在选择性平板上挑取可疑菌落，用10μL枪头或牙签将菌落直接涂抹在MALDI-TOF MS靶板上，形成一均匀薄层。然后将1μL HCCA基质溶液覆盖在样品表面，待基质溶液干燥完全后进行MALDI-TOF MS检测。

②甲酸提取法：

A.接种培养：至少应挑取5个可疑菌落，划线接种血琼脂平板，（36±1）℃培养18~24h，如果平板上的可疑菌落少于5个，则应全部挑取。

B.菌落蛋白提取：取适量细菌培养物（5~10mg），将细菌细胞重悬于300μL水中，充分混匀；加入900μL无水乙醇，涡旋振荡混匀；13 000g离心2min，弃上清，相同条件瞬时离心30s，用移液器移除剩余上清液，室温放置5min，使乙醇挥发。加入30~50μL 70%甲酸（甲酸的量可以根据细菌沉淀的量进行调整），充分混匀，加入等体积乙腈，涡旋振荡混匀；13 000g，离心2min，上清液用于点样。

C.点样：取1μL制备的样本点到MALDI-TOF MS靶板上，同时在靶板上点上细菌检测（BTS）标准品。然后将靶板置于室温下，待样品液滴干燥后，在样品上滴加覆盖1μL HCCA基质溶液，待基质溶液完全干燥后进行MALDI-TOF MS检测。

（3）MALDI-TOF MS检测

①仪器参数的设置

选择线性操作模式，正离子模式；检测范围：2000~20 000Da，激光点击数：每图谱40次（6次激光累积），激光频率：60.0Hz；离子源加速电压：20kV。

②仪器校正

对可疑菌落进行质谱数据采集前，应先使用BTS标准品对仪器的质荷比进行校准，确保质荷比误差范围小于0.03%。

③数据采集及分析

对可疑菌落进行质谱数据采集并保存，通过Compass软件进行分析鉴定。

④结果判定标准

在MALDI-TOF MS分析的结果判定过程中，会根据数据库中的菌株信息进行匹配，并给出与待鉴定菌种最为匹配的前10个菌株种属及其对应的匹配分值。根据分值的范围，可以对菌种鉴定结果进行判定。

A.分值在2.300~3.000之间，表示菌种鉴定的可信度很高，即高度匹配。

B.分值在2.000~2.299之间，表示菌属鉴定可信，但菌种鉴定结果可能存在一定的不确定性。

C.分值在1.700~1.999之间，表示菌属鉴定可能性较大，但菌种鉴定结果有待进一步确认。

D.分值在0.000~1.699之间，表示鉴定结果不可信，需要进一步进行确认或者重新鉴定。

3.结果与报告

（1）可疑菌落经MALDI-TOF MS得到鉴定结果，且匹配分值大于等于1.700，可判定检测结果为阳性可疑，应按照GB 4789做进一步确证和报告。

（2）除3.1以外的结果，可判定检测结果为阴性，报告未检出细菌。

附一　试剂和材料

除有特殊说明外，所有试剂均使用色谱纯试剂。实验用水符合一级水的要求。

血琼脂平板（或经过认证的对结果无影响的其他平板）

乙腈（acetonitrile，ACN）

无水乙醇

甲酸

三氟乙酸（trifluoroacetic，TFA）

a-氧基-4-羟基肉桂酸（HCCA）

BTS标准品

溶剂I的配制方法是按照体积比例2.5∶47.5∶50∶（三氟乙酸∶乙腈∶水）进行配制。在使用时现配现用。

BTS标准溶液的配制方法如下：取BTS标准品，用50μL溶剂I将其溶解。使用移液器多次吹打，避免产生大量气泡，加速BTS的溶解，将溶液放置于室温下，静置5min，再次反复吹打溶解，重复上述步骤多次直至BTS溶解完全。将BTS溶液以5μL的量分装在多个200μL PCR管中，-20℃保存备用。

HCCA基质溶液的配制方法如下：在溶剂I中加入HCCA粉末，使其终浓度达到10mg/mL。使用旋涡振荡器进行混匀，待溶液变得清澈透亮，则表示其完全溶解。以50μL的量将溶液分装到1.5mL的离心管中，并将管口用封口膜密封。室温条件下放置备用。需注意，如溶液中出现大量沉淀，则需要弃用重新配置。

附二　主要仪器和设备

台式离心机：最大离心力≥16000g。

涡旋振荡器。

微量可调移液器和灭菌吸头：2μL，100μL，200μL，1000μL。

基质辅助激光解吸电离飞行时间质谱仪。

用于食品微生物检测的设备应该具备相关的食品认证标准，设备通AOAC国际认可为金标准，保证分析方法为可信赖的分析检测方法。

三、基质辅助激光解吸电离飞行时间质谱小结

MALDI-TOF MS作为一种广泛应用于食品安全领域的微生物检测技术。通过分析微生物的特征蛋白质指纹图谱，可对食品样品中的微生物进行鉴定和分类。该技术的应用范围广泛，涵盖食品品质控制、细菌耐药性检测、致病菌检测等多个领域。其高度准确、快速高效、多样性检测等优势，让它成为食品微生物检测中备受青睐的技术之一。然而，该技术的鉴定结果受数据库依赖性、样本处理要求和特定菌株鉴定等局限性所限制。针对这些问题，研究人员正在不断改进和优化技术，以提高其应用的可靠性和准确性。

1.应用领域：MALDI-TOF MS广泛应用于食品安全领域，可以快速、准确地鉴定食品中的各种微生物，包括细菌、真菌和酵母等。常见的应用包括食品品质控制、细菌耐药性检测、致病菌检测等。

2.检测过程：MALDI-TOF MS的检测过程相对简单。先将微生物菌株培养并制备成一定的样本。后取少量样本与BTS标准品一起点样到MALDI-TOF MS靶板上，再覆盖HCCA基质溶液。样品中的微生物蛋白质与基质相互作用形成光吸收分子离子复合物，通过激光器的辐射进行电离和加速，然后在飞行时间质谱仪中进行荷质比离子的检测和分析。

3.优势：①高度准确：MALDI-TOF MS鉴定微生物的准确性非常高，能够实现菌种级别的鉴定，并且具有很高的鉴定重现性。②快速高效：相比传统方法，MALDI-TOF MS的检测时间更短，通常只需要几分钟至几十分钟，大大提高了检测的效率。③多样性检测：MALDI-TOF MS可以同时检测多种微生物，且适用于各种样本类型，包括液体培养物、固体物、环境样本等。④数据库比对：利用MALDI-TOF MS需要建立微生物蛋白质指纹图谱的数据库。对于已知菌株，可以通过与数据库中的参考谱图进行比对来进行鉴定。对于未知菌株，可以通过与数据库中的谱图比对找到最佳匹配菌株，并计算

匹配度分值。⑤经济性：相比其他分子鉴定技术，MALDI-TOF MS的设备和实验费用相对较低，更适合大规模使用。

4.局限性：①数据库依赖性：MALDI-TOF MS的鉴定结果依赖于数据库中的参考谱图，如果数据库中缺乏某些微生物的数据，鉴定结果可能不准确。②样本处理要求：为了获得准确的鉴定结果，样品制备过程中需要严格控制各种操作参数，如培养条件、溶解剂配比、基质溶液制备等。③特定菌株鉴定：对于某些特定的微生物菌株，可能存在鉴定困难或者无法鉴定的情况，因为它们可能与数据库中的参考谱图具有较低的相似性。

MALDI-TOF MS作为一种快速、准确的微生物检测技术，在食品安全领域具有重要的应用前景。随着技术的不断发展，相信它将在食品微生物检测中发挥更大的作用，提高食品安全监测的效率和准确性。

第四节　食源性致病菌抗生素敏感性检测

在人类与细菌的长期斗争中，抗生素的出现无疑提供了一种有效的武器。然而，随着抗生素的大量使用，细菌逐渐产生了耐药性，使得抗生素失去其原有的抗菌作用。抗生素滥用现象在食用动物中尤为严重，这也是一些食源性细菌耐药性增加的原因。抗生素的耐药性可以自发地出现。当细菌面临抗生素的攻击时，它们会通过改变自身的基因结构来抵抗抗生素的作用，这就是耐药性。抗生素耐药性的出现使得一些原本可以被抗生素治愈的细菌感染变得难以治疗，增加了人们患严重疾病的风险，也给抗生素的使用带来了很大的挑战。

一、食源性致病菌抗生素的耐药性状况

（一）抗生素种类与使用量

抗生素是一类由微生物产生的具有抗菌消炎作用的物质。在抗生素市场上，常见的抗生素种类包括青霉素、头孢菌素、大环内酯类等。随着抗生素的广泛使用，细菌耐药性问题日益凸显。在抗生素使用量方面，发达国家的使用量较高，而发展中国家的使用量相对较低。但即使在发展中国家，抗生素滥用问题也日益严重，需要加强管理和监管。

（二）抗生素耐药性基因突变

抗生素耐药性的产生与基因突变密切相关。细菌体内的某些基因片段有抗生素的靶点或通透性蛋白的编码，当这些基因发生突变时，会导致抗生素失去作用或细菌对抗生素的耐受性增加。常见的抗生素耐药基因包括β-内酰胺酶、喹诺酮类药物靶点等。这些耐药基因的产生往往是由于抗生素滥用、长期使用同一种抗生素等不合理使用抗生素所导致的。

（三）耐药菌种的多样性与传播

随着抗生素的大量使用，耐药菌种的多样性和传播问题越来越严重。耐药菌种主要包括产超广谱β-内酰胺酶（ESBL）的大肠杆菌、耐甲氧西林金黄色葡萄球菌（MRSA）等。这些耐药菌种的传播途径主要包括患者之间的直接接触、医院环境的污染等。为预防和控制耐药菌种的传播，需要加强医院感染控制、规范抗生素使用等措施。

（四）耐药性产生的机制与影响因素

抗生素耐药性的产生机制主要有两个方面：一是细菌通过改变自身代谢途径或表达耐药基因来抵抗抗生素的作用；二是抗生素在体内的作用机理与细菌的抗药性密切相关。细菌耐药性的影响因素包括抗生素的使用方式、种类、剂量等。此外，环境因素如污染物的排放、抗菌药物的生产和使用等也对细菌耐药性的产生和传播具有一定影响。

（五）耐药性对疗效与患者预后的影响

抗生素耐药性的产生对疗效和患者预后的影响不容忽视。耐药性可能导致治疗失败、延长治疗时间、增加医疗成本等问题。例如，耐甲氧西林金黄色葡萄球菌（MRSA）对多种抗生素产生耐药性，治疗难度较大，容易导致病情恶化。此外，抗生素的长期使用还对正常的人体肠道微生物群落产生破坏，可能对人体的健康产生许多不良影响。

（六）耐药性的监测与预防措施

为应对抗生素耐药性问题，需要采取有效的监测和预防措施。一方面，加强耐药性的监测，及时发现和了解耐药菌种的分布和传播情况；另一方面，采取有效的预防措施，包括规范抗生素使用、加强抗菌药物临床应用监管、提高医疗人员感染控制意识等。此外，开发新型抗菌药物也是解决耐药性问题的重要途径。

（七）新药研发与耐药性的斗争

面对抗生素耐药性的挑战，新药研发成为刻不容缓的任务。新药研发需要针对不同的耐药菌种和基因突变类型，设计和开发具有新作用机理的药物。同时，利用基因技术手段进行药物筛选和改良也是新药研发的重要方向。此外，加强国际合作，加快新药研发进程也是对抗抗生素耐药性的重要策略。

抗生素耐药性是一个全球性的问题，需要全球范围内的合作和努力。在回顾抗生素耐药史的基础上，我们需要在抗生素种类与使用量、抗生素耐药性基因突变、耐药菌种的多样性与传播、耐药性产生的机制与影响因素、耐药性对疗效与患者预后的影响、耐药性的监测与预防措施以及新药研发与耐药性的斗争等方面加强认识和研究，以期找到更为有效的解决方案来对抗抗生素耐药性这一全球性的挑战。

（三）食源性致病菌的药敏监测

1.食源性致病菌药敏监测的意义：食源性致病菌药敏监测旨在了解食源性致病菌对各类抗菌药物的敏感性，从而为临床治疗提供指导。基本原理是测定细菌在不同浓度的抗菌药物作用下的生长情况，以确定细菌的最小抑菌浓度（MIC）等指标。常用的药物敏感试验方法包括纸片扩散法、稀释法等。在解读结果时，需要参照国内外制订的相关标准，判断细菌对药物的敏感程度。

2.耐药性检测：耐药性检测用于检测致病菌对抗菌药物的耐受程度。基本原理是观察细菌在逐渐增加的抗菌药物浓度下的生长情况，了解细菌的耐药谱。对于结果解读，需要关注细菌对多种药物的耐药性，以便为临床治疗提供综合依据。

3.联合药物效果评估：联合药物效果评估是通过测定两种或多种抗菌药物联合应用时对致病菌的治疗效果，为临床提供联合用药建议。联合药物可产生协同、相加或拮抗作用，因此效果评估需关注这些作用。评估指标包括治愈率、死亡率、细菌清除率等。在分析结果时，需要对比不同联合药物方案的治疗效果，选出最佳方案。

（二）常见食源性致病菌的耐药情况

1.沙门氏菌感染：沙门氏菌是一种常见的食源性致病菌，可能导致严重的肠道疾病和食物中毒。传统上，抗生素是治疗沙门氏菌感染的主要手段。然而，由于近年来抗生素的不合理使用，沙门氏菌的耐药性逐渐上升，对许多抗生素的敏感性下降。

2.空肠弯曲菌感染：空肠弯曲菌是一种人畜共患病致病菌，主要引起人类肠道疾病。该菌株对许多抗生素产生耐药性，包括喹诺酮类、头孢类等抗菌药物。据报道，空肠弯曲菌对喹诺酮类的耐药率已达到100%，对头孢类抗菌药物的耐药率也在逐年上升。

3.金黄色葡萄球菌感染：金黄色葡萄球菌是一种常见的食源性致病菌，可导致多种感染疾病。近年来，金黄色葡萄球菌对常用抗菌药物的耐药率不断升高，甚至超过90%。这种耐药性的产生给治疗金黄色葡萄球菌感染带来了极大的困难。

4.志贺菌分离株感染：志贺菌分离株是引起人类细菌性痢疾的主要病原体。与金黄色葡萄球菌相似，志贺菌分离株对多种抗生素的耐药率也在逐年上升。据报道，该分离株对四环素和氨苄西林的耐药率均超过90%，这对治疗志贺菌分离株感染提出了巨大的挑战。

5.单核细胞增生李斯特氏菌分离株感染：单核增生李斯特菌主要以食物传播，是世界上最致命的食源性病原体之一。对于单核细胞增生李斯特菌临床分离株的耐药情况和耐药种类，不同地区存在差异。总体来说，β内酰胺类抗生素（氨苄西林、青霉素）、氨基糖苷类抗生素可作为二线的选择药物。四环素类、大环内酯类、喹诺酮类和利福霉素类抗生素在临床使用中需谨慎。

二、食源性致病菌药敏试验操作程序

（一）抗生素的选择

根据国内过去的耐药监测结果和常用抗生素种类，我们参考了EUCAST、M45-A3和CLSI文件M100—S29的指南，对耐药抗生素的种类及其名单进行了确定。食源性致病菌耐药监测每年推荐的抗生素种类都会有调整，以2022年为例向读者介绍，2022年推荐的抗生素种类名单见表6-5。

表6-5 食源性致病菌耐药监测推荐抗生素名称

表6-5a 革兰氏染色阳性菌

抗生素类别	抗生素	蜡样芽孢杆菌	单核细胞增生李斯特氏菌	金黄色葡萄球菌
青霉素类	青霉素 Penicillin（PEN）	■	■	■
	苯唑西林 Oxacillin（OXA）			■
	氨苄西林 Ampicillin（AMP）	■	■	
头孢类	头孢西丁 Cefoxitin（CFX）			■
碳青霉烯类	亚胺培南 Imipenem（IPM）	■		
糖肽类	万古霉素 Vancomycin（VAN）	■		■
脂肽类	达托霉素 Daptomycin（DAP）			■
氨基糖苷类	庆大霉素 Gentamicin（GEN）	■	■	■
大环内酯类	红霉素 Erythromycin（ERY）	■		■
四环素类	四环素 Tetracycline（TET）	■		■
氟喹诺酮类	环丙沙星 Ciprofloxacin（CIP）	■		■
林可霉素类	克林霉素 Clindamycin（CLI）	■		■
叶酸途径抑制剂	甲氧苄啶/磺胺甲噁唑 Trimethoprim/Sulfamethoxazole（SXT）	■	■	■
苯丙醇类	氯霉素 Chloramphenicol（CHL）	■		■

表6-5b 革兰氏染色阴性菌

抗生素类别	抗生素	沙门氏菌	志贺氏菌	致泻大肠埃希氏菌	副溶血性弧菌/创伤弧菌	阪崎肠杆菌	小肠结肠炎耶尔森氏菌
青霉素类	氨苄西林 Ampicillin（AMP）	■	■	■	■	■	■
β-内酰胺/β-内酰胺抑制剂复合物	氨苄西林/舒巴坦 Ampicillin/Sulbactam（AMS）	■	■	■	■	■	■

续表

抗生素类别	抗生素	沙门氏菌	志贺氏菌	致泻大肠埃希氏菌	副溶血性弧菌/创伤弧菌	阪崎肠杆菌	小肠结肠炎耶尔森氏菌
头孢类	头孢唑啉 Cefazolin（CFZ）	■	■	■	■	■	■
	头孢噻肟 Cefotaxime（CTX）	■	■	■	■	■	■
	头孢西丁 Cefoxitin（CFX）	■	■	■	■	■	■
	头孢他啶 Ceftazidime（CAZ）	■	■	■	■	■	■
碳青霉烯类	亚胺培南 Imipenem（IPM）			■	■	■	■
氨基糖苷类	庆大霉素 Gentamicin（GEN）	■	■	■	■	■	■
乳菌肽脂肽类	多粘菌素 EColistin（CT）	■	■	■		■	■
大环内酯类	阿奇霉素 Azithromycin（AZM）	■					
四环素类	四环素 Tetracycline（TET）	■	■	■	■	■	■
喹诺酮类和氟喹诺酮类	萘啶酸 Nalidixicacid（NAL）	■	■	■	■	■	■
	环丙沙星 Ciprofloxacin（CIP）	■	■	■	■	■	■
苯丙醇类	氯霉素 Chloramphenicol（CHL）	■	■	■			
叶酸途径抑制剂	甲氧苄啶/磺胺甲噁唑 Trimethoprim/Sulfamethoxazole（SXT）	■	■	■	■	■	■

注：各实验室可结合实际情况增加抗生素种类，标■的抗生素为应做项目。

（二）检测方法

根据 CLSI 的推荐，体外抗生素敏感性试验有两种方法，即扩散法和稀释法。稀释法包括微量肉汤稀释法、常量肉汤稀释法和琼脂稀释法。对于食源性致病菌的耐药监测，监测机构需按照 CLSI 推荐的微量肉汤稀释法进行，通过其对测定的致病菌的最低抑菌浓度（MIC）进行定量。现阶段，可以通过使用商品化的药敏板和全自动药敏试验菌液接种判读仪来进行测定。

1.设备和耗材：①bioMérieux Vitek 比浊仪及其测定管或等同设备；②1.5mL、2mL、5mL 无菌离心管；③单道及多道移液器；④10μL、200μL、1000μL 无菌 Tip 头；⑤恒温水浴锅；⑥90mm 无菌培养皿；⑦10mL 无菌移液管；⑧吸球或电动移液器；⑨无菌棉签；⑩无菌96孔平底板；⑪无菌96孔深孔板。

2.质控菌株：不同种类食源性致病菌的质控菌株如表6-6所示，主要包括：肺炎链球菌 ATCC 49619、粪肠球菌 ATCC 29212、金黄色葡萄球菌 ATCC 29213、大肠埃希氏菌

ATCC 35218、大肠埃希氏菌 ATCC 25922，它们在药敏试验中的作用是确保试验的准确性和可靠性。甲氧苄啶或磺胺药物 MIC 试验 CAMHB 的适用性可利用粪肠球菌 ATCC 29212 来进行评估。此外，达托霉素 CAMHB 中的钙离子浓度是否合适也可以通过 ATCC 29212 来进行评估。

表6-6　食源性致病菌标准质控菌株

革兰氏染色	菌种中文名称	菌种英文名称	参考CLSI文件	质控菌株
G-	副溶血性弧菌	Vibrio parahemolyticus	M45-A3（2015）	ATCC 25922（ATCC 35218）*
	创伤弧菌	Vibrio vulnificus	M45-A3（2015）	ATCC 25922（ATCC 35218）*
	沙门氏菌	Salmonella	M100-S29（2019）	ATCC 25922（ATCC 35218）*
	志贺氏菌	Shigella	M100-S29（2019）	ATCC 25922（ATCC 35218）*
	致泻大肠埃希氏菌	Escherichia coli	M100-S29（2019）	ATCC 25922（ATCC 35218）*
	阪崎肠杆菌	Enterobacter sakazakii	M100-S29（2019）	ATCC 25922（ATCC 35218）*
	小肠结肠炎耶尔森氏菌	Yersinia enterocolitica	M100-S29（2019）	ATCC 25922（ATCC 35218）*
G+	金黄色葡萄球菌	Staphyloccocus aureus	M100-S29（2019）	ATCC 29213
	单核细胞增生李斯特氏菌	Listeria monocytogenes	M45-A3（2015）	ATCC 49619
	蜡样芽孢杆菌	Bacillus cereus	M45-A5（2015）	ATCC 29213

注："*" ATCC 35218 为 β-内酰胺类/β-内酰胺酶抑制剂复合物（如氨苄西林/舒巴坦）的质控菌株。

3.培养基和抗生素

（1）培养基：

CLSI 建议使用调整好阳离子浓度的 Mueller-Hinton 肉汤（CAMHB），即含有 10~12.5mg/L 的 Mg^{2+} 和 20~25mg/L 的 Ca^{2+}（检测达托霉素时用 50mg/L），pH 在 7.2~7.4 范围内的溶液（配置 10mg/mL 的 Ca^{2+} 储存溶液，于 100mL 去离子水中溶解 $CaCl_2 \cdot 2H_2O$ 3.68g；配置 10mg/mL Mg^{2+} 储存溶液，于 100mL 去离子水中溶解 $MgCl_2 \cdot 6H_2O$ 8.36g）。通过使用粪肠球菌 ATCC 29212 来检测 CAMHB 是否能用作甲氧苄啶/磺胺甲噁唑的耐药性试验，如果 MIC≤0.5/9.5μg/mL 为符合要求，如果不符合要求，则需要对其进行离子调节。测试单核细胞增生李斯特氏菌，用加入 LHB（已溶解马血，2.5%~5% v/v）的 CAMHB。测试葡萄球菌对苯唑西林敏感性 CAMHB 中应含 2% NaCl。

（2）抗生素

①储存液的配制：建议根据产品说明书中的百分比、含水量或效价配制各种抗生素的储存液。抗生素的浓度应不低于1000μg/mL或最高测试浓度的10倍。为方便使用及保存，建议配制成10 240μg/mL的抗生素储存液。对每次药敏实验的抗生素用量进行计算，并依据其每次使用的剂量进行分装，为保证抗生素效价，应避免多次反复冻融。抗生素储存液应在−60℃或更低的温度储存，并在6个月内使用完毕。在此期间，需要使用质控菌株对其效价进行检测，如果超过质控菌株的最小抑菌浓度范围，则需要丢弃抗生素储存液并重新配制。

大多数抗生素的粉末可以用水溶解，并配制成抗生素储存液。有些抗生素可能需要使用其他溶剂，例如乙醇、一定浓度的氢氧化钠或盐酸溶液。需要注意的是在配制过程中，应尽量减少这些溶剂的用量。以一般国产和进口抗生素标准品为例，表6-7列出了部分抗生素的溶解方法（也可参考CLSI文件M100—S29的表6A了解制备抗微生物药物储存液所使用的稀释液和溶剂）。大多数抗生素粉末应在干燥条件下避光保存，部分抗生素储存液的保存时间可参照表6-8。

表6-7　部分抗生素国产或进口标准品溶解方法

国产标准品			进口标准品		
商品名称	干粉储存温度	溶解方法	商品名称	干粉储存温度	溶解方法
苯唑西林	2~8℃	水	苯甲异噁唑青霉素钠盐	2~8℃	水
万古霉素	2~8℃	水	盐酸万古霉素	2~8℃	水
四环素	−20℃	水	四环素	−20℃	95%乙醇
红霉素	室温	95%乙醇	红霉素	室温	95%乙醇
氯霉素	室温	95%乙醇	氯霉素	室温	95%乙醇
克林霉素	2~8℃	水	克林霉素磷酸酯	2~8℃	水
环丙沙星	室温	水	环丙沙星	室温	0.1mol/L HCL
萘啶酸	室温	水	萘啶酸钠	室温	水
头孢西丁	2~8℃	水	头孢西丁钠	2~8℃	水
头孢噻肟	2~8℃	水	头孢噻肟钠	2~8℃	水
庆大霉素	2~8℃	水	硫酸庆大霉素	2~8℃	水
磺胺甲噁唑	室温	水，滴加0.1mol NaOH至溶解	磺胺甲噁唑	室温	水，滴加0.1mol/L NaOH至溶解
甲氧苄啶	2~8℃	每1mL水加10μL冰醋酸	甲氧苄啶	2~8℃	每1mL水加10μL冰醋酸

表6-8　部分抗生素储存液的保存时间

商品名称	储存在4℃	储存在-20℃	储存在-60℃
苯唑西林	–	–	–
万古霉素	1周	3个月	–
四环素		不推荐	不推荐
红霉素	1周	–	–
氯霉素	–	–	–
克林霉素	–	–	–
环丙沙星	2周	3个月	3个月
萘啶酸	–	–	–
头孢西丁	–	6个月	–
头孢噻肟	10d	6个月	6个月
庆大霉素	6个月	不推荐	不推荐
磺胺甲噁唑	1个月	6个月	2年
甲氧苄啶	1个月	6个月	2年

注："–"指该抗生素在此条件下的保存时间未查到确切文献，建议保存期在-60℃不超过6个月。

②工作液的配制：可以使用CAMHB溶液将各种抗生素储存液稀释为2×最高抗生素工作液浓度。可参照表6-9建议的体积进行稀释，或根据所需要的用量增减。关于倍数稀释的具体步骤，参考96孔药敏板的配置。每2mL的2×最高抗生素工作液大约可以制备96孔药敏板8块。

表6-9　2×最高浓度抗生素工作液配制方法[1]

序号	抗生素		每2mL工作液中所加10 240μg/mL抗生素储存液的体积（μL）[2]
	中文名称	缩写	
1	苯唑西林	OXA	12.5[3]
2	万古霉素	VAN	25
3	四环素	TET	25
4	红霉素	ERY	G^-: 50；G^+: 12.5[4]
5	氯霉素	CHL	50
6	克林霉素	CLI	6.25
7	环丙沙星	CIP	G^-: 25；G^+: 6.25[4]
8	庆大霉素	GEN	G^-: 25；G^+: 50[4]
9	氨苄西林	AMP	G^-: 50；G^+: 3.125[4]
10	萘啶酸	NAL	50
11	甲氧苄啶/磺胺甲噁唑	SXT	6.25/118.75[5]
12	氨苄西林/舒巴坦	AMS	50/25[5]
13	头孢噻肟	CTX	6.25

续表

序号	抗生素		每2mL工作液中所加10 240μg/mL抗生素储存液的体积（μL）[2]
	中文名称	缩写	
14	头孢西丁	CFX	50
15	头孢唑啉	CFZ	12.5
16	头孢他啶	CAZ	25
17	亚胺培南	IPM	12.5
18	阿奇霉素	AZM	50
19	青霉素	PEN	3.125
20	达托霉素	DAP	6.25

注：1.适用于革兰氏染色阴性菌药敏板（简化板G-）和革兰氏染色阳性菌药敏板（G+），见表6-6。2.CAMHB中抗生素的浓度为96孔药敏板最高工作液浓度的2倍，以"2×最高抗生素工作液浓度"表示。3.测试金黄色葡萄球菌时苯唑西林需要用含有4% NaCl的CAMHB单独配制2×最高抗生素工作液（事先配制好含有4% NaCl的CAMHB，在加入等体积的菌悬液后NaCl的终浓度为2%）。4.革兰氏阴性和阳性药敏板的初始2×最高抗生素工作液浓度不同。5.两种抗生素不要单独加在一起，可先加入MHB，再先后加入两种抗生素，或者加入一种抗生素后，加入MHB，再加入另外一种抗生素。

③96孔药敏板的配制：抗生素微量肉汤药敏板的配制见表6-10。表6-10包括表6-10a1、表6-10a2和表6-10b。表6-10a1和表6-10a2均为革兰氏染色阴性菌药敏板，区别在于抗生素浓度范围不同。表6-10a1中共使用两块96孔板：革兰氏阴性板（G-I和G-II）。其药物浓度范围较大，并且质控菌株的质控浓度范围基本都在这两块药敏板的浓度范围内，因此不但提供给试验人员更广的MIC测试范围，而且提供了较为完整质控的信息。表6-10a2中使用一块96孔板（G-）。其药物浓度范围较小，只有部分抗生素的部分质控浓度范围包含在内，可在药物，器材和人力相对有限的情况下配置，相当于表6-10a1药敏板的简化版本，节约了一定的资源。两种革兰氏染色阴性菌药敏板可根据实际情况（器材，人力）进行选择。表6-10b为革兰氏染色阳性菌药敏板（G+）。

表6-10　微量肉汤稀释法96孔药敏板抗生素种类浓度

表6-10a1　革兰氏染色阴性菌药敏板

	抗生素	浓度梯度（μg/mL）[1,2]											对照
		1	2	3	4	5	6	7	8	9	10	11	
G-I	AMP	256	128	64	32	16	8	4	2	1	0.5	0.25	生长
	AMS[3]	256/128	128/64	64/32	32/16	16/8	8/4	4/2	2/1	1/0.5	0.5/0.25	0.25/0.12	生长
	TET	64	32	16	8	4	2	1	0.5	0.25	0.12	0.06	生长
	CT[4]	16	8	4	2	1	0.5	0.25	0.12	0.06	0.03	0.016	生长

续表

抗生素	浓度梯度 (μg/mL) [1,2]											对照
	1	2	3	4	5	6	7	8	9	10	11	
CHL [11]	256	128	64	32	16	8	4	2	1	0.5	0.25	空白
CFZ [5]	64	32	16	8	4	2	1	0.5	0.25	0.12	0.06	空白
CIP [6]	32	16	8	4	2	1	0.5	0.25	0.12	0.06	0.03	空白
SXT [7]	32/608	16/304	8/152	4/76	2/38	1/19	0.5/9.5	0.25/4.75	0.12/2.38	0.06/1.19	0.03/0.59	空白
CAZ	64	32	16	8	4	2	1	0.5	0.25	0.12	0.06	生长
IPM [8]	32	16	8	4	2	1	0.5	0.25	0.12	0.06	0.03	生长
NAL	128	64	32	16	8	4	2	1	0.5	0.25	0.12	生长
CFX	256	128	64	32	16	8	4	2	1	0.5	0.25	生长
CTX	16	8	4	2	1	0.5	0.25	0.12	0.06	0.03	0.016	空白
GEN	64	32	16	8	4	2	1	0.5	0.25	0.12	0.06	空白
AZM [9]	128	64	32	16	8	4	2	1	0.5	0.25	0.12	空白
可自选 [10]												空白

左侧行组标签：G-II

注：1.表中阴影区域为适用本监测革兰氏染色阴性菌通用的判读解释标准，▇▇▇为耐药浓度范围，▨▨阴影区域为中介浓度范围，无阴影区域为敏感浓度范围。2.加粗斜体数字为大肠埃希氏菌的质控菌株 ATCC 25922 对应抗生素的 MIC 质控范围，无标注的请自行查阅 CLSI 文件 M100-S29 和 M45-A3 的抗生素 MIC 质控范围。3.AMS 为氨苄西林/舒巴坦复方制剂，前面浓度是氨苄西林，后面是舒巴坦。4. CT，参考 EUCAST 中规定的肠杆菌科的折点，R≥4，S≤2。5.CFZ，表中阴影为除副溶血性/创伤弧菌外革兰氏染色阴性菌 MIC 判读解释标准，副溶血性/创伤弧菌的判读解释标准为 R≥4，I=2，S≤1。6.CIP，表中阴影为除沙门氏菌和副溶血性弧菌外革兰氏染色阴性菌 MIC 判读解释标准，沙门氏菌的判读解释标准为 R≥1，I=0.125-0.5，S≤0.06，副溶血性弧菌的判读解释标准为 R≥4，I=2，S≤1。质控菌株 ATCC 25922 的 MIC 质控范围不在表中的浓度范围。7.SXT 为甲氧苄啶/磺胺甲噁唑复方制剂，前面浓度是甲氧苄啶，后面为磺胺甲噁唑。8.IPM，表中阴影为包括副溶血性弧菌/创伤弧菌在内的革兰氏染色阴性菌 MIC 判读解释标准（M45-A3 相较 M45-A2 修改了折点，在 M45-A2 中副溶血性/创伤弧菌的判读解释标准为 R≥16，I=8，S≤4）。9.AZM，质控菌株 ATCC 25922 没有对应的 MIC 质控范围。10.可参照 CLSI 文件自行选择抗生素加入药敏板。11.CHL，表中阴影为除副溶血性/创伤弧菌外的革兰氏染色阴性菌 MIC 判读解释标准，副溶血性/创伤弧菌不做该抗生素。

表6-10a2　革兰氏染色阴性菌药敏板（简化板）

抗生素		浓度梯度（µg/mL）[1,2]					抗生素						
		1	2	3	4	5	6		7	8	9	10	11	12
G-I	AMP	64	32	16	8	4	2	CAZ	32	16	8	4	2	1
	AMS[3]	64/32	32/16	16/8	8/4	4/2	2/1	IPM[8]	8	4	2	1	0.5	0.25
	TET	32	16	8	4	2	1	NAL	64	32	16	8	4	2
	CT[4]	4	2	1	0.5	0.25	0.12	CFX	64	32	16	8	4	2
	CHL[11]	64	32	16	8	4	2	CTX	8	4	2	1	0.5	0.25
	CFZ[5]	16	8	4	2	1	0.5	GEN	32	16	8	4	2	1
	SXT[7]	8/152	4/76	2/38	1/19	0.5/9.5	0.25/4.75	AZM[9]	64	32	16	8	4	生长
	CIP[6]	32	16	8	4	2	1	CIP	0.5	0.25	0.125	0.06	0.03	空白

注：1.表中阴影区域为适用本监测革兰氏染色阴性菌的判读解释标准，▇▇▇为耐药浓度范围，▨▨▨阴影区域为中介浓度范围，无阴影区域为敏感浓度范围。2.加粗斜体数字为大肠埃希氏菌的质控菌株ATCC 25922对应抗生素的MIC质控范围，无标注的请自行查阅CLSI文件M100-S29和M45-A3的抗生素MIC质控范围。3.AMS为氨苄西林/舒巴坦复方制剂，前面浓度是氨苄西林，后面是舒巴坦。4.CT，参考EUCAST中规定的肠杆菌科的折点，R≥4，S≤2。5.CFZ，表中阴影为除副溶血性/创伤弧菌外革兰氏染色阴性菌MIC判读解释标准，副溶血性/创伤弧菌的判读解释标准为R≥4，I=2，S≤1。6.CIP，表中阴影为除沙门氏菌和副溶血性弧菌外革兰氏染色阴性菌MIC判读解释标准，沙门氏菌的判读解释标准为R≥1，I=0.125-0.5，S≤0.06，副溶血性弧菌的判读解释标准为R≥4，I=2，S≤1。质控菌株ATCC 25922的MIC质控范围不在表中的浓度范围。7.SXT为甲氧苄啶/磺胺甲噁唑复方制剂，前面浓度是甲氧苄啶，后面是磺胺甲噁唑。8.IPM，表中阴影为包括副溶血性弧菌/创伤弧菌在内的革兰氏染色阴性菌MIC判读解释标准（M45-A3相较M45-A2修改了折点，在M45-A2中副溶血性/创伤弧菌的判读解释标准为R≥16，I=8，S≤4）。9.AZM，质控菌株ATCC 25922没有对应的MIC质控范围。10.CHL，表中阴影为除副溶血性/创伤弧菌外的革兰氏染色阴性菌MIC判读解释标准，副溶血性/创伤弧菌不做该抗生素。

表6-10b　革兰氏染色阳性菌药敏板

抗生素		AMP[3]	PEN[3]	OXA	ERY	CLI	CIP	DAP[4]	SXT[5]	VAN	TET	CHL	GEN
G+		空白	4	16	16	8	8	8	8/152	32	32	64	32
		生长	2	8	8	4	4	4	4/76	16	16	32	16
		4	1	4	4	2	2	2	2/38	8	8	16	8
		2	0.5	2	2	1	1	1	1/19	4	4	8	4

续表

抗生素	浓度梯度（μg/mL）[1,2]											
	AMP[3]	PEN[3]	OXA	ERY	CLI	CIP	DAP[4]	SXT[5]	VAN	TET	CHL	GEN
	1	0.25	1	1	0.5	0.5	0.5	0.5/9.5	2	2	4	2
	0.5	0.125	0.5	0.5	0.25	0.25	0.25	0.25/4.75	1	1	2	1
	0.25	0.0625	0.25	0.25	0.125	0.125	0.125	0.125/2.38	0.5	0.5	1	ERY/CLI[6]
	0.125	CFX	CFX	CFX	CFX	CFX	IPM[7]	IPM	IPM	IPM	IPM	4/0.5
		8	4	2	1	0.5	16	8	4	2	1	8/1.5

注：1.表中阴影区域为适用本监测革兰氏染色阳性菌的判读解释标准，▆▆▆▆为耐药浓度范围，▆▆▆▆阴影区域为中介浓度范围，无阴影区域为敏感浓度范围。无标注阴影的请自行查阅"表6-8抗生素MIC解释标准"。2.由于不同质控菌株的质控范围差别较大，此表中没有标注抗生素MIC的质控范围，请自行查阅CLSI文件M100-S29和M45-A3。3.单核细胞增生李斯特氏菌AMP和PEN的折点浓度：S≤2；极少遇到大于2（非敏感NS）的情况，若遇到，细菌的鉴定和药敏试验都应予以确证。4.金黄色葡萄球菌DAP的折点浓度：S≤1；极少遇到大于1（非敏感NS）的情况，若遇到，细菌的鉴定和药敏试验都应予以确证。5.单核细胞增生李斯特氏菌的折点CLSI M45-A3较CLSI M45-A2有变化，仅规定S为≤0.5/9.5。6.ERY/CLI复合孔为仅适用对克林霉素敏感或中介和对红霉素耐药的菌株，并且用于筛选金黄色葡萄球菌中可诱导型克林霉素耐药，结果解释为：任何生长=诱导型克林霉素耐药；无生长=非诱导型克林霉素耐药。7.根据CLSI M45-A3较CLSI M45-A2的变化，抗生素由CFZ改为了IPM。

4.操作步骤：首先，在BHI肉汤管中接种质控菌株和待测菌株，并进行培养过夜；在BHA平板上划线接种BHI肉汤管中的菌液，再次进行培养过夜；挑取BHA平板上新鲜纯培养物上的单个菌落，再次于BHA平板划线接种纯培养，并再次培养过夜。

注意：

①接种创伤弧菌和副溶血性弧菌时，需要在BHA平板和BHI肉汤中添加NaCl使其终浓度为3%。

②质控菌株肺炎链球菌ATCC 49619的传代培养应在含有10%绵羊血的Karmali或Columbia血平板上进行。同时在5% CO_2 的环境下培养20~24h。

第1天

1.96孔药敏板的制备

注意：下列操作尽可能避光操作，每孔中体积为100μL。

（1）2×最高抗生素工作液浓度CAMHB的制备。

（2）把2×最高抗生素工作液浓度的CAMHB倒入加样槽中，用八道移液枪吸取100μL，准确加入到96孔板的A1~H1孔。

（3）使用八通道移液器将CAMHB 50μL加入到剩余孔中，需要注意的是，如若有金黄色葡萄球菌需要测试苯唑西林，则需要在其中加入含有4% NaCl的CAMHB。

（4）使用八通道移液器将A1~H1列孔中的50μL液体吸出，加入到A2~H2列孔中，然后缓慢吹打2~3次使液体混合均匀，再将A2~H2中的液体吸出50μL加入到A3~H3中，缓慢吹打2~3次使液体混合均匀，以此类推，直到A11~H11列孔。最后将A11~H11的50μL液体吸出后弃去。A12~H12列孔不加入任何抗生素，A12~D12和E12~H12列孔分别是测试菌株生长的对照孔和空白对照孔。

注意：

①可以将制备好的96孔药敏板置于−20℃冰箱或温度更低的冰箱中储存，但存放时间不应超过一周。如果存放时间超过一周，需要进行质控菌株实验来验证其的可用及适用性。

②在融化96孔药敏板时，不能将其堆叠在一起，应将其铺开放置在温度在（36±1）℃的培养箱中助其融化。

2. 接种

（1）接种环挑取几个新鲜纯菌培养物菌落，一起置于4mL的无菌生理盐水，漩涡震荡10s使其充分混匀。质控菌株和待测菌株需要预先传代活化2次。

（2）调整菌悬液使其浓度为0.5麦氏单位，此时菌悬液中的菌浓度大约为$1.5×10^8$CFU/mL。在10mL的CAMHB肉汤中准确加入菌悬液100μL，轻摇使其充分混匀，此时CAMHB肉汤中的菌浓度大约为$1.0×10^6$CFU/mL。含菌的CAMHB肉汤应该在15min内使用，否则需要重新配制。

（3）将制备好的含菌CAMHB肉汤倒入加样槽中，使用八道移液器吸取CAMHB肉汤50μL加入到96孔药敏板孔中，A12~D12列孔作为生长对照应加菌，E12~H12列孔作为空白对照不加菌，而是加无菌生理盐水。A12~H12孔中有4个（A12~D12）加入菌株作为生长对照，另外4个（E12~H12）不加菌作为空白对照。每个96孔药敏板中菌的浓度最终约为$5×10^5$CFU/mL。

3. 培养

96孔药敏板接种完毕后盖上盖子，为防止水分的蒸发，将其放置在湿盒中。如果没有湿盒，需在培养箱中放置水槽来对湿度进行保持。最后（36±1）℃、（18±2）h培养。如若是单核增生李斯特氏菌，则要进行35℃、20~24h培养。

注意：对耐甲氧西林金黄色葡萄球菌的耐药性测试，需要培养满24h；对96孔药敏板的叠加不应超4个。

第2天

1. 质量控制

试验结果只有同时满足以下两个要求时才可接受：

①空白对照孔中没有细菌生长；生长对照孔中的细菌有明显生长。

②为进行质量控制，每次实验都需要使用标准质控菌株进行同步操作。质控菌株的最小抑菌浓度（MIC）值应在规定的范围内（参见表6-11）。

表6-11 质控菌株的MIC允许范围注

MIC范围（μg/mL）

抗生素名称	金黄色葡萄球菌 ATCC 29213	粪肠球菌 ATCC 29212	大肠埃希氏菌 ATCC 25922	大肠埃希氏菌 ATCC 35218	肺炎链球菌 ATCC 49619
青霉素	0.25~2	1~4	—	—	0.25~1
氨苄西林	0.5~0.2	0.5~0.2	2~8	>32	0.06~0.25
氨苄西林/舒巴坦	—	—	2/1~8/4	8/4~32/16	—
苯唑西林	0.12~0.5	8~32	—	—	—
头孢唑啉	0.25~1	—	1~4	—	—
头孢噻肟	1~4	—	0.03~0.12	—	0.03~0.12
头孢西丁	1~4	—	2~8	—	—
头孢他啶	4~16	—	0.06~0.5	—	—
头孢洛林	0.12~0.5	0.25~2	0.03~0.12	—	—
亚胺培南	0.015~0.06	0.5~2	0.06~0.25	—	0.03~0.12
庆大霉素	0.12~1	4~16	0.25~1	—	—
红霉素	0.25~1	1~4	—	—	0.03~0.12
达托霉素	0.12~1	1~4	—	—	—
四环素	0.12~1	8~32	0.5~2	—	0.06~0.5
萘啶酸	—	—	1~4	—	—
环丙沙星	0.12~0.5	0.25~2	0.004~0.015	—	—
甲氧苄氨嘧啶/磺胺甲噁唑	≤0.5/9.5	≤0.5/9.5	≤0.5/9.5	—	0.12/2.4~1/19
氯霉素	2~16	4~16	2~8	—	2~8
万古霉素	0.5~2	1~4	—	—	0.12~0.5
克林霉素	0.06~0.25	4~16	—	—	0.03~0.12
阿奇霉素	0.5~2	—	—	—	0.06~0.25
多粘菌素E	—	—	0.25~2	—	—

注：参考文件CLSI M100-S29（2019）和CLSI M45-A3（2015）。

2.结果判读

（1）最小抑菌浓度（MIC）值

在肉汤稀释法和琼脂药物敏感性试验中，抑制细菌可见生长的某种抗微生物药物的最低浓度被称为最小抑菌浓度（MIC）值。MIC值可以用来衡量同一细菌对不同药物的敏感性，MIC值越小，说明细菌对该药物越敏感，抑菌作用越强。最小抑菌浓度（MIC）值的判断可以通过自动化判读仪器或目测观察来确定。

注意：

①对于肉汤稀释法中含有磺胺类或甲氧苄啶等药物的试验结果，其MIC值判定以细菌生长数量与生长对照孔相比减少80%或更多为结果终点。

②在微量稀释法中，如果出现单个跳孔，MIC为抑制细菌生长的最高药物浓度。如若有多个跳孔，则应重新进行试验。

（2）判读

依据MIC值及其解释标准（参见表6-12），将被测的致病菌对该抗生素的敏感性分类为耐药、中介和敏感，分别用R、I、S表示。

①耐药（R）：耐药表示被测试的微生物菌株对特定抗生素显示出抗性，即在抗生素的推荐剂量下，菌株可以继续生长而不受抑制。这可能是由于多种原因，如菌株产生了耐药基因，使其能够对抗抗生素的作用。

②中介（I）：中介表示菌株的反应介于敏感和耐药之间。具体来说，中介菌株的最小抑菌浓度（MIC）值接近于可达到的抗生素浓度，但治疗的反应可能低于敏感菌株，因此有时推荐使用其他更有效的抗生素进行治疗。

③敏感（S）：表示被测试的微生物菌株对特定抗生素显示出敏感性，即在抗生素的推荐剂量下，菌株无法继续生长而被抑制。这表明抗生素能够有效地封锁菌株的生长，并在治疗感染时产生可能的临床疗效。

④非敏感（NS）：是一种反映微生物菌株对特定药物的抗性的状态。非敏感表示菌株对药物显示出耐受性，无法被药物的推荐剂量抑制生长。菌株表现出非敏感可能是由于多种原因，如耐药机制、突变或其他遗传变异等。这种情况下，使用该药物进行临床治疗可能无法有效控制感染，因为菌株无法受到药物的理想抗菌作用。因此，当明确菌株对某种药物非敏感时，通常需要选择其他更适合的抗生素或治疗方案。

表6-12　抗生素MIC解释标准注

抗生素	MIC解释标准（μg/mL）		
	S	I	R
青霉素 （单核细胞增生李斯特氏菌）	≤2	—	—
青霉素 （蜡样芽孢杆菌、金黄色葡萄球菌）	≤0.12	—	≥0.25
苯唑西林	≤2	—	≥4
氨苄西林 （革兰氏染色阴性菌）	≤8	16	≥32
氨苄西林 （单核细胞增生李斯特氏菌）	≤2	—	—
氨苄西林 （蜡样芽孢杆菌）	≤0.25	—	≥0.5

续表

抗生素	S	I	R
氨苄西林/舒巴坦	≤8/4	16/8	≥32/16
头孢唑啉（除副溶血性/创伤弧菌外革兰氏染色阴性菌）	≤2	4	≥8
头孢唑啉（副溶血性/创伤弧菌）	≤1	2	≥4
头孢噻肟	≤1	2	≥4
头孢西丁（革兰氏染色阴性菌）	≤8	16	≥32
头孢西丁（金黄色葡萄球菌）	≤4	—	≥8
头孢他叮	≤4	8	≥16
万古霉素（金黄色葡萄球菌）	≤2	4~8	≥16
万古霉素（蜡样芽孢杆菌）	≤4	—	—
亚胺培南（除蜡样芽孢杆菌外）	≤1	2	≥4
亚胺培南（蜡样芽孢杆菌）	≤4	8	≥16
庆大霉素	≤4	8	≥16
阿奇霉素	≤16	—	≥32
四环素	≤4	8	≥16
环丙沙星（副溶血性弧菌）	≤1	2	≥4
环丙沙星（沙门氏菌）	≤0.06	0.12~0.5	≥1
环丙沙星（除副溶血性/创伤弧菌、沙门氏菌外其他革兰氏染色阴性菌）	0.25	0.5	1
萘啶酸（除沙门氏菌外）	≤16	—	≥32
甲氧苄啶/磺胺甲噁唑（除单核细胞增生李斯特氏菌外）	≤2/38	—	≥4/76
甲氧苄啶/磺胺甲噁唑（单核细胞增生李斯特氏菌）	≤0.5/9.5	—	—
氯霉素（除副溶血性/创伤弧菌外革兰氏染色阴性菌）	≤8	16	≥32
多粘菌素E	—	≤2	4
红霉素（蜡样芽孢杆菌、金黄色葡萄球菌）	≤0.5	1—4	≥8
达托霉素	≤1	—	—
克林霉素	≤0.5	1~2	≥4

注：参考文件 CLSI M100-S29（2019）、CLSI M45-A3（2015）以及 EUCAST。

附一　质控（标准）菌株的传代和保存

不当的保存和频繁的传代会使细菌的抗微生物药物敏感试验的结果发生改变。因此CLSI出版了质控储存培养物保存的指导原则，以确保抗微生物药物敏感试验结果的连贯性。

1.标准菌株：要做好临床微生物学检验质控，必须保存有一批标准菌株，作为对仪器、培养基、染色液、试剂和诊断血清的质控菌株，也可作为从事细菌检验的工作人员熟悉某些菌株的教具。

（1）标准菌株的条件

①形态、生理、生化及血清学特性典型，并相当稳定。

②菌株对所试药物产生恒定的抑菌环和恰当的MIC值。

③对测试项目反应敏感。如测试巧克力琼脂平板的分离能力，应选流感嗜血杆菌或脑膜炎奈瑟菌。

（2）标准菌株的来源

①美国典型菌种保藏中心。

②英国国家典型菌种保藏中心。

③中国国家菌种保藏中心。

④实验室分离菌株：实验室分离菌株必须经过严格鉴定，其形态、生理、生化特征典型，经多次传代，特征恒定，否则不能作为标准菌株。

2.菌种保存的注意事项

菌种在进行保存时所用的培养基应能使菌株在长时间内保持稳定性，在保证菌株长期生存的情况下不出现新陈代谢过于旺盛或生长的情况。因此，在对菌株进行保存时应注意以下事项。

（1）保存菌种时使用的培养基应无可发酵性糖。

（2）不要使用选择性培养基，并避免从药敏试验平板上提取菌株进行保存。

（3）避免让培养的菌干燥，确保试管密封良好，能进行水分的保持。

（4）脑膜炎奈瑟菌和淋病奈瑟菌等对温度变化较为敏感的细菌，在保存时不适宜存放在冰箱中，但可以使用快速冷冻的干燥法对其进行长期保存。

（5）对于用于药物敏感试验的标准菌株，在由保存状态活化后，不能一直进行连续使用并超过7d的时间，应该定期在使用过程中进行传代，但传代的次数最好不要超过6次以上，必要时需要取冻存的标准菌株重新活化，以保证其活性以满足试验的需要。

3.菌种管理

（1）需要按照规定时间对实验室内保存的菌种进行转种，并在每3次转种后进行一次鉴定。同时，要有详细的记录卡，包括菌种名称、传代情况、保存日期、来源和编号等信息。

（2）实验室保存的菌株未经许可不得擅自带出实验室或自行处理。如果确实需要将其带离实验室的，必须经过上级领导的审批和批准，并进行详细的记录。

（3）菌种的保管应由专人负责。在工作调动时，需要及时进行交接工作，确保菌种的安全管理。

第一节　食品安全风险评估概述

一、食品安全风险评估定义

食品安全风险评估，指对食品、食品添加剂中生物性、化学性和物理性危害对人体健康可能造成的不良影响所进行的科学评估，包括危害识别、危害特征描述、暴露评估、风险特征描述等。食品安全问题是全球性公共卫生问题，中国政府历来重视食品安全问题，不断加强食品安全工作，努力提高食品安全保障水平，切实保障人民群众"舌尖上的安全"离不开严谨的食品安全风险评估。

食品安全风险评估结果是制定、修订食品安全标准和对食品安全实施监督管理的科学依据。食品安全风险评估结果得出食品不安全结论的，立即采取相应措施，确保该食品停止生产经营，并告知消费者停止食用；需要制定、修订相关食品安全国家标准。

随着社会的不断进步，中国食品工业发展越来越好，食品供给也越来越复杂这对食品加工以及质量控制带来了一定难度，如果企业对食品的生产、加工以及流通的管理存在漏洞，则很容易造成食品安全隐患，对食用者的身体健康可能会造成威胁。食品中含有的微生物存在一定危害，随着食品加工工艺越来越复杂，这些危害因子数量越来越多，食品加工企业只有加强危害控制以及风险评估，才能降低安全隐患出现的概率。社会中食品安全事件的增多，引起市民的恐慌，也会降低消费者的购买欲，会严重制约食品企业的健康发展，所以企业相关人员一定要加强质量管理，这样才能保证国际贸易的顺利进行。

二、食品安全风险评估的定义和缩略语

食品危害：指食品中所含有的对健康有潜在不良影响的生物、化学、物理因素或食品存在状况。

食品危害识别：根据流行病学、动物试验、体外试验、结构—活性关系等科学数据和文献信息确定人体暴露于某种危害后是否会对健康造成不良影响、造成不良影响的可能性，以及可能处于风险之中的人群和范围。

危害特征描述：对与危害相关的不良健康作用进行定性或定量描述。可以利用动物试验、临床研究以及流行病学研究确定危害与各种不良健康作用之间的剂量—反应关系、作用机制等。如果可能，对于毒性作用有阈值的危害应建立人体安全摄入量水平。

暴露评估：描述危害进入人体的途径，估算不同人群摄入危害的水平。根据危害在膳食中的水平和人群膳食消费量，初步估算危害的膳食总摄入量，同时考虑其他非膳食进入人体的途径，估算人体总摄入量并与安全摄入量进行比较。

风险特征描述：在危害识别、危害特征描述和暴露评估的基础上，综合分析危害对人群健康产生不良作用的风险及其程度，同时应当描述和解释风险评估过程中的不确定性。

表7-1　缩略语与全称对照表

ADI	每日允许摄入量（Acceptable Daily Intake）
ARFD	急性参考剂量（Acute Reference Dose）
BMD	基准剂量（Benchmark Dose）
BMDL	基准剂量下限（Lower Confidence Limit of the Benchmark Dose）
BMR	基准反应（Benchmark Response）
CSAF	化学物特异性调整系数（Chemical-specific Adjusting Factor）
EFSA	欧洲食品安全局（European Food Safety Authority）
EPA	美国环境保护署（US Environmental Protection Agency）
FAO	联合国粮农组织（Food and Agriculture Organizationof the United Nations）
FDA	美国食品药品管理局（US Food and Drug Administration）
GEMS/FOOD	全球环境监测系统/食品污染监测与评估计划（Global Environment Monitoring System-Food Contamination Monitoring and Assessment Programme）
HBGV	健康指导值（Health-based Guidance Value）
JECFA WHO/FAO	食品添加剂联合专家委员会（Joint FAO/WHO Expert Committee on Food Additives）
LOAEL	观察到不良作用的最低剂量（Lowest-Observed-Adverse-Effect Level）
LOC	关注水平（Level of Concern）
LOD	检测限（Limit of Detection）
MOE	暴露边界（Margin of exposure）
MPN	最大可能数（Most Probable Number）
MRA	微生物风险评估（Microbiological Risk Assessment）
NOAEL	未观察到不良作用剂量（No-Observed-Adverse-EffectLevel）
PCB	多氯联苯（Polychlorinated biphenyls）
POD	分离点（Point of Departure）
PTMI	暂定每月可耐受摄入量（Provisional Tolerable Monthly Intake）
PTWI	暂定每周可耐受摄入量（Provisional Tolerable Weekly Intake）
QSAR	定量结构活性关系（Quantitative Structure-activity Relationships）
RASFF	欧盟食品和饲料快速预警系统（Rapid Alert System for Food and Feed）
STEC	产志贺毒素大肠埃希氏菌（Shiga-toxin-producing Escherichia coli）
TDI	每日可耐受摄入量（Tolerable Daily Intake）
TI	耐受摄入量（Tolerable Intake）
TTC	毒理学关注阈值（Threshold of Toxicological Concern）
TTX	河鲀毒素（Tetrodotoxin）
UF	不确定系数（Uncertainty Factor）
WHO	世界卫生组织（World Health Organization）

三、食品安全风险评估的意义

1.确认各种危害风险的大小，预测食品发生问题的种类、可能性以及后果的严重性，制定或调整风险控制措施，并积极的与有关各方进行沟通，从而建立起安全的食品链，保障食品安全。

2.对于确认的各类危害风险提出管理措施，对食品生产、检验和管理等提出建议。

3.为政府有关方面实施食品安全监督管理提供依据。

四、需要进行食品安全风险评估的情形

1.为制定或者修订食品安全国家标准提供科学依据需要进行风险评估的。

2.为确定监督管理的重点领域、重点品种，以及评价监督管理措施的效果需要进行风险评估的。

3.发现新的可能危害食品安全的因素的。

4.需要判断某一因素是否构成食品安全隐患的。

5.有国务院卫生行政部门认为需要进行风险评估的其他情形的。

6.国务院卫生行政部门通过食品安全风险监测或者接到举报发现食品可能存在安全隐患的，应当立即组织进行检验和食品安全风险评估。法律依据：《中华人民共和国食品安全法》第十九条规定：国务院食品药品监督管理、质量监督、农业行政等部门在监督管理工作中发现需要进行食品安全风险评估的，应当向国务院卫生行政部门提出食品安全风险评估的建议，并提供风险来源、相关检验数据和结论等信息、资料。属于本法第十八条规定情形的，国务院卫生行政部门应当及时进行食品安全风险评估，并向国务院有关部门通报评估结果。

第二节　食品安全风险评估数据需求及采集要求

1.本书规定了食品安全风险评估相关数据采集的基本要求，特殊情况宜根据评估目的进行专门规定。本书参考了以下文件：国际化学品安全规划署《食品中化学物的风险评估原则和方法》；美国环境保护署《风险评估数据利用指南（第一部分）》；世界卫生组织/联合国粮食和农业组织《食品中微生物危害的暴露评估：MRA指南系列》。

2.食品安全风险评估数据采集原则：全面性、可及性、适用性。风险评估数据需要满足以下条件：完整性、代表性、准确性和可比性。

3.风险评估所需数据根据评估目的和待评估物质的不同而异，但均应按危害识别、危害特征描述、暴露评估和风险特征描述四个步骤，分别提出每一步的数据需求及质量要求。

4.危害识别和危害特征描述所需数据可通过检索现有资料来获得，包括与本评估相关的所有国际权威机构发布的相关技术报告或通告、国内外重要刊物上发表的学术论文及相关领域的权威论著和书籍等，必要时可引用未公开发表的内部技术资料和数据。

5.危害识别和危害特征描述的关键数据必须来自以全文形式发表的技术报告、通告、书籍或学术论文，在引用可能影响评估结果但有争议的数据时应特别注意。

6.在引用文献时，需在评估报告的适当位置注明引用文献的作者或机构名称、题

目、文献出处等信息，如果文献来自权威机构网站，还需注明网址及网页更新时间等。

7.在化学物评估中，若通过文献检索不能获得待评估物质的毒性数据，可采用毒理学关注阈值等方法进行危害评估。若需要开展毒理学试验，应参照国际公认指南或中国相关部门制定的标准进行。

8.暴露评估所需数据主要包括膳食消费数据和待评估物质在食品中的含量水平数据。

9.膳食消费数据主要包括通过膳食记录膳食回顾、食物频率调查或总膳食研究等手段获得的人群食物消费量数据；若已有数据不能满足需要，可根据不同年龄、性别、民族、职业、地域、季节等消费特点，设专项调查进行膳食消费数据及目标人群个体体重数据的采集。

10.膳食消费专项调查采集的数据应为调查对象所消费食物的可食部分重量，采用统一的计量单位（g或kg）。

11.若膳食消费数据来自已有的膳食调查数据库，应在暴露评估中说明数据来源、采集方法及获得时间，并且在风险特征描述的不确定性分析中说明数据的局限性、可能的饮食习惯变化对评估结果的影响。

12.食品中待评估物质的含量水平数据可来自常规监测、专项调查、总膳食研究、监管部门的抽检数据或科学文献等，也可以利用食品制造商提供的检测数据，但是需要在利益声明中加以说明。

13.对于已有的含量数据，应对数据的质量以及是否满足本次评估的目的进行审核，必要时应向数据提供单位索取与数据有关的信息，如采样过程、样品制备方法、分析方法、检出限和/或定量限以及质量控制体系等。

14.对于需要进行专项调查的数据，应制定统一的采样方案，内容包括代表性食品品种/品牌、样品量、检测方法、检出限（LOD）、定量限（LOQ）和检测结果表述方法等，并与专项调查承担单位提供的采样记录、检测记录、质控记录、检测结果等文件一同备案。

15.采样记录中需要详细记录采样地点、采样时间、样品名称、采样部位、采样方式、样品重量、采样人、运输方式、样品保存时间和保存方式等。

16.检测记录中需要详细记录样品前处理方式、检测方法、检测时间、仪器设备、检测结果、空白对照结果等。

17.对多个来源的数据合并进行分析时，需要比较这些数据在检测方法、LOD和LOQ、食物类别、目标人群等指标上是否具有可比性，并就数据合并对评估结果可能造成的影响等进行描述。

18.微生物暴露评估需要提供食物载体中目标微生物的污染水平和污染率等数据。食品中微生物污染水平可采用CFU/g（mL）或MPN表示。为避免同一评估报告中因CFU/g（mL）或MPN混用对评估结果的影响，数据采集前应对结果表述方式进行明确规定。

19.对食品中微生物含量数据的描述应包括食品名称（俗名或学名）、来源（国家/地区、采样地点等）、采样方法、采集季节、每份食品的大小以及目标微生物的属、种、亚种、株，检验方法、方法的变异性、方法的灵敏度和特异性、检验结果的计量单位等。

20.在进行风险评估前，需要对数据质量进行系统评价，剔除不符合要求的数据；对因数据质量或变异对评估结果可能造成的影响应进行不确定性分析并（尽可能定量地）说明。

第三节　食品安全风险评估技术指南

一、总则

食品安全风险评估技术指南是根据《食品安全法》和《食品安全风险评估管理规定（试行）》制定，参照了国际食品法典委员会等国际组织的风险评估相关程序和规范以及中国食品安全风险评估工作实践。本指南规范了食品安全风险评估实施过程的一般要求，可为中国风险评估机构及资源提供单位开展食品安全风险评估及其相关工作提供参考。

食品安全风险评估（Risk assessment）是评估食品、食品添加剂、食品相关产品中生物性、化学性和物理性因素对人体健康造成不良影响的可能性及其程度的科学过程。当需要在短期内完成时，可进行应急风险评估（Rapid risk assessment）；当需要根据现有信息提出风险评估目标或临时措施建议时，可先行开展风险研判（Risk profiles）。

食品安全风险评估以需求为导向，任务主要来源于食品安全管理部门（风险管理者）委托，也可以由风险评估机构根据食品安全目前形势和未来需要自行确定。

食品安全风险评估应当运用科学方法，以食品安全风险监测信息、科学数据以及其他有关信息为基础进行。遵循科学、透明的工作原则。风险评估者在开展风险评估时应保证独立性，并与管理者以及其他相关方积极交流。

食品安全风险评估原则上包括危害识别（Hazard identification）、危害特征描述（Hazard characterization）、暴露评估（Exposure assessment）和风险特征描述（Risk characterization）4个步骤。每个步骤的具体内容和实施程度取决于风险评估目标和可获得的数据，可根据管理需要或风险评估类型（如应急评估等）确定风险评估工作的国家食品安全风险评估专家委员会技术文件重点内容和步骤。

风险评估方法一般可分为确定性评估和概率性评估。与确定性评估相比，概率性评估程序相对复杂，但评估结果能够为风险管理决策提供更多信息。在开展风险评估前，应根据数据可及性和评估目的，遵循避繁就简的原则选择合适方法。

风险评估结果可以定性或定量表示，前者用高、中、低等描述性词语来表示风险；后者以量化的数值表示风险大小。一项全面的风险评估通常可提供评估目标（如潜在隐患物质、新风险因素等）的健康风险、重点食品类别对膳食暴露的贡献、重点关注人群的风险程度、危害因素的可能来源以及不同情形下的风险水平等结果和信息，提出关于隐患因素安全性、制定修订食品安全标准、重点管控的食物品种或环节等的科学建议（值）。具体结果和信息取决于管理者的委托任务和评估目标。

任何风险评估都伴随着不确定性，主要由数据、模型、情形假设以及现阶段科学认知程度等引起。通常情况下，不确定性及其对风险评估结果的影响应充分描述，风险管理者应用风险评估结果进行决策时应充分考虑。

二、风险研判

风险研判是当出现食品安全问题或现有信息（风险抽检、风险监测或其他科学数据）提示存在风险隐患或潜在健康影响时，管理部门委托风险评估机构或双方共同对出现的食品安全问题或信息进行分析，提出初步结论和建议。

风险研判主要依据现有的信息和数据进行，一般不需进行额外的数据采集活动，所收集信息的程度因具体情况而异（见信息框），但应足以帮助风险管理者决定是否需要采取管理措施或进一步的风险评估。风险研判可根据具体情况灵活应用风险评估程序和步骤。甚至当数据严重不足时，可依赖专家判断进行分析。

表7-2 风险研判相关要素（摘自《FAO/WHO 食品安全风险分析指南》）

序　号	内　　　容
1	食品安全问题或隐患的初步描述
2	所涉及的危害因素及食品
3	危害因素是怎样和在何处进入食物供应链中的
4	哪些食品使消费者受到影响，不同人群的食品消费量
5	食品中危害因素发生的频率、分布情况与水平
6	从可获得的科学文献中识别可能存在的风险
7	风险的属性（人体健康、经济、文化等方面）
8	风险分布情况（由谁导致、谁从中受益、谁承担该风险）
9	风险评估能（否）解决问题的初步分析
10	可能阻碍或限制风险评估的重要数据缺失
11	公众对潜在风险的认识
12	影响风险管理措施实用性与可行性的食品或危害因素的特性
13	与问题相关的当前风险管理行为，包括现有的监管标准
14	有关风险管理（控制）措施的信息
15	在国际协定（例如SPS协定）背景下，该风险管理措施会产生哪些影响

风险研判着重考虑如下问题：食品安全问题的起因、可能的危害因素及所涉及的食品、隐患来源及其可能风险、消费者对风险的认识以及国际上已有的风险控制措施等。

风险研判的主要目的是为确定优先解决的管理问题、进一步的风险评估活动或下一步的数据采集提供基本信息。当风险研判结果显示风险很高，应根据国际现有措施提出临时风险管控措施建议，但通常不能直接作为制定修订食品安全标准的科学依据。当风险研判结果提示风险可能较高但其特性尚不明确时，可依据《食品安全法》中关于开展风险评估的情形以及现有风险管理措施等信息提出进一步风险评估的建议及其评估目标。

三、风险评估

风险管理者可根据相关信息（包括风险研判结果）确定风险评估任务并按程序委

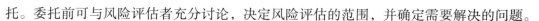

托。委托前可与风险评估者充分讨论，决定风险评估的范围，并确定需要解决的问题。

风险评估机构接到任务后，原则上应按照成立风险评估工作组、制定风险评估实施方案、采集和确定风险评估所需数据、开展数据整合分析和风险评估、起草和审议技术报告等程序逐步实施。

1.组建风险评估工作组：风险评估机构根据评估目标，成立与任务需求相适应且尽可能包括不同学科专家的风险评估工作组，专家专业领域包括但不限于：毒理学、分析化学、流行病与统计学、微生物学、暴露科学、食品科学等。工作组主要负责起草评估方案、收集评估所需数据、开展风险评估、起草评估报告、征集评议意见等工作。

风险评估机构可以根据评估任务需要向国家食品安全风险评估机构提出技术支持需求，必要时成立风险评估指导专家组承担审核评估方案、提供工作建议、作出重要技术决定、讨论评估报告草案等工作。

工作组需要在实施评估任务前与管理部门（任务委托方）积极沟通，共同确定适于本次评估任务的风险评估规则或原则，以保证风险评估过程的透明性和一致性。当出现意见分歧或需要专家判断情形时，工作组成员应充分讨论达成一致意见。

风险评估规则或原则应确定委托方、评估机构以及其他相关方面在本次任务中的职责，并确认本次评估所用的默认假设、专业经验判断、可能影响风险评估结果的政策性因素及其处理方法等。

2.制订风险评估实施方案：风险评估工作组应根据风险评估任务要求制订风险评估实施方案，内容包括风险评估的目的和范围、评估方法、技术路线、数据需求及采集方式、结果产出形式、工作组成员及分工、工作进程、经费匡算等。必要时需要写明所有可能影响评估工作的制约因素（如费用、资源或时间）及其可能后果。

风险评估目的应针对风险管理者的需求，解决任务设定的主要问题，也包括有助于达到风险评估目的的阶段性目标。风险评估范围应明确界定评估对象、食品类别以及所关注的敏感人群。

评估技术路线应合理、可行，制订时需考虑评估目的和有效数据、信息等因素，原则上应明确各评估步骤和各暴露情形中使用的数据、采用的方法、模型以及技术原则等。在风险评估数据需求中，应根据评估目的和所选择的评估方法，尽可能列出完成本次风险评估所需的详细数据及表示方式、来源、采集途径、质量控制措施等，提出缺失数据的解决办法或相关建议。

实施方案应根据评估任务量、项目组成员的专业特长及对项目内容的熟悉程度进行明确分工，制订工作进度计划、具体的阶段性目标及经费需求。当风险评估任务目标或资源发生变化（如获得缺失数据），实施方案可进行必要的调整。调整的内容需经任务委托方认可。

3.采集风险评估数据：风险评估者需要采集的数据种类取决于评估范围、评估目的和评估方法。应在科学合理的前提下，尽可能采集与评估内容相关的所有定量和定性数据。充分且适宜的数据可在一定程度上降低风险评估不确定性。对于严重缺失的关键数据，可建议风险管理者组织相关单位开展专项数据采集工作。

所有数据在正式用于风险评估前，应组织专业人员对数据的适用性和质量进行审核。膳食暴露评估所需的消费量、有害因素污染水平、营养素或添加剂含量数据原则上应在保证科学性的前提下，优先选用国内数据；特殊情况下可选用全球环境监测系统/食品部分（GEMS/FOOD）区域性膳食数据或其他替代数据，但必须提供充足理由。除了膳食暴露评估所需数据之外，还应尽可能采集基于流行病学或临床试验的内暴露或生物监测数据。风险评估所需数据及其要求可参考《食品安全风险评估数据需求及采集要求》。

对可能存在版权或所有权争议的数据，风险评估者应与数据所有方签署使用和保密协议。

4.危害识别和危害特征描述：危害识别和危害特征描述（合称危害评估）是根据现有毒理学等数据描述被评估物质基本特性和毒性、并确定其健康指导值或剂量反应关系等关键的过程。对于大多数有权威数据的危害因素，危害评估可以直接在综合分析世界卫生组织（WHO）、联合国粮农组织（FAO）/WHO食品添加剂联合专家委员会（JEC-FA）、FAO/WHO微生物风险评估联席会议（JEMRA）、美国食品药品管理局（FDA）、美国环境保护署（EPA）、欧洲食品安全局（EFSA）等国际或区域权威机构最新技术报告或述评的基础上进行。

对于缺乏上述权威技术资料的危害因素，可根据在严格试验条件（如良好实验室操作规范等）下所获得的科学数据进行描述。但对于资料严重缺乏的危害因素，可以视需要根据国际组织推荐的指南或中国相应标准开展毒理学评价工作，或利用定量结构活性关系、毒理学关注阈值等计算毒理学工具进行预测性描述。

对于化学危害因素，危害识别应从危害因素的理化特性、吸收、分布、代谢、排泄、毒理学特性等方面进行描述，危害特征描述应从国家食品安全风险评估专家委员会技术文件危害因素与不同健康效应（毒性终点）的关系、作用机制等方面进行定性或定量描述。通过直接采用国内外权威评估报告及数据，可以确定有阈值化学物的膳食健康指导值。当出现不同的健康指导值时，风险评估者应充分分析各个健康指导值的背景文献和推导过程，确定最合适的一个。必要时可组织权威专家进行研究讨论。

对于有阈值但尚未建立健康指导值的化学因素，可利用文献资料或试验获得的未观察到不良作用剂量、观察到不良作用的最低剂量或基准剂量下限等毒理学剂量参数，根据上述风险评估关键点中所确定的不确定系数，推算出膳食健康指导值。具体程序可参考《食品中化学物健康指导值制定技术指南（试行）》。

对于微生物，危害识别需要特别关注微生物在食物链中的生长、繁殖和死亡的动力学过程及其传播/扩散的潜力，危害特征描述需要考虑不同亚型的致病能力，环境变化对微生物感染率和致病力的影响、宿主的易感性、免疫力、既往暴露史等，微生物的剂量反应关系可以直接采用国内外权威评估报告及数据；对于无法获得剂量—反应关系资料的微生物，可根据专家意见确定危害特征描述需要考虑的重要因素（如感染力等）；也可利用风险排序获得微生物或其所致疾病严重程度的特征。

5.膳食暴露评估：膳食暴露评估以食物消费量（和/或频率）与食物中危害因素含量（或污染率）等有效数据为基础，根据所关注的目标人群，选择能满足评估目的的最佳统计值计算膳食暴露量，同时可根据需要对不同暴露情景进行合理的假设。

膳食暴露量原则上应是某个体（或人群）通过所有相关食物摄入目标危害因素的总和，通常以公斤体重单位来表示，基本计算公式为：

膳食暴露量=∑（食物消费量×食物中危害含量）/体重

在化学物的急性（短期）暴露评估中，食物消费量和物质含量（浓度）通常分别选用高端值（如P97.5）或最大值；而在慢性（长期）暴露评估中，食物消费量和物质含量（浓度）可以分别选用平均值、中位数或P95等百分位数的不同组合。营养素的膳食暴露评估应同时关注P25等低端值。

在概率性暴露评估中，需要利用食物消费量或食物中物质含量（浓度）的所有个体数据，通过相关软件的模拟运算，计算人群危害因素膳食暴露水平的分布。

在进行微生物的暴露评估时，还需要考虑从生产到消费过程中微生物的消长变化，可通过构建有效模型预测不同环节、不同环境条件以及不同处理方法对微生物消长以及暴露水平的影响。

6.风险特征描述：风险特征描述应在危害识别、危害特征描述和暴露评估的基础上，对评估结果进行综合分析，描述危害对人群健康产生不良作用的风险及其程度以及评估过程中的不确定性。风险特征描述有定性和（半）定量两种，定性描述通常将风险表示为高、中、低等不同程度；（半）定量描述以数值形式表示风险和不确定性的大小。

化学物的风险特征描述通常是将膳食暴露水平与健康指导值（如ADI、TDI、ARfD等）进行比较，同时考虑被评估物质毒性程度、与其他化学物共同暴露并发生联合毒性的可能性、暴露水平（若超过健康指导值）发生时长及频率等因素，对潜在风险进行综合判断。

对于无法制订健康指导值的化学物（如遗传毒性致癌物），可采用暴露边界方法进行风险描述；对于营养素，需要同时描述其过量和不足的风险；对于微生物，通常是根据膳食暴露水平估计风险发生的人群概率，并根据剂量反应关系估计危害对健康的影响程度。

风险特征描述的对象一般包括个体和人群。对于个体的风险描述，可分别根据高端（或低端）估计和集中趋势估计结果，描述处于高风险的个体以及大部分个体的平均风险。人群的风险特征描述依评估目的和现有数据不同而异，可描述危害对总人群、亚人群（如将人群按地区、性别或年龄别分层）、特殊人群（如高暴露人群和潜在易感人群）或风险管理所针对的特定目标人群可能造成某种健康损害的人数或处于风险的人群比例。

风险评估者应从风险评估数据、评估模型、情形假设以及现有科学认知等方面全面描述评估过程中的不确定性及其对评估结果的影响，必要时可提出降低不确定性的技术措施。

四、应急风险评估

应急风险评估通常在紧急情况下进行，需要在既定时间内及时完成，执行风险评估程序和选择风险评估方法前需综合考虑其时限性以及监管需求、数据可及性、风险特点等因素。

受时间所限，应急风险评估并不一定需要按照上述风险评估程序和步骤开展，多数情况下会同时或交叉实施四个步骤，每个步骤所用的时间和数据资源视具体情况而定。

受资料所限，应急风险评估通常会进行情形假设或使用替代数据以弥补数据不足，评估结果往往具有较大的不确定性，应用时需综合考虑不确定性可能带来的影响。

为尽可能降低因数据不足带来的不确定性，风险管理者在委托应急任务时，应在数据协调方面提供必要的行政资源保障。风险评估者可根据现有资料开展应急评估，当获取其他资料时，应及时更新应急风险评估结果。

建议参照《食品安全应急风险评估指南》及其决策树开展应急风险评估。

五、结果报告与过程记录

风险研判和风险评估结果通常以技术报告或科学意见等形式呈现，原则上包括封面、目录、工作说明（如任务来源、数据来源和保密要求等）、摘要、正文（前言、危害识别、危害特征描述、暴露评估、风险特征描述、结论与建议）、附录等。

技术报告或科学意见草案由风险评估机构或其组建的风险评估工作组负责起草，通常按照评估内容指定各部分起草人和整个报告统稿人。风险评估机构或工作组中不同专业的风险评估者应对技术报告或科学意见草案进行充分讨论，以保证其科学性，并与任务委托方及时交流，以满足管理需要。

技术报告或科学意见草案在报送前原则上应以合适方式进行同行评议或公开征求专家意见，但需征得委托方同意。起草者根据专家意见完善技术报告或科学意见，经风险管理者或任务委托方认可后报送。风险研判和应急风险评估可视情况简化相关内容和评议程序。

技术报告或科学意见应在结论与建议部分针对委托方的评估目标，明确回答相关问题，包括但不限于：食品、食品添加剂、食品相关产品或其他新的因素是否存在安全隐患；是否需要制定修订食品安全国家标准以及健康风险可接受的限量建议；需要重点监督管理的领域或品种等。

为了给其他相关工作提供借鉴和参考，以及利于后期追溯，应详尽记录风险评估过程中的制约因素、不确定性和假设及其处理方法、评估中的不同意见和观点、直接影响风险评估结果的重大决策等内容，必要时可商请参与专家签名。

为了保证风险评估的公开、透明，整个风险评估过程的各环节需要以文字、图片或音像等形式进行完整且系统的记录。各种记录与其他材料（包括正式报告）妥善存档，未经允许不得泄露相关内容。

第四节　食品安全风险评估报告撰写指南

一、总则

（一）为规范、统一国家食品安全风险评估报告（以下简称"报告"）的术语和格式，提高报告质量，特制订本指南。

（二）本指南适用于国家食品安全风险评估专家委员会出具的按计划执行的食品安全风险评估报告，应急评估报告可参考本指南酌情删减。

（三）报告撰写的一般原则

1.报告撰写应遵循本指南所规定的格式。

2.报告应基于国际公认的风险评估原则即危害识别、危害特征描述、暴露评估、风险特征描述四步骤撰写。

3.报告不以"我"或"我们"等第一人称表述，而应使用"国家食品安全风险评估专家委员会"。

4.报告的措辞力求简明、易懂、规范，专业术语必须与国际组织和其他国家使用的风险评估术语及相关法律用语一致。

5.报告应尽可能使用科学的定量词汇描述，避免使用产生歧义的表述。

6.报告应客观地阐述评估结果，科学地做出结论，必要时可引用其他国家及国际组织已有的评估结论。

二、报告体例

（一）一个完整的报告应该由封面、项目工作组成员名单、致谢、说明、目录、报告主体和相关附件等7部分内容组成，并按此顺序排列。

1.报告封面：封面应含有报告题目、报告序列号、起草单位和时间等信息。

2.项目组成员名单：该部分应包含风险评估项目专家组成员和工作组成员等对评估有贡献的所有人员信息。

3.致谢：致谢的对象应包括：在经费及数据协调、数据采集以及其他方面提供了支持和帮助的相关单位和专家。

4.报告说明需包含以下内容

（1）任务来源和评估目的。

（2）评估所需数据的来源及数据的机密性、完整性和可利用性等阐述。

（3）报告起草人、评议人及待评估因素的各利益相关者间的利益声称。

（4）报告可公开范围。

（5）报告生效许可声明，如：本报告经专家委员会主任委员签字认可后生效。

（二）报告主体结构应包括以下内容

1.标题

（1）报告标题应简明扼要，高度概括报告内容，并含有被评估因素及其载体信息和"风险评估"关键词。

（2）报告标题应用中英文双语书写。

2.摘要

（1）摘要应简明扼要地概括评估目的、被评估物质污染食品的途径、对健康的危害、推荐的健康指导值（若有）、评估所用数据来源、暴露评估方法、评估结果、评估结论和建议等。

（2）一般不对报告内容作诠释和评论。

3.缩略语：为了减少后续报告撰写中使用冗长术语，也使受众群体更好地理解报告，报告中所涉及的所有缩略语需集中列出中英文全称对照。本指南中总结了食品安全风险评估报告中常用的缩略语，具体内容见附录。

4.前言部分主要对与评估工作相关的问题进行阐述，具体内容如下。

（1）开展评估的原因和目的。

（2）与待评估因素及其载体相关的管理和风险评估方面的现状和进展。

5.一般背景资料

（1）待评估因素的理化/生物学特性：对可能引起风险的危害因素（化学污染物、食品添加剂、营养素、食品接触材料及制品的迁移物、微生物、寄生虫等）的理化和/或生物学特征进行描述。

（2）危害因素来源：食品中危害因素的天然和人工来源、在食物链各环节（从农田到餐桌）中的定性或定量分布、食品加工对危害因素转归的影响等描述。

（3）各国及国际组织的相关法律、法规和标准：对世界范围内针对待评估因素已有的相关法律、法规、标准等进行介绍，如：该物质是否允许在食物链的某一环节使用、规定的使用范围、使用量及相关监管措施（如限量标准）等。

（4）其他：有助于受众群体理解的与评估内容相关的其他资料。

6.危害识别

应详细描述使用的所有方法及原则，包括且不限于：文献检索策略及评价方法、数据可靠性、数据相关性和数据一致性评价等。

文献检索策略及评价方法的内容主要包括：用于文献检索的数据库、检索字符串、用于文献筛选的纳入和排除标准以及文献检索、筛选结果的简要呈现。

（1）化学物质

对化学性物质危害识别的描述应简明扼要，允许引用其他文件中的相关信息。通过对已发表的国际组织技术报告、科技文献、论文和评估报告资料的整理，获得与待评估物质相关的 NOEL、NOAEL、LO（A）EL 等参数，以定量描述危害因素对动物的毒性和人群健康的危害，具体为：

①吸收、分布、代谢和排泄：简要描述待评估物质在体内的吸收、分布、代谢和排泄过程。

②动物毒性效应：通过待评估物质对动物毒性资料（如急性毒性、亚急性毒性、亚慢性毒性、慢性毒性、生殖发育毒性、神经毒性和致畸、致突变、致癌作用等）的分析，确定危害因素的动物毒性效应。

③对人类健康的影响：危害因素与人类原发或继发疾病的关系；危害因素可能会对人类健康造成的损害；造成健康损害的可能性和机理。

④生物监测：针对有生物蓄积性的物质，阐述用合适的生物标记物及基质以评估该物质的体内浓度。分析生物标记物随时间变化的趋势；分析可能影响待评估物质体内浓度的因素；介绍该物质的异构体的生物监测分布情况。

（2）微生物

微生物风险评估中的危害识别部分主要确定特定食品中污染的致病微生物［微生物—食品（农产品）］。即通过对已有流行病学、临床和实验室监测数据的审核、总结，确定致病微生物及其适宜的生长环境；微生物对人类健康的不良影响及作用机制、所致疾病特点及发病率、现患率等；受微生物污染的主要食品及在世界各国所致食物中毒的发生情况等。具体为：

①特征描述：微生物的基本特征、来源、适宜的生长条件、影响其生长繁殖的环境

因素等。

②健康危害描述：该致病微生物对健康不良影响的简短描述，确认涉及的敏感个体和亚健康人群，特别要注重对健康不良作用的详细阐述，以助消费者更好理解对健康影响结果的严重性和意义。

③传播模式：病原体感染宿主模式的简单描述。

④流行病学资料：对文献记载所致疾病暴发情况的全面综述。

⑤食品中污染水平：简单描述被污染的食品类别和污染水平。

7.危害特征描述

评估报告应详细描述使用的所有方法及原则，包括且不限于健康指导值的制订等。

（1）化学污染物

对已有健康指导值的化学污染物，则综述相关国际组织及各国风险评估机构的结果，选用或推导出适合本次评估用的健康指导值；如果自行制定健康指导值，则应对制订方法、过程及依据进行详细阐述，包括临界效应的选择和剂量—反应关系的分析。

（2）微生物

微生物风险评估的危害特征描述应包括以下内容：

①对健康造成不良影响的评价：a.发病特征：所致疾病的临床类别、潜伏期、严重程度（发病率和后遗症）等；b.病原体信息：微生物致病机理（感染性、产毒性）、毒力因子、耐药性及其他传播方式等阐述；c.宿主：对敏感人群特别是处于高风险亚人群的特征描述。

②食品基质：影响微生物生长繁殖的食品基质特性（如温度、pH值、水活度、氧化还原点位等）以及对食品中含有促进微生物生长繁殖特殊营养素等的描述；同时对食品生产、加工、储存或处理措施对微生物影响的描述。

③剂量—反应关系：机体摄入微生物的数量与导致健康不良影响（反应）的严重性和/或频率，以及影响剂量—反应关系因素的描述。

一般情况下，对每一个微生物—食品（农产品）组合，风险评估中危害识别和危害特征描述常同时叙述，但危害识别更注重于对病原体本身的阐述，而危害特征描述则侧重于对食品（农产品）特性和致病微生物数量对消费者影响的阐述。

8.暴露评估

（1）数据和方法：数据来源：含量数据和消费量数据；待评估因素的检测方法和质量控制；数据处理和分析方法（地域分层方法、人群分组方法、食物分类方法等）；暴露评估计算方法描述（如确定性评估、概率评估）。

（2）数据分析及暴露评估的结果

①化学物质：待评估物质在食品中的浓度及污染率分析；食物消费量数据分析；食物的加工、处理条件对待评估物质浓度的影响；暴露评估结果：应包含膳食暴露水平〔（单位：mg/（kg·d）或μg/（kg·d）〕和各类食物贡献率（用%表示）两部分，在报告中用文字和图表相结合的方式表述。

②微生物：致病微生物在食品中污染水平的分析；食物消费量、居民烹调习惯的数据分析；暴露评估结果包括定性评估和定量评估。

定性评估一般适应于数据不充分的情况，对食物中致病微生物水平、食物消费量、繁殖程度等参数可使用阴性、低、中、高等词汇描述；定量评估则通过选择微生物—食品（农产品）组合、食物消费量和消费频率资料、确定暴露人群和高危人群、流行数据、选择定量模型、食品加工储存条件对微生物生长存活的影响以及交叉污染可能性的预测等分析，估计食物中致病微生物污染水平、人群暴露量（关注人群中的个体年消费受污染食物的餐次）及对健康的影响。

9.风险特征描述

以总结的形式对危害因素的风险特征进行描述，即将计算或估计的人群暴露水平与健康指导值进行比较，描述一般人群、特殊人群（高暴露和易感人群）或不同地区人群的健康风险。如果有可能，应描述危害因素对健康损害发生的概率及程度。

如果评估对象为微生物时，需要计算在不同时间、空间和人群中因该微生物导致人群发病的概率，以及不同的干预措施对降低或增加发病概率的影响等。

10.不确定性分析

任何材料和数据方面的不确定性（如：知识的不足、样品量的限制、有争议的问题等）都要在该节进行充分的讨论，并将各种不确定性对结果可靠性的影响程度进行详细说明。

11.其他相关内容

根据需要，对易于理解本报告内容和易误导受众群体等问题进行详细说明。

12.结论

根据评估结果，以准确、概括性措辞将评估结论言简意赅地表述出来。

13.建议采取行动/措施

（1）根据评估结果和结论，从不同的角度对风险管理者、食品生产者和消费者分别提出降低风险的建议和措施。

（2）若因资料和数据有限未能获得满意的评估结果，应提出进一步评估的建议和需进一步补充的数据。

14.参考资料

若评估报告中引用了文献和文件，在评估报告的最后要提供引用文献和文件的出处。

三、其他规范

（一）人群分组

中国风险评估常用人群分组方法为：0~6月、7~12月、13~36月、4~6岁、7~12岁、13~17岁女、13~17岁男、18~59岁女、18~59岁男、60岁及以上女、60岁及以上男。但是在开展风险评估项目时，可根据具体情况对人群分组进行调整。比如，当暴露评估结果基本一致时，可考虑合并分组。

（二）食物分类

食物分类方法可根据待评估因素的性质来确定。现有可参考的分类方法有：《食品安全国家标准 食品添加剂使用标准》（GB 2760—2014）、《食品生产许可分类目录》、评估中心全国食物消费量调查和全国食品污染物监测系统的食品分类方法。

第五节 微生物食品安全风险评估

一、微生物食品安全风险评估

微生物危害与化学性危害的重要差别需要考虑：在环境和宿主体内的增长和死亡、宿主的免疫力和易感性、观察结局具体多样性、不同微生物株之间的遗传学差异、可能存在的二次传播、一次暴露后存在多种健康结局、对于不同干预措施的反应差异大、微生物检测方法的敏感性普遍较低、菌群生态系统的动态变化、暴露途径更加多样化。

食品微生物风险评估的目的为制定或者修订食品安全标准提供科学依据；确定监督管理的重点领域、重点品种；发现新的可能危害食品安全的因素；判断某一因素是否构成食品安全隐患；风险管理者认为需要进行风险评估的其他情形。

食品微生物风险评估所需的主要资料：

1.基本信息，包括属种分型、病原学特征、限量标准等。

2.健康影响，包括疾病负担、健康损害、易感人群等。

3.食品污染状况，食品中污染率与污染浓度等。

4.食品及环境因素，食品中防腐剂、水活度、pH值、盐分食品烹调处理的信息等。

5.食品消费数据，消费量及频次、消费模式和消费习惯等。

食品微生物风险评估资料来源：国际权威评估机构已发表的相关评估报告；官方公布资料及相关政府报告；国家疾病监测数据及动物、食品、环境等监测调查数据；经同行评议的科学文献、权威书籍章节；企业相关数据以及未公开发表的科学研究数据等。

二、食品微生物风险评估的框架

1.危害识别：定性描述微生物与其效应之间关系的过程，主要确定存在于目标食品中可能对健康产生不良影响的微生物，包括基本信息，微生物基本信息、适宜的生长条件等；健康损害，疾病特点、发病率及现患率等；传播方式，微生物传播方式和感染宿主途径等；流行病学资料，疾病暴发情况等；食品中污染水平，污染食品类别和污染水平。

2.危害特征描述：定性和定量地描述由于摄入食品中微生物对健康产生不利影响的严重性、持续时间、影响因素及其剂量—反应关系的过程，包括微生物因素，传染性、侵袭性、致病性及致病机制等；宿主因素，易感性个体/人群及因素，如性别、年龄免疫状况、既往感染史等；环境因素。剂量—反应关系模型的内容包括人群研究流行病学调查、疾病监测测和统计数据、志愿者试食研究；动物试验研究；体外试验研究；专家评议等。

3.暴露评估：定性或/和定量估计通过食品摄入微生物的可能性及程度的过程。

4.风险特征描述：根据危害识别、危害特征描述以及暴露评估的结果，对目标群体构成已知的或潜在不良影响的发生概率及严重程度，包括伴随的不确定因素。

5.进行定量或/和定性估计的过程：包括风险估计结果及其假设外推、对评估结果的确认和验证、敏感性和不确定性分析、对风险管理者提出问题的回复、重要发现、主要结论、评估的局限性及进一步研究的需求。

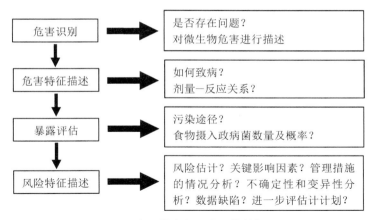

图7-1 食品微生物风险评估的框架图

三、食品微生物风险评估风险分级

1.风险分级定义：由于饮食习惯复杂、食品种类繁多，如果什么都做意味着什么都做不好，因此需要突出重点进行风险分级，又称危害分级、风险归因或比较性风险评估。风险分级用于发现特定条件下最重要的公共卫生风险也已经用于工程学、保险、交通和环境科学，风险优先度是在风险分级基础上，不仅考虑公共卫生风险，还要考虑其他标准，对不同的情景（特定食物、危害物和控制措施的联合效应）进行比较；其他标准包括干预或控制措施成本、采取控制措施的可能性、一些措施的实践性、控制措施的效果、公共关注水平、结果不确定性程度和政策意见等。

2.风险分级工具：欧洲食品安全局（EFSA）的生物危害（BIOHAZ）小组推荐的风险分级工具有：①Risk Ranger（澳大利亚食品安全中心）：由EmZoo创建的分级工具。②新鲜农产品风险分级工具（RR.US FDA）：iRisk（同时适用于微生物和化学危害物）食源性疾病风险分级模型（FIRRM）、渥太华农业和食品部的食品安全通用数据库sQM-RA工具等。

常用的分级模型有定性模型、半定量模型和定量模型。开展定量评估，应当合理选择致病菌—食物的组合；评估目的要明确；遵循风险评估四个步骤；资料搜集要全面准确。重视定量数据的搜集，重视不确定性分析。

第六节　微生物食品安全风险评估案例分析

一、熟肉制品中单核细胞增生李斯特菌初步定量风险评估

单核细胞增生李斯特菌（*Listeria monocytogenes*，简称单增李斯特菌）是一种重要的食源性致病菌，可引起人类李斯特菌病的发生。李斯特菌病是许多发达国家重点控制的食源性疾病。世界卫生组织认为，99%以上的人类李斯特菌病例由食源性单增李斯特菌引起。李斯特菌病有其独特的易感人群，主要是幼儿、老年人、孕妇和免疫功能低下人群，感染后可导致孕妇发生流产、死胎，新生儿死亡，免疫能力低下的人出现脑膜炎和败血症等。在美国，感染单增李斯特菌的病人死亡率高达20%~30%。根据中国文献报

道对李斯特菌病进行综述分析，新生儿患李斯特菌病的死亡率接近50%。单增李斯特菌污染导致的食品安全事件层出不穷，但因其潜伏期长的特点，疾病病因的追溯困难。中国于2013年开始食源性李斯特菌病专项监测工作，但缺乏发病与单增李斯特菌污染特定食品的确切证据。国内外多项研究显示冷藏保存期较长的即食熟肉制品是导致人类发生李斯特菌病的重要归因食品。中国国家食品污染物及有害因素监测网在2010—2013年间，收集了近10万条食品中单增李斯特菌污染水平相关数据，经过分析各类食品中单增李斯特菌对中国人群的暴露情况的初步风险分级和比较，发现熟肉制品是可能导致中国居民发生李斯特菌病的主要食品类别。为估计中国居民由熟肉制品导致李斯特菌病的发病风险，为中国居民防控即食食品中单增李斯特菌感染提供建议，以及为管理措施提供科学依据，国家食品安全风险评估专家委员会将熟肉制品中单增李斯特菌定量风险评估列为优先评估项目。

1.熟肉制品中单增李斯特菌的污染水平

本项目中所涉及的熟肉制品，是指以猪、牛、羊、鸡、兔、狗等畜、禽肉为主要原料，经酱、卤、熏、烤、腌、蒸、煮等任何一种或多种加工方法烹制成熟、腌渍入味制成的直接可食的肉类加工制品，如：酱卤牛（羊）肉、烧鸡、烤鸭、盐焗鸡、叉烧等。

熟肉制品中单增李斯特菌的污染水平数据来自国家食品污染物及有害因素监测网的监测数据以及SCI外文文献发表的中国食品中单增李斯特菌的污染水平数据。熟肉制品的种类包括发酵类、火腿类、酱卤类、肉脯类、肉松类、肉干类、香肠类、熏烧烤类、腌腊和风干类、油炸类、蒸炒类及其他类等，包装类型分为散装和预包装。预包装的熟肉制品检出率低于同类别散装熟肉制品。不同类别的熟肉制品中单增李斯特菌的样本量与检出率存在较大的差异。其中酱卤类熟肉监测样本量最大，阳性检出率较高。由于监测网中不同省份的检测能力存在差异，对于监测网中的数据根据省份地域分布的代表性、采集样品的数量以及不同年度数据的连续性等条件，选取河北、陕西、江苏、吉林、四川、河南6省的监测数据进行污染水平估计。结果表明6省监测的熟肉制品中平均单增李斯特菌污染的阳性率为3.37%（各省熟肉制品检出单增李斯特菌的阳性率在0.85%~6.54%之间），文献报道的中国熟肉制品中单增李斯特菌的阳性率为2.78%~7.39%。监测网中报告的污染率低于文献报道数据。

2.中国居民熟肉制品中单增李斯特菌的暴露评估

（1）熟肉制品的消费量和消费频次

熟肉制品消费量、消费频次以及即食食品家庭储存相关参数等，主要来自中国居民营养与健康状况监测中的即食食品消费情况调查。该调查涉及了熟猪肉、牛肉、羊肉、动物内脏等各类熟肉制品的消费量与消费频次。将各类调查熟肉制品的年消费频次合并，得到中国熟肉消费人群每人每年熟肉制品消费频次，其中4岁及以下居民平均年消费频次为64次，5~64岁年龄组居民年平均消费频次73次，65岁及以上居民年消费频次50次。中国各年龄组人群对各类熟肉制品每餐消费量存在差异，4岁及以下居民各类熟肉制品每餐的平均消费量在40~52g之间，5~64岁年龄组居民各类熟肉制品每餐的平均消费量在82~107g之间，65岁及以上居民各类熟肉制品每餐的平均消费量在72~95g

之间。

（2）零售阶段熟肉制品中单增李斯特菌暴露的模型建立

通过了解中国居民从零售到餐桌环节熟肉制品的储存、消费习惯，建立了暴露模型，主要用于描述中国居民家庭购买的熟肉制品中单增李斯特菌从零售到餐桌过程浓度的变化，结合消费量数据计算出中国居民每餐摄入单增李斯特菌的数量，并根据2004年联合国粮农组织/世界卫生组织即食食品中单增李斯特菌风险评估所使用的剂量—反应关系模型，估计中国居民李斯特菌病易感人群（主要为4岁及以下儿童、65岁及以上老年人、孕妇及免疫功能低下人群）及一般人群（除易感人群之外的人群）通过熟肉制品导致每餐和每年李斯特菌病的发病风险。模型计算采用 Monte Carlo 分析，在 Risk 软件5.5中迭代10 000次，拟合200次。抽样方法选择 Latin Hypercube，所生成的分布以平均值、中位数及第5和第95百分位数等方式表示。零售阶段被污染的熟肉制品经过一定温度和时间条件下的运输、家庭储存以及烹调后，所含单增李斯特菌的数量会有变化，经模型计算后可以得到食用前熟肉制品中单增李斯特菌的浓度分布，其均值为-2.36 log MPN/g（95% CI，-7.7~2.6）。

3.中国居民通过食用熟肉制品发生李斯特菌病的风险特征描述

（1）风险估计

经模型估计，李斯特菌病易感人群组：幼儿、孕妇和免疫功能低下人群因食用熟肉制品导致李斯特菌病发生的每餐发病风险均值为$8.4×10^{-6}$~$9.9×10^{-6}$，即每百万餐约有8~10个病例发生。对于风险较低的5~64岁健康人群组，平均风险在$9.5×10^{-7}$~$1.2×10^{-6}$之间，即每百万餐可能有1个病例发生，且每消费10 000次餐有接近一半餐次的风险为0。

综合各年龄人群组的发病风险及各年龄人群组的消费频次，推算中国居民通过熟肉制品导致李斯特菌病的年发病率约在十万分之六（$5.3×10^{-5}$~$6.2×10^{-5}$）。同时，根据变异性分析结果可见，年发病人数呈极偏态分布，年发病人数的第50百分位数<0.1人，年发病人数的第95百分位数在20~58人之间，风险很低。

3.2 风险因素分析

零售阶段熟肉制品中单增李斯特菌的污染水平是影响中国居民由熟肉制品导致李斯特菌病每餐发病风险的重要因素，若污染水平为100MPN/g，则每年发病风险的中位数比污染水平为1000MPN/g低近10倍。

因此，控制食品中单增李斯特菌的生长是降低食源性李斯特菌病发生的有效手段。从敏感性分析结果看，影响食品中单增李斯特菌生长以及最终发病风险的主要因素包括食用前是否加热（相关系数-0.58）、室温储存时间（相关系数0.19）、运输过程的温度（相关系数0.18）、运输到家的时间（相关系数0.15）、家庭储存方式/是否冷藏（相关系数0.08）等因素。根据即食食品消费者调查，大约有23%的被调查者在食用熟肉制品前有不同程度的加热习惯，若所有居民在食用熟肉制品前均不加热，对于孕妇及免疫功能低下人群等李斯特菌病易感人群每餐发病风险将升高1.5倍。若食用熟肉制品前经过加热，使食品表面温度达到近60℃，便能将基线风险均值从$2.9×10^{-5}$降低到$4.6×10^{-8}$，平均风险降低约1000倍。

4.结论与建议

（1）主要结论

①对国家污染物监测网中已有单增李斯特菌污染数据的即食食品进行分析后，初步估计熟肉制品可能是中国居民食源性李斯特菌病风险较高的食品类别，应作为重点食品进行监管。65岁及以上老年人、孕妇和免疫功能低下人群等李斯特菌病易感人群应减少熟肉制品的食用量和食用频次。

②食用前是否加热是有效控制熟肉制品中单增李斯特菌致病风险的最重要影响因素，使食品表面温度达到60℃，便可有效降低熟肉制品导致李斯特菌病的发病风险。

（2）建议

①敦促尽快发布食源性李斯特菌病国家诊断标准，加强各省市疾病预防控制中心关于食源性李斯特菌病例监测的培训，同时加强李斯特菌病发病的监测。

②重视食品中单增李斯特菌定量检测方法的研究，使用标准化的定量检测方法开展食品中单增李斯特菌污染水平定量监测。

③李斯特菌病易感人群（65岁及以上老年人、孕妇和免疫功能低下人群）应控制熟肉制品的食用量和食用频次，并且加热后食用即食熟肉制品。

④加强食源性李斯特菌病例溯源调查，收集李斯特菌病例以及食品中单增李斯特菌的污染数据，为再评估积累数据。

⑤李斯特菌病易感人群（65岁及以上老年人、孕妇和免疫功能低下人群）应控制熟肉制品的食用量和食用频次，并且加热后食用即食熟肉制品。

⑥加强食源性李斯特菌病例溯源调查，收集李斯特菌病例以及食品中单增李斯特菌的污染数据，为再评估积累数据。

二、贝类海产品中副溶血性弧菌污染对中国沿海地区居民健康影响的全过程初步定量风险评估

副溶血性弧菌（*Vibrio prahaemolyticus*）是一种主要引起急性胃肠炎的革兰氏阴性嗜盐菌，广泛存在于近海岸的海水、海底沉积物和海产品中。副溶血性弧菌引起的食源性疾病是中国常见的食源性疾病之一，其导致的暴发病例数占所有报告的食源性疾病暴发病例数的7.0%~31.1%。副溶血性弧菌在软体动物和水生贝壳类动物体内富集，其中牡蛎和毛蚶等贝类海产品由于经常被生食或烹调不完全，是国内外已知的人群副溶血性弧菌食源性疾病的高危食品之一。国际食品法典委员会和各国均加强了对即食水产品中副溶血性弧菌污染的监管，美国、加拿大、日本、澳大利亚和新西兰等均已开展牡蛎中副溶血性弧菌污染的全过程定量风险评估。目前中国已经开展的牡蛎中副溶血性弧菌定量风险评估主要是从零售到餐桌，但是评估所需的贝类海产品中副溶血性弧菌的污染数据对中国沿海地区的代表性不足，食物消费量数据不能反映近年来中国居民对贝类海产品消费情况的新变化。

鉴于此，国家食品安全风险评估专家委员会开展中国贝类海产品中副溶血性弧菌污染的全过程初步定量风险评估工作，全面评估中国沿海省份居民通过牡蛎和毛蚶等贝类海产品发生副溶血性弧菌食源性疾病的健康风险，探索生产加工环节控制副溶血性弧菌的关键控制点，为限量标准的再评价提出科学建议。

1.中国贝类海产品中副溶血性弧菌污染水平

中国贝类海产品中副溶血性弧菌污染水平数据来自国家食品安全风险评估中心课题研究和专项监测结果，监测样本共计1372份。结果显示，中国常见贝类海产品中副溶血性弧菌的污染率为48.0%（95% CI，45.4%~50.7%），其中污染密度大于1000MPN/g的样品占总被污染样品的57.2%（95% CI，53.4%~61.0%），致病性副溶血性弧菌阳性占总污染样品的52.0%（95% CI，48.2%~55.9%）。监测发现不同海域、不同季节、捕捞和零售以及牡蛎和毛蚶之间总的副溶血性弧菌和致病性副溶血性弧菌的污染率和污染密度均存在显著性差别（$P<0.001$）。

2.贝类海产品中副溶血性弧菌污染对人群健康的暴露评估

（1）中国沿海地区居民贝类海产品消费量和消费行为习惯数据

本次评估选择沿海地区居民作为目标人群，并且将其划分为渤海地区、黄海地区、东海地区和南海地区，与贝类中副溶血性弧菌污染专项监测的省份对应。

调查结果提示渤海、黄海、东海和南海地区分别有4.1‰（44/10 688）、0.7‰（5/7218）、5.9‰（51/8602）和1.7‰（13/7694）的调查对象报告在过去的一年中有生食海产贝类和牡蛎的行为。89.1%（57/64）被调查对象采用常温的方式将海产贝类和牡蛎从零售运送到家庭，运输时间在0.1~6h之间，平均时间为1.07h；渤海、黄海、东海和南海地区常温保存的频率分别是58.1%（18/31，2人的时间数据缺失）、0.0%、38.1%（8/19，4人的时间数据缺失）和25.0%（1/4），平均频率为50.8%（30/59）。

（2）中国沿海地区居民贝类海产品副溶血性弧菌暴露的模型建立

中国居民贝类—副溶血性弧菌组合的暴露评估模型如下：中国居民通过零售阶段贝类海产品（牡蛎和毛蚶）暴露于副溶血性弧菌，贝类中副溶血性弧菌经过从零售到家庭和家庭内储存过程而增长，最后居民通过生食贝类暴露于致病性副溶血性弧菌而致病，本次暴露评估没有考虑交叉污染对人群罹患副溶血性弧菌食源性疾病风险的影响。

暴露评估结果提示，一般人群、贝类海产品消费人群和生食贝类海产品人群每餐通过生食贝类海产品而暴露于总的副溶血性弧菌数量（log MPN/餐）的平均值分别在4.33~6.32、5.18~6.39和7.92~8.04之间，致病性副溶血性弧菌数量（log MPN/餐）的平均值分别在3.70~6.09、4.17~6.06和7.53~7.68之间。不同海域地区一般人群、贝类海产品消费人群和生食贝类海产品人群每餐通过生食贝类海产品暴露于总的和致病性副溶血性弧菌量的对数平均值均存在显著性差异（$P<0.05$），其中渤海地区均为最高，而南海地区最低。

3.中国居民通过生食贝类海产品发生副溶血性弧菌食源性疾病的风险特征描述

经模型估计，中国沿海地区一般人群、贝类海产品消费人群和生食贝类海产品人群每餐因生食贝类海产品发生副溶血性弧菌食源性疾病的平均风险为$4.9×10^{-5}$（$0.6×10^{-5}$~$11.6×10^{-5}$）、$5.5×10^{-5}$（$1.0×10^{-5}$~$12.2×10^{-5}$）和$573.5×10^{-5}$（$517.8×10^{-5}$~$636.2×10^{-5}$），根据风险矩阵结果，风险等级分别为低风险、低风险和中风险。

不同海域的3类人群每餐通过生食贝类发生副溶血性弧菌食物中毒的平均风险存在显著性差异（$P<0.001$），其中渤海地区的平均风险最高，其一般人群、贝类海产品消费人群和生食贝类海产品人群的平均风险分别是$7.6×10^{-5}$（$2.4×10^{-5}$~$15.2×10^{-5}$）、$12.5×10^{-5}$

（4.7×10⁻⁵~23.2×10⁻⁵）和218.0×10⁻⁵（180.8×10⁻⁵~251.2×10⁵），风险等级分别为低风险、中风险和中风险，而南海地区的平均风险均最低，分别为1.8×10⁻⁹（0.3×10⁻⁹~6.1×10⁻⁹）、2.4×10⁻⁹（0.6×10⁻⁹~6.9×10⁻⁹）和4.0×10⁻⁷（3.5×10⁻⁷~4.4×10⁻⁷），风险等级均为极低风险。

综合全国沿海地区和不同海域一般人群每餐通过生食贝类发生副溶血性弧菌食物中毒的平均风险，估计中国沿海省份每年由于生食贝类平均会发生133 783.5（16 381.7~316 711.9）例副溶血性弧菌的食源性疾病。

4.结论和建议

（1）主要结论

①中国沿海地区48.0%的贝类海产品中存在副溶血性弧菌的污染，其中超过50%的被污染贝类海产品的污染水平大于1000MPN/g，52%的被污染贝类海产品中致病性副溶血性弧菌污染阳性。

②本次评估发现，70%~90%的副溶血性弧菌的增长发生在家庭内储存阶段；预计一般人群、贝类海产品消费人群和生食贝类海产品人群生食贝类海产品，每10万餐平均会有4.9次、5.5次和573.5次发生副溶血性弧菌食源性疾病，风险等级分别为低风险、低风险和中风险。

（2）建议

①风险管理：制订中国降低副溶血性弧菌食源性疾病的食品安全目标，鼓励养殖企业和零售商采取冷链运输等多种措施降低贝类海产品中副溶血性弧菌污染水平，研制适用于中国的贝类海产品风险控制指南。

②宣传教育：教育消费者科学食用贝类海产品，提倡贝类食品充分烹调后食用；提高厨房内卫生操作意识，确保厨具（砧板、刀具）使用过程中生熟分开，刀砧容器分类存放；厨具要尽量用具有杀菌效果的洗涤剂进行清洗，处理新鲜贝类海产品及其制品后要正确洗手等。

③科学研究：开展中国副溶血性弧菌食源性疾病的专项监测工作，分析疾病负担和开展食品归因分析；进一步探索中国从捕捞到餐桌的全过程贝类海产品—副溶血性弧菌组合的定量风险评估，优化每个环节的模型分析方法，开展验证和比对；开展中国居民副溶血性弧菌剂量—反应关系的研究，研制适用于中国的剂量—反应关系模型及其修正因子，以及不同致病性副溶血性弧菌分型致病力的差异；探索贝类海产品中副溶血性弧菌交叉污染模型和参数；为其他食品类别中副溶血性弧菌污染的定量风险评估积累数据。

三、中国零售鸡肉中非伤寒沙门氏菌污染对人群健康影响的初步定量风险评估

非伤寒沙门氏菌（*Non-typhoid Salmonella*，NTS）是全球最常见的食源性致病菌之一。全球每年由于NTS导致的胃肠炎病例数为9380万，每年死于NTS感染人数为15.5万人。每年美国CDC接到的经过培养和分型的NTS感染病例报告大约4万例。在所有NTS感染病例中，估计有94%因食物引起。

NTS是世界各地从家禽中分离到的最常见病原菌，禽类产品中污染的NTS是导致人类食源性疾病的重要因素。许多国家为此制定了禽肉中NTS的限量标准。为了探索潜在的可以降低中国居民通过摄食鸡肉罹患NTS感染的干预措施，国家食品安全风险评估专家委员会组织开展了中国零售鸡肉中NTS污染对人群健康影响的初步定量风险评估工作。

1.中国零售阶段生鸡肉中NTS污染水平及其影响因素：本次评估所用生鸡肉中NTS污染水平数据来自2010—2012年对中国部分省市整鸡样品中NTS污染的专项监测结果，共计监测样本1595份。监测结果发现，中国零售整鸡中NTS污染阳性率为41.6%。不同月份整鸡中NTS的污染率存在显著性差异，其中8月份采集的整鸡样品的污染率最高，为55.8%，而1月份的整鸡样品污染率最低，为26.5%。零售环节冷藏整鸡的污染率分别是冷冻整鸡和现宰杀整鸡的2.4倍（95%CI，1.9~3.2）和3.1倍（95%CI，2.4~4.0）。未包装整鸡的污染率是包装整鸡的1.4倍（95%CI，1.1~1.7）。多因素Logistic回归结果提示，采样的月份、购买时整鸡样品的储存条件以及购买时整鸡包装与否，都与整鸡是否被NTS污染具有显著性关联，而整鸡购买自超市或农贸市场与其被污染情况未见统计学关联。

2.中国部分居民鸡肉消费量数据：本次评估采用的鸡肉消费量数据来自2002年中国居民营养与健康状况调查结果，为居民一餐摄食的鸡肉及其制品的克数。消费者平均每餐鸡肉的消费量为105g，中位数为100g，最小值为5g，最大值为2500g，其中回忆每餐消费100g鸡肉的占全部消费者的34.1%。

3.中国部分居民鸡肉烹调习惯初步调查结果：中国居民鸡肉烹调习惯数据来自对中国251户家庭初步调查的结果，这些家庭分布于安徽、福建等22个省（自治区、直辖市），调查发现45.5%（113户）的家庭在室温下储存生鸡肉。室温储存生鸡肉的平均时间为5.8h，其中报告室温储存生鸡肉时间为2h的家庭最多，为42户。调查发现中国居民报告切割生鸡肉所用案板生熟分开的比例仅占全部调查家庭的31.1%。

4.中国居民鸡肉—NTS组合的暴露评估：本次暴露评估主要包括以下方面：中国零售环节生鸡肉中NTS污染水平分布的描述、购买后烹调前生鸡肉中NTS的增长、烹调前生鸡肉中NTS污染即食食品、居民通过摄食被污染的即食食品暴露于NTS的数量。暴露评估中将会利用鸡肉中NTS增长模型、中国厨房内鸡肉—NTS交叉污染模型和NTS剂量—反应关系模型。

（1）零售环节生鸡肉中NTS污染水平分布情况的描述

针对定量污染水平中存在删失数据的问题，本次评估采用基于R软件的fitdistcens函数，计算得到中国零售阶段鸡肉中NTS的污染水平的对数均数和标准差（以$\log_{10}MPN/100g$为单位）分别为-0.05和1.27。其中8月份采集的整鸡样品的污染水平最高，为0.39±1.66（$\log_{10}MPN/100g$），1月份采集的污染水平最低，为-0.73±1.31（$\log_{10}MPN/100g$）。购买时冷藏状态的整鸡的污染水平最高，为0.24±1.17（$\log_{10}MPN/100g$），现宰杀的整鸡的污染水平最低，为-0.71±1.48（$\log_{10}MPN/100g$）。未包装整鸡的污染水平为-0.05±1.27（$\log_{10}MPN/100g$），高于包装的整鸡-0.23±1.10（$\log_{10}MPN/100g$）。

（2）购买后烹调前生鸡肉中NTS的增长情况

本次评估对购买后烹调前生鸡肉中NTS增长情况采用Gompertz数学模型进行拟合。模型中的参数，如最大生长密度（Maximum population density，MPD）、迟滞期（Lag phase duration，LPD）和增长率相对最大值（B）等的平均值和标准误来自预测微生物学公共数据库（Combase）的数据拟合结果。

（3）烹调前生鸡肉中NTS污染即食食品的情况

本次评估所采用的厨房内鸡肉–NTS组合交叉污染模型是以Havelaar等人的鸡肉—空肠弯曲菌组合交叉污染模型框架和相关转移率参数为基础，包括5个步骤，分别是切割生鸡肉、清洗刀、清洗案板、洗手和切割即食食品。

（4）NTS剂量—反应关系模型

本次评估选取WHO/FAO 2002年报告中所采用的BetaPoisson模型。参数选取该模型对同一NTS摄入量后估计的发病风险的上限值，即Alpha=0.227 4，Beta=57.96。

（5）居民通过摄食即食食品暴露于NTS的数量

中国居民通过生鸡肉厨房内交叉污染而摄入的NTS数量的计算采用Monte Carlo分析，模型在R软件（2.15.0版本）迭代10 000次，拟合200次。变异性分析提示中国居民每餐通过摄食被生鸡肉中NTS污染的即食食品而摄入NTS数量的平均值的均值为0.015（95%CI，0.012~0.017）MPN。此外，中国居民在7月份每餐通过生鸡肉交叉污染即食食品摄入的NTS数量的平均值最高，为0.056（0.024~0.112）MPN，其次为8月份0.049（0.025~0.120）MPN。居民通过冷藏鸡肉厨房内交叉污染而摄入的NTS数量平均值0.018（0.015~0.026）MPN要高于冷冻鸡肉0.012（0.010~0.014）MPN和现宰杀鸡肉0.012（0.010~0.016）MPN。居民通过未包装的生鸡肉发生厨房内交叉污染而摄入的NTS数量平均值0.017（0.014~0.024）MPN要高于包装生鸡肉0.012（0.011~0.015）MPN。此外，居民通过农贸市场购买的生鸡肉而摄入的NTS的平均值0.019（0.014~0.033）MPN要高于从农贸市场购买的生鸡肉0.013（0.011~0.016）MPN。

5.中国居民罹患NTS感染的食物载体归因分析：本次评估采用Hald模型，通过OpenBUGs 3.2.1版软件对马卡洛夫链进行计算。根据文献检索的NTS病例的血清分型数据结果，发现鸡肉导致NTS感染占全部NTS食源性疾病病例数的54.4%（95CI，53.4%~55.2%），其次为猪肉，占39.9%（39.1%~40.7%）；根据感染性腹泻主动监测数据结果，人群通过鸡肉感染NTS的病例数，占全部NTS食源性疾病病例的36.7%（35.4%~37.9%），低于通过猪肉的比例，53.1%（51.8%~54.4%）；根据中国疾病预防控制信息系统2009—2011年丙类传染病"其他感染性腹泻"报告的NTS病例血清分型结果，人群通过鸡肉感染NTS的病例数占所有NTS食源性疾病病例的40.7%（39.3%~42.1%），低于猪肉的48.0%（46.6%~49.4%）。

6.中国鸡肉中NTS污染对人群健康影响的风险估计：本次评估估计中国居民每餐通过生鸡肉厨房内交叉污染即食食品而罹患NTS感染的平均风险为 5.8×10^{-5}（95%CI，4.9×10^{-5}~7.2×10^{-5}）。

根据2011年国家统计局年鉴和2002年中国居民营养与健康状况调查结果，中国居民每年通过生鸡肉厨房内交叉污染即食食品而罹患NTS食物中毒的风险为 2.3×10^{-3}；如果中国人口按照13.7亿人计算，中国每年因为生鸡肉中NTS厨房内交叉污染即食食品而罹患NTS食物中毒的估计人数分别为3 065 451（95%CI，2 573 241~3 776 117）人。按照NTS食源性疾病病例中的36.7%~54.4%归因于生鸡肉计算和假设食源性NTS病例占全部来源的 NTS 病例的 94%，推算中国每年 NTS 病例数为 5 994 703~8 650 181 人。

7.敏感性分析：敏感性分析结果采用 Spearman 相关分析方法，分别分析鸡肉中 NTS 的污染密度、室温存放鸡肉情况、时间和温度、案板生熟分开的情况、菜刀生熟分开情况、洗手、洗案板和洗菜刀的方式方法，与居民每餐通过生鸡肉厨房内交叉污染即食食品而罹患 NTS 感染的风险的相关关系。结果提示影响发病风险的因素（Spearman 相关系数的均值，95% 可信区间）按均值从大到小排列依次为零售阶段鸡肉中 NTS 污染水平（0.379，0.365~0.395）、是否更换案板（0.348，0.329~0.362）、清洗案板的方式（−0.262，−0.282~−0.246）、一餐鸡肉消费量（0.080，0.064~0.097）、洗手方式（−0.039，−0.057~−0.023）、鸡肉购买后烹调前是否室温储存（−0.035，−0.055~0.017）和洗刀方式（−0.030，−0.049~−0.010）。

8.干预措施模拟研究：本次评估主要选取具有较大相关关系（Spearman 相关系数≥0.1）的因素（零售阶段鸡肉中 NTS 污染水平、是否更换案板和清洗案板的方式）作为干预措施，来评价其效果。

当所有整鸡中 NTS 污染水平为不可检出（<1.5MPN/100g）时，居民每餐通过生鸡肉厨房内交叉污染即食食品而罹患 NTS 感染的平均风险变为 $2.7×10^{-5}$（95%CI，$2.4×10^{-5}$~$3.0×10^{-5}$）。

当所有消费者均采用案板生熟分开后，居民每餐通过生鸡肉厨房内交叉污染即食食品而罹患 NTS 感染的平均风险变为 $2.1×10^{-5}$（95%CI，$1.8×10^{-5}$~$2.4×10^{-5}$）。

所有消费者全部采用洗涤剂清洗案板后，居民每餐通过生鸡肉厨房内交叉污染即食食品而罹患 NTS 感染的平均风险变为 $3.2×10^{-5}$（95%CI，$2.7×10^{-5}$~$3.7×10^{-5}$）。

零售环节生鸡肉中 NTS 的污染水平全部降低到不可检出以下（<1.5MPN/100g），同时居民在切割生鸡肉后全部更换案板切割即食食品和用洗涤剂清洗案板，结果提示居民每餐通过生鸡肉厨房内交叉污染即食食品而罹患 NTS 感染的平均风险为 $1.3×10^{-5}$（95%CI，$1.1×10^{-5}$~$1.6×10^{-5}$）。

零售环节生鸡肉中 NTS 的污染水平全部降低到不可检出以下（<1.5MPN/100g），同时居民在切割生鸡肉后全部更换案板切割即食食品和/或用洗涤剂清洗案板、在购买鸡肉后烹制前采用冷藏或冷冻方式储存鸡肉、切割鸡肉后用皂类产品洗手和用洗涤剂清洗菜刀，居民每餐通过生鸡肉厨房内交叉污染即食食品而罹患 NTS 感染的平均风险为 $1.1×10^{-5}$（$1.0×10^{-5}$~$1.3×10^{-5}$）。

9.结论与建议：监测结果发现，中国零售阶段大约半数的整鸡样品中 NTS 检测阳性。中国居民通过生鸡肉发生厨房内交叉污染而罹患 NTS 感染的平均风险为 $5.8×10^{-5}$（95%CI，$4.9×10^{-5}$~$7.2×10^{-5}$）。分别将零售环节鸡肉中 NTS 的污染水平降低到不可检出水平或者消费者切割生鸡肉后案板全部生熟分开，或者没有生熟分开时都采用洗涤剂清洗案板，居民罹患 NTS 感染的风险分别降低 53%、65% 和 46%，具体措施建议如下。

（1）中国零售环节有约半数整鸡样品中检出 NTS 污染，而且零售环节冷藏的鸡肉被 NTS 污染的率显著高于现宰杀和冷冻的整鸡，未包装的生鸡肉高于包装的生鸡肉，提示零售环节本身存在 NTS 的污染或交叉污染，因此应当加强零售环节生鸡肉储藏的过程管理，制订良好生产规范，降低生鸡肉中 NTS 污染或交叉污染。

（2）正确的厨房内卫生习惯，例如案板生熟分开或采用洗涤灵等洗涤剂清洗案板对于降低中国居民通过交叉污染罹患NTS感染的风险具有重要的作用，因此应当加强相关的食品安全风险交流和健康教育工作，提高公众对厨房内食品安全的认识，减少错误的厨房内操作行为。

（3）根据归因研究结果，生猪肉对中国居民NTS食源性疾病的贡献率较高，因此应当加强生猪肉NTS污染的风险管理，必要时开展定量风险评估工作。

（4）本次鸡肉—NTS的定量风险评估仅仅涉及零售和餐桌两个阶段，其结果不能为养殖、屠宰等阶段制定良好生产规范和关键控制点提供科学的数据。因此进一步工作应开展中国鸡肉—NTS组合从农场到餐桌的全过程定量风险评估研究工作。

中国地域广大，不同地区人群烹调习惯存在较大差别，因此系统性地探讨和构建不同地区人群烹调习惯的模型，对于精确评价人群发病风险，差异化提出针对不同地区人群的干预措施，有效降低中国NTS食源性疾病的疾病负担，具有重要的作用。

四、中国居民伏马菌素膳食暴露风险评估

伏马菌素（Fumonisins）是一组主要由串珠镰刀菌在一定温度和湿度条件下繁殖产生的水溶性代谢产物。目前已发现的伏马菌素可分为A、B、C、P4类。B族的伏马菌素（Fumonisins B，FBs）是主要结构形式，包括FB1、FB2及FB3等，其中FB1占70%~80%，是毒性最强的一种。此外，伏马菌素在食品加工过程中还可能形成隐蔽型毒素。已有研究表明，伏马菌素的急性毒性较低，但是具有潜在的肝肾毒性、免疫抑制作用及神经发育毒性等长期毒性影响。流行病学研究也发现伏马菌素与人类神经管出生缺陷、食管癌及肝癌的发生有一定的相关性。2002年，国际癌症研究机构（IRAC）将伏马菌素列为人类潜在的致癌物质（Group 2B类物质）。伏马菌素主要污染的食物种类为玉米及其制品，还包括小麦、大米、小米、燕麦、高粱、大豆等谷类食物。伏马菌素也是目前污染饲料的主要真菌毒素之一。为了解中国居民谷类膳食来源的伏马菌素暴露风险，为中国主要谷类食品中伏马菌素限量标准制定提供风险评估依据，原国家卫生和计划生育委员会于2016年将中国居民伏马菌素膳食暴露风险评估列为优先评估项目。

本项目根据FAO/WHO食品添加剂联合专家委员会（JECFA）第74次会议（2012年）基于小鼠肝毒性基准剂量BMDL10的95%可信区间下限值0.165 mg/kg BW和100倍不确定系数，设定FB1、FB2、FB3单一的或混合的每日最大耐受摄入量（PMTDI）2μg/kg BW为本次评估的健康指导值，依据2014~2018年全国食品安全风险监测获得的食品中伏马菌素含量数据，结合2012年总膳食研究膳食消费量数据库和2015年中国居民食物消费状况调查来源的食品消费量数据，开展中国人群的伏马菌素膳食暴露风险评估。并以国际上已有的玉米及制品中伏马菌素的限量值作为参考，分析比较不同限量值设定对中国食品安全风险监测数据中玉米及制品的伏马菌素超标率、污染水平和玉米消费人群伏马菌素暴露水平的影响，为评价实施伏马菌素限量标准的必要性和预期效果提供依据。

1.食品中伏马菌素的含量：食品中伏马菌素（FBs）的含量数据来自2014~2018年中国食品安全风险监测。监测地区覆盖全国30个省（自治区、直辖市）。监测样品合计17 558份，包括玉米及制品3443份、玉米油667份、小麦及制品7888份、大米2983份、小米 1154 份、啤酒 825 份及婴幼儿谷类辅食 598 份。FBs 在玉米及制品中的总体检出率为 63.1%，其中在玉米面（碴）和玉米加工制品中的检出率分别为 69.1% 和 67.4%，显著高于玉米谷粒 133%。在市场采样环节，不同类型的玉米及制品的平均污染水平为：玉米面（碴）（207.66μg/kg）>玉米制品（103.33μg/kg）>玉米谷粒（12.52μg/kg）；小麦及制品中 FBs 的检率 15.3%，平均含量为 4.34~14.26μg/kg；大米中 FBs 的检出率 6.4%，平均含量为 4.25~21.62μg/kg；其他监测的食品类别中 FBs 含量均处于较低的水平。

2. 中国人群伏马菌素膳食暴露水平和健康风险

（1）六岁以上人群

针对上述监测的 7 类食品，结合 2012 年中国总膳食研究膳食消费量数据库进行评估，中国人群的 FBs 平均暴露水平为 0.05~0.14μg/kg BW，占其 PMTDI（2μg/kg BW）的 2.6%~7.2%。对于 P90~P97.5 高食物消费量人群，FBs 的总暴露水平为 0.10~0.42μg/kg BW，占其 PMTDI 的 5.2%~20.8%。一般人群仅有 0.006% 的个体暴露水平超过其 PMTDI。在各年龄组人群中，以 6~12 岁年龄组的 FBs 平均暴露水平最高，占 PMTDI 的 3.9%~11.1%。因此，一般人群膳食 FBs 暴露的健康风险较低。大米和小麦及其制品是一般人群 FBs 暴露的主要食品来源，约占其总暴露量的 80%。玉米及制品来源的 FBs 占总暴露量的 15%~26%。

基于监测数据，南方地区各食品类别的 FBs 平均污染水平总体上略高于北方地区，但是南北方一般人群的 FBs 平均暴露水平无显著性差异。受南北方膳食消费结构差异性的影响，北方地区人群 FBs 暴露的主要膳食来源为玉米及制品（40.7%）和小麦及制品（40.1%）；大米及制品则是南方地区人群 FBs 暴露的主要膳食来源，占到总暴露水平的 84.6%。

对于玉米消费人群（即玉米每日消费量>0 g 的六岁以上调查人群），在平均消费水平下，FBs 暴露水平为 0.16~0.24μg/kg BW，在 P90~P97.5 高食物消费水平下的 FBs 暴露水平为 0.33~0.67μg/kg BW，均低于其 PMTDI，健康风险较低。

（2）三岁以内婴幼儿人群

基于中国婴幼儿膳食消费水平，三岁以内婴幼儿人群从谷类普通食品及婴辅食品中摄入的 FBs 平均水平为 0.07~0.21μg/kg BW，P90~P97.5 高暴露水平为 0.12~0.80μg/kg BW，均低于其 PMTDI，健康风险较低。其中，婴幼儿谷类辅食消费者的 FBs 暴露水平与婴幼儿一般人群的暴露水平较为接近，健康风险较低。但是对于婴幼儿玉米消费人群，1~2 岁年龄组在 P97.5 高膳食消费水平下的 FBs 暴露水平占其 PMTDI 的 47.6%~100.4%。玉米及制品是婴幼儿玉米消费人群 FBs 暴露的主要来源，占到其暴露总量的 62.7%~80.1%，其中 86.8% 来自于玉米面（碴）。

（3）执行限量值对 FBs 污染水平及人群暴露风险的影响

以国际法典委员会（Codex）、欧洲食品安全局（EFSA）、美国食品药品管理局（USFDA）等国际组织和国家现有的玉米及制品中 FBs 限量值作为参考，以 1000μg/kg、2000μg/kg 和 4000μg/kg 作为限量建议值分别针对 FBs 的污染水平进行限量控制。预测结果表明，执行 FBs≤1000μg/kg 或 2000μg/kg 限量建议值，对玉米及制品中 FBs 的含量水平和玉米消费人群暴露水平的控制效果较为明显。而以 FBs 在玉米谷粒、玉米面（碴）

和玉米制品中的含量分别不超过4000μg/kg、2000μg/kg、1000μg/kg作为限量值与统一执行FBs≤2000μg/kg限量值的控制效果相近。在对不同类型的玉米制品分别制定上述限量建议值时，2014—2017年所监测的玉米及制品的总体超标率为1.37%，其中玉米谷粒、玉米面（碴）、玉米制品的超标率分别为0.18%、1.6%和1.52%，在执行限量值后FBs的下降幅度分别为4.90%~5.24%、13.33%~13.37%和7.48%~7.58%。包括婴幼儿在内的玉米消费人群FBs平均暴露水平的下降幅度约为7%~11%，P97.5高食物消费量人群约为10%~12%。

3.结论与建议：根据本次风险评估结果，可得出以下结论。

（1）中国人群膳食FBs暴露的健康风险较低，南北方地区人群无明显差异。其中，对于玉米消费人群中的1~2岁年龄组幼儿在P97.5高膳食消费水平下的暴露水平接近PMTDI，需予以一定关注。

（2）玉米、大米和小麦及制品是中国人群膳食FBs的主要暴露来源。对于包括婴幼儿在内的一般人群，大米和小麦及制品对FBs暴露的贡献率可占其总暴露量的80%左右。对于玉米消费人群，玉米及制品则是其FBs暴露的主要来源，占消费人群总暴露水平的60%~80%，其中约90%来自于玉米面（碴）。

（3）对不同限量水平下FBs的暴露量变化进行预测，提示执行FBs≤1000μg/kg或2000μg/kg限量建议值，对玉米及制品中FBs的含量水平和玉米消费人群暴露水平的控制效果较为明显。以FBs在玉米谷粒、玉米面（碴）、玉米制品中的含量分别不超过4000μg/kg、2000μg/kg、1000μg/kg作为限量值与执行2000μg/kg限量值的控制效果相近。

基于评估结果，国家食品安全风险评估专家委员会建议：

（1）制订玉米及制品的FBs限量标准，有助于保护消费人群，尤其是1~2岁年龄组幼儿消费人群的健康。

（2）加强对市场上玉米及制品玉米面（碴）的FBs污染水平的连续性监测和监督抽检，从加工环节源头加强对玉米谷物原粮FBs污染的监管，以控制玉米面（碴）等碾磨制品中FBs污染水平，特别是在气候条件不利的年份和地区。

（3）鉴于本评估未考虑隐蔽型伏马菌素对人群暴露风险的影响，建议进一步开展粮谷类食品中隐蔽型伏马菌素污染水平的监测和暴露风险评估。

参考文献

[1]何晓青.卫生防疫细菌检验[M].北京:新华出版社,1989.

[2]孟昭赫.食品卫生检验方法注解微生物部分[M].北京:人民卫生出版社,1990.

[3]陈炳卿.现代食品卫生学[M].北京:人民卫生出版社,2001.

[4]叶应妩,王毓三,申子瑜.全国临床检验操作规程[M].南京:东南大学出版社,2006.

[5]俞东征.人兽共患传染病[M].北京:科学出版社,2009.

[6]赵乃昕,张明.医学细菌名称及分类鉴定[M].济南:山东大学出版社,2006.

[7]张明,周景洋,关冰,等.沙门氏菌鉴定及血清分型[M].北京:中国环境科学出版社,2007.

[8]孙燕萍,彭浩,凌霞,等.VITEK2Compact全自动微生物分析系统的应用及鉴定结果分析[J].现代预防医学,2010,37(20):3891-3893,3900.

[9]李晓虹,蒋琴娣,吴仲梁,等.利用IMS/PCR方法快速检测食品中单增李斯特菌[J].检验检疫科学,2003,13(6):20-22.

[10]杭华,吴斌,钱斯日古楞,等.IMS-PCR快速检测单核细胞增生李斯特氏菌[J].大连轻工业学院学报,2007,26(3):218-220.

[11]凌霞,张敬平,肖勇,等.食源性致病菌多重PCR快速检测方法建立与应用[J].微生物学杂志,2010,30(4):39-43.

[12]石晓路,扈庆华,张佳峰,等.多重实时PCR快速同时检测沙门菌和志贺菌[J].中华流行病学杂志,2006,27(12):1053-1056.

[13]于新芬,潘劲草,孟冬梅,等.多重实时PCR检测沙门菌、志贺菌和致泻性大肠埃希菌[J].中华预防医学杂志,2007,41(11):461-465.

[14]贺晨,孙鸿燕,邵丽筠,等.多重PCR结合基因芯片技术检测11种致病菌方法的建立[J].中国实验诊断学,2011,15(4):587-591.

[15]黎昊雁,章国祥.十二种食源性致病菌可见光基因芯片检测方法的建立[J].检验检疫学刊,2009,19(3):17-21.

[16]高筱萍,梅玲玲,黎超仕,等.TaqMan-MGB探针TaqMan-MGB探针实时荧光PCR检测金黄色葡萄球菌的研究[J].中国卫生检验杂志,2009,19(1):120-123.

[17]刘渠,廖灵灵,徐亚军.荧光定量PCR检测金黄色葡萄球菌肠毒素A方法研究[J].中国卫生检验杂志,2010,20(4):788-791.

[18]苏裕心,高姗,康琳.荧光定量PCR快速检测金黄色葡萄球菌方法的建立[J].军事医学科学院院刊,2010,34(1):25-26.

[19]舒东娇,曹子晶,张丽娜,等.肠球菌快速简易初筛方法的建立[J].中国卫生工程学,2010,9(1):52-53.

[20]舒蕊华,卢士玲,徐幸莲.产酪胺粪肠球菌和屎肠球菌PCR检测方法的建立[J].

食品科学,2011,32(18):176-180.

[21]吴敏,陈义忠,胡簌琼,等.肠球菌毒力岛基因的检测[J].南方医科大学学报, 2008,28(6):1061-1063.

[22]黄蓉.如何快速鉴定临床标本中的粪肠球菌和屎肠球菌[J].当代医学,2010,16 (2):146-147.

[23]姜侃,张东雷,金燕飞,等.乳品中肠球菌LAMP快速检测方法的建立及应用[J]. 中国乳品工业,2011,39(5):50-53,59.

[24]孙素霞,陈思强,罗海吉.自动酶联荧光免疫分析系统检测冻肉中李斯特氏菌 [J].南方医科大学学报,2006,36(9):1325-1326.

[25]谢士嘉,王静,王振国.利用胶体金免疫层析技术快速定量检测单增李斯特菌方 法的建立[J].中国国境卫生检疫杂志,2010,33(2):126-129.

[26]徐德顺,查赞峰.食品中单核细胞增生李斯特菌实时荧光PCR快速检测方法的 建立[J].中国人兽共患病学报,2007,23(4):380-383.

[27]杨兰萍,许学斌,姚宗蓓,等.CHROMager显色培养基分离沙门菌的初步应用和 评估[J].检验医学,2005,20(1):52-54.

[28]李莉,杨波.实时荧光PCR检测沙门菌特异基因[J].中国卫生检验杂志,2007,17 (8):1468-1469.

[29]曹芳芳,徐德顺,沈樟.实时荧光定量PCR法与常规PCR法检测沙门菌的比较 [J].中国卫生检验杂志,2008,18(12):2775-2776,2820.

[30]朱胜梅,吴佳佳,徐驰,等.环介导等温扩增技术快速检测沙门菌[J].现代食品科 技,2008,24(7):725-730.

[31]张伟钦,付宇,周微,等.Taqman荧光实时PCR快速检测原料乳中EPEC[J].中国 乳品工业,2009,37(7):53-55.

[32]廉慧锋,马兴元,郑文云,等.利用多联PCR技术检测致病性大肠杆菌肠毒素[J]. 畜牧与兽医,2005,37(5):36-38.

[33]徐义刚,崔丽春,李苏龙,等.多重PCR方法快速检测4种主要致腹泻性大肠埃希 菌[J].微生物学杂志,2010,30(3):25-29.

[34]郭惠,杨晋川,张雷,等.四种快速检测大肠杆菌O157:H7的方法研究[J].中国卫 生检验杂志,2011,21(5):1148-1149.

[35]孙洋,冯书章,郭学军,等.肠出血性大肠杆菌O157胶体金免疫层析试纸条的研 制[J].中国人兽共患病学报,2008,24(4):356-359.

[36]刘洁,夏兴霞,王永山,等.大肠杆菌O157:H7抗体胶体金免疫层析检测试纸条 的研制[C]//中国畜牧兽医医学会动物微生态学分会.第四届第十次全国学术研讨会暨动 物微生态企业发展战略论坛论文集(下册).[出版者不详],2010:5.

[37]徐义刚,崔丽春,李苏龙,等.肠出血性大肠埃希菌O157:H7环介导恒温扩增快 速检测方法的建立与应用[J].中国人兽共患病学报,2010,26(7):618-623.

[38]朱水荣,徐宝祥,余昭,等.LAMP技术应用于志贺菌及侵袭性大肠埃希菌ipaH基 因快速检测[J].中国卫生检验杂志,2010,20(8):1843-1846.

[39]吴平芳,石晓路,郑琳琳,等.改良分子信标–实时PCR快速检测志贺菌[J].中国卫生检验杂志,2006,16(4):394–395,468.

[40]徐义刚,崔丽春,张昕哲,等.志贺氏菌属环介导恒温扩增快速检测方法的建立及初步应用[J].中国预防兽医学报,2010,32(9):691–694.

[41]李月,王丽,孙远明,等.DNA染料结合环介导等温扩增技术检测志贺氏菌死活细胞[J].食品工业科技,2011,32(8):216–219.

[42]唐浏英,贺昕,王伟,等.胶体金标记免疫层析法检测O:9型小肠结肠炎耶尔森菌[J].中国人兽共患病学报,2006,22(7):636–638.

[43]张健,杨华源,刘巧宜,等.多重PCR快速检测致病性小肠结肠炎耶尔森菌[J].中国卫生检验杂志,2009,19(4):740–741,760.

[44]谢鸿飞,陈忠余,陈庆海.致病性小肠结肠炎耶尔森菌耐热肠毒素多重PCR鉴定[J].国际检验医学杂志,2008,29(2):107–108,111.

[45]郑浩轩,张明军,孙勇,等.实时定量聚合酶链反应检测腹泻粪便中小肠结肠炎耶尔森菌的研究与评价[J].中华医学杂志,2006,86(32):2281–2284.

[46]赵玉龙,张宏伟,刘伟,等.利用环介导恒温扩增方法特异性鉴定食品中小肠结肠炎耶尔森氏菌[J].南开大学学报(自然科学版),2010,43(2):8–14.

[47]徐德顺,吴晓芳,查赟峰.利用环介导等温扩增技术快速检测食品中小肠结肠炎耶尔森氏菌[J].中国卫生检验杂志,2010,20(11):2838–2841.

[48]梁磊,李英军,孟兆祥,等.环介导等温扩增技术检测小肠结肠炎耶尔森氏菌的研究[J].食品科技,2011,36(9):335–339.

[49]覃倚莹,吴晖,肖性龙,等.toxR基因作为荧光定量PCR靶基因设计TaqMan探针快速检测副溶血性弧菌[J].生物工程学报,2008,24(10):1837–1842.

[50]彭帅,石磊.环介导恒温扩增法快速检测海产品中的副溶血性弧菌[J].生物技术通报,2011,(2):184–186.

[51]王虹玲,朱水荣,梅玲玲.副溶血性弧菌的gyrB基因环介导的恒温扩增技术检测方法的研究[J].疾病监测,2009,24(8):621–624.

[52]贾清,王淑京,汪春翔,等.河弧菌Taqman实时荧光PCR检测方法建立[J].中国公共卫生,2011,27(3):378–380.

[53]曹际娟,赵昕,孙哲平,等.PCR结合变性高效液相色谱快速检测水产品中河流弧菌[J].中国卫生检验杂志,2008,18(11):2187–2189.

[54]申科敏,赵广英.创伤弧菌显色鉴别培养基的研制及检测效果评价[J].中国食品科学技术学会第六届年会暨第五届东西方食品业高层论坛论文摘要集.[出版者不详],2009:2.

[55]马筱玲,陈学民,李华,等.编码方法鉴定弧菌科细菌[J].陕西医学检验,2000,15(5):35.

[56]张新中,张世秀,李海平,等.多重PCR在创伤弧菌快速检测中的应用[J].水产科学,2007,(12):668–670.

[57]李宏,杨大伟,刘云国,等.多重荧光定量PCR同时检测霍乱弧菌、副溶血性弧菌

和创伤弧菌的方法研究[J].中国卫生检验杂志,2011,21(5):1180-1182.

[58]潘军航,金大智,梅玲玲,等.实时荧光定量PCR快速检测创伤弧菌的研究[J].中国卫生检验杂志,2010,20(6):1314-1318.

[59]徐义刚,李苏龙,杨君宏,等.水产品中创伤弧菌DNA环介导恒温扩增快速检测方法的建立及初步应用[J].中国生物工程杂志,2010,30(6):96-102.

[60]章乐怡,李毅,马雪莲,等.食品中气单胞菌的检测及其毒力与耐药性分析[J].中国卫生检验杂志,2010,20(12):3470-3472,3474.

[61]王远微,汤承,于学辉,等.三重PCR检测鱼类致病性嗜水气单胞菌[J].微生物学报,2008,48(7):947-951.

[62]饶静静,李寿崧,黄克和,等.致病性嗜水气单胞菌多重PCR检测方法的建立[J].中国水产科学,2007,14(5):749-755.

[63]高建忠,魏雪,童琰,等.MGB探针实时定量PCR检测致病性嗜水气单胞菌[J].安徽农业科学,2009,37(19):8911-8913.

[64]程天印,刘润,常小斌.嗜水气单胞菌Lamp检测方法的建立及应用[J].中国兽医科学,2007,37(12):1013-1016.

[65]刘光明,苏文金,蔡慧农,等.空肠弯曲菌的磁捕获-荧光PCR检测方法的建立[J].生物工程学报,2005,21(2):336-340.

[66]刘俊华,张欣强,陈守义,等.实时荧光PCR方法快速检测空肠弯曲菌方法的建立[J].热带医学杂志,2009,9(7):729-731.

[67]祝长青,蒋原,刘秀梅,等.空肠弯曲菌hipO基因的Real-time PCR检测研究[J].中国人兽共患病学报,2007,23(8):785-787.

[68]杜联峰,孙万邦,何玉林,等.空肠弯曲菌实时荧光定量PCR检测方法的研究[J].中国病原生物学杂志,2009,4(2):95-96,107.

[69]林超,梁成珠,徐彪,等.空肠弯曲菌LAMP快速检测方法的建立[J].微生物学通报,2009,36(6):923-928.

[70]王淑真,杨宝兰,周桂莲.椰毒假单胞菌酵米面亚种增菌培养基的研究[J].中国食品卫生杂志,1994,6(1):11-13,66.

[71]刘秀梅,文卫华,余东敏,等.ELISA检测椰醇假单胞菌菌体抗原的研究[J].中国卫生检验杂志,1993,3(2):73-75.

[72]沈圣,余娟,滕毅,等.TaqManTM实时荧光PCR快速检测蜡样芽孢杆菌的初步研究[J].中国卫生检验杂志,2006,16(12):1434-1436.

[73]王振国,刘金华,徐宝梁,等.应用实时荧光PCR检测致病性蜡样芽孢杆菌[J].生物技术通讯,2006,17(1):40-42.

[74]邱亚群,石晓路,扈庆华,等.一起蜡样芽孢杆菌10型引起食物中毒的快速诊断与分子分型研究[J].热带医学杂志,2010,10(12):1395-1397.

[75]齐哲,张伟,刘卫华,等.FTA滤膜与环介导等温扩增技术结合快速检测消毒乳中的蜡样芽孢杆菌[J].中国食品学报,2009,9(3):156-161.

[76]郑秋月,傅俊范,孙哲平,等.变性高效液相色谱检测食品中蜡样芽孢杆菌[J].中

国卫生检验杂志,2009,19(2):255-257.

[77]王颖群,严共华,雷祚荣.PCR检测产A、B、E、F和G型肉毒神经毒素梭菌的神经毒素基因[J].中华微生物学和免疫学杂志,1997,17(3):29-31.

[78]赵晋,郭宗琪,杨小蓉,等.聚合酶链式反应对食物中肉毒的检测[J].预防医学情报杂志,2006,22(1):113-115.

[79]张瑞玲,郝杰,罗世芝,等.肉毒梭菌的荧光定量PCR检测方法[J].农产品加工(学刊),2011,总第259期(10):14-16.

[80]杨大伟,刘云国,谭乐义,等.食品中A型肉毒梭菌PCR-DHPLC检测方法的建立[J].食品工业科技,2011,32(6):398-400.

[81]梁光军,赵李祥,杨旭芹,等.应用多重PCR方法鉴定粪样和食品中分离的产气荚膜梭菌[J].中国人兽共患病杂志,2005,(5):420-423,406.

[82]赵耘,杜昕波,李伟杰,等.多重PCR鉴定不同毒素型的产气荚膜梭菌菌落[J].微生物学通报,2008,35(6):989-993.

[83]李林海,石玉玲,陈丽丹,等.实时荧光定量PCR法检测产气荚膜梭菌[J].中华实用诊断与治疗杂志,2011,25(7):656-659.

[84]贺连华,扈庆华,王冰,等.食品中产气荚膜梭菌α毒素基因快速检测方法的研究[J].实用预防医学,2011,18(7):1178-1180.

[85]姜侃,张东雷,陈小珍,等.食品中产气荚膜梭菌LAMP快速检测方法的建立[J].微生物学通报,2011,38(8):1288-1294.

[86]王沛,杨燕妮.基质辅助激光解吸电离飞行时间质谱技术在快速检测病原菌中的研究进展[J].临床检验杂志,2013,31(9):678-680.

[87]王伟,肖晶.审校全基因组测序和机器学习在食源性致病菌中的应用研究进展[J].卫生研究,2021,50(5):873-878.

[88]管峰,杨季芳.食源性致病菌溯源分型技术研究进展[J].浙江万里学院学报,2012,25(4):86-90.

[89]赵处敏,王骁,等.食源性致病菌微生物分型溯源技术及研究进展[J].食品安全质量检测学报,2020,11(22):8448-8454.

附　录

附录1　葡萄球菌食物中毒诊断标准及处理原则

中华人民共和国卫生行业标准

WS/T 80-1996

葡萄球菌食物中毒诊断标准及处理原则

Diagnostic criteria and principles of management

for food poisoning of Staphlococcus aureus

1　主题内容与适用范围

本标准规定了葡萄球菌食物中毒的诊断标准、判定原则和处理原则。

本标准适用于葡萄球菌食物中毒。

2　引用标准

GB 4789.10-2016食品卫生微生物学检验 葡萄球菌检验

GB 14938-1994食物中毒诊断标准及技术处理总则（已作废）

3　诊断标准

3.1 流行病学特点

3.1.1 国内最常见的中毒食品为乳及乳制品，蛋及蛋制品，各类熟肉制品，其次为含有乳制品的冷冻食品，个别也有含淀粉类食品。

3.1.2 其流行病学特征为起病急，潜伏期一般在2~4h。

3.2 临床表现

主要症状为恶心，剧烈地反复呕吐、腹痛、腹泻等胃肠道症状。

3.3 实验室诊断

3.3.1 从中毒食品中直接检测肠毒素（肠毒素检测方法见附录A），并确定其型别。

3.3.2 从中毒食品、患者呕吐物、粪便中经培养分离出金黄色葡萄球菌，菌株再检测肠毒素，证实为同一型别。

3.3.3 金黄色葡萄球菌检测方法见GB/T 4789.10-2016。

4　判定原则

4.1 符合本标准流行病学特点及临床表现。

4.2 实验室诊断

4.2.1 中毒食品中检出肠毒素。

4.2.2 从中毒食品、患者吐泻物中经培养检出金黄色葡萄球菌，菌株经肠毒素检测证实在不同样品中检出同一型别肠毒素。

4.2.3 从不同患者吐泻物中检出金黄色葡萄球菌，其肠毒素为同一型别。

4.2.4 凡符合其中一项者即可判断葡萄球菌食物中毒。

5　处理原则

按 GB 14938 执行。

附录A　葡萄球菌肠毒素检测方法（补充件）

A1　设备和材料

A1.1　均质器

A1.2　冰箱

A1.3　离心机

A1.4　分液漏斗

A1.5　透析袋

A1.6　振荡培养箱

A1.7　10mL、1mL吸管

A1.8　电扇

A1.9　载玻片

A1.10　三角瓶：250mL

A1.11　150mm直径大平皿

A1.12　玻璃纸

A1.13　镊子

A1.14　三角棒

A1.15　直径2.5mm金属打孔器

A1.16　塑料模板

A2　培养基和试剂

A2.1　产毒培养基

蛋白胨　　10g

多价蛋白胨　　10g

胰消化酪蛋白　　200mg（氨基氮）

氯化钠　　5g

磷酸氢二钾　　1g

磷酸二氢钾　　1g

氯化钙　　0.1g

硫酸镁　　0.2g

烟酸　　0.01g

蒸馏水　　加至1000mL

琼脂　　10~12g（固体透析培养用）

pH 7.2~7.4，103.43kPa（15lb）高压灭菌30min

A2.2　营养琼脂

A2.3　1%琼脂糖

在注射生理盐水100mL中，加1g琼脂糖，68.95kPa（10lb）10min高压灭菌

A2.4　0.2%琼脂糖（蒸馏水配制）

A2.5　0.2mol/L、pH 7.5盐水

A2.6　三氯甲烷

A2.7　6mol/L盐酸

A2.8　5mol/L氢氧化钠

A2.9　生理盐水

A2.10　1%（V/V）乙酸

A2.11　0.1%噻嗪红R［用1%（V/V）乙酸配制］

A2.12　硅胶或凡士林

A2.13　A、B、C、D型葡萄球菌肠毒素和抗血清

A3　检验程序

从食物中检验肠毒素检验程序如下：

A3.1　从菌株检测肠毒素

菌株

↓

营养琼脂斜面37℃,18～24h

↓

用盐水洗下菌苔，放入产毒培养基
固体培养法37℃温箱
液体培养法37℃振荡培养箱

↓

8000r/min离心20min
100℃加热10min再离心
取上清液或浓缩至1～2mL

↓

双相琼脂扩散
检测肠毒素

↓

报告

A3.2　从食物检样中提取肠毒素

固体检样 100g 加入 0.2mol/L pH 7.5 盐水 100mL
4℃浸泡 18～24h，液体检样 100mL

↓

固体检样用纱布过滤

↓

液体检样、固体检样，离心 8000r/min 20min

↓

加入三氯甲烷 10～15mL，振荡 10min，静置，弃去三氯甲烷

↓

加 6mol/L 盐酸，调 pH 至 4.5，8000r/min 离心弃上清液

↓

加 5mol/L 氢氧化钠，调 pH 至 7.5，8000r/min，20min

↓

取上清液放入透析袋内，浓缩至 1～2mL

↓

用微玻片法检测肠毒素

↓

报告

A4　中毒食品提取肠毒素方法

取食品样品 100g，加入灭菌 0.2mol/L pH 7.5 磷酸盐缓冲液，均质成匀浆，放冰箱（4℃）浸泡 18~24h。用纱布过滤，将滤液离心 8000r/min 20min，取上清液放入分液漏斗中，加入 10mL 三氯甲烷，振摇，静置 10min，将底层三氯甲烷弃去（如不分层可 8000r/min 离心 20min）。加 6mol/L 盐酸调 pH 至 4.5，8000r/min 离心 20min，取上清液，加 5mol/L 氢氧化钠，调 pH 至 7.5，离心，取上清液，装入透析袋或玻璃纸内，用电扇吹干或放多聚乙二醇浓缩至 1~2mL。做微玻片双向琼脂扩散（如用灵敏度高的其他免疫学方法也可不浓缩直接检测），检测肠毒素。

A5　菌株提取肠毒素方法

A5.1　液体透析培养法

将宽 2.5cm、长 80cm 的透析袋内装入 60mL 产毒培养基，两端系紧，将透析袋装入 250mL 三角瓶内，加入 15mL 灭菌生理盐水。透析袋两端留在瓶口，用棉塞塞好，高压灭菌 103.43kPa，30min。待测的菌株接种营养琼脂斜面（试管 18mm×180mm），37℃培养 24h，用生理盐水 5mL 洗下菌苔，倾入上述培养瓶中，每个菌株种一瓶，37℃振荡培养 48h，振速 100 次/min。吸出菌液 8000r/min，离心 30min。取上清液加热 100℃，10min，再离心，8000r/min，15min。取上清液做双相琼脂扩散。如为阴性，再装入透析袋内，用电风扇吹，或用多聚乙二醇浓缩至 1~2mL，再做琼脂扩散。

A5.2　固体透析培养法

直径 150mm 的灭菌平皿倾入灭菌产毒培养基，约 100~120mL，凝固后表面铺一灭菌玻璃纸。接种在营养琼脂菌株，放 37℃培养 24h，用约 3mL 灭菌盐水，洗下菌苔，倾在玻璃纸上，用灭菌三角棒涂满灭菌平皿，37℃培养 48h，加 10~20mL 灭菌生理盐水，用三角棒刮取菌苔，吸出菌液 8000r/min 离心 30min，取上清液做双相琼脂扩散，如为阴性，将培养液再装入透析袋内浓缩后再做琼脂扩散。

A6　双相琼脂扩散检测肠毒素

A6.1　微玻片法

将在95%酒精中浸泡的载玻片，用洁净的纱布擦干，吸取溶化的0.2%琼脂糖（蒸馏水配制）滴在载玻片上，使剩余的琼脂糖流下，放入无尘的环境中干燥。先将一层薄塑料板放在载玻片上，然后将袋孔的塑料膜板边缘涂一层薄的硅胶或凡士林，放在塑料板上，两边用橡皮圈系紧固定，吸取1%琼脂糖，立即从模板中间孔加入载玻片和膜板之间，直至充满琼脂糖。凝固后在中间孔滴加抗血清，四周滴加菌株产毒液或食品提取液，放入加有湿棉球的平皿内，放25~30℃、18~24h观察结果。可在灯光上，并对着暗的背景观察，在抗体血清和提取液之间呈现明显沉淀线。如沉淀线只能微弱可见时，可进行染色。

A6.2　玻片法

吸取溶化的1%琼脂糖2.5mL，铺在洁净载玻片上，凝固后用直径2.5mm的金属打孔器打成辐射型，孔距为2.5mm，中心孔加入肠毒素抗血清，周围六个加入菌株或食品的提取液，放平皿内，再放一块滴有2/万三氮化钠的湿棉球以保持平皿内湿度，置25~30℃、18~20h观察结果，在血清和提取物之间有明显沉淀线即为阳性。

染色方法：取下胶带和塑料模板，将玻片放在蒸馏水中浸泡约4~8h，在100mL 1%乙酸中加入100mg噻嗪红R（或氨基黑B）、1%乙酸、1%甘油+1%乙酸三种溶液依次浸泡10min，如脱色不净，可继续浸泡。排除多余液体，在室温或35℃温箱烘干，沉淀线被染成染料颜色。

A7　动物试验检测肠毒素

A7.1　肠毒素的制备

将分离菌株的肉汤培养物1~2mL，加入杜尔曼培养基上，使菌液平铺于培养基表面（平皿不能倒置），置37℃ 10%二氧化碳环境（可用密闭缸燃烛法产生二氧化碳）中培养72h，于培养基中加入无菌生理盐水10mL，捣碎琼脂使成糜粥状，离心8000r/min、30min，取上清液置沸水浴中煮沸30min。

A7.2　注射前准备

先给幼猫喂少量食物，以便观察呕吐反应。

A7.3　动物接种和观察

取上清液按幼猫体重（生后约6~8周）1mL/100g，注射于腹腔内，在注射后4h如有恶心、呕吐、腹泻、体温上升或死亡等现象，同时以未接种菌的培养基上清液接种幼猫作为对照。若对照猫阴性，而实验猫出现反应，即为肠毒素阳性。

A8　判断标准

如发生争执时以微玻片法为依据。

附加说明：

本标准由卫生部卫生监督司提出。

本标准由北京市食品卫生监督检验所负责起草。

本标准主要起草人刘以贤。

本标准由卫生部委托技术归口单位卫生部食品卫生监督检验所负责解释。

中华人民共和国卫生部1997-01-11批准1997-09-01实施。

附录2　沙门菌食物中毒诊断标准及处理原则

中华人民共和国卫生行业标准

WS/T 13-1996

沙门菌食物中毒诊断标准及处理原则

Diagnostic criteria and principles of management

for food poisoning of salmonella

1　主题内容与适用范围

本标准规定了沙门菌食物中毒的诊断标准、判定原则和处理原则。

本标准适用于沙门菌引起的食物中毒。

2　引用标准

GB 4789.4食品卫生微生物学检验 沙门菌检验

GB 4789.28食品卫生微生物学检验染色法、培养基和试剂

GB 14938食物中毒诊断标准及技术处理总则（已作废）

3　诊断标准

3.1　流行病学特点

3.1.1　中毒食品多为动物性食品。

3.1.2　中毒患者均食用过某些可疑原因食品。出现的临床症状基本相同，潜伏期多为4~48h。

3.2　临床表现

主要症状有：恶心、头晕、头痛、寒战、冷汗、全身无力、饮食不振，呕吐、腹泻、腹胀、腹痛、发热，重者可引起痉挛、脱水、休克等。急性腹泻以黄色或黄绿色水样便为主，有恶臭。以上症状可因病情轻重而反应不同。

3.3　实验室诊断

3.3.1　由可疑食品、病人呕吐物或腹泻便中检出血清学型别相同的沙门菌。如无可疑食品，从几个病人呕吐物或腹泻便中检出血清学型别相同的沙门菌也可。

3.3.2　有必要时可观察分离出的沙门菌与病人血清的凝集效价，恢复期应比初期有所升高（一般约升高4倍）。

3.3.3　沙门菌检验方法按GB 4789.4进行。

4　判定原则

4.1　符合本菌的流行病学特点与临床表现。

4.2　实验室检验结果应符合3.3.1或3.3.2的要求（如均未检出相同的细菌时，可用食品中检出的沙门菌与病人血清作凝集试验进一步证实）。

4.3　符合4.1，不符合4.2条则按GB 14938执行。

5　处理原则

5.1　立即停止食用可疑中毒食品。

5.2　按细菌性食物中毒的急救处理原则及时抢救。

5.3　重症者应用抗菌药物，并根据病情不同对症治疗。

附加说明：

本标准由卫生部卫生监督司提出。

本标准由卫生部食品卫生监督检验所负责起草。

本标准主要起草人周桂莲。

本标准由卫生部委托技术归口单位卫生部食品卫生监督检验所负责解释。

中华人民共和国卫生部 1996-10-14 批准 1997-05-01 实施。

5.2　按细菌性食物中毒的急救处理原则及时抢救。

5.3　重症者应用抗菌药物，并根据病情不同对症治疗。

附加说明：

本标准由卫生部卫生监督司提出。

本标准由卫生部食品卫生监督检验所负责起草。

本标准主要起草人周桂莲。

本标准由卫生部委托技术归口单位卫生部食品卫生监督检验所负责解释。

中华人民共和国卫生部 1996-10-14 批准 1997-05-01 实施。

附录3　病原性大肠埃希菌食物中毒诊断标准及处理原则

中华人民共和国卫生行业标准

WS/T 8-1996

病原性大肠埃希菌食物中毒诊断标准及处理原则

Diagnostic criteria and principle of management for food poisoning of enteropathogenic Esche-
richia coli

1　主题内容与适用范围

本标准规定了病原性大肠埃希菌食物中毒的诊断标准、判定原则和处理原则。

本标准适用于病原性大肠埃希菌食物中毒。

2　引用标准

GB 4789.6食品卫生微生物学检验 病原性大肠埃希菌检验

GB 14938食物中毒诊断标准及技术处理总则（已作废）

3　诊断标准

3.1　流行病学特点

3.1.1　常见中毒食品为各类熟肉制品及冷荤，其次为蛋及蛋制品，乳酪等食品。

3.1.2　本菌引起的食物中毒多发生在3~9月，潜伏期8~44h。

3.2　临床表现

症状一般轻微，因菌型不同呈现不同程度的胃肠道症状。

3.3　实验室诊断

3.3.1　由中毒食品中和患者吐泻物中均检出生化及血清学型别相同的大肠埃希菌。

3.3.2　肠侵袭性大肠埃希菌应进行豚鼠角膜试验，肠毒素性大肠埃希菌应进行肠毒素测定。

3.3.3　按GB 4789.6方法进行。

4　判定原则

4.1　符合本菌的流行病学特点与临床表现。

4.2　应符合3.3.1和3.3.2要求。

5　处理原则

按GB 14938规定执行。

附加说明：

本标准由卫生部卫生监督司提出。

本标准由北京市食品卫生监督检验所负责起草。

本标准主要起草人刘以贤。

本标准由卫生部委托技术归口单位卫生部食品卫生监督检验所负责解释。

中华人民共和国卫生部1996-10-14批准1997-05-01实施。

附录4　变形杆菌食物中毒诊断标准及处理原则

中华人民共和国卫生行业标准

WS/T 9-1996

变形杆菌食物中毒诊断标准及处理原则

Diagnostic criteria and principle of management

for food poisoning of proteus

1　主题内容与适用范围

本标准规定了变形杆菌食物中毒的诊断标准、判定原则和处理原则。

本标准适用于变形杆菌食物中毒。

2　引用标准

GB 4789.28 食品卫生微生物学检验染色法、培养基和试剂

GB 14938 食物中毒诊断标准及技术处理总则（已作废）

3　诊断标准

3.1　流行病学特点

3.1.1　变形杆菌食物中毒在细菌性食物中毒中是较常见的一种，发病季节多在夏秋季节。

3.1.2　引起中毒的食品，主要以动物性食品为主，其次为豆制品和凉拌菜等，由于制作时造成污染而引起食物中毒。

3.1.3　本菌食物中毒潜伏期多数为5~18h。

3.2　临床表现

临床特征以上腹部刀绞样痛和急性腹泻为主，有的伴以恶心、呕吐、头疼、发热，体温一般在38~39℃之间，病程较短，一般1~3d可恢复，很少有死亡。

3.3　实验室诊断

3.3.1　由中毒食品和患者吐泻物中检出占优势且生化及血清学型别相同的变形杆菌。

3.3.2　取患者急性期和恢复期（中毒后12~15d）的血清，用分离的菌株做血清凝集效价测定，恢复期滴度高于急性期滴度四倍，即有诊断意义。同时以健康人作为对照，应为阴性。

3.3.3　变形杆菌检验方法见附录A。

4　判定原则

4.1　具有本菌的流行病学与临床表现。

4.2　实验室检验的各项指标的检定结果均与变形杆菌的特点相符。

4.3　综合分析上述特点，做出正确判定。

5　处理原则

立即停止进食一切可疑中毒食物，根据患者症状及时抢救与对症治疗。

附录 A　变形杆菌食物中毒检验方法（补充件）

A1　增菌培养：固体样品加适量灭菌盐水，均质后吸取混悬液接种于 GN 肉汤，（36±1）℃培养 24h。

A2　分离平板：接种于伊红美蓝琼脂平板或 SS 平板，（36±1）℃培养 24h。

A3　伊红美蓝平板和 SS 琼脂平板，生长菌落无色透明或半透明圆形菌落，普通变形杆菌和奇异变形杆菌在伊红美蓝平板上可呈现片状蔓延生长菌落，挑取菌落接种三糖铁培养基。

A4　生化试验：三糖铁培养基，乳糖阴性，葡萄糖产酸产气或只产酸不产气，硫化氢阳性或阴性。尿素和苯丙氨酸酶阳性，可进行生化试验，其鉴别见表 A1、表 A2、表 A3、表 A4。

表 A1　变形杆菌属、普罗菲登斯菌属、摩根菌属鉴别表

	变形杆菌属	普罗菲登斯菌属	摩根菌属
西蒙氏柠檬酸盐	v	+	−
硫化氢	+	−	−
鸟氨酸脱羧酶	v	−	+
明胶	−	+	+
脂酶（玉米油）	+	−	−
D.E 露醇	−	+	+
蔓延生长	+	−	−

表 A2　变形杆菌属四个生化群的鉴别

| | 普通变形杆菌 | | 奇异变形杆菌 | 黏化变形杆菌 | 潘纳氏变形杆菌 |
	1	2			
靛基质	+	+	−	−	−
氨酸脱羧酶	−	−	+	−	−
麦芽糖	+	+	−	+	+
木糖	+	+	+	−	+
水杨苷	+	−	−	−	−
七叶苷水解	+	−	−	−	−

表 A3　摩根菌属两个生化群的鉴别

	摩根菌	生化 1 群
硫化氢	−	v
赖氨酸脱氢酶	−	+
动力	+	−
甘油	−	+

表A4　普罗菲登斯菌属四个生化群的鉴别

	碱化普罗菲登斯菌	路斯太坚氏菲罗菲登斯菌	司徒氏普罗菲登斯菌	雷极氏普罗菲登斯菌
尿素酶	−	−	v	+
肌醇	−	−	+	+
侧金盏花醇	+	−	−	+
阿拉伯糖醇	−	−	−	+
覃糖	−	−	+	−
半乳糖	−	+	+	+

A5　血清学凝集分型试验：普通变形杆菌和奇异变形杆菌O抗原为49个，H抗原为19个，见表A5。

表A5　普通和奇异变形杆菌简化抗原表

O抗原群	H抗原	O抗原群	H抗原
1	1（1）	26	2（2）、3（2）、6（1）
2	1（1）	27	9（2）、3（2）
3	1（2）、2（2）	28	2（2）、3（2）
4	1（1）、8（1）、16（1）	29	13（2）
5	1（2）、2（2）、3（2）	30	1（2）、2（2）、4（2）、13（2）、15（2）
6	1（2）、2（2）、3（2）	31	1（2）、2（2）
7	1（2）、3（2）、4（2）	32	1（1）、3（2）、5（1）
8	1（1）	33	3（2）
9	1（2）、2（2）、	34	6（1）
10	1（2）、2（2）、3（2）、4（2）、5（2）	35	2（2）
11	1（2）、2（2）、4（2）、6（2）	36	3（2）、7（1）
12	1（2）、2（2）	37	17（1）
13	1（2）、2（2）、3（2）、4（2）、	38	1（2）、2（2）
14	1（2）、3（2）	39	18（1）
15	1（1）、7（1）	40	4（2）
16	1（2）、9（2）、14（2）	41	1（2）、2（2）

续表

O抗原群	H抗原	O抗原群	H抗原
17	1（2）、10（1）	42	1（1）
18	1（2）	43	1（2）
19	1（1）、3（2）、11（1）	44	11（1）、19（1）
20	1（2）、2（2）	45	11（1）
21	1（1）	46	17（1）
22	1（1）	47	1（1）
23	1（2）、2（2）、3（2）、12（2）	48	1（2）
24	1（2）、3（2）、4（2）、13（2）	49	2（2）
25	1（1）		

A6　患者血清效价测定：

A6.1　取患者急性期（发病后2~3d）和恢复期血清（12~15d）进行血清效价测定，同时取健康人血清作为对照。

A6.1.1　稀释血清：以生理盐水稀释血清，1∶4，1∶8倍比稀释到1∶640，每管0.5mL，同时做一盐水对照，每个血清稀释两列。

A6.1.2　将不同样品中分离出的菌株，接种营养琼脂斜面（36±1）℃培养18~24h，用盐水洗下，制成H和O抗原，H抗原在菌液中加入0.2%甲醛，O抗原系将浓菌加入等量的95%酒精，于（36±1）℃过夜，两种抗原分别经离心沉淀，弃去上清液，其沉淀物用盐水稀释成含10亿菌/mL。

A6.1.3　在每管0.5mL的稀释血清中一列加H抗原，一列加入O抗原，各加0.5mL，振荡摇匀，置（36±1）℃、18~24h，观察结果。

A6.1.4　凝集反应呈"++"的最后一管，为其效价滴度。

A7　交互吸收试验：取不同样品中分离的菌株，进行交互吸收试验。

A7.1　抗原制备：将菌株接种营养琼脂（36±1）℃，18~24h，用生理盐水洗下菌苔，制成含菌量为100~2000亿/mL，按0.5%的浓度加入甲醛，杀菌，置（36±1）℃，18~24h。

A7.2　免疫血清制备：选择体重2kg左右的健康家兔，从耳静脉接种上述抗原，第一次2.5亿个菌，第二次5亿个菌，第三次10亿个菌，第四次20亿个菌体，每次间隔5d，在最后一次7~10d从耳静脉取血做效价测定，一般效价在1∶6400以上，即可从颈动脉或心脏取血。

A7.3　交互吸收

A7.3.1　吸收菌制备：将菌株接种于克氏瓶中营养琼脂，置（36±1）℃培养24h，用少许盐水洗下，制成浓厚菌液，每毫升含500亿菌体。加入2%甲醛，于（36±1）℃，

2~3d杀菌，经做无菌试验合格后使用。

A7.3.2 吸收试验：血清用1：10 000硫柳汞的生理盐水稀释成1：5或1：10，每毫升血清中加入吸收菌0.2~0.8g，振摇混匀，置（36±1）℃，3h，并经常摇动，离心沉淀，分出血清与制备免疫血清的抗原细菌做玻片凝集试验，如还有凝集，继续吸收，直至无凝集。再与吸收菌做凝集试验，如不凝集证实为同一型别，反之则认为不是同一型别的变形杆菌。

附加说明：

本标准由卫生部卫生监督司提出。

本标准由北京市食品卫生监督检验所负责起草。

本标准主要起草人刘以贤。

本标准由卫生部委托技术归口单位卫生部食品卫生监督检验所负责解释。

中华人民共和国卫生部1996-10-14批准1997-05-01实施。

附录5　副溶血性弧菌食物中毒诊断标准及处理原则

中华人民共和国卫生行业标准

WS/T 81-1996

副溶血性弧菌食物中毒诊断标准及处理原则

Diagnostic criteria and principles of management for food poisoning of Vibrio parahaemolyticus

1　主题内容与适用范围

本标准规定了副溶血性弧菌食物中毒的诊断标准、判定原则和处理原则。

本标准适用于副溶血性弧菌食物中毒。

2　引用标准

GB 4789.7 食品卫生微生物学检验 副溶血性弧菌检验

GB 14938 食物中毒诊断标准及技术处理总则（已作废）

3　诊断标准

3.1　流行病学特点

3.1.1　主要引起中毒的食品为海产品（鱼、虾、蟹、贝类等及其制品）和直接或间接被本菌污染的其他食品。

3.1.2　本菌引起食物中毒多发生在夏、秋季节（6~9月）。

3.2　临床表现

3.2.1　发病急，潜伏期短。

3.2.2　主要症状为腹痛、腹泻（大部为水样便，重者为黏液便和黏血便）、恶心、呕吐、发热，其次尚有头痛、发汗、口渴等症状。

3.3　实验室诊断

3.3.1　由中毒食品、食品工具、患者腹泻便或呕吐物中检出生物学特性（见 GB 4789.7）或血清型别一致的副溶血性弧菌。

3.3.2　动物（小鼠）试验具有毒性或与患者血清有抗体反应。

3.3.3　按 GB 4789.7 进行检验。

4　判定原则

4.1　符合本菌的流行病学与临床表现。

4.2　实验室检验各项指标的检定结果符合3.3.1的要求。有条件时做3.3.2。

5　处理原则

按 GB 14938 执行。

附加说明：

本标准由卫生部卫生监督司提出。

本标准由卫生部食品卫生监督检验所负责起草。

本标准主要起草人周桂莲。

本标准由卫生部委托技术归口单位卫生部食品卫生监督检验所负责解释。

中华人民共和国卫生部 1997-01-11 批准 1997-09-01 实施。

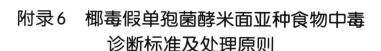

附录6 椰毒假单孢菌酵米面亚种食物中毒诊断标准及处理原则

中华人民共和国卫生行业标准

WS/T 12-1996

椰毒假单胞菌酵米面亚种食物中毒诊断标准及处理原则

Diagnostic criteria and principle of management for Pseudomonas cocovenenans subsp farinofermentans poisoning

1 主题内容与适用范围

本标准规定了椰毒假单孢菌酵米面亚种食物中毒的诊断标准、判定原则和处理原则。

本标准适用于判定椰毒假单孢菌酵米面亚种食物中毒。

2 引用标准

GB/T 4789.29食品卫生微生物学检验椰毒假单孢菌酵米面亚种的检验

GB 14938 食物中毒诊断标准及技术处理总则（已作废）

3 诊断标准

3.1 流行病学特点

3.1.1 主要中毒食品为发酵玉米面制品、变质鲜银耳及其他变质淀粉类（糯米、小米、高粱米和马铃薯粉等）制品。

3.1.2 椰毒假单孢菌酵米面亚种食物中毒多发生在夏、秋季节，食品因潮湿、阴雨天气，贮存不当变质。

3.1.3 中毒与进食量多少有关，未食用者不发病。

3.2 临床表现

3.2.1 发病急，潜伏期多数为2~24h。

3.2.2 主要症状为上腹部不适，恶心、呕吐（呕吐物为胃内容物，重者呈咖啡色样物），轻微腹泻、头晕、全身无力，重者出现黄疸、肝肿大、皮下出血、呕血、血尿、少尿、意识不清、烦躁不安、惊厥、抽搐、休克。一般无发热。

3.3 实验室诊断

3.3.1 按GB/T 4789.29进行检验。

3.3.2 从可疑中毒食品中检出椰毒假单孢菌酵米面亚种。

3.3.3 从可疑中毒食品或菌株培养物中检出椰毒假单孢菌酵米面亚种的代谢产物——米酵菌酸。

3.3.4 动物（小鼠）试验具有毒性。

4 判定原则

4.1 符合本菌的流行病学与临床表现。

4.2 实验室检验各项指标的检定结果符合3.3.2、3.3.3和3.3.4的要求。

4.3　不符合3.3.3要求的，不能判定为椰毒假单胞菌酵米面亚种食物中毒，按GB 14938执行。

5　处理原则

5.1　立即停止进食可疑中毒食品。

5.2　及时抢救中毒患者，催吐、洗胃、清肠，并根据症状的轻重予以对症治疗。

附加说明：

本标准由卫生部卫生监督司提出。

本标准由中国预防医学科学院营养与食品卫生研究所负责起草。

本标准主要起草人刘秀梅、孟昭赫。

本标准由卫生部委托技术归口单位卫生部食品卫生监督检验所负责解释。

中华人民共和国卫生部1996-10-14批准1997-05-01实施。

附录7 蜡样芽孢杆菌食物中毒诊断标准及处理原则

中华人民共和国卫生行业标准

WS/T 82-1996

蜡样芽孢杆菌食物中毒诊断标准及处理原则

Diagnostic criteria and principles of management for food poisoning of Bacillus cereus

1 主题内容与适用范围

本标准规定了蜡样芽孢杆菌引起食物中毒的诊断标准、判定原则及处理原则。

本标准适用于蜡样芽孢杆菌引起的食物中毒。

2 引用标准

GB 4789.14食品卫生微生物学检验 蜡样芽孢杆菌检验

GB 14938食物中毒诊断标准及技术处理总则（已作废）

3 诊断标准

3.1 流行病学特点

3.1.1 引起中毒的食品多为剩米饭、米粉、甜酒酿、剩菜、甜点心及乳、肉类食品。

3.1.2 引起中毒食品常因食前保存温度较高（20℃以上）和放置时间较长，使食品中的蜡样芽孢杆菌得到繁殖。

3.2 临床表现

3.2.1 呕吐型：以恶心、呕吐为主，并有头晕、四肢无力、潜伏期较短（一般为0.5~5h）。

3.2.2 腹泻型：以腹痛、腹泻为主，潜伏期较长（一般为8~16h）。

3.3 实验室诊断

3.3.1 中毒食品中蜡样芽孢杆菌菌数测定（按GB 4789.14），每克食品中一般均 $\geq 10^5$。

3.3.2 中毒病人呕吐物或粪便中检出的蜡样芽孢样杆菌与中毒食品检出的菌株，其生化性状或血清型须相同。

4 判定原则

4.1 符合本标准的流行病学特点和临床表现。

4.2 实验室诊断必须符合3.3.1或3.3.2方可判定。

5 处理原则

按GB 14938执行。

附加说明：

本标准由卫生部卫生监督司提出。

本标准由卫生部食品卫生监督检验所负责起草。

本标准主要起草人白竟玉。

本标准由卫生部委托技术归口单位卫生部食品卫生监督检验所负责解释。

中华人民共和国卫生部1997-01-11批准1997-09-01实施。

附录 8 肉毒梭菌食物中毒诊断标准及处理原则

中华人民共和国卫生行业标准

WS/T 83-1996

肉毒梭菌食物中毒诊断标准及处理原则

Diagnostic criteria and principles of management for food poisoning of Clostridium botulinum

1 主题内容与适用范围

本标准规定了肉毒梭菌食物中毒的诊断标准、判定原则和处理原则。

本标准适用于肉毒梭菌食物中毒。

2 引用标准

GB 4789.12 食品安全国家标准 食品微生物学检验 肉毒梭菌及肉毒毒素检验

GB 14938 食物中毒诊断标准及技术处理总则（已作废）

3 诊断标准

3.1 流行病学特点

3.1.1 中毒食品多为家庭自制发酵豆谷类制品，其次为肉类和罐头食品。

3.1.2 中毒多发生在冬春季。

3.1.3 潜伏期一般为1~7d，病死率较高。

3.2 临床表现

主要症状有：头晕、无力、视力模糊、眼睑下垂、复视、咀嚼无力、张口困难、伸舌困难、咽喉阻塞感、饮水发呛、吞咽困难、呼吸困难、头颈无力、垂头等，患者症状轻重程度和出现范围可有所不同。

3.3 实验室诊断

3.3.1 从中毒食品（或患者粪便、血液）中检出肉毒毒素，并确定其型别。

3.3.2 肉毒毒素的检测方法见GB 4789.12。

4 判定原则

4.1 符合本标准流行病学特点及临床表现。

4.2 实验室诊断须从中毒食品中检出肉毒毒素，并确定其型别（如中毒食品未能采到，可采取患者粪便或血液进行检测）。

5 处理原则

5.1 按GB 14938执行。

5.2 给予相应型别的肉毒抗毒素治疗。

附加说明：

本标准由卫生部卫生监督司提出。

本标准由卫生部食品卫生监督检验所起草。

本标准主要起草人刘宏道。

本标准由卫生部委托技术归口单位卫生部食品卫生监督检验所负责解释。

中华人民共和国卫生部 1997-01-11 批准 1997-09-01 实施。

附录9 产气荚膜梭菌食物中毒诊断标准及处理原则

中华人民共和国卫生行业标准

WS/T 7-1996

产气荚膜梭菌食物中毒诊断标准及处理原则

Diagnostic criteria and principles of management for food poisoning of clostridium perfringens

1 主题内容与适用范围

本标准规定了产气荚膜梭菌食物中毒的诊断标准、判定原则和处理原则。

本标准适用于产气荚膜梭菌食物中毒。

2 引用标准

GB 4789.13 食品安全国家标准 食品微生物学检验 产气荚膜梭菌检验

GB 4789.28 食品安全国家标准 食品微生物学检验 培养基和试剂的质量要求

GB 14938 食物中毒诊断标准及技术处理总则（已作废）

3 诊断标准

3.1 流行病特点

3.1.1 中毒食品多为同批大量加热烹煮后在较高温度下长时间地（数小时）缓慢冷却且不经再加热而直接供餐的肉、鸡、鸭、鱼或其他菜肴及其汤汁。

3.1.2 中毒多发生于集体用餐者，或广泛散发于进食同一中毒食品的人群中。

3.1.3 潜伏期一般为8~24h，同起中毒常在较短的同一时间内集中发病。除老幼体弱者外，一般预后良好。

3.2 临床表现

主要症状为腹痛与腹泻。

3.3 实验室诊断

3.3.1 采集患者粪便（最好是发病2日以内的）及可疑中毒食品检测产气荚膜梭菌，方法按GB 4789.13执行。

3.3.2 分离菌株血清型鉴定，用HObbs型血清或以分离菌株按一般方法制备的免疫凝集素血清进行凝集试验。

3.3.3 取同上粪便检样检测产气荚膜梭菌肠毒素，见附录A。

3.3.4 按培养分离菌株检查其肠毒素产生性，见附录B。

4 判断原则

4.1 符合本标准流行病学特点及临床表现。

4.2 实验室诊断能从多数患者的粪便检出产气荚膜梭菌肠毒素，或者能从多数患者的粪便与可疑中毒食品检出血清型相同且数量异常多的产肠毒素性产气荚膜梭菌。

5 处理原则

按GB 14938执行。

附录A 样品中产气荚膜梭菌肠毒素检验（补充件）

A1 家兔肠祥试验（标准方法）

患者粪便加适量（尽可能少量）生理盐水，充分搅拌，室温放置30min，离心沉淀（4℃，10000r/min，20min），取上清液进行试验。

准备体重约2kg的健康家兔，术前断食2天（只给饮水），在麻醉下剖腹，结扎回肠每段10~12cm，至多6段，分别注入检样液、阴性对照液（生理盐水）、阳性对照液（产气荚膜梭菌肠毒素）及中和对照（检样液与产气荚膜梭菌肠毒素免疫血清混合，室温放置45min）各2mL（中和对照液可增加血清所占容量），复位缝合，18h后开腹测量各试验段的长度（cm）与内液量（mL）。检样及阳性对照肠段的内液量与长度之比值（V/L）大于或等于1.0，而阴性对照及中和对照小于1.0或肉眼观察不到明显反应时，判为阳性结果。

A2 反向间接血细胞凝集试验（辅助方法）

每克（毫升）检样加生理盐水9mL，充分搅拌后室温静置30min，离心沉淀（4℃，10000r/min，20min），取上清液于微孔板U型孔内以树胶缓冲液〔0.5mol/L磷酸盐缓冲水（pH 7.2）含吐温800.1%、阿拉伯胶0.01%〕或蛋白缓冲液〔0.15mol/L磷酸盐缓冲盐水（pH 7.2）含牛血清白蛋白0.25%〕进行系列稀释，各孔稀释液0.025mL，加以相同缓冲液稀释的1%致敏血细胞0.025mL。以检样加非致敏血细胞为阴性对照，以精制产气荚膜梭菌肠毒素加致敏血细胞为阳性对照。充分摇和后室温静放2h，出现明显凝集者判为阳性结果。

若阴性对照孔出现凝集，检样可加等量的10%非致敏血细胞，充分摇和，室温放置30min，离心沉淀（3000r/min，10min），取上清液按前述方法进行试验。

附录B 培养分离株检查肠毒素（补充件）

B1 分离菌株经庖肉培养基（CM）37℃培养24h作为原始菌种。按1%（V/V）接种原始菌种于液体硫乙醇酸钠培养基（FT），保温75℃、20min，冷却后37℃培养18h（若此培养芽孢形成不多，上述处理及培养可反复1~2次），然后仍按1%（V/V）转种于FT培养基，37℃培养8h，作为产毒种子，按0.5%~1.0%（V/V）接种于产芽孢培养基（DS），保温46℃、20min，立即转换37℃培养24~30h，培养液经离心沉淀（4℃，10000r/min，20min），上清液按附录A检测肠毒素。

原始菌株

↓ 接种1%（*V/V*）

FT 培养基75℃保温20min，37℃培养18h

↓ 接种1%（*V/V*）

FT 培养基37℃培养8h

↓ 接种0.5%～1.0%（*V/V*）

DS 培养基37℃培养24～30h

↓ 离心沉淀

上清液

↓

检测肠毒素

产气荚膜梭菌肠毒素培养程序

B2　产气荚膜梭菌肠毒素产生试验用培养基

B2.1　庖肉培养基（CM）：制法见GB 4789.28。

B2.2　液体硫乙醇酸钠培养基（FT）：制法见GB 4789.28。

B2.3　产芽孢培养基（DS）

胰酶水解酪素胨　　1.5%

酵母浸粉　0.4%

可溶性淀粉　0.4%

磷酸氢二钠（$Na_2HPO_4 \cdot 12H_2O$）1.0%

硫乙醇酸钠　0.1%

蒸馏水溶解 pH 7.5　　121℃、15min 灭菌

附加说明：

本标准由卫生部卫生监督司提出。

本标准由卫生部兰州生物制品研究所负责起草。

本标准主要起草人王成怀。

本标准由卫生部委托技术归口单位卫生部食品卫生监督检验所负责解释。

中华人民共和国卫生部 1996-10-14 批准 1997-05-01 实施。

附录10 食品安全事故流行病学调查工作规范

第一章 总则

第一条 为规范食品安全事故的流行病学调查工作，制定本规范。

第二条 本规范适用于承担食品安全事故流行病学调查职责的县级以上疾病预防控制机构及相关机构（以下简称调查机构）对发生或可能发生健康损害的食品安全事故（以下简称事故）开展流行病学调查工作。

第三条 事故流行病学调查的任务是利用流行病学方法调查事故有关因素，提出预防和控制事故的建议。

事故流行病学调查包括人群流行病学调查、危害因素调查和实验室检验，具体调查技术应当遵循流行病学调查相关技术指南。

第二章 调查机构管理

第四条 调查机构开展事故流行病学调查应当遵循属地管理、分级负责、依法有序、科学循证、多方协作的原则。

调查机构开展事故流行病学调查应当在同级卫生行政部门的组织下进行，与有关食品安全监管部门（以下简称监管部门）对事故的调查处理工作同步进行、相互配合。

第五条 事故流行病学调查实行调查机构负责制。调查机构应当按照国家有关事故调查处理的分级管辖原则承担事故流行病学调查任务。

调查机构应当做好事故流行病学调查的物资储备，并及时更新，保障调查工作的正常进行。

第六条 事故流行病学调查实行调查员制度。各级调查机构应当根据工作需要配备事故流行病学调查员。

调查员应当由具有1年以上流行病学调查工作经验的卫生相关专业人员担任。经专业培训考核合格后，由同级卫生行政部门聘任。

第七条 卫生行政部门应当为调查机构承担事故流行病学调查的能力建设提供保障。

上级调查机构负责对下级调查机构开展事故流行病学调查提供技术支持。卫生监督等相关机构应当在同级卫生行政部门的组织下，对事故流行病学调查给予支持和协助。

第三章 调查程序和内容

第八条 调查机构接到同级卫生行政部门开展事故流行病学调查的通知后，应当迅速启动调查工作。

第九条 事故流行病学调查由调查机构成立的事故流行病学调查组（以下简称调查组）具体实施。调查组应当由3名以上调查员组成，并指定1名负责人。

调查员与所调查事故有利害关系的，应当回避。

第十条　调查员根据流行病学调查工作的需要，有权进入医疗机构、事故发生现场、食品生产经营场所等相关场所，根据调查需要和相关规范采集标本和样品，了解有关情况和监管部门意见，有关事故发生单位、监管部门及相关机构应当为调查提供便利并如实提供有关情况。

被调查者应当在其提供的材料上签字确认，拒绝签字的，由调查员会同1名以上现场见证人员在相应材料上注明原因并签字。

第十一条　开展人群流行病学调查应当包括以下内容：

（一）制订病例定义，开展病例搜索。

（二）统一个案调查方法，开展个案调查。

（三）采集有关标本和样品。

（四）描述发病人群、发病时间和发病地区分布特征。

（五）初步判断事故可疑致病因素、可疑餐饮和可疑食品。

（六）根据调查需要，开展病例对照研究或队列研究。

人群流行病学调查结果可以判定事故有关因素的，应当及时作出事故流行病学调查结论（以下简称调查结论）。

第十二条　开展危害因素调查应当包括以下内容：

（一）访谈相关人员，查阅有关资料，获取就餐环境、可疑食品、配方、加工工艺流程、生产经营过程危害因素控制、生产经营记录、从业人员健康状况等信息。

（二）现场调查可疑食品的原料、生产加工、储存、运输、销售、食用等过程中的相关危害因素。

（三）采集可疑食品、原料、半成品、环境样品等，以及相关从业人员生物标本。

第十三条　送检标本和样品应当由调查员提供检验项目和样品相关信息，由具备检验能力的技术机构检验。标本和样品应当尽可能在采集后24h内进行检验。

实验室应当妥善保存标本和样品，并按照规定期限留样。

第十四条　承担事故标本和样品检验工作的技术机构应当按照相关检验工作规范的规定，及时完成检验，出具检验报告，对检验结果负责。

第十五条　调查组根据健康危害控制需要，应当向同级卫生行政部门提出卫生处理或向公众发出警示信息的建议。未经同级卫生行政部门同意，任何人不得擅自发布事故流行病学调查信息。

第十六条　调查机构现有技术与资源不能满足事故调查有关要求时，应当报请同级卫生行政部门协调解决。

第十七条　调查组在调查过程中，应当根据同级卫生行政部门的要求，及时提交阶段性调查结果。

第四章　调查结论和报告

第十八条　调查组应当综合分析人群流行病学调查、危害因素调查和实验室检验三方面结果，依据相关诊断原则，作出事故调查结论。

事故调查结论应当包括事故范围、发病人数、致病因素、污染食品及污染原因，不

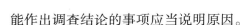

能作出调查结论的事项应当说明原因。

第十九条　对符合病例定义的病人，调查组应当结合其诊疗资料、个案调查表和相关实验室检验结果作出是否与事故相关的判定。

第二十条　调查机构根据调查组调查结论，向同级卫生行政部门提交事故流行病学调查报告。

同级卫生行政部门对事故流行病学调查报告有异议的，可通知调查机构补充调查，或报请上一级卫生行政部门组织专家组对调查结论进行技术鉴定。

第五章　附　则

第二十一条　本规范所称病例定义是确定被调查对象是否纳入病例的依据，在事故流行病学调查中用于统计发病人数，不适用临床治疗。可包括疑似病例、临床诊断病例和确诊病例定义。

第二十二条　事故流行病学调查涉及传染性疾病的，调查机构应当同时按照《中华人民共和国传染病防治法》的有关规定采取相应措施。

国境口岸内的事故流行病学调查依据有关法律法规实施。

第二十三条　本规范自2012年1月1日起施行。

附录11　食品安全事故常见致病因子口临床表现、潜伏期及生物标本采集要求

潜伏期	主要临床表现	致病因子	生物标本	送样保存条件（24h内）
主要或最初症状为上消化道症状（恶心、呕吐）				
一般为10~20min 由腌制不当或变质蔬菜引起的中毒一般为1~3h，最长可达20h	口唇、耳廓、舌及指（趾）甲，皮肤黏膜等出现不同程度发绀，可伴有头晕、头痛、恶心、乏力、呕吐；中毒明显者可出现心悸、呼吸困难、视物模糊等症状；严重者可出现嗜睡、血压下降、心律失常、甚至休克、昏迷、抽搐、呼吸衰竭	亚硝酸盐	血液	必须立即采样，若现场不能检验，可带回实验室测定，采样量约10mL，抗凝剂以肝素为佳，禁用草酸盐，如长时间运输，应冷藏保存，可冷冻
			呕吐物 胃内容物	采样量300~500mL，使用具塞玻璃瓶或聚乙烯瓶盛放，保存和运输条件同上
			尿液	采样量50~100g，使用具塞玻璃瓶或聚乙烯瓶密闭盛放应冷藏保存。保存和运输条件同上
1~6h（平均2~4h）	恶心、剧烈地反复呕吐、腹痛、腹泻	金黄色葡萄球菌及其肠毒素	粪便或肛拭子	新鲜粪5g，置于无菌、干燥、防漏的容器内，或采样拭子沾满粪便插入Cary-Blair运送培养基冷藏运送至实验室
			呕吐物	采取呕吐物置无菌采样瓶或采样袋密封送检，冷藏运送至实验室
			皮肤病变拭子 鼻拭子	采样拭子插入Cary-Blair运送培养基内保存，冷藏运送至实验室

续表

潜伏期	主要临床表现	致病因子	生物标本	送样保存条件（24h内）
0.5~5h	以恶心、呕吐为主，并有头晕、四肢无力	蜡样芽孢杆菌（呕吐型）	粪便或肛拭子	新鲜粪便5g，置于无菌、干燥、防漏的容器内。或用采样拭子沾满粪便插入Cary-Blair运送培养基内保存，冷藏运送至实验室
4~24h	全身无力，严重者出现黄疸、意识不清、烦躁不安、抽搐、休克；一般无发热	椰毒假单胞菌酵米面亚种（米酵菌酸）	粪便或肛拭子	新鲜粪便5g，置于无菌、干燥、防漏的容器内。或用采样拭子沾满粪便插入Cary-Blair运送培养基内保存，冷藏运送至实验室
			呕吐物	采取呕吐物置无菌采样瓶或采样袋密封送检，冷藏运送至实验室
12~48h（中位36h）	恶心、呕吐、水样无血腹泻、脱水	诺如病毒	粪便或肛拭子、呕吐物	新鲜粪便10g（10mL）或呕吐物，置于无菌、干燥、防漏的容器内。拭子置入2mL病毒保存液中，冷冻或冷藏保存运送至实验室
0.5~12h	头痛、恶心、呕吐、腹部不适、皮肤潮红、皮屑甚至皮肤脱落等	维生素A（动物肝脏）		
咽喉肿痛和呼吸道症状				
12~72h	咽喉肿痛、发热、恶心、呕吐、流涎，偶有皮疹	溶血性链球菌	咽喉拭子	采集咽喉拭子，尽快划线接种血平板。或将拭子插入Stuart运送培养基中，冷藏运送至实验室
主要或最初症状为下消化道症状（腹痛、腹泻）				
2~36h（平均6~12h）	腹痛，腹泻，有时伴有恶心和呕吐	产气荚膜梭菌、蜡样芽孢杆菌（腹泻型）	粪便或肛拭子	新鲜粪便5g，置于无菌、干燥、防漏的容器内。或用采样拭子沾满粪便插入运送培养基内保存，冷藏运送至实验室

续表

潜伏期	主要临床表现	致病因子	生物标本	送样保存条件（24h内）
5~18h	腹痛、急性腹泻，可伴有恶心、呕吐、头痛、发热	变形杆菌	粪便或肛拭子	新鲜粪便5g，置于无菌、干燥、防漏的容器内。或用采样拭子沾满粪便插入Cary-Blair运送培养基内保存，冷藏运送至实验室
			呕吐物	取呕吐物置无菌采样瓶或采样袋密封送检，冷藏运送至实验室
			血清	血清2~3mL，冷藏或冷冻保存，避免反复冻融
6~96h（通常1~3d）	发热、腹部绞痛、腹泻、呕吐、头痛	沙门菌、志贺菌、嗜水单胞菌、气单胞菌、致泻性大肠杆菌		
7~20h	腹痛、恶心、呕吐、水样便、脓血便性腹泻、继发性败血症和脑膜炎	类志贺邻单胞菌		
6h~5d	腹痛、腹泻、呕吐、发热、乏力、恶心、头痛、脱水、有时有带血或黏液样腹泻，带有创伤弧菌的皮肤病灶	创伤弧菌、河弧菌、副溶血性弧菌等弧菌属细菌	粪便或肛拭子	新鲜粪便5g，置于无菌、干燥、防漏的容器内。或用采样拭子沾满粪便插入Cary-Blair运送培养基内保存，冷藏运送至实验室
1~10d（中位数3~4d）	腹泻（通常带血）、腹痛、恶心、呕吐、乏力、发热	肠出血性大肠埃希菌、弯曲菌		
3~7d	发热、腹泻、腹痛、伴急性阑尾炎症状	小肠结肠炎耶尔森菌		

续表

潜伏期	主要临床表现	致病因子	生物标本	送样保存条件（24h内）
3~5d	发热、恶心、呕吐、腹痛、水样便	轮状病毒星状病毒肠道腺病毒	粪便或肛试呕吐物	新鲜粪便10g（10mL）或吸吐物，置于无菌、干燥、防漏的容器内。肛拭子置于2mL病毒保存液中。冷冻或冷藏保存运送至实验室
1~6周	黏液性腹泻（脂肪样便），腹痛，腹胀，体重减轻	蓝氏贾第鞭毛虫	粪便	滋养体检验：干燥洁净容器，常温保存，尽快，短程运送容器，4℃保存，当天或次日送达样品；包囊检验：干燥洁净容器
8~24h（腹泻型） 2~6周（侵袭型）	腹泻型：腹泻，腹痛，发热；侵袭性：初起胃肠炎症状，败血症脑膜炎、脑脊髓炎、发热等	单核细胞增生性李斯特菌	粪便或肛拭子 脑脊液血液	新鲜粪便5g，置于无菌、干燥、防漏的容器内。或用采样拭子沾满满粪便插入Cary-Blair运送培养基内保存。冷藏运送至实验室 2~5mL，床旁接种于血培养瓶
1周至数周	腹痛，腹泻，便秘，头痛，嗜睡，溃疡，有时无症状	溶组织阿米巴	粪便	新鲜无尿液混杂的粪便，保温保湿，室温下30min检查
3~6月	情绪不安，失眠，饥饿，食欲不振。体重减轻，腹痛。可伴有肠胃炎	牛带绦虫，猪带绦虫	粪便	新鲜无尿液混杂的粪便，干燥洁净容器保存，当天送检可常温保存，次日送检需4℃保存，不能冰冻
神经系统症状（视觉障碍，眩晕，刺痛，麻痹）				
10min~2h （一般在30min内）	头晕、头痛、乏力、恶心、呕吐、多汗、胸闷、视物模糊、瞳孔缩小等；中毒明显者可出现肌束震颤等烟碱样表现；严重者可表现为肺水肿、昏迷、呼吸衰竭、脑水肿	有机磷酸酯类杀虫	尿液 血液	采样量300~500mL，使用具塞玻璃瓶或聚乙烯瓶盛放 5~10mL，使用具塞的肝素抗凝试管盛放，干燥洁净容器，冷藏保存，如长时间运输，可冷冻（保持样品不变质）

续表

潜伏期	主要临床表现	致病因子	生物标本	送样保存条件（24h内）
10min~6h（神经精神型、胃肠炎型）6~24h（肝脏损害型，少数在0.5h内发病）	神经精神型：恶心、呕吐、腹痛、腹泻；多汗、流涎、流泪、瞳孔缩小、步态蹒跚、心动过缓等；兴奋、幻觉，严重者可出现呼吸困难、昏迷等，并可伴有谵妄、被害妄想、攻击行为等精神症状 胃肠炎型：无力、恶心、呕吐、腹痛、水样泻等 肝脏损害型：早期可有恶心、呕吐、腹泻等。多数中毒者经1~2d的"痊愈期"后，谷丙转氨酶升高，再次出现恶心、呕吐、腹部不适、纳差，并有肝区疼痛、肝脏肿大、黄疸、出血倾向等。少数可出现肝性脑病，循环衰竭，呼吸衰竭。少数病例可有心律失常、少尿、尿闭等	鹅膏属的有毒蘑菇	呕吐物、洗胃液	干燥洁净容器，冷藏保存，如长时间运输，可冷冻
10min~3h	早期表现为手指和脚趾刺痛或麻痛。口唇、舌尖以及肢端感觉麻木，继而全身麻木，严重时出现运动神经麻痹，四肢瘫痪、共济失调、言语不清，失声、呼吸困难、循环衰竭、呼吸麻痹；还可有恶心、呕吐、腹痛、腹泻、血压下降、心律失常等	河豚毒素		

潜伏期	主要临床表现	致病因子	生物标本	送样保存条件（24h内）
30min~3h	表现为副交感神经抑制和中枢神经兴奋症状，如口干、吞咽困难、发热、声音嘶哑、皮肤干燥、潮红、血压升高、心动过速、呼吸加深、头痛、头晕、烦躁不安、谵妄、幻听、幻视、神志模糊、哭笑无常、瞳孔散大、肌肉抽搐、便秘、共济失调或出现阵发性抽搐等，严重患者可昏迷，甚至死亡	曼陀罗（莨菪碱）		
初期：30min~数小时后期（病重期）：1~2周	初期：恶心、呕吐、腹痛、腹泻、食欲不振、流涎、口内金属味、头痛、头晕、失眠、乏力、多汗。后期（病重期）：厌食、消瘦、全身乏力，可发热，四肢发麻，持物不稳、行走困难、下运动神经元障碍（软瘫），或上运动神经元障碍（硬瘫）；多语、遗忘、幻觉等精神症状；不同程度意识障碍、抽搐。还可出现共济失调等小脑症状；以及视神经萎缩，向心性视野缩小、咀嚼无力、张口困难多发性脑神经障碍等。同时还可伴有不同程度的肾脏、心脏、肝脏及皮肤损害等	有机汞化合物	尿液血液头发	干燥洁净容器（PVC塑料容器）、冷藏保存，如长时间运输，可冷冻（保持样品不变质）

续表

潜伏期	主要临床表现	致病因子	生物标本	送样保存条件（24h内）
1~6h	刺痛和麻木、肠胃炎、温度感觉异常、头晕、口干、肌肉痛、瞳孔散大、视物模糊，手足麻木，口周感觉异常，冷热感觉倒错	雪卡毒素		
12~24h（少数长达48~72h）口服纯甲醇中毒最短仅40min，同时饮酒或摄入乙醇潜伏期可延长	轻者可出现头痛、头晕、乏力、视物模糊等症状；较重者可表现为轻至中度意识障碍，或视乳头充血，视乳头水肿或视野检查有中心或旁中心暗点，或轻度代谢性酸中毒；严重者则出现重度意识障碍，或视力急剧下降，甚至失明或视神经萎缩，或严重代谢性酸中毒	甲醇	血液	采样量≥10mL，使用具塞的抗凝试管盛放，洁净容器，冷藏保存，如长时间运输，可冷冻（持样品不变质）
			尿液	采样量≥50mL，使用具塞或加盖的塑料瓶，保存运输条件同上
1~7d	头晕、乏力、视物模糊、眼睑下垂、复视、咀嚼无力、张口困难、伸舌困难、咽喉阻塞感、饮水呛咳、吞咽困难、头颈无力	肉毒梭菌及其毒素	血清	采样量10mL，冷藏保存运送，如长时间运输，冷冻
			粪便	采样量25g，或使用无菌水灌肠后收集15mL排物，冷藏保存运送
			呕吐物	采样量25g，冷藏保存运送

潜伏期	主要临床表现	致病因子	生物标本	送样保存条件（24h 内）
	主要侵犯中枢神经系统。急性中毒早期可仅有轻度神经系统症状或过度兴奋表现。不同的有机锡化合物还可引起不同的局部症状。如：可引起眼、鼻、咽喉刺激症状，接触性皮炎，三丁基锡化合物可引起灼伤等			
1~4d	三甲基锡中毒主要表现为记忆障碍、焦虑、忧郁、易激惹、定向障碍，食欲亢进、癫痫样发作等，以及眼球震颤、共济失调等，还可伴有耳鸣、听力减退 三乙基锡、四乙基锡中毒，早期主要表现为头痛、头晕、乏力、出汗、恶心、呕吐、食欲减退、心动过缓，头痛早期呈阵发性，后期为持续性，可十分剧烈，部分病例伴有精神障碍，较重时可表现为心率明显减慢（<50次/min），频繁呕吐，剧烈头痛、血压迅速升高等。严重者可突然昏迷、抽搐，呼吸停止	有机锡化合物	胃内容物 血尿液	干燥洁净容器（最好用玻璃容器）、冷藏保存，如长时间运输，可冷冻（保持样品不变质）

续表

潜伏期	主要临床表现	致病因子	生物标本	送样保存条件（24h内）
过敏症状（面部红痒）				
10min~3h	头痛，头晕，恶心，呕吐，口干，皮肤潮红，可有恶心，呕吐，腹痛，腹泻，等麻疹，四肢麻木等	组胺（鲭亚目鱼）	呕吐物	干燥洁净容器，冷藏保存，如长时间运输，可冷冻（保持样品不变质）
15min~2h	口唇麻木，刺痛感，面红，头晕，头痛，恶心	谷氨酸钠（味精）		
出现全身感染的症状（发冷，发烧，疲倦，虚脱，疼痛，肿胀，淋巴结）				
4~28d（平均9d）	肠胃炎，发热，眼睛周围水肿，出汗，肌肉痛，寒战，大汗，乏力，呼吸困难，心力衰竭	旋毛虫	血清或肌肉组织（活检）	干燥洁净容器保存，当天送检可常温保存，次日送检需4℃保存，不能冰冻
10~13d	发热，头痛，肌肉痛，皮疹	弓形虫	淋巴结活检术血液	
胃肠道和（或）神经系统症状				
数分钟~20min	唇，舌，指尖，腿，颈麻木，运动失调，头痛，呕吐，呼吸困难，重症者呼吸肌麻痹死亡	麻痹性贝类中毒（PSP）	呕吐物胃内容物	干燥洁净容器，冷藏保存，如长时间运输，可冷冻（保持样品不变质）
数分钟至数小时	唇，舌，喉咙和手指麻木，肌肉痛，头痛；冷热感觉倒错，腹泻，呕吐	神经毒性贝类中毒(NSP)		
30min~3h	恶心，呕吐，腹泻，腹痛，寒颤，头痛，发热	腹泻性贝类中毒（DSP）		
24h~48h	呕吐，腹泻，腹痛，神志不清，失忆，失去方向感，惊厥，昏迷	失忆性贝类中毒（ASP）		

续表

潜伏期	主要临床表现	致病因子	生物标本	送样保存条件（24h内）
10~30min	头晕、头痛、乏力、视物模糊、恶心、流涎、多汗、瞳孔缩小等，少部分患者可出现面色苍白、上腹部不适、呕吐和胸闷，以及肌束颤动等。严重者可出现肺水肿、脑水肿等	氨基甲酸酯类杀虫剂	血液 呕吐物	干燥洁净容器，冷藏保存，如长时间运输，可冷冻（保持样品不变质）
最短15min，平均1~2h，最长4~5h	咽喉及食管烧灼感、腹痛、恶心呕吐，腹泻呈米汤样或血样，严重者可致脱水、电解质紊乱、休克。重度中毒者可有急性中毒性脑病表现，严重者尚可因中毒性心肌损害引起猝死，并可出现中毒性肝病。中毒后1~3周可发生迟发性神经病，表现为肢体麻木或针刺样感觉异常、肌力减弱，之后尚可出现感觉减退、腓肠肌经挛疼痛，手足多汗、踝部水肿等。急性中毒一周后可出现糠秕样脱屑、色素沉着等皮肤改变。40~60d后，指（趾）甲可出现Mes纹等	砷的化合物	血液 尿液 呕吐物	干燥洁净容器，冷藏保存，如长时间运输，可冷冻（保持样品不变质）

续表

潜伏期	主要临床表现	致病因子	生物标本	送样保存条件（24h内）
最短15~30min，一般为1~3h	氟化钠：迅速出现剧烈恶心、呕吐、腹痛、腹泻等急性胃肠炎症状，吐泻物常为血性。严重者可发生脑、心、肾、肺等多脏器功能衰竭，甚至可在2~4h内死亡 氟硅酸钠：恶心、呕吐、胃部烧灼感、腹痛、腹泻等症状，继而发生无机化的胸闷、心悸、氟的无机化合物的损害，并可引起休克、多脏器功能衰竭和猝死	氟的无机化合物	血液 尿液 呕吐物	干燥洁净容器，冷藏保存，如长时间运输，可冷冻（保持样品不变质）
最短10~15min一般30min~2h，最长4~7h	恶心、呕吐、头晕、腹痛腹泻、无力、口干、流涎、可有发热、颜面潮红	霉变谷物中呕吐毒素		
多数<30min（毒鼠强、毒鼠硅等）30min~2h（氟乙酰胺、氟乙酸钠及甘氟等）	头痛、头晕、恶心、呕吐、四肢无力等症状，可有局灶性癫痫样发作；重者癫痫样大发作，或精神病样症状，或伴癫痫持续状态；严重者如幻觉、妄想等，或合并其他脏器功能衰竭	致痉挛杀鼠剂（毒鼠强、氟乙酰胺、氟乙酸钠、毒鼠硅、甘氟等）	呕吐物 胃内容物	采样量50~100g，使用具塞玻璃瓶或聚乙烯瓶密封盛放，加少量100g/L氢氧化钠将氧化物加以固定，干燥洁净容器，冷藏保存，如长时间运输，可冷冻（保持样品不变质）
			血液	采样量≥10mL，使用具塞或加盖的塑料瓶，测定血浆中的毒鼠强，血液样品采集后立即用3000r/min离心，移取上层血浆，保存和运输条件同上

潜伏期	主要临床表现	致病因子	生物标本	送样保存条件（24h内）
30min~2h	轻度：头晕、眼花、恶心、呕吐、腹痛、腹泻、疲乏无力、发热 重度：昏迷、嗜睡、眼球肿胀、震颤、痉挛，可因中枢神经麻痹而死亡 一般出现恶心、呕吐、腹泻、腹痛等，常伴有出汗、口干、手足麻木、全身乏力、抽搐、部分有发热	毒麦		
30min~4h	轻度：胸闷、头晕 重度：肝、肾、肺、心等脏器损害，可出现蛋白尿、血尿、血便；肝、肺功能异常；间质性肺水肿，心气分析异常；心慌、心脏搏博而死亡，可因心肌酶升高，心电图异常，可因心脏搏博而死亡	桐油		
30min~12min （一般1~2h）	一般在食后1~2h内出现症状，初觉苦涩有流涎、恶心、呕吐、腹痛、腹泻、头痛、头晕、全身无力、呼吸困难、烦躁不安和恐惧感、心悸、严重者昏迷、意识丧失、发绀、瞳孔散大、惊厥、可因呼吸衰竭致死。部分患者还可出现迟发性神经病，主要为双下肢肌肉弛缓无力、肢端麻木、触觉痛觉迟钝等症状	氰苷（苦杏仁、木薯、桃仁）	呕吐物 胃内容物 尿液	采样量50~100g，使用具塞玻璃瓶或聚乙烯瓶密闭盛放，加少量100g/L氢氧化钠将氰化物加以固定，干燥洁净容器，冷藏保存，如长时间运输，可冷冻保持样品不变质） 采样量≥50mL，使用具塞或加盖的塑料瓶保存和运输条件同上

续表

潜伏期	主要临床表现	致病因子	生物标本	送样保存条件（24h内）
1~4h，最长8~12h	轻度：头晕，口渴，咽干，口麻；中度：多言，哭笑无常，恶心、呕吐、幻觉，嗜睡，步态蹒跚，四肢麻木，心率加快，视物不清，复视，瞳孔略大；重度：昏睡，瞳孔明显散大，可出现精神失常	大麻油		
1~12h（一般为2~4h）	咽喉部瘙痒和烧灼感，头晕、乏力、恶心、呕吐，上腹部疼痛，腹泻等，严重者有耳鸣、体温升高，烦躁不安、谵妄、昏迷，脉搏细弱，瞳孔散大，可因呼吸麻痹致死	发芽马铃薯（龙葵）	呕吐物 胃内容物	干燥洁净容器，冷藏保存，如长时间运输，可冷冻（保持样品不变质）
2~4h	恶心、呕吐、腹痛、腹泻；部分可有头晕、头痛、胸闷、心悸、四肢麻木，甚至电解质紊乱	菜豆（皂苷、外源凝集素）		
一般为1~3d	鼻出血、牙龈出血，皮肤瘀斑及紫癜等症状；中毒明显者可进一步出现血尿、或便血、或阴道出血，或球结膜出血、等；严重者可出现消化道大出血，或颅内出血，或咯血等	抗凝血杀鼠剂（溴敌隆、杀鼠灵、杀它仗、鼠得克、敌鼠、氯敌鼠、杀鼠酮等）	呕吐物 胃内容物 / 血液	采样量50~100g，使用具塞玻璃瓶或聚乙烯瓶密闭盛放，应冷藏保存，如长时间运输，可冷冻 / 采样量应10mL以上，使用具塞的抗凝试管盛放，保存和运输条件同上